TRAUMA no IDOSO

TRAUMA no IDOSO

Autores

Edivaldo Massazo Utiyama

Octacílio Martins Junior

Sérgio Henrique Bastos Damous

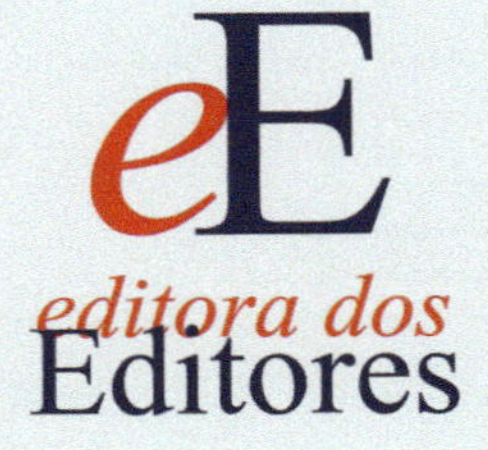

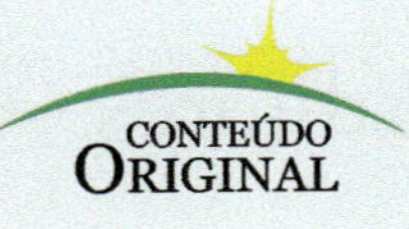

Produção editorial: *Visão Editorial*
Capa: Kadu Barriani
Imagens da obra pertencem ao acervo pessoal dos autores. Quando necessário, outras fontes foram citadas pontualmente.

Dados Internacionais de Catalogação na Publicação (CIP)
(Câmara Brasileira do Livro, SP, Brasil)

Utiyama, Edivaldo Massazo
Trauma no idoso / Edivaldo Massazo Utiyama, Octacílio Martins Júnior, Sérgio Henrique Bastos Damous. -- 1. ed. -- São Paulo : Editora dos Editores, 2025.

Bibliografia.
ISBN 978-65-6103-065-6

1. Emergências médicas 2. Ferimentos e lesões 3. Geriatria 4. Traumatologia - Diagnóstico e tratamento I. Martins Júnior, Octacílio. II. Damous, Sérgio Henrique Bastos. III. Título.

CDD-617.1
24-242972 NLM-WE-168

Índices para catálogo sistemático:

1. Traumatologia e ortopedia : Medicina 617.1

Aline Graziele Benitez - Bibliotecária - CRB-1/3129

Este livro foi criteriosamente selecionado e aprovado por um editor científico da área em que se inclui. A *Editora dos Editores* assume o compromisso de delegar a decisão da publicação de seus livros a professores e formadores de opinião com notório saber em suas respectivas áreas de atuação profissional e acadêmica, sem a interferência de seus controladores e gestores, cujo objetivo é lhe entregar o melhor conteúdo para sua formação e atualização profissional.

Desejamos-lhe uma boa leitura!

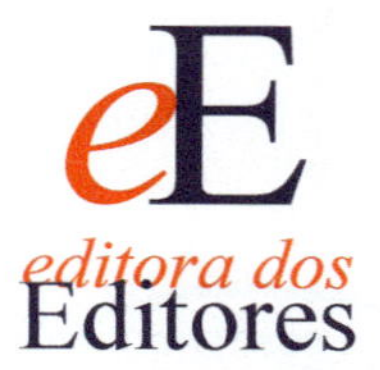

EDITORA DOS EDITORES
Rua Marquês de Itu, 408 — sala 104 — São Paulo/SP
CEP 01223-000
Rua Visconde de Pirajá, 547 — sala 1.121 — Rio de Janeiro/RJ
CEP 22410-900

+55 11 2538-3117
contato@editoradoseditores.com.br
www.editoradoseditores.com.br

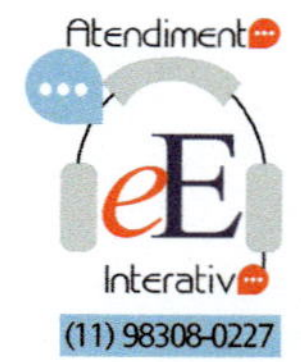

Dedicatória

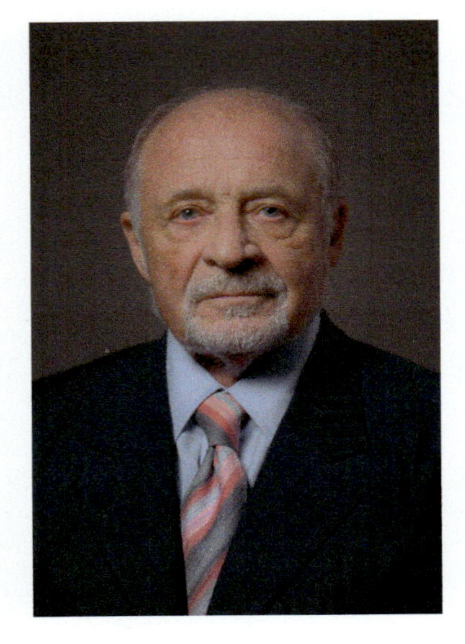

Prof. Dario Birolini

Dedicamos este livro, intitulado *Trauma no Idoso*, ao Prof. Dario Birolini, cuja visão, dedicação e compromisso incansáveis com a Cirurgia do Trauma têm inspirado gerações de médicos e cirurgiões. Sua liderança e seu vasto conhecimento iluminam caminhos não apenas no tratamento do trauma, mas na compreensão das necessidades específicas de uma população tão vulnerável quanto a dos idosos.

A Faculdade de Medicina da Universidade São Paulo foi a primeira escola médica a criar a Disciplina de Cirurgia do Trauma, um marco concretizado em 1987 graças à sugestão do Dr. Roberto Yukihiro Morimoto, assistente do Serviço de Cirurgia de Emergência, ao Prof. Dario Birolini.

Este livro é uma pequena homenagem a um expoente da medicina, cuja paixão por salvar vidas nos guia e motiva a buscar o melhor cuidado para pacientes vítimas de trauma, principalmente os idosos.

Com profunda admiração e gratidão.

Prof. Edivaldo M. Utiyama

Titular da Disciplina de Cirurgia Geral e Trauma do Departamento de Cirurgia da Faculdade de Medicina da SP

Prof. Samir Rasslan

Professor Titular Sênior do Departamento de Cirurgia da Faculdade de Medicina da USP

Dr. Octacílio Martins Junior

Doutor em Cirurgia pela Faculdade de Medicina da USP.

Prof. Sérgio Henrique Bastos Damous

Professor Livre Docente do Departamento de Cirurgia da Faculdade de Medicina da USP.

Prefácio

O trauma é uma doença frequentemente ignorada como um problema de saúde. Representa a terceira causa geral de morte na população, ficando atrás apenas das doenças cardiovasculares e o câncer. No entanto, entre os jovens de até os 55 anos, é a principal causa de óbito.

É considerado uma doença neglicenciada do mundo moderno, fato este caracterizado pelos reduzidos investimentos destinados à sua prevenção e ao tratamento, desproporcionais ao aumento progressivo da sua ocorrência.

Outro aspecto importante é a ausência de disciplinas específicas de Emergências e Trauma no currículo de grande parte das escolas médicas. Essa lacuna prejudica o treinamento e a formação dos futuros médicos, que muitas vezes são realizados em hospitais públicos, para onde os traumatizados são encaminhados por um sistema de regionalização. No entanto, poucos destes hospitais possuem a estrutura adequada e os recursos necessários para atender traumas complexos.

Embora o trauma seja predominante entre jovens, é importante ressaltar a sua incidência entre idosos. Estudos indicam que esse aumento decorre da maior expectativa de vida, levando um número crescente de pacientes idosos aos serviços de emergência. Estima-se que, ainda no século XXI, os idosos representarão de 20% a 40% das vítimas de trauma.

Os médicos que atuarão nos Serviços de Emergência no futuro deverão estar cada vez mais preparados para atender pacientes traumatizados de idade avançada.

Diversos fatores contribuem para a maior vulnerabilidade dos idosos, como a diminuição da acuidade visual e auditiva, além do uso de medicamentos que interferem na estabilidade.

Entre os aspectos relevantes do trauma no idoso, destaca-se o impacto dos "4 Ds": Delírio, Depressão, Demência, Drogas (medicamentos), que influenciam a evolução, a resposta ao tratamento e a qualidade vida desses pacientes.

As quedas acidentais da própria altura representam uma importante causa de trauma no idoso, frequentemente resultando em lesões graves, como traumas cranianos, fraturas de costelas, de colo de fêmur e de extremidades, muitas vezes com complicações fatais.

Além disso, observa-se um aumento no número de idosos admitidos em serviços de emergência devido a traumas relacionados com acidentes de trânsito, como atropelamentos e colisões.

Nos Estados Unidos, os custos destinados à assistência médico-hospitalar de pacientes traumatizados e às despesas relacionadas à invalidez temporária ou permanente alcançam bilhões de dólares anualmente. Pacientes idosos consomem mais recursos do que qualquer outro grupo etário, destacando a relevância socioeconômica desse problema.

Por todas essas razões, o trauma no idoso constitui um tema de suma importância na Cirurgia de Urgência, o que motivou a elaboração deste livro. Esta obra representa uma valiosa contribuição à literatura médica, abrangendo 32 capítulos que analisam diferentes aspectos do trauma em idosos. Os textos foram elaborados por assistentes da Disciplina de Cirurgia Geral e Trauma da Faculdade de Medicina e por docentes de áreas correlatas, como Ortopedia, Cirurgia Plástica, Terapia Intensiva, Anestesiologia, Infectologia, Cuidados Paliativos e Neurocirurgia.

Os autores deste livro são conhecidos e respeitados no cenário médico nacional. O Professor Edivaldo Massazo Utiyama, atual Professor Titular da Disciplina de Cirurgia Geral e Trauma da Faculdade de Medicina da Universidade de São Paulo (FMUSP), possui notável experiência no assunto. Os Professores Octacílio Martins Junior e Sérgio Damous também têm longa trajetória no Serviço de Emergência do Hospital das Clínicas.

A Disciplina de Cirurgia de Trauma da FMUSP foi a primeira do tipo criada no Brasil, em 1987, sob a liderança do Professor Dario Birolini. Seu pioneirismo e reconhecimento nacional e internacional deixaram um legado inestimável na área.

Tenho certeza de que este livro, *Trauma no Idoso*, será uma referência valiosa não apenas para cirurgiões, mas para todos os médicos que atuam em Serviços de Emergência, bem como estudantes e residentes.

Eu agradeço aos autores pelo honroso convite para prefaciar esta obra. Sinto-me homenageado pelo grupo.

Samir Rasslan
Professor Titular Sênior
do Departamento de Cirurgia
da Faculdade de Medicina da
Universidade de São Paulo

Autores

Edivaldo M. Utiyama

- Professor Titular da Disciplina de Cirurgia Geral e Trauma do Departamento de Cirurgia da Faculdade de Medicina da Universidade de São Paulo (FMUSP).
- Diretor Técnico da Divisão de Clínica Cirúrgica III do Instituto Central do Hospital das Clínicas da FMUSP.
- Membro Titular do Colégio Brasileiro de Cirurgiões (TCBC).

Octacílio Martins Júnior

- Doutor em Cirurgia pela Faculdade de Medicina da Universidade de São Paulo (FMUSP).
- Médico Assistente do Serviço de Cirurgia de Emergência da Divisão de Clínica Cirúrgica III do Hospital das Clínicas da FMUSP.
- Membro Titular do Colégio Brasileiro de Cirurgiões (TCBC).
- Membro Emérito da Sociedade Brasileira de Atendimento Integrado ao Traumatizado (SBAIT).
- *Fellow of American College of Surgeons* (FACS).
- Instrutor dos cursos *Advanced Trauma Life Support* (ATLS), *Advanced Trauma Operative Management* (ATOM), *Disaster Management and Emergency Preparedness Course* (DMEP), *Trauma Evaluation and Management* (TEAM) do Comitê de Trauma do American College of Surgeons, Capítulo do Brasil.
- *International Trauma Fellow – Division of Trauma and Critical Care*, Department of Surgery University of Tennessee Medical Center, Knoxville, EUA.

Sérgio Henrique Bastos Damous

- Diretor Técnico do Serviço de Cirurgia de Emergência do Hospital das Clínicas da Faculdade de Medicina da Universidade de São Paulo (FMUSP).
- Professor Livre Docente do Departamento de Cirurgia da FMUSP.
- Pós-Doutorado em Medicina pela USP.
- Membro Titular do Colégio Brasileiro de Cirurgia (TCBC).
- *Fellow of the American College of Surgeons* (FACS).

Colaboradores

Abel Hiroshi Fernandes Murakami

- Médico Assistente da Divisão de Clínica Cirúrgica III do Hospital das Clínicas da Faculdade de Medicina da Universidade de São Paulo (HC-FMUSP).
- Membro Titular do Colégio Brasileiro de Cirurgiões (CBC).

Adelaide Miranda

- Médica Voluntária do Grupo de Trauma do Instituto de Ortopedia e Traumatologia do Instituto de Ortopedia do Hospital das Clínicas da Faculdade de Medicina da Universidade de São Paulo (HC-FMUSP).

Adilson Costa Rodrigues Jr.

- Médico Doutor pelo Departamento de Cirurgia da Faculdade de Medicina da Universidade de São Paulo (FMUSP).
- Chefe de Equipe de Cirurgia do Hospital São Luiz – Rede Dor.
- *Fellow of American College of Surgeons.*

Adriano Ribeiro Meyer-Pflug

- Médico Assistente Doutor da Divisão de Clínica Cirúrgica III do Hospital das Clínicas da Faculdade de Medicina da Universidade de São Paulo (HC-FMUSP).
- Membro Titular do Colégio Brasileiro de Cirurgiões (CBC).

Alberto Bitran

- Médico Assistente Doutor da Divisão de Clínica Cirúrgica III do Hospital das Clínicas da Faculdade de Medicina da Universidade de São Paulo (HC-FMUSP).
- Membro Titular do Colégio Brasileiro de Cirurgiões (CBC).
- Membro Titular do Colégio Brasileiro de Cirurgia Digestiva (CBCD).

Alexandre Fogaça Cristante

- Professor Associado do Departamento de Ortopedia e Traumatologia da Faculdade de Medicina da Universidade de São Paulo (FMUSP).

Almerindo Lourenço de Souza Jr

- Médico Assistente Doutor da Divisão de Clínica Cirúrgica III do Hospital das Clínicas da Faculdade de Medicina da Universidade de São Paulo (HC-FMUSP).
- Membro Titular do Colégio Brasileiro de Cirurgiões (CBC).
- *Fellow of American College of Surgeons.*

Amanda Celeste Gonçalves Campos

- Médica Assistente Voluntária do Serviço de Interconsulta do Núcleo Técnico Científico em Cuidados Paliativos do Hospital das Clínicas da Faculdade de Medicina da Universidade de São Paulo (HC-FMUSP).

Ana Paula Coutinho Barros de Brito

- Médica Preceptora da Divisão de Clínica Cirúrgica III do Hospital das Clínicas da Faculdade de Medicina da Universidade de São Paulo (HC-FMUSP).

Brian G. M. M. Coimbra

- Doutorando do programa de Ciências do Sistema Musculoesquelético do Departamento de Ortopedia e Traumatologia da Faculdade de Medicina da Universidade de São Paulo (FMUSP).

Carlos Augusto Metidieri Menegozzo

- Médico Assistente e Chefe do Grupo de Ultrassonografia *Point of Care* Aplicada à Cirurgia da Divisão de Clínica Cirúrgica III do Hospital das Clínicas da Faculdade de Medicina da Universidade de São Paulo (HC-FMUSP).
- Membro Titular do Colégio Brasileiro de Cirurgiões (CBC).
- Diretor de Comunicação do CBC – Capítulo de São Paulo.

Cecilia Fernandes Martins

- Médica Assistente da Divisão de Clínica Cirúrgica III do Hospital das Clínicas da Faculdade de Medicina da Universidade de São Paulo (HC-FMUSP).
- Membro Titular do Colégio Brasileiro de Cirurgiões (CBC).
- *Fellow of American College of Surgeons.*

Celso de Oliveira Bernini

- Médico Doutor. Coordenador do Serviço de Emergência Cirúrgica da Divisão de Clínica Cirúrgica III do Hospital das Clínicas da Faculdade de Medicina da Universidade de São Paulo (HC-FMUSP) no período de 2008-2016.
- Membro Titular do Colégio Brasileiro de Cirurgiões (CBC).

Daniela Mitiyo Odagiri Utiyama

- Fisioterapeuta do Instituto de Medicina Física e Reabilitação Hospital das Clínicas da Faculdade de Medicina da Universidade de São Paulo (HC-FMUSP).
- Doutora em Ciências Médicas pela FMUSP.

Danila Zanata Gomes

- Médica Assistente da Divisão de Clínica Cirúrgica III do Hospital das Clínicas da Faculdade de Medicina da Universidade de São Paulo (HC-FMUSP).
- Membro Titular do Colégio Brasileiro de Cirurgiões (CBC).

Dario Birolini

- Professor Emérito da Faculdade de Medicina da Universidade de São Paulo (FMUSP).

David de Souza Gomez

- Médico Chefe do Serviço de Queimaduras do Hospital das Clínicas da Faculdade de Medicina da Universidade de São Paulo (HC-FMUSP).
- Diretor Técnico do Serviço de Cirurgia Plástica do HC-FMUSP.

Elias Aissar Sallum

- Médico Assistente Doutor da Divisão de Clínica Cirúrgica III do Hospital das Clínicas da Faculdade de Medicina da Universidade de São Paulo (HC-FMUSP).
- Membro Titular do Colégio Brasileiro de Cirurgiões (CBC).
- *Fellow of American College of Surgeons.*

Estevão Bassi

- Coordenador da Unidade de Terapia Intensiva de Emergência Cirúrgica e Trauma do Hospital das Clínicas da Faculdade de Medicina da Universidade de São Paulo (HC-FMUSP).
- Coordenador da Educação Médica – Hospital Alemão Oswaldo Cruz.
- Supervisor da Residência de Medicina Intensiva – Hospital Alemão Oswaldo Cruz.

Felipe Chiodini Machado

- Médico Assistente Doutor do Grupo de Dor do Hospital das Clínicas da Faculdade de Medicina da Universidade de São Paulo (HC-FMUSP).
- Coordenador do Grupo de Dor do Hospital Beneficência Portuguesa de São Paulo.

Fernando da Costa Ferreira Novo

- Médico Doutor - Chefe do Grupo de Interconsulta da Divisão de Clínica Cirúrgica III do Hospital das Clínicas da Faculdade de Medicina da Universidade de São Paulo (HC-FMUSP).

Francisco de Salles Collet e Silva

- Livre-Docente do Departamento de Cirurgia da Faculdade de Medicina da Universidade de São Paulo (FMUSP).
- Chefe de Grupo do Serviço de Emergência Cirúrgica da Divisão de Clínica Cirúrgica III do Hospital das Clínicas da FMUSP.
- Coordenador do Programa de Residência Médica em Cirurgia Geral do Departamento de Cirurgia da FMUSP.
- Membro Titular do Colégio Brasileiro de Cirurgiões (CBC).
- *Fellow of American College of Surgeons.*

Gabriela Tognini Saba

- Médica Assistente da Divisão de Anestesia do Instituto Central do Hospital das Clínicas da Faculdade de Medicina da Universidade de São Paulo (HC-FMUSP).

Gabriele Veiga de Lima Barbosa

- Médica Assistente da Unidade de Terapia Intensiva do Serviço de Emergência Cirúrgica da Divisão de Clínica Cirúrgica III do Hospital das Clínicas da Faculdade de Medicina da Universidade de São Paulo (HC-FMUSP).

Helber Vidal Gadelha Lima

- Médico Assistente Doutor da Divisão de Clínica Cirúrgica III do Hospital das Clínicas da Faculdade de Medicina da Universidade de São Paulo (HC-FMUSP).
- Membro Titular do Colégio Brasileiro de Cirurgiões (CBC).

Jeammy Andrea Perez Parra

- Médica Assistente da Divisão de Clínica Cirúrgica III do Hospital das Clínicas da Faculdade de Medicina da Universidade de São Paulo (HC-FMUSP).

João Gustavo Rocha Peixoto dos Santos

- Médico Neurocirurgião da Santa Casa de Misericórdia de Maceió.
- Coordenador da Divisão Neurológica da Emergência da Santa Casa de Misericórdia de Maceió.
- Professor da Disciplina de Neurologia da Faculdade de Medicina do Centro Universitário de Ensino Superior de Maceió.

Jocielle Santos de Miranda

- Médico Assistente da Divisão de Clínica Cirúrgica III do Hospital das Clínicas da Faculdade de Medicina da Universidade de São Paulo (HC-FMUSP).
- Membro Titular do Colégio Brasileiro de Cirurgiões (CBC).

Jorge dos Santos Silva

- Diretor Clínico e Diretor do Grupo de Trauma Ortopédico do Instituto de Ortopedia do Hospital das Clínicas da Faculdade de Medicina da Universidade de São Paulo (HC-FMUSP).

José Gustavo Parreira

- Professor Adjunto do Departamento de Cirurgia da Faculdade de Ciências Médicas da Santa Casa de São Paulo.
- Médico Assistente do Serviço de Emergência. Hospital Central – Irmandade da Santa Casa de Misericórdia de São Paulo.
- Membro Titular do Colégio Brasileiro de Cirurgiões (CBC).

Kodi Edson Kojima

- Médico Assistente Doutor - Chefe do Grupo de Trauma Ortopédico do Instituto de Ortopedia do Hospital das Clínicas da Faculdade de Medicina da Universidade de São Paulo (HC-FMUSP).

Lenira Chieretin Rengel

- Médica Assistente da Divisão de Clínica Cirúrgica III do Instituto Central do Hospital das Clínicas da Faculdade de Medicina da Universidade de São Paulo (HC-FMUSP).
- Vice-Diretora da Unidade de Emergência Referenciada do Instituto Central do HC-FMUSP.

Leonardo Olimpio Dias da Silva

- Acadêmico do 4° ano da Faculdade de Medicina da Universidade de São Paulo (FMUSP).

Linamara Rizzo Battistella

- Professora Titular de Fisiatria – Medicina Física e Reabilitação da Faculdade de Medicina da Universidade de São Paulo (FMUSP).

Lucas Nascimento

- Médico Assistente da Unidade de Terapia Intensiva do Serviço de Emergência Cirúrgica da Divisão de Clínica Cirúrgica III do Hospital das Clínicas da Faculdade de Medicina da Universidade de São Paulo (HC-FMUSP).

Luiza de Oliveira Brizida

- Médica Residente do Programa de Cirurgia Geral do Departamento de Cirurgia da Faculdade de Medicina da Universidade de São Paulo.

Marcos Haruki Yokayama

- Médico Assistente da Divisão de Anestesia do Instituto Central do Hospital das Clínicas da Faculdade de Medicina da Universidade de São Paulo (HC-FMUSP).

Marcos Leonhardt

- Médico Assistente do Grupo de Quadril e Trauma do Instituto de Ortopedia do Hospital das Clínicas da Faculdade de Medicina da Universidade de São Paulo (HC-FMUSP).

Maria José Carvalho Carmona

- Professora Associada da Disciplina de Anestesiologia da Faculdade de Medicina da Universidade de São Paulo (FMUSP).
- Diretora da Divisão de Anestesia do Instituto Central do Hospital das Clínicas da FMUSP.

Marta Imamura

- Professora Associada do Departamento de Medicina Legal, Bioética, Medicina do Trabalho e Medicina Física e Reabilitação da Faculdade de Medicina da Universidade de São Paulo (FMUSP).

Masahiko Akamine

- Chefe de Grupo do Serviço de Emergência Cirúrgica da Divisão de Clínica Cirúrgica III do Hospital das Clínicas da Faculdade de Medicina da Universidade de São Paulo (HC-FMUSP).

- Coordenador do Serviço de Cirurgia de Emergência do Instituto de Coração (INCOR) do Hospital das Clínicas da Faculdade de Medicina da Universidade de São Paulo (HC-FMUSP).
- Diretor Médico do Serviço de Trauma do Hospital Nipo-Brasileiro.
- Membro Titular do Colégio Brasileiro de Cirurgiões (CBC).

Milton Gotardo

- Médico Assistente da Divisão de Anestesia do Instituto Central do Hospital das Clínicas da Faculdade de Medicina da Universidade de São Paulo (HC-FMUSP).

Pedro Henrique Ferreira Alves

- Médico Assistente da Divisão de Clínica Cirúrgica III do Hospital das Clínicas da Faculdade de Medicina da Universidade de São Paulo (HC-FMUSP).
- Gerente Médico do Centro de Trauma do Hospital Nipo-Brasileiro.
- Membro Titular do Colégio Brasileiro de Cirurgiões (CBC).

Philippe Braga Lima

- Médico Cirurgião Geral. Ex-Residente do Programa de Cirurgia Geral do Departamento de Cirurgia da Faculdade de Medicina da Universidade de São Paulo (FMUSP).

Renato Silveira Leal

- Médico Assistente da Divisão de Clínica Cirúrgica III do Hospital das Clínicas da Faculdade de Medicina da Universidade de São Paulo (HC-FMUSP).

Ricardo Tavares de Carvalho

- Coordenador do Núcleo Técnico Científico em Cuidados Paliativos da Diretoria Clínica do Hospital das Clínicas da Faculdade de Medicina da Universidade de São Paulo (HC-FMUSP).
- Coordenador do Programa de Complementação Especializada em Cuidados Paliativos para Médicos da FMUSP.
- Supervisor do Programa de Residência Médica em Medicina Paliativa da FMUSP.
- Coordenador Técnico do Programa de Residência Multiprofissional em Saúde do Idoso em Cuidados Paliativos da FMUSP.
- Professor Colaborador da FMUSP ligado ao Serviço de Geriatria do Departamento de Clínica Médica.

Roberta Muriel Longo Roepke

- Médica Assistente Doutora da Unidade de Terapia Intensiva do Serviço de Cirurgia de Emergência da Divisão de Clínica Cirúrgica III do Hospital das Clínicas da Faculdade de Medicina da Universidade de São Paulo (HC-FMUSP).
- Médica Plantonista da Unidade de Terapia Intensiva do Hospital A.C. Camargo Câncer Center.

Roberto Rasslan

- Médico Assistente Doutor da Divisão de Clínica Cirúrgica III do Hospital das Clínicas da Faculdade de Medicina da Universidade de São Paulo (HC-FMUSP).
- Responsável pela Enfermaria de Retaguarda do Serviço de Emergência Cirúrgica da Divisão de Clínica Cirúrgica III do Hospital das Clínicas da Faculdade de Medicina da Universidade de São Paulo (HC-FMUSP).
- Membro Titular do Colégio Brasileiro de Cirurgiões.
- *Fellow of American College of Surgeons.*

Rolf Gemperli

- Professor Titular da Disciplina de Cirurgia Plástica da Faculdade de Medicina da Universidade de São Paulo (FMUSP).
- Diretor da Divisão de Cirurgia Plástica e Queimaduras do Hospital das Clínicas da FMUSP.

Roseny dos Reis Rodrigues

- Médica Doutora – Anestesista e Intensivista do Hospital Israelita Albert Einstein.

Samir Rasslan

- Professor Titular Sênior do Departamento de Cirurgia da Faculdade de Medicina da Universidade de São Paulo (FMUSP).

Sérgio Dias do Couto Netto

- Médico Assistente Doutor da Divisão de Clínica Cirúrgica III do Hospital das Clínicas da Faculdade de Medicina da Universidade de São Paulo (HC-FMUSP).
- Membro Titular do Colégio Brasileiro de Cirurgiões (CBC).

Silvia Stahl Merlin

- Médica Psiquiatra e Neurologista Integrante do Grupo de Neurologia Cognitiva e do Comportamento da Faculdade de Medicina da Universidade de São Paulo (FMUSP).

Thaís Guimarães

- Presidente da Subcomissão de Controle de Infecção Hospitalar do Instituto Central do Hospital das Clínicas da Faculdade de Medicina da Universidade de São Paulo (HC-FMUSP) e do Hospital do Servidor Público Estadual de São Paulo.
- Doutora em Infectologia pela Universidade Federal de São Paulo (Unifesp).
- Orientadora do Programa de Pós-Graduação da Disciplina de Moléstias Infecciosas da FMUSP.

Tibério de Andrade Lima

- Chefe do Grupo de Cirurgia Oncológica da Divisão de Clínica Cirúrgica III do Hospital das Clínicas da Faculdade de Medicina da Universidade de São Paulo (HC-FMUSP).

Valdir Zamboni

- Médico Assistente Doutor – Chefe de Grupo do Serviço de Emergência Cirúrgica da Divisão de Clínica Cirúrgica III do Hospital das Clínicas da Faculdade de Medicina da Universidade de São Paulo (HC-FMUSP).
- Membro Titular do Colégio Brasileiro de Cirurgiões (CBC).
- *Fellow of American College of Surgeons.*

Welligson Silva Paiva

- Professor Livre-Docente pelo Departamento de Neurologia da Faculdade de Medicina da Universidade de São Paulo (FMUSP).
- Coordenador do LIM 62 (Neurocirurgia) do Hospital das Clínicas da FMUSP.

Sumário

1

Doença Trauma – Particularidades no Idoso

Edivaldo M. Utiyama
Lenira Chieretin Rengel
Sérgio Henrique Bastos Damous

Introdução

A dinâmica demográfica mundial se caracteriza pelo processo de envelhecimento populacional. O ritmo de envelhecimento, que foi lento até a primeira metade do século XX, tornou-se acelerado ao longo do século XXI. O número de pessoas entre 60 a 64 anos era de 202 milhões em 1950, passou para 1,1 bilhão em 2020 e deve alcançar 3,0 bilhões em 2100, um crescimento absoluto de 15,2 vezes. Em termos relativos, os idosos representavam 8% da população total em 1950, passaram a 13,5% em 2020 e devem atingir 28,2% em 2100. Estima-se um aumento de 3,5 vezes no percentual de 1950 a 2100. O número de pessoas com 80 anos ou mais era de 14 milhões em 1950, cresceu para 72 milhões em 2020 e deve alcançar 881 milhões em 2100, um crescimento absoluto de 61,7 vezes. Em termos relativos, essas pessoas representavam apenas 0,6% do total de habitantes em 1950, passaram para 1,9% em 2020 e devem atingir 8,1% em 2100, indicando um aumento de 14,4 vezes no percentual entre 1950 e 2100[1] (**Tabela 1.1**).[1]

No Brasil, segundo dados de 2019 do Instituto Brasileiro de Geografia e Estatística (IBGE), o número de idosos chegou a 32,9 milhões. Esses dados mostram que a tendência de envelhecimento da população brasileira continua, com o número de pessoas com mais de 60 anos já superando o de crianças com até 9 anos de idade. As projeções do IBGE indicam uma desaceleração no ritmo de crescimento populacional, acompanhada pela inversão da pirâmide etária no país. Em 2019, a taxa de idosos no Brasil foi de 15,6%, a expectativa é de que o número de pessoas com 65 anos ou mais triplique, chegando a 58,2 milhões em 2060, o equivalente a 25,5% da população.[2]

O aspecto positivo é que o envelhecimento da população tem sido acompanhado pela preservação do estado mental e funcional das pessoas acima de 65 anos. Em 2021, o Departamento Intersindical de Estatística e Estudos Socioeconômicos (Dieese) relatou que 18,5% dos idosos ainda trabalham e 75% contribuem para a renda familiar.

Tabela 1.1. População Mundial absoluta e relativa de idosos de 60-64 anos, 65-79 anos e igual ou maior de 80 anos entre 1950 e 2100.

Ano	Total	60-64 anos		65-79 anos		≥ 80 anos	
	Nº Pessoas	Nº Pessoas	%	Nº Pessoas	%	Nº Pessoas	%
1950	2.538.381	202.157	8,0	128.709	5,1	14.281	0,6
2000	6.145.494	610.886	9,9	422.209	6,9	71.715	1,2
2020	7.796.819	1.049.748	13,5	727.606	9,3	145.504	1,9
2050	9.735.034	2.079.639	21,4	1.548.852	15,9	426.367	4,4
2100	10.874.902	3.069.374	28,2	2.456.436	22,6	881.008	8,1
Relação 2100/1950	4,3	15,2	3,5	19,1	4,5	61,7	14,4

Fonte: UM/Pop Divison: World Population Prospect 2019 .

Trauma

Denomina-se trauma, as lesões, dano ou prejuízo ao corpo provocadas pela exposição aguda à energia mecânica, térmica, elétrica, química ou radioativa. As lesões traumáticas são o resultado de uma ampla variedade de mecanismos contundentes, penetrantes e de queimadura. Incluem colisões de veículos motorizados, lesões esportivas, quedas, desastres naturais e uma infinidade de outras lesões físicas que podem ocorrer em casa, na rua ou no trabalho e requerem cuidados imediatos. Podem ser involuntárias ou voluntárias, como as agressões interpessoais. Segundo a Organização Mundial de Saúde, em março de 2021, o trauma tirou a vida de 4,4 milhões de pessoas, sendo responsável por 8% entre todas as mortes ocorridas no mundo. Na faixa etária entre 5 e 29 anos, os três mecanismos mais frequentes são os acidentes de trânsito, homicídios e suicídios.[3]

As lesões e violências são causas significativas de morte, além de representarem um grande ônus social para todos os países, devido aos custos relacionados com a prevenção, assistência e reabilitação dos traumatizados. No entanto, esses eventos não estão distribuídos uniformemente entre os países ou dentro deles — algumas pessoas são mais vulneráveis que outras, dependendo das condições em que nascem, crescem, trabalham, vivem e envelhecem. Por exemplo, em geral, ser jovem, do sexo masculino e de baixo nível socioeconômico aumenta o risco de lesão e de ser vítima ou perpetrador de violência física grave.

O trauma, em 2019, no Brasil, foi quarta causa de morte na população, considerando todas as idades. Entre jovens com menos de 45 anos, foi a principal causa de mortes. A implantação do sistema de atendimento ao trauma possibilitou a redução das taxas de complicações e mortalidade.[4]

No entanto, com o envelhecimento da população, o trauma geriátrico está rapidamente se tornando uma grande preocupação de saúde pública. Pacientes idosos vítimas de trauma são mais propensos a ter prognóstico ruim devido a doenças subjacentes complexas, uso de vários medicamentos e reserva fisiológica limitada.

Segundo o Ministério da Saúde do Brasil, a mortalidade por causas externas, entre 1996 e 2020, reduziu-se em 52% na faixa etária abaixo de 15 anos. Por outro lado, na faixa de 15 a 59 anos, houve aumento de 19%. Entre 60 e 79 anos houve aumento de 99% e na faixa etária acima de 79 anos a mortalidade aumentou 400%[5] (**Tabela 1.2**).

Tabela 1.2. Mortalidade por causa externa no Brasil entre 1996 e 2020 distribuídas por grupo etário.

Ano	≤ 14 anos Nº Pessoas	15-59 anos Nº Pessoas	60-79 anos Nº Pessoas	≥ 80 anos Nº Pessoas
1996-2000	45.302	465.547	50.063	16.230
2001-2005	38.277	500.525	57.490	22.123
2006-2010	33.446	440.453	69.405	33.463
2011-2015	29.976	521.949	85.947	49.106
2016-2020	23.845	557.587	99.853	65.189
Relação 2020/1996	0,52	1,19	1,99	4,0

Fonte: MS/SVS/CGIAE – Sistema de Informações sobre Mortalidade – SIM.

Mecanismo de trauma

Os mecanismos de trauma mais frequentes na população, que leva as vítimas ao óbito, são os acidentes de transporte, agressões interpessoais, suicídios e quedas. Considerando apenas esses quatros diferentes mecanismos, a taxa varia conforme o grupo etário. Nas crianças e adolescentes o mecanismo mais frequente é o acidente com transporte, responsável por 63% dos traumatismos. Entre 15 e 59 anos, as agressões interpessoais (homicídios) são responsáveis por 54% das mortes. Nos idosos de 60 a 79 anos, o acidente com transporte é responsável por 44% das mortes e as quedas por 27% dos óbitos. Nos indivíduos com 80 anos ou mais, 75% das mortes são decorrentes de quedas. Embora os acidentes de transporte sejam um mecanismo importante de causa de morte entre idosos, o risco de lesões fatais relacionadas com quedas aumenta com o avanço da idade[6] (**Tabela 1.3**).

Tabela 1.3. Mortalidade por mecanismos de trauma no Brasil entre 1996 e 2020 distribuídas por grupo etário.

Mecanismos de Trauma	≤ 14 anos Nº Pessoas (%)	15 – 59 anos Nº Pessoas (%)	60 – 79 anos Nº Pessoas	≥ 80 anos Nº Pessoas
Acidente transporte	51.935 (63%)	731.367 (34%)	112.362 (44%)	19.938 (17%)
Quedas	6.220 (7%)	75.914 (3%)	68.457 (27%)	86.099 (75%)
Suicídio	3.095 (4%)	195.305 (9%)	31.813(12%)	5.147 (4%)
Agressões	21.612 (26%)	1.164.904 (54%)	41.424 (16%)	4.847 (4%)
Total	82.862 (100%)	2.167.490 (100%)	254.056 (100%)	115.931(100%)

Fonte: MS/SVS/CGIAE – Sistema de Informações sobre Mortalidade – SIM.

Cerca de 30% dos idosos sofrem queda a cada ano e entre essas quedas entre 30-50% delas levam a lesões leves, como contusões ou lacerações, enquanto 5-10% resultam em lesões graves, como fraturas do punho, do quadril ou trauma cranioencefálico (TCE). Lesões provocadas pelas quedas podem ter consequências adversas, como incapacidade, dependência e mobilidade reduzidas, medo de cair novamente, maior probabilidade de admissão em instituições de longa permanência e maior risco de morte. Também representam ônus econômico substancial para o indivíduo e para o sistema de saúde.

Polifarmácia e quedas

Cerca de 30% dos idosos sofrem pelo menos uma queda ao ano e, entre esses, 30% a 50% apresentam ferimentos leves, como hematomas ou lacerações, enquanto 5% a 10% das quedas resultam em lesões graves, como fraturas de pulso, quadril, ou lesão cerebral traumática. Lesões relacionadas com quedas podem ter consequências adversas, como incapacidade, independência e mobilidade reduzidas, medo de cair, maior probabilidade de admissão em instituições de cuidados de longo prazo e maior risco de morte. Essas lesões também representam um fardo econômico substancial para os indivíduos e para o sistema de saúde.

Os adultos mais velhos são os maiores consumidores de medicamentos prescritos em todo o mundo. A redução das funções hepática e renal, juntamente com o aumento da gordura corporal total, predispõem os idosos a efeitos colaterais de medicamentos, como interações medicamentosas e medicamentosas-doença, que podem levar ao aumento do risco de quedas, admissões hospitalares e diminuição da qualidade de vida.

Portanto, a informação sobre o uso de medicação é um processo essencial na prevenção de consequências não intencionais relacionadas com quedas, ao mesmo tempo em que lida com comorbidades crônicas em idosos. A revisão do uso de medicamentos é definida como "uma avaliação estruturada dos medicamentos do paciente com o objetivo de otimizar o uso de medicamentos e melhorar os resultados de saúde". Vários estudos randomizados, revisões sistemáticas e metanálises avaliaram a eficácia dessa prática na redução da mortalidade, internações hospitalares e uso de serviços de saúde, além da prevenção de quedas e melhora na qualidade de vida de idosos.

Uma revisão sistemática e metanálise que resumiu evidências de 14 estudos controlados randomizados avaliou a eficácia da revisão de medicamentos, seja como uma intervenção única ou como parte de programas multifatoriais de prevenção de quedas, na prevenção de lesões relacionadas com quedas em idosos. Apesar das diferenças entre os estudos analisados, a revisão da medicação foi considerada eficaz na prevenção de lesões relacionadas com quedas, especificamente fraturas em idosos residentes na comunidade. Com base nessas descobertas positivas, pesquisas futuras devem explorar o processo ideal para a realização de revisões de medicamentos, os critérios de elegibilidade e a frequência das revisões de medicamentos, a cooperação entre farmacêuticos e médicos, além do cumprimento das recomendações advindas das revisões de medicamentos.[6]

Avaliação pela geriatria

Em 2015, o comitê de trauma da The American Association for the Surgery of Trauma (AAST) teve a iniciativa de reunir-se com organizações interessadas em melhorar o atendimento a pacientes idosos feridos. A American Geriatrics Society com a colaboração do American College of Surgeons e o apoio do comitê de trauma da AAST, constituíram a Geriatric Trauma Coalition (GeriTraC) que revisou a literatura médica em todas as disciplinas relacionadas com o atendimento do paciente idoso vítima de trauma, com foco em:

a. Avaliação inicial do hospital.
b. Reanimação do paciente idoso com trauma.
c. Manejo de pacientes internados e cuidados em unidade de terapia intensiva.
d. Transição de cuidados.

O GeriTraC, além de manter e estabelecer as melhores práticas, define recursos ideais, identifica lacunas nas evidências disponíveis e estabelece métricas de qualidade.[7]

Na revisão sistemática e metanálise realizada por Eagles *et al.* para avaliar os resultados em pacientes idosos internados em um centro de trauma após a implementação de um serviço de consulta de trauma geriátrico, foi observada uma redução no tempo de internação. Contudo, as evidências foram insuficientes para demonstrar alterações significativas na mortalidade intra-hospitalar em pacientes idosos que receberam consulta geriátrica como parte de seus cuidados de trauma em comparação com aqueles que receberam apenas cuidados de trauma padrão. Há necessidade de pesquisas metodologicamente mais rigorosas para investigar se o acompanhamento precoce por um geriatra pode efetivamente reduzir a mortalidade em idosos vítimas de trauma.[8,9]

Pontos-chave

- O trauma Geriátrico é uma apresentação cada vez mais prevalente e historicamente pouco triada na medicina de emergência
- Pacientes com trauma geriátrico merecem consideração especial devido às diferenças fisiológicas basais e padrões únicos de lesão
- Pacientes geriátricos com trauma devem ter avaliações mais abrangentes, incluindo avaliação da função basal, medicamentos e acesso aos cuidados
- O envolvimento precoce da especialidade de geriatria é recomendado para pacientes idosos com trauma

Referências Bibliográficas

1. United Nations. Department of Economic and Social Affairs. Population Dynamics. World Population Prospects 2019. [Internet] São Paulo. [2019] [cited] [2024 Sept 07]; Disponível em: https://population.un.org/wpp2019/
2. Agência IBGE Notícias. [Internet] São Paulo. [2019] [2024 Sept 07]; Disponível em: https://agenciadenoticias.ibge.gov.br/
3. World Health Organization. Injuries and violence. [Internet] São Paulo. [2024 Sept 07]; Disponível em: https://www.who.int/news-room/fact-sheets/detail/injuries-and-violence
4. Ministério da Saúde. DATASUS. [Internet] São Paulo. [2023] [2024 Sept 07]; Disponível em: http://tabnet.datasus.gov.br/cgi/tabcgi.exe?sim/cnv/obt10uf.def
5. Clare D, Zink KL. Geriatric Trauma. Emerg Med Clin North Am. 2021;39(2):257-71.
6. Ming Y, Zecevic AA, Susan W Hunter SW, Miao W, Tirona RG. Medication Review in Preventing Older Adults' Fall-Related Injury: a Systematic Review & Meta-Analysis. Can Geriatr J. 2021;24(3):237-50.
7. Cooper Z, Maxwell CA, Fakhry SM, Joseph B, Lundebjberg N, Baracco R. A position paper: the convergence of aging and injury and the need for a Geriatric Trauma Coalition (GeriTraC). J Trauma Acute Care Surg. 2017;82(2):419–22.
8. Eagles D, Godwin B, Cheng W, et al. A systematic review and meta-analysis evaluating geriatric consultation on older trauma patients. J Trauma Acute Care Surg. 2020;88 (3):446-53.
9. Ramos LR, Tavares NUL, Bertoldi AD, Farias MR, Oliveira MA, Luiza VL, et al. Polifarmácia e polimorbidade em idosos no Brasil: um desafio em saúde pública. Rev Saude Publica. 2016;50(supl 2):1s-13s.

2

Alterações Fisiológicas no Idoso
Respiratória, Cardíaca, Renal, Imunológica e Trato Gastrintestinal

Almerindo Lourenço de Souza Jr.
Cecilia Fernandes Martins

Introdução

A expectativa de vida aumentou muito no último século, graças aos avanços da medicina, o ser humano vive mais e com melhor qualidade de vida. O envelhecimento da população é uma realidade mundial.[1]

Os idosos representam o grupo populacional que mais cresce no Brasil e no mundo.[2]

No Brasil, são considerados idosos os indivíduos acima de 60 anos, enquanto em alguns países desenvolvidos essa classificação se aplica àqueles com mais de 65 anos.

Apesar do envelhecimento rápido da população e do grande aumento de acidentes no grupo geriátrico, o trauma dos idosos, cada vez mais presente e prevalente nos dias atuais, continua sendo um desafio para o cirurgião e muitas vezes é negligenciado em relação ao seu impacto social, afetando não só o próprio idoso como a sua família.

Os idosos têm uma mortalidade maior, mesmo com os índices de gravidade do trauma sendo equivalente em relação aos de adultos jovens.[3]

A seguir, serão abordadas algumas particularidades do envelhecimento, destacando como as alterações fisiológicas podem influenciar o diagnóstico e o tratamento de idosos traumatizados.

Conceito

O envelhecimento é o declínio celular que ocorre ao longo dos anos, levando a alterações da homeostase, comumente chamado de diminuição das reservas fisiológicas.

No trauma, lesões que são bem toleradas por pacientes mais jovens podem ser devastadoras em idosos.

Além disso, as comorbidades e o uso de múltiplas e diferentes medicações nos idosos podem atrapalhar a avaliação desse paciente. Algumas comorbidades estão associadas a maior mortalidade no trauma como: cirrose, diabetes melito, insuficiência coronariana, doença pulmonar crônica e coagulopatias.

Essas características explicam por que as internações são duas vezes mais comuns nos idosos, além de apresentarem uma taxa de mortalidade mais elevada.[3]

A seguir, discutiremos com maior profundidade as alterações relacionadas com o envelhecimento em alguns sistemas e órgãos.

Sistema respiratório

O processo de envelhecimento do sistema respiratório e da parede torácica causam alterações estruturais e funcionais no idoso, mesmo na ausência de doença pulmonar.

No tórax, as principais alterações são a perda da musculatura respiratória e o enrijecimento dos arcos costais devido a calcificação das cartilagens, tendo assim, a caixa torácica uma menor complacência. Essas mudanças causam aumento do volume residual e diminuição da capacidade total pulmonar.[4]

Nos pulmões ocorrem alterações na rede de colágeno e perda de tecido elástico, causando dilatação dos ductos dos alvéolos e aumento dos espaços alveolares, diminuindo a área de troca gasosa. Os alvéolos ficam mais "rasos" e retificados, diminuindo também a área de troca gasosa.[4]

O aumento da complacência reflete em um menor volume expiratório no primeiro segundo (FEV1) e na capacidade vital forçada (CVF), diminuindo a capacidade total pulmonar (CTP).[5]

Ao final, as alterações pulmonares que acompanham o envelhecimento, como redução do fluxo expiratório, aumento do volume residual e diminuição da troca gasosa, impactam o funcionamento pulmonar tanto em repouso quanto durante o exercício ou sob o estresse de uma lesão traumática.

Alguns outros fatores aumentam o risco de broncoaspiração nos idosos:

- a diminuição do reflexo de tosse;

- alterações na deglutição,
- diminuição da função mucociliar;
- menor tônus do esfíncter inferior do esôfago.

Por isso, lesões relativamente pequenas podem comprometer a respiração nos idosos. Devemos ter muita atenção no atendimento inicial desses doentes.

As comorbidades também são mais comuns em idosos, como a DPOC, exigindo cuidados específicos na administração de oxigênio, que pode não ser bem tolerado, levando à diminuição do "drive" respiratório.

Fraturas de costelas são mal toleradas em idosos, tendo o dobro de morbidade e mortalidade em relação a pacientes mais jovens, com piora proporcional ao aumento do número de costelas fraturadas.[6]

Algumas medidas podem ser tomadas durante o atendimento para melhor evolução do paciente geriátrico. Além de cuidados para evitar broncoaspiração, como proteção precoce da via aérea e realização de traqueostomia antecipada para auxiliar na higiene pulmonar, é fundamental manter uma analgesia adequada. Deve-se, contudo, ter atenção especial aos depressores do sistema nervoso central, como ocorre os opiáceos, devido aos seus efeitos colaterais, incluindo obstipação intestinal. Em certos casos, o uso de bloqueios locais ou anestesia peridural pode ser necessário para minimizar esses efeitos.[1]

O atendimento multidisciplinar também é muito importante, uma fisioterapia adequada é essencial para a boa evolução do paciente.

Sistema cardíaco

As alterações cardíacas devido à idade são bem estudadas, já que a principal causa de morte é a relacionada com eventos cardiovasculares.[7]

As principais alterações cardíacas no idoso são:

- presença de doença arteriosclerótica;
- mudanças intrínsecas do miocárdio;
- alterações no sistema de condução elétrica.

O coração perde miócitos, que são substituídos por gordura ou fibrose, há uma substituição de colágeno tipo III (mais comum em jovens) por colágeno tipo I, o que leva a uma diminuição da contração na sístole e do relaxamento na diástole, pois as fibras do colágeno tipo I são mais espessas, ou seja, resultam em um débito cardíaco menor.[8,9]

Temos que levar em conta também as alterações que ocorrem nas paredes das artérias, mesmo em pessoas sem hipertensão arterial sistêmica (HAS).

A arteriosclerose é o processo de envelhecimento das paredes das artérias, que sofrem aumento das fibras colágenas, mas não causam alterações patológicas. Já a aterosclerose é a deposição de placas de ateroma (calcificação das paredes das artérias, muito visto na aorta), que é um processo patológico, ligado a doenças como HAS e infarto agudo do miocárdio.[9]

As coronárias, assim como todas a artérias do corpo, também são afetadas pela arteriosclerose. Há aumento da sobrecarga devido ao enrijecimento das artérias periféricas (pela idade ou por HAS ou outros fatores de risco para aterosclerose, como diabetes e obesidade). Essas alterações deixam o coração mais propenso a sofrer isquemia em situações de estresse.

Nas válvulas cardíacas, ocorrem o depósito de cálcio e a formação de placas fibrosas. Embora essas alterações geralmente não tenham grande relevância clínica nas atividades diárias, elas podem resultar em estenoses e regurgitamento, dificultando a atuação do miocárdio em situações de estresse. Isso compromete a capacidade do coração de aumentar a oxigenação e melhorar sua performance, elevando também o risco de isquemia.[10]

Com o envelhecimento, ocorrem alterações no sistema de condução elétrica do coração, principalmente nos nós sinoatrial e atrioventricular, que sofrem diminuição de fibras especializadas devido ao depósito de gordura. Essas mudanças podem resultar em alterações no eletrocardiograma dos idosos, embora sua relevância clínica ainda não seja totalmente compreendida.

As alterações como menor sensibilidade às catecolaminas (atropina), devido a uma diminuição nos seus receptores, uso de beta-bloqueadores e a presença de marca-passos podem levar a uma resposta inadequada à hipovolemia - a principal causa de choque no trauma -, uma vez que o coração tem dificuldade em aumentar a frequência cardíaca em resposta à demanda.

Diante de todas essas alterações, os pacientes idosos devem ser monitorados com maior atenção e mais precocemente ou ainda, com medidas de suporte mais agressivas, quando comparados aos mais jovens.[3]

Precisamos tomar cuidados com os valores normais de pressão arterial.

Os pacientes podem apresentar sinais de hipovolemia mesmo com valores "normais" de pressão.

As comorbidades relacionadas com o sistema cardiovascular são mais comuns nos idosos, como hipertensão arterial sistêmica (HAS), insuficiência cardíaca congestiva (ICC) e insuficiência coronariana (ICo). Cerca de 50% dos idosos com mais de 80 anos terão um certo grau de ICC e aproximadamente 5% terão fibrilação atrial crônica.[9]

Uma das medicações que precisamos tomar cuidado, muito comum em idosos, são os anticoagulantes orais. Os idosos podem ser mais suscetíveis às mudanças no INR.[11] Às vezes, é necessário corrigir algum distúrbio de coagulação, isso pode melhorar o prognóstico.[3] Diante disso, é recomendado que o paciente idoso que sofreu TCE, em uso de anticoagulante, fique em observação, mesmo que a tomografia de crânio de entrada seja normal.[1] Também é recomendado que a tomografia de crânio seja repetida antes da alta do paciente.[1]

Além disso, as medicações usadas pelos idosos para controle de seus sintomas podem interferir na resposta cardíaca a um estresse, como um trauma.[11]

Sistema renal

Com o envelhecimento, a partir dos 50 anos, ocorre uma diminuição do número total de glomérulos renais, além de uma diminuição na filtração glomerular, consequência da diminuição do fluxo renal característico da idade.[12]

A creatinina sérica pode permanecer dentro dos valores da normalidade porque, em paralelo, no idoso, também ocorre a perda de massa muscular, fonte da creatinina.[12]

O ideal é usar a fórmula Cockroft-Gault para o cálculo do *clearence* renal, embora ela não deva ser usada na fase aguda do trauma.

$$\textit{Clearance}\text{ renal } (\times\ 0{,}85 \text{ nas mulheres}) = \frac{(140\text{-idade em anos}) \times \text{peso (kg)}}{\text{Cr sérica (mg/dL)} \times 72}$$

Com o envelhecimento, o rim perde a capacidade de concentrar a urina, pois tem uma menor sensibilidade aos hormônios antidiuréticos.[13]

Alguns cuidados devem ser tomados no atendimento dos idosos, como evitar medicações nefrotóxicas. Ao realizar tomografia, avaliar com cautela o uso de contraste endovenoso e monitorar sinais de hipovolemia (cuidado com o volume da diurese, pois os idosos podem manter um volume adequado devido à dificuldade em concentrar urina).[12]

A disfunção renal deve sempre ser evitada pois pacientes com alteração da função renal têm uma mortalidade até 50% maior nos pacientes críticos.[12]

Sistema imunológico

O estudo do envelhecimento do sistema imune ou imunossenescência é complexo e relativamente novo, ainda baseado em modelos animais. E até o momento não existem intervenções na prática clínica que ajudem a combater esse envelhecimento.[14]

Conforme o sistema imune envelhece a sua capacidade diminui. De modo geral, os idosos são mais suscetíveis a infecção, a desenvolver neoplasias malignas e doenças autoimunes.

Com o envelhecimento, há uma redução da medula óssea, porém isso não afeta a produção das células sanguíneas. Mesmo em idosos, o número total das células são iguais aos de um jovem, o que se altera a idade é a função dessas células.

O timo começa a ser substituído por gordura desde a adolescência, levando a uma diminuição na produção dos linfócitos T. Essas células de defesa ajudam na ativação dos linfócitos B, que são importantes na defesa contra vírus, deixando idosos mais suscetíveis a esses patógenos.[10] Isso foi muito visto e estudado durante a pandemia do Covid-19, já que pacientes acima de 65 anos tinham maior chance de desenvolver doença grave e maior risco de morte.

Os idosos têm mais pneumonias e infecções urinárias que os jovens, também têm mais infecções nosocomiais, já que idosos são mais internados.

Isso precisa ser lembrado sempre que um idoso é internado por trauma, pois esses pacientes são mais propensos a ter infecções durante a internação.[15]

As alterações imunes que ocorrem com o envelhecimento podem alterar a resposta ao estresse traumático, como uma menor resposta às citocinas, levando a uma resposta inflamatória inadequada, ou seja, idosos podem ser oligossintomáticos, na prática, vemos que muitos idosos, de 20 a 30%, não têm febre, por exemplo.[16]

Sistema gastrintestinal

No envelhecimento do sistema gastrintestinal as alterações com a idade começam pela boca com as perdas dentárias e, muitas vezes, o uso de próteses que dificultam a mastigação dos alimentos e favorecem lesões de mucosa e infecções locais. Atualmente, existe uma preocupação crescente com a prevenção, desde o tratamento da água com flúor até a orientação por profissionais de saúde, o que permite que cada vez mais idosos mantenham sua dentição natural. Precisamos ficar atentos para os fatores de risco para perda de dentição, como tabagismo, dependência parcial (motoras ou por doença mental) e osteoporose, para melhor direcionar as medidas de prevenção a serem adotadas.[10,17]

A flora da orofaringe também muda com a idade, registrando aumento de bactérias gram-negativas (*Klebsiella pneumoniae, Pseudomonas aeruginosa, Escherichia coli*), além de *Staphylococcus aureus*. Isso é relevante nos casos de broncoaspiração, sendo essencial evitar essa complicação pois o risco de pneumonia é elevado. A diminuição da saliva, geralmente devido a efeitos colaterais de medicações, também aumenta a incidência de candidíase na cavidade oral.

A deglutição começa a se deteriorar com alterações neuromusculares e também por alteração no relaxamento do esfíncter inferior do esôfago que levam ao aumento do risco de aspiração.[17] Algumas alterações como disfagia, dor torácica, tosse e pneumonias recorrentes podem estar relacionados com doenças do esôfago.[18]

No estômago, há diminuição da secreção gástrica, tornando a digestão de proteínas mais difícil, além de alterar a acidez do trato intestinal, levando a proliferação de bactérias nos cólons.[17] Os idosos também têm risco aumentado para úlceras gástricas por alterações no muco protetor da mucosa gástrica, então o uso de medicações como AINH e corticosteroides devem ser evitados.

A atrofia que ocorre no intestino delgado não altera muito a absorção dos alimentos, ou seja, não tem implicância no estado nutricional, mas pode diminuir a absorção de cálcio e vitamina B, sendo necessário a suplementação no idosos.

Porém a atrofia intestinal pode se instalar rapidamente em idosos que sofreram restrição de dieta, como ficar em jejum devido a um quadro grave de politraumatismo, por exemplo. A perda de peso pode ser rápida e a sua recuperação demorada mesmo após a reintrodução da dieta.[17]

No intestino grosso a alteração mais comum é a doença diverticular, ela não altera a absorção nem aumenta o risco de neoplasias, e é devida a um afilamento da parede do cólon. Uma queixa comum nos idosos é a constipação e está relacionada com vários fatores, desde sedentarismo a dieta inadequada, e até a alterações de motilidade do trato intestinal.[10] Essas condições merecem atenção, já que a constipação pode ser prevenida e melhorada com dieta e medicamentos e os divertículos podem causar inflamação/infecção intestinal e até confundir com sintomas relacionados com trauma abdominal fechado.

No fígado, não ocorrem alterações importantes, mas com o avanço da idade há uma diminuição do número de mitocôndrias nos hepatócitos e acúmulo de lipofucsina, o que pode dificultar a metabolização de algumas medicações. Devido a isso, medicamentos com metabolização hepática devem ser prescritos com cuidado para idosos.[10]

Por sua vez, no pâncreas, há também ocorre depósito de gordura, assim como em muitos outros órgãos, mas isso não causa alteração na função pancreática. Embora a incidência de diabetes melito tipo 2 aumente com idade, essa alteração da função pancreática não está relacionada com esse depósito de gordura, e sim, com o aumento da resistência à insulina, uma doença metabólica mais complexa e cujas causas ainda não foram completamente esclarecidas.[10]

Conclusão

Atualmente, as pessoas vivem mais e com mais qualidade de vida.

A idade cronológica pode ser diferente da idade fisiológica, cada vez mais hábitos saudáveis ajudam no envelhecimento e na longevidade da população.

A presença de comorbidades pode afetar o resultado final, como maior morbidade e mortalidade, a ainda, influenciar na recuperação e reabilitação do idoso.

Idosos traumatizados necessitam de uma avaliação com muita atenção, de preferência em centros de trauma, com unidades de terapia intensiva e equipe multidisciplinar especializada. Uma equipe preparada faz toda a diferença na reabilitação.[1]

Os programas de prevenção são muito importantes, pois somente com essas medidas serão possíveis diminuir as complicações relacionadas com o trauma no idoso. Os principais acidentes são os domiciliares. Por isso, é muito importante que seja feita uma avaliação das necessidades de cada idoso e com isso traçar um plano de ação junto a familiares e/ou cuidadores.[10]

Pontos-chave

- Idosos apresentam maior risco de complicações, mesmo em traumas menores, com maior chance de internação
- As alterações fisiológicas do idoso devem ser consideradas durante todo o seu atendimento
- O atendimento do idoso é multidisciplinar, sendo muito importante não somente o médico, como a equipe de enfermagem, de preferência com treinamento em trauma, fisioterapeuta, nutricionista, psicologia, além das especialidades disponíveis nos centros de trauma
- Programas de prevenção são muito importantes e devem ser incentivados por toda equipe multidisciplinar

Referências Bibliográficas

1. Stein D, Crawford A, Yelon J. Geriatric Trauma. In: Feliciano DV, Moore EE, Mattox K. Trauma. 9th ed. New York: Mc Graw-Hill; 2021. p. 999-1015.
2. Gomes I, Britto V. Censo 2022: número de pessoas com 65 anos ou mais de idade cresceu 57,4% em 12 anos [Internet]. São Paulo: Censo 2022; [citado 2024 Set. 25]. Disponível em: https://agenciadenoticias.ibge.gov.br/agencia-

-noticias/2012-agencia-de-noticias/noticias/38186-censo-2022-numero-de-pessoas-com-65-anos-ou-mais-de-idade-cresceu-57-4-em-12-anos
3. American College of Surgeons Committee on Trauma: ATLS® Advanced Trauma Life Support® Student Course Manual. 10th ed. Chicago: American College of Surgeons; 2018.
4. Skoot G. The effects of aging on lung structure and function. Clin Geriatr Med. 2017 Nov;33(4):447-57.
5. Shephard RJ. Envelhecimento, atividade física e saúde. São Paulo: Phorte; 2003.
6. Bulger EM, Arneson MA, Mock CN, Jurkovich GJ. Rib Fractures in the Elderly. J Trauma Acute Care Surg. 2000;48(6):1040-6.
7. Zaslavsky C, Gus I. Idoso. Doença Cardíaca e Comorbidades. Arq Bras Cardiol. 2002;79(6):635-9.
8. Gallahue DL, Ozmun JC. Compreendendo o desenvolvimento motor: bebês, crianças, adolescentes e adultos. 3. ed. São Paulo: Phorte; 2005.
9. Gorzoni ML, Costa, EFA, Meneses MCL, Lins CD. Comorbidade, multimorbidade e Apresentações Atípicas das Doenças nos Idosos. In: Freitas EV, Py L. Tratado de Geriatria e Gerontologia. 3. ed. Rio de Janeiro: Guanabara Koogan; 2022. p. 1322-39.
10. Lopes AC. Tratado de Clínica Médica. 1. ed. São Paulo: Roca; 2006. Seção 21, Geriatria.
11. Froom P, Miron E, Barak M. Oral anticoagulants in the elderly. Br J Haematol. 2003 Feb;120(3):526-8.
12. Schmitt R, Cantley LG. The impact of aging on kidney repair. Am J Physiol Renal Physiol. 2008 Jun;294(6):F1265-72.
13. Sands JM. Urine concentrating and diluting ability during aging. J Gerontol A Biol Sci Med Sci. 2012 Dec;67(12):1352-7.
14. Agarwal S, Busse PJ. Innate and adaptive immunosenescence. Ann Allergy Asthma Immunol. 2010 Mar;104(3):183-90.
15. Gavazzi G, Krause K-H. Ageing and infection. Lancet Infect Dis. 2002 Nov;2(11):659-66.
16. Norman DC. Fever in the Elderly. Clin Infect Dis. 2000 Jul; 31(1):148-51.
17. Salles N. Basic mechanisms of the aging gastrointestinal tract. Dig Dis. 2007;25(2):112-7.
18. Sura L, Madhavan A, Carnaby G. Dysphagia in the elderly: management and nutritional considerations. Clin Interv Aging. 2012;7:287–98.

3

Cicatrização no Idoso com Trauma

Tibério de Andrade Lima
Jeammy Andrea Perez Parra

Introdução

O processo de cicatrização de feridas consiste em uma série de eventos complexos que se iniciam após uma lesão tecidual, podendo perdurar dias, meses ou até mesmo anos. Tal processo é dinâmico e caracterizado por componentes específicos. A sequência desses componentes, entretanto, nem sempre é linear e pode haver variações, dependendo de fatores intrínsecos e extrínsecos.

A energia necessária para a cicatrização das feridas é proveniente de reservas proteicas. Pacientes geriátricos podem apresentar algum grau de desnutrição ou possuir outras deficiências nutricionais. Além disso, a presença de comorbidades é frequente na maioria da população idosa. Muitos tratamentos para essas doenças, inclusive, prejudicam a reparação dos tecidos, como esteroides, quimioterápicos e radioterapia.

As feridas crônicas – como o pé diabético e as úlceras vasculares e de pressão – são muito mais comuns na população idosa, representando um enorme fardo econômico para o sistema de saúde atual. Uma vez que ferimentos simples frequentemente se agravam, levando a feridas crônicas, os esforços de prevenção são essenciais.

A seguir, serão revisados os fatores que aumentam os riscos de feridas em idosos e a fisiopatologia das feridas crônicas, bem como serão discutidas sua prevenção e estratégias para o seu tratamento.

Alterações próprias do envelhecimento da pele

As alterações cutâneas relacionadas com o envelhecimento estão bem documentadas na literatura.[1,2] As mudanças intrínsecas ocorrem como parte do processo normal de envelhecimento e são independentes da exposição ambiental. As alterações extrínsecas são induzidas por forças ambientais, a maioria devido à luz solar ultravioleta.

Ao longo da vida, a pele tende a se tornar mais fina, seca e flácida. Sobrevêm alterações pigmentares variáveis, e o risco de câncer de pele, em todos os tipos histológicos, aumenta. A epiderme pode se tornar mais fina, mas os danos causados pela luz ultravioleta podem gerar o efeito contrário. Os idosos são mais propensos a desenvolver feridas superficiais causadas por forças de forças de cisalhamento, mesmo as de menor intensidade. Há também mudanças significativas nos anexos da pele normal – folículos pilosos, glândulas sebáceas, glândulas sudoríparas e outros apêndices dérmicos. As glândulas sebáceas diminuem em quantidade, o que torna a pele mais seca. Adicionalmente, há diminuição da reposição de lipídios na camada córnea, o que interfere na função de barreira da epiderme. Os folículos pilosos mudam em muitas partes do corpo. A alopecia, tanto masculina quanto feminina, é mais perceptível no couro cabeludo, ocorrendo aumento de tamanho dos folículos pilosos, bem como diminuição da sua densidade.[3]

A derme também é o principal alvo dos danos da luz ultravioleta.[1] Com o aumento da idade, há diminuição dos macrófagos, fibroblastos, mastócitos e células apresentadoras de antígenos (células de Langerhans), o que resulta em alteração da função imunológica. A derme torna-se mais fina e o colágeno menos organizado. A hidratação dérmica diminui, tornando a pele fica mais fragmentada, menos elástica, mais enrugada e mais propensa a lacerações.

Além das mudanças estruturais intrínsecas da pele, há diminuição generalizada da sensibilidade e redução da vascularização e do fluxo linfático, gerando edema e restringindo a capacidade de cicatrização e de combate às infecções. As alterações sensoriais ocorrem de distal para proximal e estão especialmente relacionadas com a diminuição da percepção de temperatura.[4]

O processo de envelhecimento gera áreas irregulares de hiperpigmentação. Muitas células desenvolvem mutações que alteram as áreas locais, levando a "manchas senis". Todas essas mudanças são aceleradas pela exposição ao sol. Além disso, o uso de antiagregantes plaquetários ou de anticoagulantes causam aumento da possibilidade de hematomas, o que, geralmente, também contribui para alteração na cicatrização.

Finalmente, as alterações sob a pele também contribuem para o risco de lesões cutâneas em idosos. Há perda massa magra e consequente sarcopenia, muitas vezes agravadas por desnutrição. Os depósitos de gordura, da mesma forma, diminuem. O significado dessas mudanças é a perda de preenchimento, que tende a expor proeminências ósseas, gerando risco aumentado de lesões por contusão ou pressão e consequente aparecimento de feridas crônicas.

Adicionalmente, alterações funcionais e comportamentais agravam o problema. Incontinência de urina ou fezes podem causar danos cumulativos ao tegumento, acrescentando risco de lesões. À medida que as pessoas envelhecem, tornam-se mais lentas em sua capacidade de responder às situações de perigo. Os reflexos tendem a ser mais lentos, com maior dificuldade de defesa a traumas e lesões possivelmente mais graves.

Finalmente, os idosos possuem significativa diminuição de reserva fisiológica. E mesmo os menores traumas e suas consequentes lesões podem ser extremamente mal tolerados, representando risco real de morte.

Comorbidades

Diversos fatores podem prejudicar a reparação tecidual e a cicatrização, como diabetes melito mal controlado, neuropatia periférica, doença vascular periférica e insuficiência venosa. O metabolismo do cálcio e do fósforo também pode se alterar, incluindo a calcifilaxia, condição em que o cálcio se acumula em pequenos vasos sanguíneos, causando estados pró-trombóticos na microcirculação.

Desnutrição

Há mais de um século, estudos têm mostrado que a desnutrição prejudica a cicatrização de feridas.[5] Existem algumas vitaminas e micronutrientes que influenciam na reparação tecidual.

A vitamina C, por exemplo, é essencial para a hidroxilação de prolina e lisina, etapas fundamentais na formação das hélices triplas de pró-colágeno.[6] Portanto, durante a fase de maturação da cicatriz, em que é necessário equilíbrio entre a formação e a degradação do colágeno, a deficiência desse nutriente pode levar à recidiva de feridas recentemente cicatrizadas.

Da mesma forma, a vitamina A melhora o reparo tecidual. Além disso, vários minerais, como zinco e cobre,[7,8] são essenciais para o processo normal de cicatrização e, quando deficientes, podem levar a reparo tecidual alterado.

Finalmente, o reconhecimento de que a nutrição exerce papel fundamental na cicatrização das feridas e de que seu estado é alterado significativamente pelo envelhecimento é crucial para o tratamento adequado dos pacientes idosos.

Diabetes melito

Diabetes melito (DM) é uma das principais doenças associadas a problemas de cicatrização em pessoas de todas as idades. Acrescente-se que sua incidência aumenta acentuadamente em idosos, e, por isso, é importante reconhecer seu impacto na reparação tecidual da população geriátrica. O DM pode afetar negativamente todas as fases da cicatrização, causando alterações como atraso na ativação plaquetária, alteração na migração e ativação celular durante a fase inflamatória, alterações na deposição de colágeno e na formação do tecido de granulação e aumento na atividade das metaloproteinases da matriz. Além disso, o DM está frequentemente associado à doença arterial periférica, desnutrição, neuropatia periférica e propensão a infecções, fatores que podem dificultar a cicatrização e predispor à formação de feridas crônicas.

Estima-se que mais de 20% das admissões hospitalares por DM estão relacionadas com problemas de cicatrização de feridas, e que 25% dos portadores dessa enfermidade terão uma úlcera no pé ao longo de suas vidas. Além disso, cerca de 50% de todas as amputações por causas não traumáticas estão associadas ao DM.[9]

A doença vascular periférica exerce papel significativo, posto que os diabéticos sofrem tanto de doença macrovascular quanto de microvascular, esta última ocasionado espessamento da membrana basal capilar e levando ao comprometimento da entrega de oxigênio e nutrientes, o que aumenta o edema de partes moles e prejudica a migração de leucócitos para uma eventual ferida.

Outro fator que contribui para alterar a cicatrização no DM é a neuropatia periférica. A perda de sensibilidade progride de distal para proximal nas extremidades, sendo os pés geralmente os primeiros a serem afetados. Essa perda de sensibilidade predispõe a traumas específicos, como queimaduras e lesões causadas por calçados inadequados. A neuropatia gera a perda da inervação simpática normal e a pele perde sua capacidade de suar, tornando-se seca e suscetível a rachaduras. Essas rachaduras podem servir como porta de entrada para infecções. Sabe-se que a hiperglicemia leva a uma capacidade prejudicada de combater a infecção local, além de comprometer a migração e a função dos leucócitos.[10,11]

Um conceito interessante é que a hiperglicemia pode levar à deposição de subprodutos da glicose, conhecidos como glicosilação avançada (Advanced Glycation End-products – AGEs), estimulando a resposta inflamatória e levando a um estado de inflamação crônica.[12] Esse processo também está relacionado com o comprometimento da reparação tecidual.

Terapias que alteram a cicatrização de feridas/toxicidade farmacológica

O processo de cicatrização envolve o recrutamento e a rápida proliferação de muitos diferentes tipos celulares. Faz sentido, então, que qualquer fármaco ou tratamento que prejudique a rápida replicação celular altere esse processo. Esteroides, quimioterapia ou radiação ionizante envolvem a morte de células que proliferam rapidamente, tanto as de interesse quanto aquelas "normais", prejudicando a reparação tecidual.[13] Pacientes idosos podem sofrer de toxicidade farmacológica e de interações medicamentosas durante o tratamento de feridas. O uso mais frequente de antibióticos por infecções diversas pode, eventualmente, gerar flora bacteriana resistente a feridas complicadas. Os pacientes idosos também recebem mais frequentemente terapia anticoagulante, com consequente aumento de predisposição a sangramentos, perda de retalhos e hematomas.

Doenças neurológicas

As doenças neurológicas, embora não prejudiquem diretamente a cicatrização das feridas, predispõem o idoso ao aumento da incidência de tais ferimentos. A demência, por exemplo, leva ao esquecimento e a comportamentos de risco , elevando a probabilidade de traumas. Pacientes portadores de demência apresentam dificuldades para manter adequadamente sua higiene pessoal e alimentação, o que pode comprometer tanto os cuidados com eventuais ferimentos quanto o estado nutricional. Como a dor é o principal sinal de alerta para a pressão crônica, qualquer perda de sensibilidade claramente predispõe a úlceras de pressão. Do mesmo modo, tremores aumentam a chance de queimaduras ao cozinhar ou ingerir bebidas quentes, além de reduzirem a capacidade de defesa a outros mecanismos de trauma.

Queimaduras

Como já referido, a população geriátrica está sob risco aumentado de lesões pelo calor. Em geral, pacientes portadores de queimaduras extensas podem desenvolver insuficiência renal aguda, como resultado da depleção de volume intravascular. Além disso, instabilidade hemodinâmica e disfunção cardíaca são eventos frequentes, devido a citocinas liberadas pelo trauma, as quais resultam em resposta inflamatória e catabolismo exacerbados. Como mencionado, os pacientes idosos, frequentemente, apresentam desnutrição e sarcopenia, fatores que agravam demasiadamente todas essas complicações.

Insuficiência renal aguda

A insuficiência renal aguda (IRA) é uma síndrome clínica comum em pacientes vítimas de trauma e ainda mais incidente na população idosa. A IRA é um importante preditor de mau prognóstico em pacientes idosos vítimas de trauma. Também, a insuficiência renal, por si só, tem papel negativo no processo de cicatrização. Tal condição está associada à alteração da queratinização, à angiogênese reduzida e ao edema tecidual, que dificultam sobremaneira a cicatrização das feridas.

A incapacidade de recrutar o volume intersticial do terceiro espaço para o compartimento intravascular gera retardo no processo de cicatrização. O início oportuno da terapia de substituição renal em pacientes com IRA grave tem demonstrado melhorar a sobrevida dos grandes queimados, bem como a cicatrização mais precoce das feridas.[14]

Úlceras de pressão

À medida que a capacidade de se mover é reduzida ou surgem as neuropatias, os pacientes idosos ficam mais propensos ao desenvolvimento de úlceras de pressão.[15] Sua incidência é cerca de 10% nos pacientes internados. Qualquer pressão sobre a pele e tecidos subjacentes de mais de 30 mmHg que persiste por um período de tempo prolongado pode levar à isquemia suficiente para criar uma úlcera de pressão. As regiões mais predispostas são aquelas onde há proeminências ósseas, usualmente, regiões sacra, occipital e calcâneas. A hipóxia tecidual também contribui para o surgimento das lesões por pressão, bem como para dificuldade para sua cicatrização.

Prevenção

Diante de todo o exposto sobre o impacto de lesões traumáticas na população geriátrica e as dificuldades do seu tratamento, fica claro que a prevenção deve ser a estratégia prioritária. Os esforços de prevenção devem incluir acompanhamento para a manutenção de uma alimentação adequada, educação e treinamento sobre comportamentos perigosos, promoção de um ambiente de vida seguro, com intuito de reduzir o quedas, queimaduras e outros traumas.

Especial atenção deve ser dirigida aos idosos que perdem a capacidade de autogestão, especialmente aqueles com demência. A população idosa deve ser educada para se conscientizar de que o processo de envelhecimento causa alterações nos reflexos e que adotar uma postura de redução da exposição a riscos é mais adequada. Ações simples podem prevenir muitos traumas e consequentes ferimentos, podendo, inclusive, reduzir mortalidade.

Sabe-se que a reserva metabólica do ser humano diminui com o passar dos anos. Nos idosos, a dificuldade de lidar com uma grande ferida é causada pela capacidade diminuída de seu corpo em lidar com o aumento da demanda metabólica. É como se as células estivessem "funcionando com combustível limitado" nas fases finais da vida. Da mesma forma que é amplamente reconhecido que o coração de um idoso é incapaz de aumentar seu débito cardíaco quando comparado ao de um adolescente ou adulto jovem, todos os outros órgãos e sistemas apresentam a mesma debilidade.

Isso significa que uma ferida relativamente menor pode desencadear uma cascata de complicações, levando à falência de múltiplos órgãos e, finalmente, à morte.

Por isso, a prevenção é tão importante. As pessoas estão vivendocada vez mais, frequentemente até os anos 80, 90 e até mais de 100 anos. No entanto, não se deve assumir que a capacidade orgânica e funcional de um indivíduo seja determinada apenas pela sua idade. Os idosos que conseguiram evitar muitos dos fatores de risco para cicatrização prejudicada (como diabetes, doença vascular periférica, câncer) tendem a ser capazes de tolerar lesões significativas. A prevenção de tais fatores, é tão importante quanto a prevenção da ferida em si.

Referências Bibliográficas

1. Gosain A, DiPietro LA. Aging and wound healing. World J Surg. 2004;28:321–6.
2. Sharma R. Skin age testing criteria: characterization of human skin structures by 500 MHz MRI multiple contrast and image process-ing. Phys Med Biol. 2010;55:3959–79.
3. Birch MP, Messenger JF, Messenger AG. Hair density, hair diame-ter and the prevalence of female pattern hair loss. Br J Dermatol. 2001;144:297–304.
4. Guergova S, Dufour A. Thermal sensitivity in the elderly: a review. Ageing Res Rev. 2011;10:80–92.
5. Rodriguez GJ, Cordina SM, Vazquez G, et al. The hydration influence on the risk of stroke (THIRST) study. Neurocrit Care. 2009;10:187–94.
6. Bartlett MK, Jones CM, Ryan AE. Vitamin C and wound healing. I.Experimental wounds in guinea pigs. N Engl J Med. 1942;226:469–73.
7. Greenhalgh DG, Gamelli RL. Immunomodulators and wound healing. J Trauma. 1987;27:510–4.
8. Leong M, Phillips LG. Cicatrização das Feridas. In: Sabiston DC, Townsend CM. Sabiston textbook of surgery: the biological basis of modern surgical practice. Philadelphia: Elsevier/ Saunders; 2012. p. 151-77.

9. McMurry Jr JF. Wound healing with diabetes mellitus. Surg Clin North Am. 1984;64:769–78. 24. Goodson III WH, Hunt TK. Wound healing and the diabetic patient. Surg Gynecol Obstet. 1979;149:600–8.
10. Greenhalgh DG. Wound healing and diabetes mellitus. Clin Plast Surg. 2003;30:37–45.
11. Margolis DJ, Kantor J, Berlin JA. Healing of diabetic neuropathic foot ulcers receiving standard treatment. A meta-analysis. Diabetes Care. 1999;22:692–5.
12. Medzhitov R. Origin and physiological roles of inflammation. Nature. 2008;454:428–35.
13. Ferguson MK. The effects of antineoplastic agents on wound healing. Surg Gynecol Obstet. 1982;154:421–9.
14. Pannarale G, Carbone R, Del Mastro G, et al. The aging kidney: structural changes. J Nephrol. 2010;23 Suppl 15:S37–40.
15. Stechmiller JK, Cowan L, Whitney J, Phillips L, Aslam R, Barbul A, et al. Guidelines for the prevention of pressure ulcers. Wound Repair Regen. 2008;16:151–68.

4

Transfusão Maciça no Idoso Politraumatizado

Sérgio Dias do Couto Netto
Adilson Costa Rodrigues Jr.
Leonardo Olimpio Dias da Silva

Introdução e contextualização histórica

O termo "choque" deriva da palavra francesa "choc", utilizado pela primeira vez pelo cirurgião francês Henri François Le Dran no século XVIII para descrever as repercussões destrutivas de um ferimento por arma de fogo,[1] e, principalmente, os eventos subsequentes que cursam com a deterioração fisiológica da vítima. Há algumas décadas esse termo recebeu um significado mais amplo que caracteriza a má perfusão do órgão-alvo.[2]

A primeira transfusão sanguínea em humanos foi realizada em 1819,[3] no entanto, o sucesso só veio 100 anos depois, com a descoberta da tipagem sanguínea[4] e técnicas de testagem cruzada.[5] A ressuscitação volêmica no século XIX era feita através da infusão de cristaloides.[6-8] Apenas no final da Primeira Guerra Mundial, os médicos aliados começaram a usar sangue total como escolha na ressuscitação de combatentes traumatizados, pois consideravam que a expansão volêmica com cristaloides gerava resultados insatisfatórios devido à "hemodiluição".[9] Na Segunda Guerra Mundial manteve-se a transfusão de sangue total, associada à hipotensão permissiva, com pressão sistólica de 85 mmHg, e foi incorporado o conceito de evitar a hipotermia nos traumatizados.[10,11]

A utilização do Ringer Lactato na reanimação volêmica foi introduzida como uma medida que precede a transfusão de sangue total na Guerra do Vietnã.[12,13] Nessa mesma época, a descoberta do fracionamento do sangue total em concentrado de hemácias, plaquetas e plasma foi utilizada como estratégia de escolha. No entanto, devido ao risco de transmissão de hepatites e HIV[14,15] por transfusão de plasma, nas últimas três décadas do século

XX, a ressuscitação volêmica dos politraumatizados foi baseada na infusão de largas quantidades de ringer lactato e concentrados de hemácias, sem grandes preocupações com as repercussões da coagulopatia induzida pelo trauma.[16]

Nas Guerras do Iraque e Afeganistão,[17] os dados coletados dos combatentes traumatizados demonstraram melhora dos índices de coagulopatia após transfusão de sangue total ou altas taxas de transfusão de hemocomponentes como concentrados de hemácias, plaquetas e plasma. Criou-se o termo "DAMAGE CONTROL RESUSCITATION", com o emprego limitado de cristaloides, e emprego permissivo de hemocomponentes ou sangue total.[18]

O presente capítulo tem como objetivo destacar as repercussões da transfusão maciça no idoso, suas particularidades e possíveis "armadilhas". No entanto, antes de partirmos diretamente ao assunto, é necessário relembrar alguns conceitos e etapas importantes da ressuscitação volêmica do politraumatizado, assim como as indicações de acionamento do protocolo de transfusão maciça. Esse preâmbulo é fundamental, uma vez que as alterações fisiológicas da senescência, as comorbidades e os medicamentos podem influenciar direta e indiretamente na avaliação clínica, sinais vitais e manejo de volume em um indivíduo potencialmente frágil.

Damage control resuscitation como estratégia

Acredita-se que o princípio do uso limitado de cristaloides nesta última década foi a estratégia que teve maior impacto na sobrevida desses pacientes. O seu uso liberal, hemodiluindo os fatores de coagulação, por muitas vezes piorou o "ciclo vicioso da coagulopatia" com acidose, hipotermia e hipóxia.[19,20] Além de diversos outros efeitos colaterais nos pós-operatórios, como edema, congestão cardiopulmonar, edema de alças intestinais, edema cerebral, aumento de fístulas intestinais, aumento na necessidade de peritoneostomias descompressivas e hiperfibrinólise.[21-25]

Ressuscitação volêmica balanceada (1 : 1 : 1)

Os pilares atuais na reanimação volêmica do politraumatizado consistem na transfusão de hemocomponentes em conjunto do controle de sangramentos, por meio de operações ou procedimentos de angioembolização por radiologia intervencionista.

Os estudos iniciais em cenários militares e civis utilizando essa estratégia foram positivos para o aumento da sobrevida, especialmente quando uma taxa maior de plasma fresco congelado (PFC) era infundido.[20] Tal ganho é atribuído à diminuição da inflamação, do edema, da permeabilidade capilar e à manutenção do endotélio vascular, quando se poupava a infusão de cristaloides.[26,27] A transfusão de PFC regula também a modulação de trombina e formação do coágulo.[28] Uma desvantagem no uso de PFC é o tempo necessário para seu descongelamento. Comparativamente, a primeira transfusão de PFC ocorre em torno de 93 minutos após a indicação do seu uso, enquanto, com concentrados de hemácias, a demora é, em média, de 18 minutos para a infusão inicial.[29]

Essa estratégia de transfusão balanceada mostrou-se efetiva na redução da necessidade de cristaloides, por consequência, menores taxas de síndrome compartimental abdominal e menor morbimortalidade em decorrência de sangramento por discrasias iatrogênicas.[30,31]

Tromboelastometria e ROTEM

O exame de tromboelastometria foi desenvolvido há quase 70 anos[32] para avaliar a formação, força, estabilidade e quebra do coágulo, além de determinar também estados de hiper ou hipocoagulabilidade.[33-35]. Essa ferramenta não era utilizada para analisar pacientes traumatizados até há poucas décadas. Estudos prospectivos demonstraram maior sobrevida nos pacientes submetidos à ressuscitação volêmica utilizando tromboelastometria/ROTEM comparados à avaliação rotineira do coagulograma convencional. Esse método tem a capacidade de examinar as vias intrínsecas e extrínsecas da cascata de coagulação, bem como a contribuição do fibrinogênio para a formação do coágulo, a fibrinólise e contagem de plaquetas.[36] Apresentando assim, o potencial de guiar a reposição de fatores de coagulação isolados ou em conjunto, indicar transfusão de plaquetas, reposição de fibrinogênio/crioprecipitado ou ácido tranexâmico, por exemplo.

As plaquetas têm um papel crucial na formação do coágulo, elas atuam na trama vascular inicial e, subsequentemente, no trombo de fibrina. Em um cenário de hemorragia maciça, uma grande quantidade de plaquetas é liberada na circulação sanguínea a partir da medula óssea e baço. Assim, a contagem de plaquetas em um exame inicial encontra-se normal. Caso persista a fonte de sangramento, a contagem plaquetária diminui devido sua utilização nos processos da cascata de coagulação ou hemodiluição iatrogênica.

O fibrinogênio é o produto dessa cascata e atua em conjunto com as plaquetas na formação do coágulo. O seu consumo, associado ou não à fibrinólise durante um sangramento vultuoso, contribui para a piora da coagulopatia e aumento da mortalidade.[37]

Indicadores preditores de mortalidade e Protocolo de Transfusão Maciça

O Protocolo de Transfusão Maciça (PTM) é definido como a necessidade de transfusão de 10 ou mais concentrados de hemácias nas primeiras 24 horas após o trauma em um paciente com choque hemorrágico. Esse protocolo, apesar de apresentar uma estrutura organizacional bem definida, pode variar entre os centros de trauma.

O diagnóstico precoce do choque hipovolêmico e a rápida implementação do PTM reduzem objetivamente as taxas de óbito. A chance de óbito aumenta em 5% a cada minuto de atraso na transfusão do primeiro concentrado de hemácias após a ativação dessa estratégia.

A ativação do protocolo é determinada pela avaliação hemodinâmica do paciente, associada à avaliação de índices de trauma, constatação objetiva de perda sanguínea por ferimentos aparentes e/ou à possível utilização do FAST (ultrassonografia focada no trauma) na avaliação primária do trauma.

Várias escalas foram previamente validadas, algumas exigindo exames clínicos, laboratoriais e de imagem (TASH, TBSS modificada, ABC score), e outras apenas mediante a avaliação clínica e hemodinâmica dos traumatizados (Shock Index).[38] Os indicadores de trauma mais utilizados para ativação do PTM atualmente são "ABC Index" e "Shock Index"(SI).

O estudo original do "ABC Score" foi uma revisão retrospectiva realizada no Vanderbilt University Medical Center utilizando o registro de trauma da instituição. A população do estudo foi composta por todos os pacientes traumatizados (n = 596). Foi aplicada uma escala que pontuava 1 a cada variável positiva. As variáveis eram pressão sistólica menor que 90 mmHg, frequência cardíaca maior que 120 bpm, FAST + ou ferimentos no dorso.[39] O resultado final de 2 ou mais pontos nesta escala indica a necessidade de transfusão maciça.

O SI (calculado como frequência cardíaca dividida pela pressão arterial sistólica) foi proposto pela primeira vez na literatura como medida de gravidade do choque por Allgöwer e Burri em 1967.[40] No entanto, esse escore também tem sido utilizado recentemente na indicação de transfusão maciça e validado por diversos estudos na última década.

Os valores são:

- Normal: 0,5-0,7.
- Baixo risco: 0,7-0,9.
- Alto risco: 0,9-1,1
- Indicação inequívoca de PTM > 1,3

Em grande estudo retrospectivo publicado em 2013,[41] 21.853 pacientes foram identificados em um registro de trauma, e o SI foi calculado com base nos sinais vitais de chegada ao pronto-socorro. O grau de choque foi correlacionado com o aumento do valor de SI. A necessidade de hemoderivados, fluidos e vasopressores também aumentou com maiores valores de SI.

Estudo retrospectivo realizado em um único centro de trauma nível I em 2009,[42] identificou 2.445 pacientes admitidos em um período de cinco anos. Pacientes com SI > 0,9 apresentaram mortalidade significativamente maior (15,9%) quando comparados com pacientes com SI normal (6,3%).

Em outro estudo retrospectivo em 2011,[43] os autores identificaram 8.111 pacientes com trauma fechado, e o SI foi calculado a partir dos sinais vitais pré-hospitalares registrados, e os pacientes com índice > 0,9 apresentaram risco 1,6 vez maior de transfusão maciça.

Assim, em nossa rotina de tratamento dos pacientes politraumatizados portadores de choque hemorrágico no Pronto-Socorro do Hospital das Clínicas da FMUSP,[44] são candidatos ao PTM aqueles que tenham um ou mais dos seguintes critérios:

- ABC score > 2.
- Shok Index > 1,3.
- Instabilidade hemodinâmica persistente.
- Sangramento ativo.

PTM na sala de trauma

Concentrados de hemácias (O Rh-negativo e O Rh-positivo) devem estar imediatamente disponíveis e armazenados preferencialmente no departamento de emergência (ED). Na chegada do paciente ou no aviso de paciente grave, o banco de sangue deve ser notificado pelo Plantão Controlador e inicia-se o processo de liberação dos produtos sanguíneos. Centros que usaram plasma fresco descongelado desde o início da ressuscitação verificaram redução da utilização de produtos de sangue e desperdício do produto. Para uma eficácia máxima, com base no conceito de controle de danos, sugere-se que o concentrado de hemácias (CH) e plasma fresco congelado devem ser entregues por um infusor rápido e através de um aquecedor de sangue. A taxa inicial de transfusão deve restaurar a perfusão, mas permitir a hipotensão permissiva até que a cirurgia ou angioembolização controle o sangramento. As plaquetas e o crioprecipitado não devem ser administrados através de um aquecedor de sangue.

Se os critérios para PTM forem atendidos:

- Comece a infusão de CH. É preferível não iniciar com soluções cristaloides ou coloides.
- Transfunda CH, PFC e plaquetas numa proporção de 1:1:1.

- Produtos derivados de sangue devem ser enviados automaticamente pelo serviço de transfusão nas proporções estabelecidas.
- *Coolers* subsequentes devem ser entregues em intervalos de 15 minutos até que o PTM seja encerrado.

Transfusão maciça na unidade de terapia intensiva

Deve ser dada atenção aos fatores que exacerbam a coagulopatia, incluindo hipotermia, acidose e hipocalcemia. Se o sangramento persistir, o paciente deve retornar imediatamente à sala de cirurgia, especialmente se o estado de coagulação for normalizado.

A avaliação clínica seriada permite otimizar o uso de componentes do sangue para a terapia alvo-dirigida.

Após a avaliação inicial, exames de laboratório devem ser obtidos e, em seguida, repetidos conforme necessário, ou pelo menos a cada hora (*Point-of-care*). Esses exames incluem:

- INR.
- Tempo de Tromboplastina Parcial ativada (TTPa).
- Fibrinogênio.
- Hemoglobina/hematócrito.
- Contagem de plaquetas.
- Tromboelastograma de rotação, se disponível.
- Cálcio ionizado.
- Gasometria, incluindo déficit de base.

O uso de razões fixas empíricas de produtos derivados de sangue deve ser seguida até que o sangramento seja controlado e/ou dados laboratoriais ou de tromboelastograma estejam disponíveis. Esses produtos devem ser entregues numa proporção de 1:1:1.

Uma vez que os dados laboratoriais estiverem disponíveis, a ressuscitação deve ser direcionada com base nos resultados laboratoriais e nas evidências clínicas de sangramento contínuo.

Endpoints de transfusão

Para garantir que o PTM não desperdice recursos, é importante determinar os critérios e o processo para interrupção do protocolo. Com base nas orientações do *Randomized Optimal Platelets and Plasma Ratios Study* (PROPPR), os critérios para a interrupção do PTM devem incluir tanto critérios anatômicos (controle de hemorragia) quanto critérios fisiológicos (normalização do estado hemodinâmico). A decisão de parar deve ser feita pelo cirurgião de trauma em conjunto com o anestesiologista, se o paciente ainda estaiver na sala de cirurgia, ou o intensivista/cirurgião do trauma, se estiver na UTI.

Além disso, os parâmetros laboratoriais devem ser usados para orientar ainda mais o uso do produto sanguíneo no PTM, podendo ser interrompido ou reduzido para transfusão guiada por metas com base nos resultados laboratoriais, caso o sangramento cirúrgico tenha sido controlado pelo cirurgião na sala de operação ou se houver evidência radiográfica e fisiológica de controle do sangramento após angioembolização.

Os critérios a seguir devem ser usados como guias para cessar a terapia com sangue e componentes sanguíneos em um paciente sem sangramento ativo e ainda na fase aguda da reanimação:

- CH para hemoglobina <10 g/dL.
- PFC se tempo de protrombina (TP) < 18 s.
- tPFC se TTPa < 35 s.
- Transfusões de plaquetas para contagem de plaquetas < 150.000.
- Crioprecipitado ou concentrado de fibrinogênio para o nível de fibrinogênio < 180g/L.

Se tromboelastometria rotacional (ROTEM®) estiver disponível, também podem ser utilizados os seguintes pontos de corte para os gatilhos de transfusão:*

- Plasma para EXTEM CT > 100 s e/ou INTEM CT > 230 s.
- Crioprecipitado (concentrado de fibrinogênio) e/ou plasma para MCF FIBTEM < 8 mm.
- Plaquetas para MCF EXTEM < 45 mm e MCF FIBTEM > 10 mm.
- Anti-fibrinolíticos para ML EXTEM > 15%.

Medicações adjuntas ao PTM

Existem vários adjuntos disponíveis para transfusão maciça. Medicamentos antifibrinolíticos tais como o ácido tranexâmico (TXA) ou o ácido aminocapróico, inibem a ativação do plasminogênio em plasmina estabilizando assim o coágulo.

Embora disponíveis e amplamente utilizados durante muitos anos, somente após a randomização clínica do estudo CRASH-2,[45] a utilização de TXA no trauma foi examinada. O ácido tranexâmico tem se mostrado eficaz em uma variedade de configurações cirúrgicas, incluindo cirurgia cardiovascular, cirurgia ortopédica, hemorragia pós-parto e trauma. Em trauma, antifibrinolíticos podem ser usados empiricamente ou em resposta às conclusões do aumento da atividade fibrinolítica no tromboelastograma.

Os indicadores de desempenho para o processo de transfusão maciça devem incluir:

- Tempo de chamar PTM até a infusão da primeira unidade RBC.
- Tempo de chamar PTM até a infusão da primeira unidade de plasma.
- Adesão a uma proporção predeterminada ou meta entre uma e duas horas após o início do PTM.
- Informar o serviço de transfusão de que PTM foi encerrado dentro de uma hora de rescisão.
- Taxas de desperdício de produtos derivados de sangue.

Mostramos na Figura 4.1 o organograma do Protocolo Transfusão Maciça utilizado atualmente no Hospital das Clínicas da FMUSP.

Particularidades no idoso

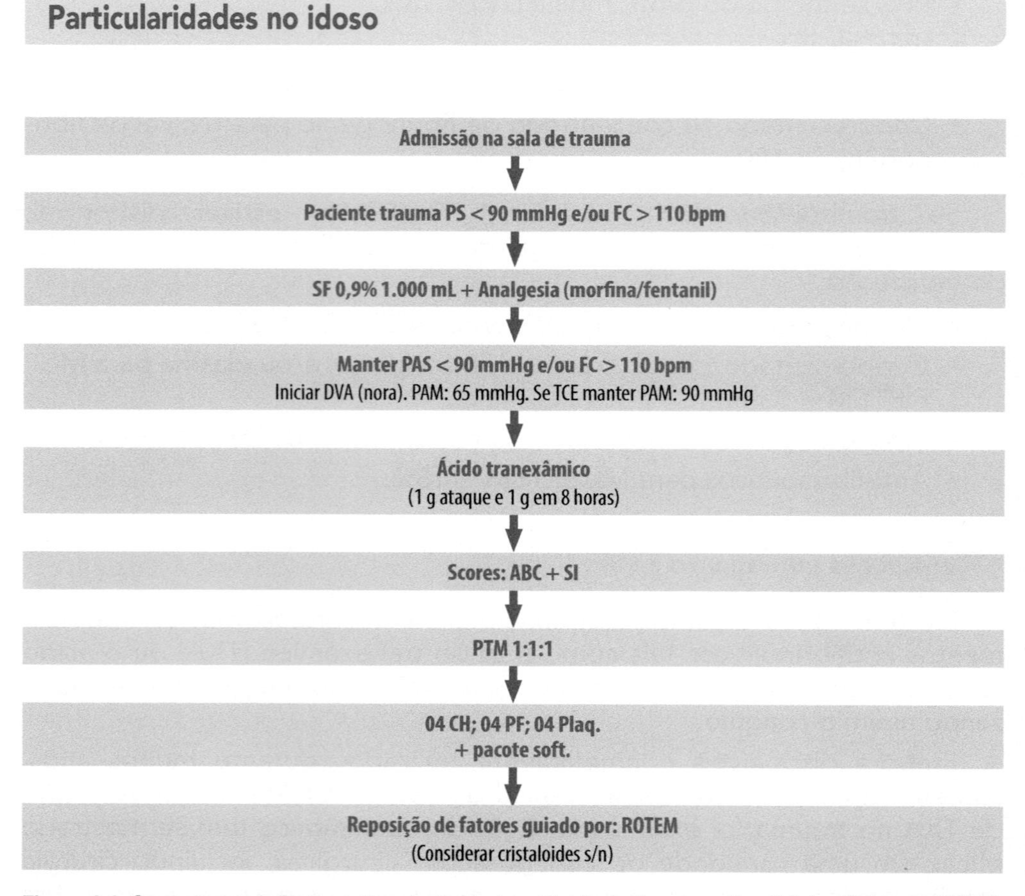

Figura 4.1. Organograma do Protocolo Transfusão Maciça utilizado atualmente no Hospital das Clínicas da FMUSP.

Com o aumento da expectativa e da qualidade de vida dos idosos na população mundial,[46] o trauma como doença, passou a representar uma importante causa de admissões nos prontos-socorros. Essa realidade é mais evidente nos países desenvolvidos. No Japão, em 2015, 33% da população tinha mais que 65 anos e 50% das admissões hospitalares entre 2009 e 2013 foram de indivíduos com trauma e idade superior a 65 anos.

Além de ser uma importante causa de óbito,[47] o trauma geriátrico também acarreta grande morbidade aos pacientes e grandes custos para os serviços de saúde.[48,49] A avaliação da gravidade do politraumatizado geriátrico pode ser desafiadora devido às alterações fisiológicas inerentes à faixa etária.[47] Dentre essas alterações fisiológicas, destacam-se a baixa reserva funcional em idosos frágeis, as doenças cardiovasculares preexistentes, o uso de medicações como antiarrítmicos, betabloqueadores, anticoagulantes, antiplaquetários, e também as respostas fisiológicas ao trauma alteradas por essas comorbidades.[50,51]

Esses fatores mascaram os potenciais prejuízos clínicos decorrentes do mecanismo de trauma, o que demanda grande *expertise* e atenção da equipe multidisciplinar responsável pelo atendimento.

Pressão arterial sistólica e frequência cardíaca são rotineiramente utilizadas como marcadores clínicos no diagnóstico de hipovolemia por sangramento.[52]

A escala SI, que consiste na razão matemática entre frequência cardíaca sobre pressão arterial sistólica, é muito utilizada para graduar a gravidade desse provável sangramento. Entretanto, facilmente percebemos o quanto essa escala pode ser falseada por qualquer uma daquelas alterações inerentes ao estado fisiológico do idoso e fatores relacionado com sua senescência.[53-59]

Apesar desses dados clínicos serem práticos e muito acessíveis, a literatura tem demonstrado que os valores limítrofes variam dependendo do mecanismo de trauma e das doenças preexistentes.[51] Frequentemente, esses parâmetros subestimam a gravidade do trauma em idosos com diferentes limiares para pressão sistólica (< 90, < 100, < 110 mmHg).[60] Idade avançada, hipertensão, uso de betabloqueadores ou bloqueadores de canal de cálcio enfraquecem a associação entre o valor do SI e a mortalidade em 30 dias. Assim, esses parâmetros têm sido muito questionados para seu uso em pacientes geriátricos e seu papel ainda não está muito bem definido.[51]

Na tentativa de estimar a mortalidade da transfusão maciça em 30 dias e o papel dos índices de trauma na cena e na sala de emergência como preditores prognósticos, Park *et al.*[61] conduziram um estudo retrospectivo com 4.681 indivíduos, dos quais 1.949 tinham idade mínima de 65 anos e 1.375 faziam uso de anti-hipertensivos. Desses, apenas 2,9% foram candidatos à transfusão maciça. A mortalidade em 30 dias foi de 7,6%, sendo de

9,4% no grupo que não utilizava anti-hipertensivos e de 6,0% no grupo que fazia uso dessas medicações.

Na população geriátrica que utilizava anti-hipertensivos, a pressão sistólica menor que 110 mmHg pré-hospitalar foi preditora de transfusão maciça em regressão logística. Shock Index não se mostrou um valor preditor nem de mortalidade em 30 dias, nem de transfusão maciça nesses pacientes. Em não hipertensos, o SI maior que 1,0 foi preditor de transfusão maciça na regressão logística e análise multivariada.

Outro trabalho prospectivo japonês estudou os pacientes vítimas de trauma graves entre 2007 e 2015,[62] em jovens e idosos, bem como alguns fatores preditores de transfusão maciça em idosos. Nesse período de estudo, 714 indivíduos foram incluídos, entre jovens (< 65 anos) e idosos (> 65 anos). Entre os idosos, 15% faziam uso de anticoagulantes ou antiplaquetários previamente ao trauma. Nessa coorte, 13% dos não idosos necessitaram de transfusão maciça como estratégia de manejo do choque hemorrágico, em contraste com 19% dos idosos com necessidade de tal manejo.

Comparativamente, idosos apresentaram quase o dobro da mortalidade em comparação aos mais jovens (28% × 15%, p = 0,15). A mortalidade decorrente de choque hemorrágico também foi maior entre os mais idosos (13% × 7%, p = 0,4).

Os preditores de necessidade de transfusão maciça nesse estudo foram uso de antiplaquetários/anticoagulantes, hiperlactatemia, escala de SI alterada, FAST +, fraturas pélvicas e fraturas de ossos longos.

Uma causa relevante de transfusão maciça é o trauma pélvico complexo. Comparados aos jovens, os idosos tendem a fraturas complexas com mecanismos de traumas com menor energia cinética.[63-65] Apesar da incidência baixa em geral, no idoso chega a 20%.[66-68]

Kanezaki *et al.*[69] compararam o impacto do trauma pélvico complexo entre jovens e idosos e suas repercussões. Em 28 indivíduos, sendo 15 idosos, o índice de transfusão maciça foi mais do que o dobro em comparação com os mais jovens (67% x 31% p = 0,024). Neste subgrupo de pacientes, os fatores preditores de transfusão maciça ou óbitos foram extravasamento de contraste na angiotomografia de pelve, hemoglobina menor de 12 g/dL, coagulopatia e acidose metabólica. No subgrupo de jovens não houve preditores de mortalidade ou transfusão maciça. Ainda nesse estudo, todos os desfechos clínicos inerentes ao tratamento do trauma pélvico complexo foram piores nos indivíduos geriátricos. A taxa mediana de unidade de hemoconcentrados transfundidos foi maior nos idosos, o número de indivíduos idosos submetidos a embolização pélvica por sangramento arterial ou venoso foi o dobro em comparação com os mais jovens. Com relação à mortalidade, 2 idosos e 1 adulto jovem faleceram.

O uso de antiplaquetários e anticoagulantes é extremamente nocivo quando associado a um trauma grave em idoso, além da óbvia associação a hemorragia, também é grande causa de aumento de morbidade relacionada com trauma crânio encefálico. Seu uso é fator independente de mortalidade em pacientes geriátricos politraumatizados.[70-74]

Polifarmácia no traumatizado geriátrico é a regra e não a exceção, e estudos com mais de 1.400 indivíduos demonstrou que o uso de beta-bloqueadores prévios ao trauma também é fator que aumenta a chance de desfecho letal nessa população.[75]

Vale lembrar que o diagnóstico diferencial de choque hemodinâmico, nesta população, vai muito além de hipovolemia decorrente de sangramentos agudos. Bradburn,[76] em 2012, propôs uma classificação para estratificar os pacientes geriátricos em traumatizados de alto risco. Nesse estudo, ele propõe a utilização de mais algumas ferramentas propedêuticas para avaliação de idosos politraumatizados.

Os critérios de inclusão na classificação de portadores de lesões de alto risco estão listados na Tabela 4.1.

Obviamente, indivíduos com choque hipovolêmico, sangramentos com grande repercussão ou aqueles que necessitam de qualquer transfusão sanguínea foram incluídos nesse protocolo, como foi visto.

Tabela 4.1. Indicadores de trauma geriátrico grave.

Lesões de alto risco	História clínica	Indicadores de avaliação
TC	Anticoagulantes Varfarina/Clopidogrel	Escala de coma de Glasgow na admissão ≥ 14
> 2 costelas fraturadas	Histórico cardíaco ICC/HAS/arritmias	Necessidade de hemocomponentes
Contusão pulmonar	Insuficiência hepática crônica: cirrose	Concentrado de hemácias/plasma fresco congelado
Pneumotórax	Insuficiência renal crônica: creatinina $\geq$ 1,8 e/ou ritmo de filtração glomerular $\leq$ 60	Intervenção cirúrgica
Hemotórax	Doença pulmonar obstrutiva crônica	Deficiência de base > –6 mmol/L
Contusão cardíaca		Pressão arterial sistólica < 90 mmHg
Hemoperitônio Fratura pélvica Fratura de ossos longos Fratura abertas		Ácido lático $\geq$ 2,4 mmol/L

TCE: Trauma crânio encefálico / ICC: Insuficiência cardíaca congestiva / HAS: Hipertensão arterial sistêmica.

Adaptada de Bradburn E, Rogers FB, Krasne M. High-risk geriatric protocol: Improving mortality in the elderly. J Trauma Acute Care Surg 2012; 73 (2):435-40.

E, para esses pacientes, além de toda investigação apropriada ao paciente politraumatizado, realizava-se também:

- Gasometria arterial a cada 6 horas (se déficit de bases > 6 mmol/L, até acidose corrigida, com déficit de bases menor que 2 mmol/L).
- Perfil bioquímico e metabólico com magnésio e fósforo já coletados nos exames iniciais.
- Coagulograma.
- Exame neurológico a cada 24 horas.
- Seguimento diário em conjunto com geriatra.
- Eletrocardiograma de rotina.
- Ecocardiograma se hipotensão sem comprovação de choque hemorrágico na avaliação inicial.

O uso do eletrocardiograma e ecocardiograma são válidos na investigação de outras causas de hipotensão, como causas preexistentes ao trauma, infartos, arritmias ou inclusive condições preexistentes agravadas pelo mecanismo de trauma.

Os pacientes submetidos a esse protocolo apresentaram aumento de sobrevida quando comparados aos atendidos anteriormente, antes da implantação desse algoritmo de tratamento. Foi identificado aumento de 37% na sobrevida dos pacientes que foram submetidos ao protocolo, associado a seguimento conjunto com geriatra durante a internação (OR 0,63; 0,39 – 0,99 p = 0,046). Apesar de não descrever especificamente as vítimas de trauma grave e politransfundidos, esse estudo descreve a importância dos exames complementares de função cardiovascular no acompanhamento desses pacientes.

Ainda no que se refere a monitorização invasiva desses idosos graves, ela segue os mesmos princípios da monitorização dos pacientes graves; punção arterial para aferição de pressão arterial invasiva, cateter venoso central, sonda vesical de demora e a possibilidade do uso de monitorização hemodinâmica invasiva com aferição direta do débito cardíaco, pré-carga e outros dados específicos quanto à função miocárdica.[77]

Outra estratégia para monitorização hemodinâmica da resposta aos protocolos de transfusão maciça, especialmente em idosos, consiste no uso do ecocardiograma transesofágico. A importância dessa estratégia é evidenciada pela dificuldade do seu emprego, já que probes grandes dificultam a realização do exame com intuito de avaliações específicas e pontuais. Com o avanço da tecnologia e o advento de probes menores, há a possibilidade de locar o probe dentro do esôfago na posição desejada e mantê-lo por até 72 horas. Isso possibilita monitorização em tempo real da função miocárdica, da aferição indireta da volemia pela repleção da veia cava superior e de possíveis arritmias em tempo real.[77] Seu uso ainda é restrito devido a pouca disponibilidade dessa tecnologia. No entanto, seu uso em pacientes politraumatizados tem crescido nos últimos anos, com impacto positivo nas condutas adotadas.[79-85]

Referências Bibliográficas

1. Parrillo D. Critical care medicine: principles of diagnosis and management in the adult. 4th ed. Philadelphia: Elsevier Health Sciences, 2013. p. 299.
2. Kalkwarf KJ, Cotton BA. Resuscitation for Hypovolemic Shock. Surg Clin N Am. 2017;97:1307-21.
3. Blundell J. Some account of a case of obstinate vomiting, in which an attempt was made to prolong life by the injection of blood into the veins. Med Chir Trans. 1819;10(Pt 2):296–311.
4. Schmidt PJ. Transfusion in America in the eighteenth and nineteenth centuries. N Engl J Med. 1968;279(24):1319–20.
5. Spinella PC. Warm fresh whole blood transfusion for severe hemorrhage: US military and potential civilian applications. Crit Care Med. 2008;36(7):S340–5
6. Jennings CE. The intravenous injection of fluid for severe hæmorrhage. Lancet. 1882;120(3081):436–7.
7. Jennings CE. The intravenous injection of fluid for severe hæmorrhage. Lancet. 1883;121(3102):228–9.
8. Pye-Smith RJ. Sheffield public hospital and dispensary: five cases of intravenous injection of salinefluid for hæmorrhage and collapse. Lancet. 1892; 139(3582):913–5.
9. Fraser J, Cowell EM. Clinical study of blood pressure in wound conditions. JAMA. 1918;70(8):520–35.
10. Beecher HK. Preparation of battle casualties for surgery. Ann Surg. 1945;121(6): 769–92.
11. Beecher HK. Early care of the seriously wounded man. J Am Med Assoc. 1951; 145(4):193–200.
12. Shires T, Williams J, Brown F. Acute change in extracellular fluids associated with major surgical procedures. Ann Surg. 1961;154:803–10.
13. Shires T, Jackson DE. Postoperative salt tolerance. Arch Surg. 1962;84:703–6.
14. Davidsohn I. Speculation on future use of blood or blood component therapy. JAMA. 1967;202(10):970–2.
15. Chaplin H Jr. Packed red blood cells. N Engl J Med. 1969;281(7):364–7.
16. Shackford SR, Virgilio RW, Peters RM. Whole blood versus packed-cell transfusions: a physiologic comparison. Ann Surg. 1981;193(3):337–40.
17. Borgman MA, Spinella PC, Perkins JG, et al. The ratio of blood products transfused affects mortality in patients receiving massive transfusions at a combat support hospital. J Trauma. 2007;63(4):80513.

18. Holcomb JB, Jenkins D, Rhee P, et al. Damage control resuscitation: directly addressing the early coagulopathy of trauma. J Trauma Acute Care Surg. 2007; 62(2):307–10.
19. Kashuk JL, Moore EE, Millikan JS, et al. Major abdominal vascular trauma-a unified approach. J Trauma Acute Care Surg. 1982;22(8):672–9. RJ Lowe in Discussion.
20. Cotton BA, Reddy N, Hatch QM, et al. Damage control resuscitation is associated with a reduction in resuscitation volumes and improvement in survival in 390 damage control laparotomy patients. Ann Surg. 2011;254(4):598–605.
21. Feinman M, Cotton BA, Haut ER. Optimal fluid resuscitation in trauma: type, timing, and total. Curr Opin Crit Care. 2014;20(4):366–72.
22. Duchesne JC, Kimonis K, Marr AB, et al. Damage control resuscitation in combination with damage control laparotomy: a survival advantage. J Trauma. 2010; 69:46–52.
23. Shah SK, Uray KS, Stewart RH, et al. Resuscitation-induced intestinal edema and related dysfunction: state of the science. J Surg Res. 2011;166(1):120–30.
24. Lobo DN, Bostock KA, Neal KR, et al. Effect of salt and water balance on recovery of gastrointestinal function after elective colonic resection: a randomized control trial. Lancet .2002;359:1812–8.
25. Schnuriger B, Inaba K, Wu T, et al. Crystalloids after primary colon resection and anastomosis at initial trauma laparotomy: excessive volumes are associated with anastomotic leakage. J Trauma Acute Care Surg. 2011;70(3):603–10.
26. Pati S, Matijevic N, Doursout MF, et al. Protective effects of fresh frozen plasma on vascular endothelial permeability, coagulation, and resuscitation after hemorrhagic shock are time dependent and diminish between days 0 and 5 after thaw. J Trauma. 2010;69(Suppl 1):S55–63.
27. Watson JJ, Pati S, Schreiber MA. Plasma transfusion: history, current realities, and novel improvements. Shock. 2016;46(5):468–79.
28. Cardenas JC, Cap AP, Swartz MD, et al. Plasma resuscitation promotes coagulation homeostasis following shock-induced hypercoagulability. Shock. 2016; 45(2):166–73.
29. Snyder CW, Weinberg JA, McGwin G Jr, et al. The relationship of blood product ratio to mortality: survival benefit or survival bias. J Trauma. 2009;66(2):358–62.
30. Holcomb JB, Tilley BC, Baraniuk S, et al. PROPPR Study Group. Transfusion of plasma, platelets, and red blood cells in a 1:1:1 vs a 1:1:2 ratio and mortality in patients with severe trauma: the PROPPR randomized clinical trial. JAMA. 2015; 313(5):471–82.
31. Fox EE, Holcomb JB, Wade CE, et al. PROPPR Study Group. Earlier endpoints are required for hemorrhagic shock trials among severely injured patients. Shock. 2017;47(5):567–73.
32. Plotkin AJ, Wade CE, Jenkins DH, et al. A reduction in clot formation rate and strength assessed by thrombelastography is indicative of transfusion requirements in patients with penetrating injuries. J Trauma. 2008;64(2 Suppl):S64–8.
33. Feinman M, Cotton BA, Haut ER. Optimal fluid resuscitation in trauma: type, timing, and total. Curr Opin Crit Care. 2014;20(4):366–72.

34. Spinella PC, Holcomb JB. Resuscitation and transfusion principles for traumatic hemorrhagic shock. Blood Rev. 2009;23(6):231–40.
35. Holcomb JB, Minei KM, Scerbo ML, et al. Admission rapid thrombelastography can replace conventional coagulation tests in the emergency department: experience with 1974 consecutive trauma patients. Ann Surg. 2012;256(3):476–86.
36. Veigas PV, Callum J, Rizoli S, Nascimento B, Luz LT. A systematic review on the rotational thrombelastometry (ROTEM®) values for the diagnosis of coagulopathy, prediction and guidance of blood transfusion and prediction of mortality in trauma patients. Scandinavian Journal of Trauma, Resuscitation and Emergency Medicine. 2016;24:114.
37. Adil M, Abuzeid AM, O'Keeffe T. Review of massive transfusion protocols in the injured, bleeding patient. Curr Opin Crit Care. 2019;25:6617.
38. Shih AW, Khan SA, Wang AY. Systematic reviews of scores and predictors to trigger activation of massive transfusion protocols. J Trauma Acute Care Surg. 2019 Sep;87(3):717-29.
39. Nunez TC, Voskresensky IV, Dossett LA, Shinall R, Dutton WD, Cotton BA. Early prediction of massive transfusion in trauma: simple as ABC (assessment of blood consumption). J Trauma. 2009 Feb;66(2):346-52.
40. Allgöwer M, Burri C. The "shock-index". Dtsch Med Wochenschr. 1967;92(43): 1947-50. DOI: 10.1055/s-0028-1106070.
41. Mutschler M, Nienaber U, et al. The Shock Index revisited – a fast guide to transfusion requirement. A retrospective analysis on 21,853 patients derived from the TraumaRegister DGU®. Critical Care. 2013;17:R172
42. Cannon CM, Braxton CC, Kling-Smith M, Mahnken JD, Carlton E, Moncure M. Utility of the Shock Index in Predicting Mortality in Traumatically Injured Patients. J Trauma. 2009;67(6):1426–30.
43. Vandromme MJ, Griffin RL, Kerby JD, McGwin G Jr., Rue LW III, Weinberg JA. Identifying Risk for Massive Transfusion in the Relatively Normotensive Patient: Utility of the Prehospital Shock Index. J Trauma. 2011;70(2):384–90.
44. Alves PHF. Protocolo de transfusão maciça do Pronto Socorro do Hospital das Clínicas da Faculdade de Medicina da Universidade de São Paulo. Divisão de Clínica Cirúrgica III.
45. Roberts I, Shakur H, Coats T, et al. The CRASH-2 trial: a randomised controlled trial and economic evaluation of the effects of tranexamic acid on death, vascular occlusive events and transfusion requirement in bleeding trauma patients. Health Technol Assess. 2013;17(10):1-79.
46. Christensen K, Doblhammer G, Rau R, Vaupel JW. Ageing populations: the challenges ahead. Lancet. 2009;374:1196–208.
47. Broos PLO, D'Hoore A, Vanderschot P, Rommens PM, Stappaerts KH. Multiple trauma in elderly patients. Factors influencing outcome: importance of aggressive care. Injury. 1993;24:365–8.
48. Lilitsis E, Xenaki S, Athanasakis E, Papadakis E, Syrogianni P, Chalkiadakis G, et al. Guiding management in severe trauma: reviewing factors predicting outcome in vastly injured patients. J Emerg Trauma Shock. 2018;11:80–7.

49. Meagher AD, Lin A, Mandell SP, Bulger E, Newgard C. A comparison of scoring systems for predicting short- and long-term survival after trauma in older adults. Acad Emerg Med Off J Soc Acad Emerg Med. 2019;26:621–30.
50. Joseph B, Pandit V, Rhee P, Aziz H, Sadoun M, Wynne J, et al. Predicting hospital discharge disposition in geriatric trauma patients: is frailty the answer? J Trauma Acute Care Surg. 2014;76:196–200.
51. Pandit V, Rhee P, Hashmi A, Kulvatunyou N, Tang A, Khalil M, et al. Shock index predicts mortality in geriatric trauma patients: an analysis of the
52. Rady MY, Smithline HA, Blake H, Nowak R, Rivers E. A comparison of the shock index and conventional vital signs to identify acute, critical illness in the emergency department. Ann Emerg Med. 1994;24:685–90.
53. Victorino GP, Battistella FD, Wisner DH. Does tachycardia correlate with hypotension after trauma? J Am Coll Surg. 2003;196:679–84.
54. Eastridge BJ, Salinas J, McManus JG, Blackburn L, Bugler EM, Cooke WH, et al. Hypotension begins at 110 mm Hg: redefining "hypotension" with data. J Trauma. 2007;63:291–7 discussion 297.
55. Rady MY, Nightingale P, Little RA, Edwards JD. Shock index: a re-evaluation in acute circulatory failure. Resuscitation. 1992;23:227–34.
56. Spahn DR, Bouillon B, Cerny V, Duranteau J, Filipescu D, Hunt BJ, et al. The European guideline on management of major bleeding and coagulopathy following trauma. 5th ed. Crit Care. 2019;23:98.
57. Wu SC, Rau CS, Kuo SCH, Hsu SY, Hsieh HY, Hsieh CH. Shock index increase from the field to the emergency room is associated with higher odds of massive transfusion in trauma patients with stable blood pressure: a cross-sectional analysis. PLoS ONE. 2019;14:e0216153.
58. SKristensen AK, Holler JG, Hallas J, Lassen A, Shapiro NI. Is shock index a valid predictor of mortality in emergency department patients with hypertension, diabetes, high age, or receipt of beta- or calcium channel blockers? Ann Emerg Med. 2016;67:106–13.
59. Martin JT, Alkhoury F, O'Connor JA, Kyriakides TC, Bonadies JA. 'Normal' vital signs belie occult hypoperfusion in geriatric trauma patients. Am Surg. 2010; 76:65–9.
60. Uribe-Leitz T, Jarman MP, Sturgeon DJ, Harlow AF, Lipsitz SR, Cooper Z, et al. National study of triage and access to trauma centers for older adults. Ann Emerg Med. 2020;75:125–35.
61. Park SJ, Lee MJ, Kim C.The impact of age and receipt antihypertensives to systolic blood pressure and shock index at injury scene and in the emergency department to predict massive transfusion in trauma patients. Scandinavian Journal of Trauma, Resuscitation and Emergency Medicine. 2021;29:26.
62. Ohmori T, Kitamura T, Ishihara J. Injury Int. J Care Injured. 2017;48:1006-12.
63. Clement ND, Aitken S, Duckworth AD, McQueen MM, Court- Brown CM. Multiple fractures in the elderly. J Bone Joint Surg Br. 2012;94(B):231–6. doi:10.1302/0301-620X.94B2.
64. Shortt NL, Robinson CM. Mortality after low-energy fractures in patients aged at least 45 years old. J Orthop Trauma. 2005;19:396–400.

65. Giannoudis PV, Harwood PJ, Court-Brown C, Pape HC. Severe and multiple trauma in older patients; incidence and mortality. Injury. 2009;40:362–7.
66. Court-Brown CM, Caesar B. Epidemiology of adult fractures: a review. Injury. 2006;37:691–7.
67. Balogh Z, King KL, Mackay P, McDougall D, Mackenzie S, Evans JA, et al. The Epidemiology of pelvic ring fractures: a population-based study. J Trauma. 2007;63:1066–73.
68. Giannoudis PV, Grotz MRW, Tzioupis C, Dinopoulos H, Wells GE, Bouamra O, et al. Prevalence of pelvic fractures, associated injuries and mortality: The United Kingdom perspective. J Trauma. 2007;63:875–83.
69. Kanezaki S, Miyazaki M, Notani N. Clinical presentation of geriatric polytrauma patients with severe pelvic fractures: comparison with younger adult patients. Eur J Orthop Surg Traumatol. 2016;26:885–90.
70. Franko J, Kish KJ, O'Connell BG, Subramanian S, Yuschak JV. Advanced age and preinjury warfarin anticoagulation increase the risk of mortality after head trauma. J Trauma. 2006;61:107–10.
71. Grandhi R, Duane TM, Dechert T, Malhotra AK, Aboutanos MB, Wolfe LG, et al. Anticoagulation and the elderly head trauma patient. Am Surg. 2008;74:802–5.
72. Ott MM, Eriksson E, Vanderkolk W, Christianson D, Davis A, Scholten D. Antiplatelet and anticoagulation therapies do not increase mortality in the absence of traumatic brain injury. J Trauma. 2010;68:560–3.
73. Howard JL, Cipolle MD, Horvat SA, Sabella VM, Reed JF, Fulda G, et al. Preinjury warfarin worsens outcome in elderly patients who fall from standing. J Trauma. 2009;66:1518–22.
74. Batchelor JS, Grayson A. A meta-analysis to determine the effect of preinjury antiplatelet agents on mortality in patients with blunt head trauma. Br J Neurosurg. 2013;27:12–8.
75. Neideen T, Lam M, Brasel KJ. Preinjury beta blockers are associated with increased mortality in geriatric trauma patients. J Trauma. 2008;65:1016Y1020.
76. Bradburn E, Rogers FB, Krasne M. High-risk geriatric protocol: Improving mortality in the elderly. J Trauma Acute Care Surg. 2012;73(2):435-40.
77. Patil V, Shetmahajan M. Massive transfusion and massive transfusion protocol. Indian Journal of Anaesthesia. 2014;58(5):590-5.
78. Nowack T, Christie DB. Ultrasound in trauma resuscitation and critical care with hemodynamic transesophageal echocardiography guidance. J Trauma Acute Care Surg. 2019;87(1):234-9.
79. Griffee MJ, Merkel MJ, Wei KS. The role of echocardiography in hemodynamic assessment of septic shock. Crit Care Clin. 2010;26:365–82.
80. Vieillard-Baron A, Slama M, Mayo P, Charron C, Amiel JB, Esterez C, et al A pilot study on safety and clinical utility. Intensive Care Med. 2013 Apr;39(4):629-35.
81. Baron AV, Slama M, Mayo P, Charron C, Amiel JB. A pilot study on safety and clinical utility of a single-use 72-hour indwelling transesophageal echocardiography probe. Intensive Care Med. 2013;39(4):629–35.

82. Cioccari L, Baur HR, Berger D, Wiegand J, Takala J, Merz TM. Hemodynamic assessment of critically ill patients using a miniaturized transesophageal echocardiography probe. Crit Care. 2013;17:R121.
83. Engebretsen T, Christie A. Hemodynamic optimization of the brain dead trauma patient utilizing hemodynamic transesophageal echocardiography (hTEE). Am J Transplant. 2017;17.
84. Griffin M, Howard B, Devictor S, Ferenczy J, Cobb F, Christie DB. The impact of hemodynamic transesophageal echocardiography on the use of continuous renal replacement therapy in trauma. Am Surg. 2017;83(8):855–9.
85. Neligan PJ, Horak J. Hemodynamic Monitoring and Resuscitation. In: Martin ND, Kaplan LJ. Principles of Adult Surgical Critical Care. Switzerland: Springer; 2018.

5

Epidemiologia do Trauma no Idoso

José Gustavo Parreira
Samir Rasslan

Introdução

As causas externas de morbidade e mortalidade são responsáveis por mais de 140 mil mortes anualmente no Brasil.[1] As lesões traumáticas podem ser compreendidas como resultantes da troca de energia entre o corpo e o meio ambiente. No entanto, a doença trauma vai além das lesões observáveis, constituindo um *continuum* que envolve fatores predisponentes, evento traumático, lesões, reabilitação e reinserção na sociedade. Trata-se da principal causa de morte nas primeiras quatro décadas de vida e também é responsável por um número expressivo de sequelas e pessoas dependentes. Muitos leitos hospitalares são ocupados por vítimas de trauma, uma doença prevenível. O gasto com vítimas de trauma é significativo, tanto diretamente relacionado com o evento como indiretamente, associado à perda de produção e dependência de outras pessoas.[2]

A definição de "idoso" não é simples. Em países desenvolvidos, a idade acima de 65 anos tem sido considerada como o limite.[3] Contudo, em países com clima tropical, idade acima de 60 anos já pode identificar este grupo. Há estudos que propõem idades acima de 75 anos como um novo patamar para definição de "idosos" em alguns cenários. Atualmente, mais da metade dos idosos vive em países do terceiro mundo. Com a participação ativa dos idosos na sociedade, o termo "super idosos" (superelderly) ou "muito idosos", referindo-se a indivíduos com mais de 80 anos, tem ganhado destaque na literatura.[4,5] Acredita-se que esse subgrupo de doentes apresente um maior comprometimento da reserva orgânica funcional mesmo antes de sofrer um trauma, o que necessita atenção especial tanto do ponto de vista diagnóstico quanto terapêutico.[4,5]

O envelhecimento é um processo progressivo, no qual há uma diminuição da capacidade física e mental. A idade, muitas vezes, não se relaciona a essa perda de função. Independentemente da definição de idoso, há um aumento considerável do número de pessoas com idade acima de 60 anos (**Figura 5.1**). Há previsão de uma inversão da pirâmide populacional com o passar do tempo. Estima-se que 32 milhões de brasileiros alcançarão a idade igual ou superior a 60 anos em 2025, o que corresponderia a sexta maior população de idosos do mundo.[6] Não só a população idosa está aumentando, mas a mobilidade e exposição ao risco também.

Em trauma, nota-se aumento significativo da letalidade já acima de 55 anos. Segundo dados do *National Trauma Data Bank* de 2016, 43% dos casos registrados envolvem indivíduos acima dessa faixa etária, que correspondem a 58% das mortes.[7] A presença de comorbidades e de fragilidade interfere diretamente nesses números. Quando há mecanismos graves e lesões complexas, a letalidade é proibitiva.

O trauma no doente idoso apresenta características específicas, que incluem desde o mecanismo mais frequente de trauma até a associação com comorbidades e a condição de fragilidade. Há diminuição das

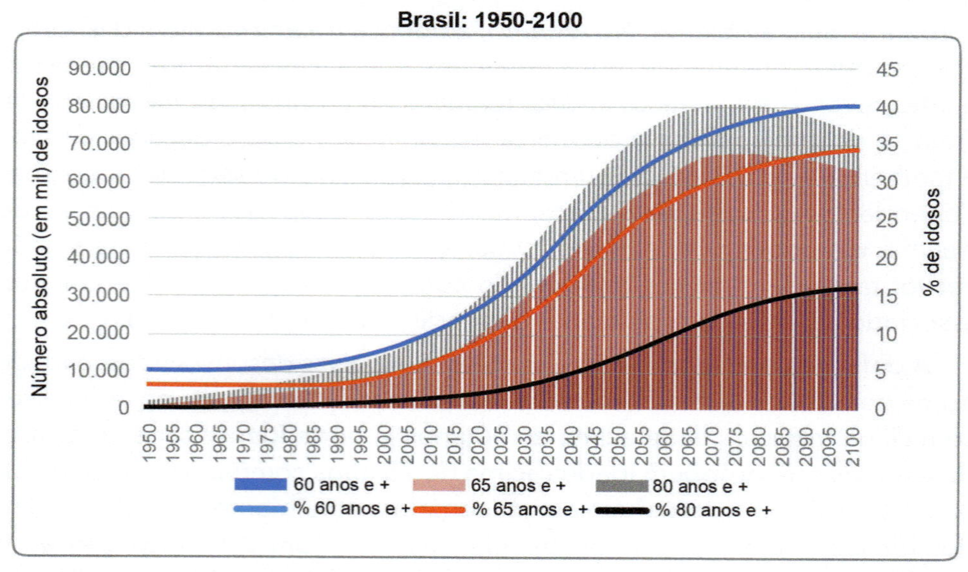

Figura 5.1. Projeção do crescimento da população de idosos no Brasil. Fonte: UN/Pop Division: World Population Prospects 2019. Site: https://population.un.org/wpp2019/.

reservas fisiológicas e grande número de medicamentos de uso crônico.[8,9] Observa-se mortalidade superior às outras faixas etárias, mesmo quando controlada pela gravidade e índices de trauma.[8,9] Protocolos específicos para a triagem, monitoração e tratamento de idosos traumatizados devem ser considerados nos centros de trauma.[9]

Características específicas do trauma no idoso (Quadro 5.1)

Mecanismo de trauma e lesões traumáticas

Os idosos são mais suscetíveis a sofrer traumas devido à diminuição progressiva dos sentidos, como a visão, audição e tato. Há também um comprometimento motor, de propriocepção e de equilíbrio, limitando a agilidade para tarefas mais simples.

As quedas representam o mecanismo de trauma mais frequente, correspondendo a cerca de 60% dos casos, seguidas por acidentes de tráfego.[10] No Brasil, estima-se que um em cada quatro idosos sofra queda dentro de casa pelo menos uma vez por ano, o que tem motivado a adoção de medidas preventivas voltadas à segurança do idoso, como programas de "casa segura", ou "Casa Protegida", semelhantes às iniciativas adotadas em outros países.[11-13]

Além de uma maior propensão a quedas, o idoso não tem defesa ao cair, determinando lesões mais graves.[10,14] Quando analisamos apenas esse mecanismo de trauma, observa-se lesões no segmento cefálico em 62,2% dos casos, nas extremidades em 22,3%, no tórax em 1,3% e, no abdome, em 0,7%. As lesões graves (AIS $\geq$ 3) foram mais frequentemente observadas em segmento cefálico (8,9%), seguidas pelas lesões em extremidades (4,9%).[14]

Quadro 5.1. Aspectos especiais no atendimento ao idoso vítima de trauma

- ❑ Comprometimento da reserva funcional - fragilidade
- ❑ Doenças associadas
- ❑ Dificuldades na comunicação
- ❑ Dificuldades diagnósticas
- ❑ Medicamentos de uso crônico
- ❑ *Delirium*, demência, depressão
- ❑ Limitação do uso de medicações por causa dos efeitos colaterais
- ❑ Problemas sociais - dependência
- ❑ Terminalidade
- ❑ Reincidência
- ❑ Abuso e maus-tratos
- ❑ Decisões terapêuticas específicas

Nas Tabelas 5.1 e 5.2 observamos algumas características dos idosos (> 60 anos) vítimas de trauma, comparados aos doentes mais jovens.[10] A queda da própria altura e os atropelamentos foram mais frequentes. Nota-se também uma frequência significativamente maior de lesões intracranianas em idosos, especialmente os hematomas subdurais, as contusões cerebrais e as hemorragias subaracnoideas. Por tal motivo, também notamos maior frequência de craniotomias. Por outro lado, as lesões torácicas e abdominais, bem como necessidade de drenagem de tórax e laparotomias, foram menos frequentes.

Reserva funcional e fragilidade

Reserva funcional pode ser definida como a capacidade de manter a homeostase diante de uma agressão ou situação de estresse. Essa é uma função progressivamente comprometida em idosos.[9] Existe um ditado que diz: "O idoso suporta bem uma operação, mas não as suas complicações". Isso reflete a dificuldade em manter a homeostase em condições de agressão, como ocorre no caso do idoso traumatizado. Idosos vítimas de lesões de AIS ≥ 3 (graves) em segmentos cefálicos apresentam uma letalidade de 38%, que aumenta para 54% em lesões torácicas graves e 75% em lesões abdominais graves. Ao analisar o Injury Severity Score (ISS), observa-se uma letalidade superior a 50% em pacientes com ISS > 15 e idade acima de 65 anos.

Com o decorrer do tempo, há um declínio da função cardíaca e da resposta às catecolaminas, além da diminuição do número de miócitos.[16] O uso de betabloqueadores também impede que o débito cardíaco aumente em resposta a um estímulo. A aterosclerose complica situações de hipotensão arterial, diminuindo a perfusão tecidual. Isso faz com que haja perda da resposta clássica à hipovolemia, maior risco de insuficiência coronariana e arritmias. Há maior risco de que a DO_2 mínima não seja atingida, facilitando eventos de isquemia orgânica. A pressão sistólica mínima para o idose deve ser 110 mmHg. Abaixo desse ponto, considera-se hipotensão arterial.

A função respiratória é afetada pela cifoescoliose progressiva e diminuição da elasticidade pulmonar, da capacidade residual funcional, da troca gasosa, do movimento ciliar, do reflexo de tosse, além do diâmetro transverso do tórax.[16] Há maior risco de insuficiência respiratória e pneumonia. Com esses achados, o impacto de fraturas de costelas é significativo, aumentando muito a morbidade e mortalidade.

Quanto a função renal, observa-se perda da filtração glomerular (RFG), diminuição da sensibilidade ao ADH (hormônio antidiurético) e resposta a aldosterona. Os exames laboratoriais não refletem a disfunção orgânica, dificultando o ajuste de dose de medicações. Há diminuição na habilidade de concentrar a urina e maior risco de insuficiências renal aguda.[16]

Tabela 5.1. Comparação entre as características de vítimas de trauma com idade superior e inferior a 60 anos[10]

	Idade > 60 anos (n = 211)	Idade < 60 anos (n = 1.864)	p
Sexo feminino	41,7%	20,5%	< 0,01
Hipertensão arterial sistêmica	13,7%	1,1%	< 0,01
Diabetes melito	4,7%	0,3%	< 0,01
Outras doenças	7,1%	2,5%	< 0,01
Hemorragia subaracnóidea	3,8%	1,3%	< 0,01
Contusão cerebral	5,2%	2,3%	0,01
Lesão axonal difusa	0,5%	1%	0,48
Brain Swelling	0,5%	0,7%	0,74
Fraturas de crânio	0,9%	2,1%	0,25
Fratura de base de crânio	0,5%	2,2%	0,09
Trauma raquimedular	2,4%	1,4%	0,26
Hemotórax	0	3,4%	< 0,01
Pneumotórax	0,5%	3,8%	< 0,01
Fraturas de costelas	2,4%	3,9%	0,28
Tórax flácido	0%	1,3%	0,15
Contusão pulmonar	0,9%	2,1%	0,42
Enfisema de subcutâneo	0%	1,1%	0,25
Fígado	0,5%	1,6%	0,73
Baço	0,5%	1,7%	0,53
Rim	0%	0,8%	0,87
Fraturas de bacia	1,4%	2,0%	0,79
Fraturas em membros superiores	6,6%	4,8%	0,74
Fraturas em membros inferiores	6,6%	4,8%	0,95
Fraturas expostas de membros superiores	1,4%	1,2%	0,34
Fraturas expostas de membros inferiores	2,8%	3,4%	0,68
Craniotomia/ craniectomia	2,4%	1,1%	0,12
Drenagem de tórax	0,9%	4,7%	< 0,01
Videotoracoscopia	0%	0,6%	0,61
Toracotomia	0,5%	0,7%	0,74
Videolaparoscopia			
Laparotomias	0,9%	4,3%	< 0,01

Tabela 5.2. Comparação do mecanismo de trauma entre vítimas de trauma com idades superior ou inferior a 60 anos

Mecanismo	Idade > 60 anos (n = 211)	Idade < 60 anos (n = 1.864)
Ferimento por arma branca	1,9%	6,1%
Ferimento por projétil de arma de fogo	0,5%	1,9%
Condutor/passageiro de carro	5,2%	9,3%
Atropelamento	28,6%	19,8%
Condutor/passageiro de motocicleta	2,9%	28,5%
Agressão	4,3%	10,2%
Queda da própria altura	41,0%	9,9%
Outros	2,4%	2,7%

Há alterações osteomusculares significativas. Com a idade, observa-se perda de massa corporal magra, osteoporose, rigidez articular, alterações degenerativas de coluna, perda de elasticidade da pele e volume de tecido celular subcutâneo. Isso resulta em um maior risco de fraturas e lesões de pele, menor mobilidade com limitações na reabilitação, além de maior tendência a hipotermia.[16]

As alterações endócrinas são significativas. Há diminuição da produção e resposta a tiroxina, além da diminuição da produção de desidroepiandosterona. Isso resulta em hipotireoidismo oculto e maior chance de infecção. O sistema imunológico é afetado também. Observa-se comprometimento da resposta celular e humoral ao trauma, menor consumo de oxigênio, menos febre, maior tendência a hiperglicemia e azotemia, bem como resposta alterada a citocinas.[16]

Exitem algumas comorbidades que alteram significativamente os desfechos em idosos vítimas de trauma, incluindo cirrose hepática, coagulopatia, diabetes melito, insuficiência coronariana e doença pulmonar obstrutiva crônica (DPOC).[9]

Entende-se "fragilidade" como um marcador de diminuição da reserva funcional e maior vulnerabilidade a agressões. Há escalas que auxiliam o cirurgião a identificar o idoso "frágil", levando em considerações vários aspectos. No índice *Trauma-Specific Frailty Index* (TSFI) avalia-se a presença de comorbidades, atividades diárias, atitudes relacionadas com a saúde, funcionalidade e nutrição.[9] Esse índice tem alta correlação com o estado que o paciente se encontrará na sua alta hospitalar, podendo contribuir para tomada de decisão no caso. Além disso, também se correlaciona com letalidade, readmissões por trauma e quedas repetidas no período de seis meses.

Problemas na comunicação

Há algumas barreiras de comunicação que podem comprometer a avaliação clínica completa. A hipoacusia do idoso, associada a algum grau de demência e diminuição da acuidade visual colocam limites entre o que o médico quer saber e o que o paciente pode informar. O número de doenças associadas e os especialistas que as acompanham, bem como os vários medicamentos de uso crônico também podem confundir o idoso no momento de fornecer informações. Muitas vezes, a dependência de familiares ou cuidadores torna impossível saber do paciente diretamente, com segurança, os dados necessários para uma avaliação clínica adequada.

Considerando que o trauma é evento agudo e que requer uma avaliação detalhada já nos primeiros momentos, a falta de informações pode complicar o atendimento médico.

Dificuldade diagnóstica

As limitações descritas anteriormente são apenas o início das dificuldades diagnósticas nos idosos. O idoso não responde da mesma maneira a dor, pela diminuição de produção de mediadores inflamatórios e imunidade celular. A dor é um sinal muito importante em vítimas de trauma, indicando possíveis lesões. Quando esse sintoma não está presente, lesões importantes podem passar despercebidas. Outro ponto importante é a possibilidade de lesões maiores, mesmo em mecanismos menos graves. Mesmo em quedas de própria altura, notamos número significativo de hematomas subdurais.[10] Além disso, a osteoporose aumenta o risco de fraturas e suas complicações, mesmo em quedas leves.

As doenças associadas e os medicamentos utilizados mascaram muitos sinais e sintomas. O exemplo mais comum é o uso de betabloqueadores ou de marca-passo, que pode ocultar alterações hemodinâmicas que seriam identificadas por taquicardia. O uso crônico de anti-inflamatórios e analgésicos pode mascarar a dor. A presença de algum tipo de demência ou droga psicotrópica pode confundir o clínico, que atribui alterações neurológicas a doença crônica, mas não à lesão traumática aguda.

Por esse motivo, o Programa de Melhora de Qualidade em trauma (TQIP) do Colégio Americano de Cirurgiões propõe o uso liberal de tomografia computadorizada nesse grupo de pacientes.[8] Há autores que já utilizam a TC de corpo inteiro para avaliação de idosos traumatizados, com resultados que sugerem diminuição da letalidade com tal conduta.[17]

Medicamentos de uso crônico

Os medicamentos de uso crônico podem ser um grande problema no evento de um traumatismo grave. Há três situações que se sobrepõem em algum momento: medicamentos que dificultam o diagnóstico (já descritos), que predispõem a novos traumas (polifarmácia) e os que realmente interferem no prognóstico do paciente. O exemplo mais importante seria o uso de anticoagulantes e antiadesivos plaquetários, que predispõem a sangramento.

Ohm *et al.*, em 2005, compararam a mortalidade entre os idosos traumatizados com hemorragia intracraniana em uso de antiadesivos plaquetários e aqueles que não faziam uso dessas medicações.[18] A mortalidade foi de 23% no grupo em uso de AAS/clopidogrel, em comparação a 8% nos pacientes sem estas medicações. Com números bem semelhantes, Williams *et al.*, em 2008, demonstraram que a mortalidade é aproximadamente quatro vezes maior em idosos com trauma cranioencefálico e INR > 1,5.[19] Para cada ponto de aumento no INR, a mortalidade cresce em 30%. O uso de clopidogrel não somente aumenta a mortalidade, mas também a frequência de hemorragia intracraniana. Joseph *et al.*, em 2014, relataram que o uso prévio de clopidogrel aumenta a ocorrência de hemorragia intracraniana em 3 a 5 vezes.[20]

Delirium

O *delirium*, também denominado estado confusional agudo, é um quadro clínico frequente entre os idosos hospitalizados, que se caracteriza por início agudo, curso flutuante, déficit de atenção, pensamento desorganizado e alteração do nível de consciência.[21] Nos pacientes de alto risco, mais de 50% desenvolvem *delirium* em algum momento da hospitalização.[22]

O *delirium* resulta em maior tempo de internação, declínio funcional, taxas elevadas de institucionalização e maior mortalidade.[23] No contexto do trauma em idosos, o *delirium* traz desafios ainda maiores. Se há agitação presente, o tratamento de fraturas de ossos longos e de costelas fica mais complicado. A colaboração é um fator muito importante na condução desses casos. Outro ponto a ser considerado é que as alterações neurológicas precisam ser diferenciadas de uma piora neurológica relacionada com o trauma, o que demanda exames de imagem adicionais. Pode haver também comprometimento da ingestão de alimentos, o que dificulta o suporte nutricional e requer via alimentar, que significa mais uma invasão para o paciente.

Ensaios clínicos bem conduzidos revelam que 30% a 40% dos casos de *delirium* podem ser evitados por meio de programas multidisciplinares de prevenção e detecção precoce.[24] Por tal motivo, a prevenção deve ser uma prioridade do médico assistente do idoso traumatizado.

Limitação do uso de medicações por efeitos colaterais

Certamente o número de medicações que podem serem prescritas com segurança é menor nos idosos. Os anti-inflamatórios não esteroides não devem ser utilizados, pois podem causar insuficiência renal aguda ou sangramento digestivo. Opioides são associados a delirium. Alguns antibióticos podem diminuir o limiar a convulsão. A escolha do medicamento pode ser difícil, especialmente nos com polifarmácia. Há uma interação medicamentosa inevitável, devido ao número de medicamentos de uso crônico.

O controle de dor das fraturas, torna-se um desafio. Com dor intensa, o paciente não consegue desenvolver as atividades de fisioterapia e mantém ansiedade, o que prejudica o tratamento. Forma-se um ciclo vicioso que compromete a evolução do paciente.

Problemas sociais

Muitos idosos são dependentes de outras pessoas, familiares ou instituições de cuidado. Isso aumenta a distância entre o médico e a família, que justamente seria o melhor apoio para o tratamento e tomada de decisões. Não é incomum a equipe médica não ter acesso diretamente aos familiares, especialmente nos casos em que o idoso está institucionalizado. Em muitos casos, o cuidador é quem passa a história do paciente e apresenta os problemas ao médico. Justamente nos casos em que a decisão precisa de apoio familiar, não se consegue fazer uma reunião presencial.

Outro problema é a desospitalização de pacientes que moram sozinhos. Especialmente em trauma, as limitações físicas são evidentes. Há necessidade de transferência para instituições para cuidado específico, que muitas vezes não estão disponíveis. Isto aumenta o tempo de hospitalização e "cronifica" alguns doentes, que permanecem ocupando leitos hospitalares para cuidados de fisioterapia e nutrição.

Terminalidade

Uma das discussões mais importantes no idoso traumatizado é a terminalidade. Evitar distanásia é a prioridade. Não deve ser nosso objetivo prolongar a vida à custa de grande sofrimento, sem perspectiva de recuperação.

Há casos em que essa decisão não é fácil de ser tomada, principalmente pela falta de documentação legal em vida. Não é comum em nosso meio pessoas leigas que tenham anotadas as suas decisões sobre reanimação cardiorrespiratória, intubação traqueal, hemodiálise e operações em situações não reversíveis, por exemplo. Com a falta de documentos válidos que expõem as preferências do paciente, estas decisões devem ser tomadas em conjunto com familiares. Dessa forma, o aspecto emocional pode comprometer as escolhas, que nem sempre são feitas para dar qualidade de vida ao paciente.

Reincidência – suscetibilidade

Um aspecto prático muito importante ao atender pacientes idosos vítimas de trauma é identificar os fatores predisponentes. Em muitos casos é possível encontrar meios de prevenção, para que novos eventos não ocorram.[8] A maioria das quedas ocorre na própria residência tornando a adequação do ambiente fundamental. Recomenda-se retirar tapetes e objetos que possam atrapalhar a mobilização, manter iluminação adequada, instalar corrimão de apoio para deambulação, não utilizar escadas, acompanhante para mobilização (especialmente noturna) etc.[11] Há também fatores relacionados com o paciente e eventuais medicações em uso crônico que predispõem a quedas. Doenças cardiovasculares, oscilações da pressão arterial, medicamentos psicotrópicos, polifarmácia, entre vários fatores, também contribuem significativamente para o risco de novas quedas.

As quedas frequentes comprometem significativamente a qualidade de vida dos idosos. A repetição das experiências como dor, cirurgias, dependência funcional, internaçãoe distanciamento de familiares leva muitos idosos a uma tendência de isolamento social. Esse comportamento pode resultar em uma perda da vontade de buscar ambientes externos, da independência ou mesmo de suas próprias vontades. A prevenção de quedas é um tema muito estudado na atualidade, justamente para diminuir esse comprometimento de qualidade de vida, bem como custos com tratamento, leitos hospitalares e reabilitação.

Maus-tratos

Importante a atenção para os sinais de maus-tratos a populações vulneráveis. Em idosos isto pode ser o caso. Observe sinais como: internações repetidas, lesões/fraturas em diferentes estágios de evolução, marcas de amarras em punhos e pés, sinais de queimaduras (p. ex., ponta de cigarro), mecanismos de trauma que não se encaixam na dimensão das lesões, familiar ou acompanhante que não deixa o médico a sós com o paciente, padrão anormal de alopecia, fraturas não tratadas ou infrequentes, entre outros.

Uma vez que haja suspeita, temos um grande problema. O passo seguinte deve ser dado de acordo com as normas de sua instituição, mas envolve a internação do paciente para observação do relacionamento com seus acompanhantes. Esse período é importante, pois permite uma ideia melhor do que está acontecendo. É interessante envolver psicólogos e psiquiatras para aprofundar a avaliação. Contudo, se a suspeita persistir, não há como liberar o paciente com seu possível agressor. Há necessidade de relatar a autoridade legal, frequentemente após consulta ao departamento jurídico do hospital.

Cabe ressaltar que essa é uma situação extremamente desgastante aos envolvidos e todos os passos devem ser tomados em conjunto, dividindo responsabilidades e permitindo uma decisão madura entre os especialistas.

Impactos diretos na conduta

Há certos pontos que são muito característicos do trauma em idoso.[9] Lembre-se de que os idosos têm doenças associadas com frequência. O fato de o paciente dar entrada como uma "queda da própria altura" não exclui a possibilidade de uma agudização das demais doenças. Muitas vezes, a causa da queda foi um acidente vascular encefálico, dissecção de aorta, infarto do miocárdio, etc., que se apresenta como "queda da própria altura". Há também a possibilidade dessas agudizações ocorrerem após a queda (p. ex., paciente que tem um trauma e desenvolve um IAM na sequência, por hipofluxo). Dessa forma, atenção para investigação adicional nesses casos.

Há forte evidência que a pressão arterial sistólica mínima para o idoso traumatizado é 110 mmHg.[9] Os 110 mmHg são hoje os antigos 90 mmHg. Especialmente em vítimas de TCE, a hipotensão aumenta significativamente a mortalidade. Na prática, um idoso com 100 mmHg deve ser considerado como hipotenso até que se prove o contrário. As metas de reanimação devem ser diferentes.

Outro ponto está na investigação das vítimas de TCE. Mesmo com uma TC inicial normal, todos idosos com TCE em uso de anticoagulantes ou antiadesivos plaquetários precisam de controle tomográfico antes de serem liberados do hospital.[9] Essa medida é crucial devido ao risco de sangramentos tardios nesses pacientes. Há também relatos de ressangramentos tardios em pacientes com hemotórax ou mesmo fraturas de costelas.[25]

A profilaxia de eventos tromboembólicos deve ser agressiva e precoce, visto a grande incidência de tromboembolismo venoso em idosos com fraturas de fêmur.[9,26] Não esquecer de adaptar a dosagem das medicações conforme a idade e peso. As fraturas de fêmur têm mortalidade de 20% a 30%, sendo a operação precoce um dos fatores mais importantes para a melhor evolução. Cerca de 60% dos pacientes permanecem dependentes após um ano do evento.[9]

Em pacientes com TCE em uso de anticoagulantes e antiadesivos plaquetários, a decisão de reversão deve ser feita em conjunto com um neurocirurgião, utilizando drogas específicas, plasma ou plaquetas. Trata-se de uma análise entre custo e benefício, pois a continuidade de um sangramento intracraniano inevitavelmente leva ao óbito.

No idosos com fraturas múltiplas de costelas, o controle de dor é uma prioridade. Se possível, é interessante trabalhar em conjunto com grupo de dor. Além das medicações tradicionais, esses especialistas podem utilizar bloqueios nervosos ou mesmo anestesia peridural. Não se esqueça de repetir o RX de tórax, pois há sangramento tardio nessas lesões, em média 9 dias após o trauma.[25]

O papel do geriatra

Discutidas essas peculiaridades no atendimento do idoso traumatizado, não é difícil compreender a colocação do Colégio Americano de Cirurgiões de que o Geriatra deve ser envolvido precocemente no tratamento do idoso traumatizado.[8]

A necessidade de conciliação medicamentosa, em conjunto com vários aspectos específicos dessa faixa etária faz que o papel do geriatra seja fundamental para que o melhor prognóstico seja atingido.

Armadilhas

O Quadro 5.2 resume algumas armadilhas frequentes no tratamento ao idoso traumatizado.

Quadro 5.2. Armadilhas no atendimento ao idoso traumatizado

1.	Má comunicação: compromete avaliação, diagnóstico e tratamento
2.	O trauma pode ser a manifestação de uma doença ainda não identificada?
3.	Falha no reconhecimento do choque
4.	Subvalorizar diagnóstico e tratamento de fraturas de costelas
5.	TCE *vs.* condição neurológica prévia: uso liberal de TC
6.	Atraso na reversão de anticoagulação
7.	Não prevenir *delirium*
8.	Não identificar maus-tratos
9.	Não atuar na prevenção de novas quedas
10.	Atraso em chamar geriatra

Pontos mais importantes

- Há um aumento progressivo na população de idosos, e os cirurgiões atenderão, com maior frequência, pacientes cada vez mais idosos.
- Trauma é uma importante causa de morte e perda de qualidade de vida em idoso.
- O idoso está sujeito aos mesmos mecanismos de trauma que o jovem, contudo as quedas acidentais são a causa mais frequente.
- As quedas em idosos resultam de muitos fatores e podem indicar doenças ainda não diagnosticadas.
- O idoso sem comorbidades é biologicamente privilegiado, mas não tolera bem as complicações decorrentes do trauma. Há uma incapacidade de adaptação ao estresse, cada vez mais identificada como fragilidade.
- As doenças crônicas e a polifarmácia tornam o curso do tratamento ainda mais complexo.

- Não se deve subestimar a gravidade do caso pela interpretação de "mecanismo de baixa energia" ou "ausência de manifestações clínicas".
- A avaliação clínica da condição hemodinâmica pode ser prejudicada pela presença de doenças cardiovasculares e pelo uso de medicamentos.
- Demência, depressão e *delirium* são mais comuns nos idosos e interferem na avaliação clínica do paciente.
- É encorajado o uso liberal da tomografia computadorizada para diagnóstico.
- Medidas de prevenção de futuras quedas são fundamentais no controle do trauma em idosos.

Referências Bibliográficas

1. TabNet Win32 3.0: Óbitos por Causas Externas - Brasil [Internet]. [cited 2022 Mar 11]. Disponível em: http://tabnet.datasus.gov.br/cgi/tabcgi.exe?sim/cnv/ext10uf.def.
2. Malta DC, Minayo MCS, Filho AMS, da Silva MMA, Montenegro MMS, Ladeira RM, et al. Mortalidade e anos de vida perdidos por violências interpessoais e autoprovocadas no Brasil e Estados: Análise das estimativas do Estudo Carga Global de Doença, 1990 e 2015. Revista Brasileira de Epidemiologia. Men Ageing And Health. 2017;20:142–56.
3. Bennett KM, Scarborough JE, Vaslef S. Outcomes and health care resource utilization in super-elderly trauma patients. The Journal of surgical research [Internet]. 2010 Sep [cited 2022 Mar 11];163(1):127–31. Disponível em: https://pubmed.ncbi.nlm.nih.gov/20638681/
4. Meldon SW, Reilly M, Drew BL, Mancuso C, Fallon W. Trauma in the very elderly: a community-based study of outcomes at trauma and nontrauma centers. The Journal of trauma [Internet]. 2002 [cited 2022 Mar 11];52(1):79–84. Disponível em: https://pubmed.ncbi.nlm.nih.gov/11791055/
5. https://biblioteca.ibge.gov.br/visualizacao/periodicos/20/aeb_2000.pdf. Anuário Estatístico do Brasil. 2000.
6. Annual Call for Data: National Trauma Data Bank (NTDB) [Internet]. [cited 2022 Mar 11]. Disponível em: https://www.facs.org/quality-programs/trauma/tqp/center-programs/ntdb
7. ACS TQIP geriatric trauma management guidelines. 2013.
8. Stein D, Crawford A, Yelon J. Geriatric Trauma. In: Feliciano DV, Moore EE, Mattox K. Trauma 9th ed. New York: Mc Graw-Hill; 2021. p. 999-1015.
9. Parreira JG, Soldá SC, Perlingeiro JAG, Padovese CC, Karakhanian WZ, Assef JC. Comparative analysis of the characteristics of traumas suffered by elderly and younger patients. Revista da Associação Medica Brasileira (1992) [Internet]. 2010 [cited 2022 Mar 11];56(5):541–6. Disponível em: https://pubmed.ncbi.nlm.nih.gov/21152825/

10. Casa segura para o idoso I Biblioteca Virtual em Saúde MS [Internet]. [cited 2022 Mar 11]. Disponível em: https://bvsms.saude.gov.br/casa-segura-para-o-idoso/
11. Rapp K, Becker C, Cameron ID, König HH, Büchele G. Epidemiology of falls in residential aged care: analysis of more than 70,000 falls from residents of bavarian nursing homes. Journal of the American Medical Directors Association [Internet]. 2012 [cited 2022 Mar 11];13(2):187.e1-187.e6. Disponível em: https://pubmed.ncbi.nlm.nih.gov/21816682/
12. Rosen T, Mack KA, Noonan RK. Slipping and tripping: fall injuries in adults associated with rugs and carpets. Journal of Injury and Violence Research [Internet]. 2013 Jan 1 [cited 2022 Mar 11];5(1):61. Disponível em: /pmc/articles/PMC3591732/
13. Parreira JG, Vianna AMF, Cardoso GS, Karakhanian WZ, Calil D, Giannini Perlingeiro JA, et al. Severe injuries from falls on the same level. Revista da Associação Médica Brasileira [Internet]. 2010 [cited 2022 Mar 11];56(6):660–4. Disponível em: http://www.scielo.br/j/ramb/a/pbnzpMcWBL78rdhWQKZG5Df/?lang=en
14. Parreira JG, de Campos T, Perlingeiro JAG, Soldá SC, Assef JC, Gonçalves AC, et al. Implementation of the trauma registry as a tool for quality improvement in trauma care in a brazilian hospital: the first 12 months. Revista do Colégio Brasileiro de Cirurgiões [Internet]. 2015 Jul 1 [cited 2022 Mar 11];42(4):265–72. Disponível em: http://www.scielo.br/j/rcbc/a/Xv6kMtVPKYf7N8XkbwwfYjJ/abstract/?lang=en
15. Student Course Manual ATLS ® Advanced Trauma Life Support ®. 2018.
16. Peñasco Y, Sánchez-Arguiano MJ, González-Castro A, Rodríguez-Borregán JC, Jáuregui R, Escudero P, et al. Whole-body computed tomography as a factor associated with lower mortality in severe geriatric trauma with thoracic-abdominal-pelvic injury. Revista espanola de anestesiologia y reanimacion [Internet]. 2018 Jun 1 [cited 2022 Mar 11];65(6):323–8. Disponível em: https://pubmed.ncbi.nlm.nih.gov/29566968/
17. Ohm C, Mina A, Howells G, Bair H, Bendick P. Effects of antiplatelet agents on outcomes for elderly patients with traumatic intracranial hemorrhage. The Journal of trauma [Internet]. 2005 Mar [cited 2022 Mar 11];58(3):518–22. Disponível em: https://pubmed.ncbi.nlm.nih.gov/15761345/
18. Williams TM, Sadjadi J, Harken AH, Victorino GP. The necessity to assess anticoagulation status in elderly injured patients. The Journal of trauma [Internet]. 2008 Oct [cited 2022 Mar 11];65(4):772–6. Disponível em: https://pubmed.ncbi.nlm.nih.gov/18849789/
19. Joseph B, Pandit V, Aziz H, Kulvatunyou N, Hashmi A, Tang A, et al. Clinical outcomes in traumatic brain injury patients on preinjury clopidogrel: a prospective analysis. The journal of trauma and acute care surgery [Internet]. 2014 Mar [cited 2022 Mar 11];76(3):817–20. Disponível em: https://pubmed.ncbi.nlm.nih.gov/24553554/
20. 6-Protocolo-Delirium. https://www.hcor.com.br/area-medica/wp-content/uploads/2020/11/6-Protocolo-Delirium.pdf.

21. Inouye SK, Bogardus ST, Baker DI, Leo-Summers L, Cooney LM. The Hospital Elder Life Program: a model of care to prevent cognitive and functional decline in older hospitalized patients. Hospital Elder Life Program. Journal of the American Geriatrics Society [Internet]. 2000 [cited 2022 Mar 11];48(12):1697–706. Disponível em: https://pubmed.ncbi.nlm.nih.gov/11129764/
22. Witlox J, Eurelings LSM, de Jonghe JFM, Kalisvaart KJ, Eikelenboom P, van Gool WA. Delirium in elderly patients and the risk of postdischarge mortality, institutionalization, and dementia: a meta-analysis. JAMA [Internet]. 2010 Jul 28 [cited 2022 Mar 11];304(4):443–51. Disponível em: https://pubmed.ncbi.nlm.nih.gov/20664045/
23. Marcantonio ER. Delirium in Hospitalized Older Adults. New England Journal of Medicine [Internet]. 2017 Oct 12 [cited 2022 Mar 11];377(15):1456–66. Disponível em: https://www.nejm.org/doi/full/10.1056/nejmcp1605501
24. Choi J, Anand A, Sborov KD, Walton W, Chow L, Guillamondegui O, et al. Complication to consider: delayed traumatic hemothorax in older adults. Trauma Surgery & Acute Care Open [Internet]. 2021 Mar 8 [cited 2022 Mar 11];6(1). Disponível em: /pmc/articles/PMC7942250/
25. Yorkgitis BK, Berndtson AE, Cross A, Kennedy R, Kochuba MP, Tignanelli C, et al. American Association for the Surgery of Trauma/American College of Surgeons-Committee on Trauma Clinical Protocol for inpatient venous thromboembolism prophylaxis after trauma. The journal of trauma and acute care surgery [Internet]. 2022 Nov 17 [cited 2022 Mar 11];92(3). Disponível em: https://pubmed.ncbi.nlm.nih.gov/34797813/

6

Prevenção do Trauma no Idoso

Fernando da Costa Ferreira Novo

Introdução – a importância da prevenção

Já deve estar bem claro, neste momento, que a proporção de idosos na população vem crescendo em quase todos os países do mundo. Isso é particularmente verdade para os países mais desenvolvidos, mas a tendência vale para o mundo inteiro. Além disso, graças ao controle cada vez melhor das doenças crônicas que acompanham o envelhecimento, os idosos vêm ganhando cada vez mais mobilidade e adotando cada vez mais estilos de vida mais ativos, o que os expõe mais às lesões traumáticas.[1] De fato, o número de idosos que chegam ao pronto-socorro por lesões traumáticas só tem aumentado e a projeção é que essa tendência se mantenha e até se acentue. Além disso, para a mesma gravidade de lesões, a mortalidade por trauma é maior no idoso, que tem menor capacidade de compensação diante das lesões traumáticas.[2,3] O trauma é hoje a quinta causa de morte entre idosos.[1] Cerca de um terço dos idosos traumatizados com ISS (*Injury Severity Score*) maior do que 15 evolui para óbito durante a internação para tratamento das lesões traumáticas. Além de mortalidade elevada, o trauma compromete muito a qualidade de vida do idoso. Metade dos idosos que sofrem fratura de bacia em decorrência de queda não conseguem voltar ao estilo de vida independente que tinham antes do trauma, mesmo com tratamento e reabilitação apropriados.

É fundamental reforçar a importância da prevenção do trauma, medida válida para todas as faixas etárias, desde a infância até a velhice. No idoso, contudo, talvez a prevenção possa ser considerada ainda mais importante já que, como acabamos de ver, a capacidade de compensar perante um trauma é menor nas faixas etárias mais avançadas, o que se traduz em aumento da morbidade e da mortalidade decorrente do trauma no idoso. Vale ainda a observação que o idoso frágil, ou seja, com outras morbidades, tem menor capacidade de compensar diante das lesões traumáticas do que o idoso mais saudável. Assim, não é apenas a idade cronológica que conta, mas também as comorbidades preexistentes.[4] Aqui vai a primeira mensagem que reputo como muito importante, na prevenção do trauma no idoso: a prevenção deve começar já na juventude, com um estilo de vida saudável, e manter-se ao longo de toda a vida, com o controle das morbidades, de modo a ser possível manter-se saudável, mesmo na idade avançada. O idoso saudável está menos propenso a ser vítima de trauma e enfrenta o trauma em melhores condições anatômicas e fisiológicas, tendo muito maior probabilidade de se recuperar do evento traumático, voltando às condições de vida e independência pré-trauma. Assim, prevenir o trauma e suas consequências indesejáveis deve começar pela adoção de estilo de vida saudável (incluindo alimentação, hábitos e prática de exercícios físicos) ao longo de toda a vida. Iniciar e manter um estilo de vida saudável desde a juventude reduz o risco de fragilidade na velhice, sendo talvez o primeiro e mais importante passo na prevenção de traumas e de suas consequências indesejadas no idoso.

Em 1966, a National Academy of Sciences (NAS) dos Estados Unidos reconheceu a importância da prevenção do trauma, quando escreveu que "a longo prazo, a solução para o problema do trauma é a prevenção".[5] O trabalho de Donald Trunkey, publicado em 1983, mostrou que o principal pico de mortalidade pós-trauma ocorre imediatamente após o evento (segundos a minutos).[6] Responsável por cerca de 50% da mortalidade pós-trauma, esse pico é devido quase sempre a lesões incompatíveis com a sobrevida, mesmo que o atendimento ideal fosse prestado imediatamente. Trata-se de lesões graves de cérebro ou medula alta, que levam a apneia, ou de rotura de coração, aorta ou outros grandes vasos, levando a exsanguinação e morte. A única maneira de diminuir de forma significante esse pico de mortalidade é a prevenção primária (evitar que o trauma ocorra) ou secundária (evitar que o trauma ocorra com tamanha gravidade). A prevenção terciária (atendimento) não funciona para a maioria desses pacientes, ocorrendo desfecho fatal, mesmo com atendimento ideal, pronto e adequado.

No nosso meio, o Professor Dario Birolini, pioneiro da sistematização do atendimento ao traumatizado em todos os seus aspectos, desde o pré-hospitalar até à reabilitação, vive apregoando que "Um dia, a violência e o trauma serão apenas uma curiosidade e não mais problema de saúde pública... desde que se façam investimentos na única vacina conhecida que funciona: a **prevenção**".[7]

Além de desejável e fundamental, existem várias evidências de que a prevenção do trauma é possível e eficaz. No nosso meio, campanhas públicas diminuíram a mortalidade por atropelamento, por exemplo. Existem ainda evidências de que a diminuição e a fiscalização da velocidade em nossas estradas diminuiu a incidência de colisões e sua gravidade, com correspondente diminuição da mortalidade associada. A obrigatoriedade e a fiscalização do uso de cadeirinhas para o transporte de crianças diminuíram em mais de 40% a mortalidade de crianças associada a incidentes de transporte. Igualmente, a fiscalização do uso de capacete por parte dos motociclistas, tanto no nosso meio quanto em outros países, diminuiu a incidência de lesões cerebrais traumáticas graves e a mortalidade decorrente de quedas de motocicleta.

Os tipos de prevenção do trauma

A prevenção pode ser primária, secundária e terciária. Alguns autores falam ainda em prevenção quaternária, que seria a reabilitação.

A prevenção **primária** pode ser entendida como o conjunto de medidas que visam evitar que o trauma aconteça, eliminando os fatores de risco responsáveis pelo evento traumático. São exemplos de prevenção primária: cerca de proteção em piscinas, para prevenir afogamento; rede ou grade em janelas; vigilância de crianças e idosos, principalmente, para que não se exponham a situações de risco; calçadas em bom estado, para prevenir quedas; corrimão em escadas e outros dispositivos de apoio; uso de bengala adequada, quando indicado; controle do uso de medicamentos, para prevenir intoxicação, particularmente em idosos e crianças, que ficariam mais expostos a eventos traumáticos, por alteração da consciência; iluminação adequada de áreas, para prevenir colisões e quedas; eliminação de tapetes soltos e de superfícies úmidas e escorregadias, para prevenir quedas; eliminação de barreiras ao livre deslocamento (móveis no meio de sala, por exemplo); faróis funcionantes nos cruzamentos; controle de velocidade; sinalização adequada e rigor no controle de respeito às normas de trânsito (farol, faixa de pedestres, intoxicação por álcool ou outras drogas, uso de celular ao volante, fumo ao volante); carros em bom estado (iluminação, sinalização, breques); proteção de andaimes e uso de restrição adequada de trabalhadores em altura, para diminuir o risco de quedas.

A prevenção **secundária** tem o objetivo de diminuir a gravidade das lesões pelo trauma, admitindo que ele possa ocorrer. São exemplos de prevenção secundária: uso de cinto de segurança e *airbag*, que tendem a diminuir a gravidade das lesões nas colisões de carro; uso de capacete por parte de ciclistas e motociclistas, além de algumas atividades esportivas;

carros de material deformável, que tendem a absorver parte da energia das colisões, diminuindo a transferência de energia para os ocupantes; uso de equipamento de proteção individual (EPI) apropriado em atividades de risco; postes de sinalização e *guardrails* de material capaz de absorver o impacto nas colisões; superfícies protegidas, de material menos duro e lesivo nas áreas de recreação infantil; controle da velocidade no trânsito. O controle da velocidade pertence tanto à prevenção primária (menor velocidade leva a menor risco de colisão) quanto à prevenção secundária (colisão em menor velocidade tem risco menor de lesões graves).

Por último, a prevenção **terciária** pode ser entendida como o conjunto de medidas que devem ser tomadas para minimizar as consequências nefastas do trauma, que já ocorreu e com sua gravidade estabelecida. É o atendimento propriamente dito da vítima de trauma. Supõe a existência de sistemas de atendimento ao traumatizado, que começa no pré-hospitalar e se continua no hospital, até o tratamento definitivo e a reabilitação. Um passo importante do funcionamento do atendimento é a educação da população para a ativação adequada do sistema, de modo que o recurso apropriado possa chegar à vítima muito rapidamente e ela possa ser levada com segurança, e sem perda de tempo, para o local mais adequado para o tratamento definitivo. Para quem fala em prevenção **quaternária**, ela é entendida como a reabilitação após a fase aguda, hospitalar, do trauma. Na realidade, a reabilitação deve começar logo após o trauma, desde o início de atendimento (ainda no local e durante o transporte). Medidas apropriadas nesta fase minimizam os riscos de sequelas, o que, por si só, já se constitui no início da reabilitação. Por isso, nem todos falam em prevenção quaternária, incluindo a reabilitação no atendimento ao traumatizado (prevenção terciária). Em alguns casos, contudo, a necessidade de reabilitação é muito clara: amputação, sequela de lesão de medula e de lesão cerebral traumática grave, por exemplo. Nesses casos, a reabilitação é tarefa para a vida inteira e deve começar logo desde o início do atendimento ao traumatizado.

Creio que não estaremos longe da verdade ao afirmar que, em nosso meio, fizemos já grandes progressos na prevenção secundária (diminuição da gravidade das lesões por meio da implementação e controle de medidas como cinto de segurança, uso de capacete, cadeirinha de criança, controle de velocidade) e na prevenção terciária (sistemas de atendimento ao traumatizado que, embora ainda não ideais, já melhoraram muito o atendimento prestado). Existe, contudo, um vasto campo para progresso na prevenção primária (evitar que o trauma ocorra) e quaternária (reabilitar, após a fase aguda, o traumatizado que ficou com sequelas, particularmente as sequelas graves e duradouras ou permanentes). Nestas duas áreas, ainda há um longo caminho a ser trilhado.

Medidas de prevenção – os quatro E's

A estratégia de prevenção pode ser representada por 4 E's, que vêm da língua inglesa: Educação (***E**ducation*), Execução das leis (***E**nforcement*), Engenharia (***E**ngineering*) e Economia (***E**conomics*). A combinação de todas essas áreas é capaz de reduzir a incidência do trauma e sua gravidade. Medidas isoladas são muito menos eficientes.

A **educação** da população, o que inclui a conscientização, o envolvimento e a motivação para a prevenção, são fundamentais. A educação pressupõe que as pessoas, ao compreenderem o que é correto, passarão a adotar comportamentos mais seguros e de menor risco. Ela serve também para ajudar a sociedade a planejar e aceitar normas e leis adequadas para a prevenção. Os profissionais de saúde, que têm contato permanente com as vítimas de trauma, e conhecem bem sua importância e gravidade, são também responsáveis pela educação da população. Estão em uma posição privilegiada para participar dessa educação, devendo desempenhar nela papel preponderante. Na realidade, é fundamental que os profissionais de saúde, além de participarem de campanhas de educação para prevenção do trauma, sejam eles mesmos modelos de educação e de respeito às normas, que devem ajudar a desenvolver e implantar. Idealmente, a educação deve começar desde a primeira infância. É talvez mais fácil imaginar que o adulto respeitará as normascaso as tenha aprendido desde a infância e cresça observando bons exemplos de outros adultos. A educação é fundamental até para ativar o sistema de trauma de forma adequada. É comum que as pessoas ativem o sistema de forma inadequada, ligando para o número de emergência para dar trote, por exemplo. Além disso, muitas pessoas ativam o sistema e não ficam próximo da vítima, o que dificulta o fornecimento de informações adicionais que podem ser cruciais para um atendimento adequado. Ainda que muito importante, a educação não funciona sozinha, mesmo em países já desenvolvidos. Ela funciona melhor quando associada a outras medidas, por exemplo, a existência de leis visando a prevenção, cuja transgressão seja punida com o rigor necessário.

Aí entra o papel da **execução** das leis. Mesmo tentado a dirigir depois da ingestão de bebida alcoólica ou avançar no farol vermelho, não respeitar os limites de velocidade ou a prioridade do pedestre na faixa, o motorista respeitará as normas se souber que haverá punição rigorosa depois da transgressão. Após ser multado algumas vezes, o motorista provavelmente refletirá melhor antes de desrespeitar as normas. Isso se aplica às leis de trânsito, ao uso de equipamentos de proteção, à manutenção adequada de veículos e a vários outros aspectos fundamentais da prevenção. Entretanto, essa abordagem é mais difícil de aplicar à violência interpessoal. Como impedir que um criminoso atire ou agrida suas vítimas de outras formas? E como multar, se o fizer? Não é tão fácil. É claro que a execução da lei (com a pena correspondente à transgressão) ainda ajuda na prevenção da violência. O mesmo é dito sobre a educação. Mas o problema é bem mais complexo e profundo, sendo a prevenção da violência interpessoal um grande desafio. Igualmente, as tentativas de suicídio são um enorme desafio para a prevenção.

A **engenharia** pode desempenhar também um papel fundamental na prevenção do trauma. Se dispusermos de carros melhores, de estradas melhores e de dispositivos de segurança mais adequados, podemos progredir mais na prevenção do trauma. O problema é que soluções de engenharia podem ser muito caras, ainda que venham a refletir-se em menos traumas e em traumas de menor gravidade. É possível imaginar soluções de engenharia que funcionem sem depender da vontade humana ou até contra ela: cintos que se conectam automaticamente, por exemplo, materiais de carro que se deformam e dissipam energia, carro que não pode ser ligado se houver cheiro de álcool, carro totalmente autônomo, que não dependa da interferência humana. Novamente: o problema é que soluções efetivas de engenharia podem ser muito caras, inicialmente. Um exemplo de aplicação de engenharia na prevenção do trauma, é o que ocorre no automobilismo de competição, onde, apesar das elevadas velocidades envolvidas, tem-se observado uma redução acentuada de colisões fatais ou com lesões graves. Ainda assim, as soluções de engenharia alcançam melhores resultados quando associadas a outras medidas. De nada adianta dispor de excelentes carros e de cadeirinhas perfeitas para as crianças, se os carros forem mal utilizados: com velocidade inapropriada para o local, com motorista embriagado ou mal preparado, ou se a criança não for colocada de forma apropriada na cadeirinha. O motorista pode manter o *airbag* do carro desativado, por exemplo. A educação e a conscientização continuam sendo fundamentais.

Incentivos **econômicos** podem contribuir também para a prevenção do trauma. A diminuição do custo do seguro do carro para os motoristas com menor sinistralidade ou sem multas, por exemplo, é um fator que ajuda a mudar o comportamento de muitos motoristas, contribuindo para a prevenção de colisões, com a consequente diminuição de vítimas de trauma. Nos Estados Unidos, a liberação de algumas verbas federais apenas para estados que criassem leis para obrigar os motociclistas a usar capacete fez diminuir em 30% a mortalidade associada a queda de moto.[1]

A doença trauma – fases e fatores

É possível analisar a doença trauma sob a ótica da "tríade epidemiológica", identificando os três fatores envolvidos: hospedeiro (o homem), agente (energia, sob qualquer uma de suas formas, mais comumente a energia cinética) e o ambiente (no qual agente e hospedeiro se encontram, ocorrendo o trauma). O ambiente pode ser dividido em físico e sociocultural. Pioneiro na investigação do trauma e de sua prevenção, William Haddon descreveu uma abordagem de prevenção do trauma, a Matriz de Haddon (Tabela 6.1).[9] Além dos três fatores, Haddon considerou as três fases do trauma: pré-evento, evento e pós-evento. O cruzamento dos três fatores com cada uma das fases permite identificar oportunidades de intervenção, para que o trauma não ocorra (prevenção primária) ou seja menos grave (prevenção secundária) ou tenha suas consequências diminuídas (prevenção terciária e quaternária). A Tabela 6.1 ilustra a aplicação da Matriz de Haddon ao atropelamento. Outros fatores podem ser considerados e agregados, conforme o caso. Há evidências de que a aplicação da Matriz de Haddon levou a redução do número de mortes por trauma, nas estradas dos Estados Unidos, por exemplo.[10]

Tabela 6.1. Matriz de Haddon, aplicada ao atropelamento

	Fatores			
Fases	**Hospedeiro (Homem)**	**Agente (Carro)**	**Ambiente físico**	**Ambiente Sociocultural**
Pré-evento	❑ Pedestre: idade, osteoporose, acuidade visual e/ou auditiva, agilidade ❑ Motorista: idade, intoxicação, experiência como motorista, distração por outros ocupantes do carro ou uso de telefone celular, rádio ou fumo	❑ Condições de pneus e freios, visibilidade do veículo (luzes, cor)	❑ Tempo: chuva, visibilidade ❑ Estrada: faixa de pedestre, sinal de trânsito próximo de pontos de ônibus, estado de conservação ❑ Limite de velocidade ❑ Sinalização	❑ Carteira de motorista: norma especial para motoristas com recém-habilitados
Evento	❑ Tolerância dos tecidos à transferência de energia, altura da vítima, área atingida	❑ Peso do veículo, altura e formato do para-choque ❑ Velocidade	❑ Condições da pista (escorregadia)	
Pós-evento	❑ Volume de sangue perdido e capacidade de compensação ❑ Comorbidades ❑ Recuperação de fraturas		❑ Temperatura ambiente, chuva, outros veículos na região	❑ Acesso a resgate (192 ou 193), disponibilidade de tratamento de emergência, disponibilidade de reabilitação

Fonte: Adaptada de Degutis & Greve, 2006.[8]

O caso específico do idoso

Para desenvolver estratégias de prevenção do trauma, é necessário, inicialmente, saber o que está acontecendo, descobrir e documentar as principais causas de trauma. O idoso está sujeito a todos os tipos de trauma, quer fechado quer penetrante, quer intencional ou não intencional. Vimos que, na medida em que vive mais e com mais saúde, o idoso se "aventura" mais, ficando mais exposto a lesões traumáticas. Também já vimos que o idoso frágil está mais sujeito a sofrer mais eventos traumáticos e com risco de eventos de maior gravidade. Tem também menor capacidade de compensação mediante lesões traumáticas, tendo morbidade e mortalidade maiores do que o adulto jovem e do que o idoso saudável. Assim, a melhor prevenção é o controle das morbidades e a adoção de estilo de vida saudável, para que o idoso chegue à idade avançada com saúde. A prevenção, nesse sentido, deve começar ainda na juventude e prolongar-se por toda a vida.

As quedas são a causa mais comum de trauma no idoso. São responsáveis por quase três quartos de todos os traumas depois dos 65 anos de idade.[11] Estima-se que, nos Estados Unidos, a probabilidade de uma pessoa de 65 anos ou mais cair em um determinado ano seja de 27%, entre os idosos que vivem na comunidade. Nos idosos institucionalizados, essa porcentagem chega a 50%. A segunda causa mais comum de trauma no idoso é a colisão de veículos, que também representa a principal causa de mortalidade pós-trauma no idoso. Na incidência de atropelamento, o idoso vem apenas depois da criança, mas tem mortalidade mais elevada. A maior taxa de mortalidade nos idosos ocorre por atropelamento.[11] Queimaduras são outra causa frequente de trauma no idoso. A mortalidade por queimadura no idoso é muito maior do que a mortalidade entre os jovens, para a mesma extensão de área queimada. Essa mortalidade aumenta muito com o avanço da idade. Outras causas de trauma no idoso são as agressões, a violência interpessoal. Ainda que não tão frequentes quanto entre os jovens, as lesões decorrentes de agressão têm morbidade e mortalidade relativa muito mais elevada e obrigam a maior permanência hospitalar do que entre os não idosos. É importante ainda lembrar da possibilidade de maus-tratos e de tentativa de suicídio ao cuidar do idoso traumatizado. Sempre que houver algum indício de uma dessas possibilidades, é necessário investigar e, se for o caso, notificar os serviços competentes. O idoso vítima de maus-tratos (qualquer que seja o tipo de abuso) está correndo risco de vida; isso vale também para o idoso que tenta o suicídio. Pensar nessa possibilidade, investigar e tomar as medidas apropriadas é a melhor maneira de prevenir novo evento traumático associado a esse risco.

Outro aspecto que deve ser considerado é o uso de medicamentos. É comum que, para tratar vários problemas de saúde, os idosos façam uso de múltiplos medicamentos. Anticoagulantes, antiagregantes plaquetários, betabloqueadores, bloqueadores de canais de cálcio e corticoides são as medicações que mais podem interferir no trauma no idoso. É bom lembrar também das medicações de ação central, utilizadas para tratar as mais variadas condições no idoso. Benzodiazepínicos, sedativos, hipnóticos, anticonvulsivantes e antidepressivos podem associar-se não só a alteração da resposta ao trauma, mas também estar envolvidos na gênese do trauma, como quedas e atropelamento, por exemplo.[12]

Como as quedas são a principal causa de trauma no idoso, vamos considerar suas causas e possíveis intervenções. A **Tabela 6.2** apresenta os principais fatores de risco e as causas para queda no idoso.

Tabela 6.2. Causas multifatoriais de queda no idoso

Fatores intrínsecos	❑ Alteração da marcha e do equilíbrio
	❑ Neuropatia periférica
	❑ Disfunção vestibular
	❑ Fraqueza muscular
	❑ Diminuição da acuidade visual
	❑ Perda de acuidade auditiva
	❑ Qualquer doença clínica
	❑ Idade avançada
	❑ Incapacidade para atividades de vida diária
	❑ Hipotensão postural
	❑ Demência
	❑ Medicações
Fatores extrínsecos	❑ Riscos no ambiente
	❑ Calçado inapropriado
	❑ Restrições / Amarras
Causas precipitantes	❑ Tropeço e escorregão
	❑ Crise epiléptica
	❑ Síncope
	❑ Tontura
	❑ Doença clínica aguda

Fonte: Adaptada de Rubenstein & Josephson, 2006.[13]

A melhor forma de prevenir quedas é procurar ativamente os fatores de risco e indagar sobre quedas regularmente. Muitas vezes, as quedas e sua prevenção não recebem a devida atenção do médico que cuida do idoso. Ser vítima de queda é fator de risco importante para nova queda. Assim, o idoso vítima de queda deve ser acompanhado regularmente, buscando e corrigindo, sempre que possível, fatores de risco e tentando eliminar as causas precipitantes. As estratégias de prevenção individualizadas, em princípio, são mais efetivas do que as estratégias padronizadas, como "pacote" geral.[14] No entanto, uma metanálise recente de estudos sobre idosos com 75 anos ou mais mostrou que a prática isolada de fazer exercícios reduziu de forma significativa o risco de queda. A redução chegou a 23%.[15]

Concluindo: para prevenir o trauma no idoso, é necessário avaliar as causas de trauma e planejar intervenções dirigidas, com base nos riscos encontrados. Além disso, cuidar da saúde do idoso, mantendo desde cedo um estilo de vida saudável, é a primeira estratégia que deve ser implementada.

Referências Bibliográficas

1. American College of Surgeons Committee on Trauma: ATLS® Advanced Trauma Life Support® Student Course Manual. 10th ed. Chicago: American College of Surgeons. 2018.
2. Lustenberger T, Talving P, Schnüriger B, et al. Impact of advanced age on outcomes following damage control interventions for trauma. World J Surg. 2012; 36(1):208-15.
3. Perdue PW, Watts DD, Kaufmann CR, Trask AL. Differences in mortality between elderly and younger adult trauma patients: geriatric status increases risk of delayed death. J Trauma. 1998; 45(4):805-10.
4. Zhao F, Tang B, Hu C, et al. The impact of frailty on posttraumatic outcomes in older trauma patients: A systematic review and meta-analysis. J Trauma Acute Care Surg. 2020; 88(4):546-54.
5. National Academy of Sciences/National Research Council. Accidental death and disability: the neglected disease of modern society. Washington: NAS/NRC; 1966.
6. Trunkey, DD. Trauma. Sci Am. 1983; 249(2):28-35.
7. Birolini D. Comunicação pessoal e apresentações públicas.
8. Degutis LC, Greve M. Injury prevention. Emerg Med Clin North Am. 2006; 24(4):871-88.
9. Haddon W, Baker SP. Injury control. In: Prevention and Comunity Medicine. 2nd ed. Clark DW, MacMahon B (editors). Boston: Little Brown Co; 1981.p.
10. American College of Surgeons Committee on Trauma. Advanced Trauma Life Support® Program for Doctors. 7th ed. Chicago: American College of Surgeons; 2004.
11. Labib N, Nouh T, Winocour S, et al. Severely injured geriatric population: morbidity, mortality, and risk factors. J Trauma. 2011;71(6):1908-14.
12. Woolcott JC, Richardson KJ, Wiens MO, et al. Meta-analysis of the impact of 9 medication classes on falls in elderly persons. Arch Intern Med. 2009; 169(21):1952-60.
13. Rubenstein LZ, Josephson KR. Falls and their prevention in elderly people: what does the evidence show? Med Clin North Am. 2006;90(5):807-24.
14. Robertson MC, Gillespie LD. Fall prevention in community-dwelling older adults. JAMA. 2013;309(13):1406-7.
15. Dautzenberg L, Beglinger S, Tsokani S, et al. Interventions for preventing falls and fall-related fractures in community-dwelling older adults: A systematic review and network meta-analysis. J Am Geriatr Soc 2021;69(10):2973-84.

7

Importância da Polifarmácia do Idoso no Trauma

Dario Birolini

Introdução

Este é, sem dúvida, um tema extremamente complexo, pois dois de seus três "componentes" - a polifarmácia e o trauma - carecem de mecanismos de atuação claros e objetivos. Em consequência, as sequelas relacionadas a esses fatores ainda são difíceis de avaliar. Além do desafio qualitativo, há também um desafio quantitativo. Como exemplo, uma pesquisa que realizei recentemente no site da *PubMed* a respeito do tema *Polypharmacy* revelou haver um total de mais de vinte mil publicações, sendo mais de três mil apenas no último ano.

Por outro lado, até recentemente, ainda que houvesse numerosos livros e trabalhos a respeito de lesões traumáticas, os trabalhos voltados para o trauma no idoso são pouco frequentes e praticamente nenhum é voltado para o impacto diagnóstico e terapêutico da polifarmácia no idoso vítima de trauma. Recomendo, entretanto, a leitura do trabalho de Biazin,[1] que destaca os medicamentos mais utilizados pelas vítimas de trauma de idade mais avançada (anti-hipertensivos, hipoglicemiantes, analgésicos, anti-inflamatórios, cardioterápicos, anticonvulsivantes, além de psicotrópicos) e para a necessidade de conscientizá-los a respeito dos riscos inerentes a seu uso.

Cabe lembrar, neste momento, que os medicamentos provocam, inevitavelmente, reações adversas, muitas vezes graves, que podem acometer uma porcentagem significativa dos usuários. Para tornar o problema ainda mais complexo, por se tratarem de substâncias químicas, os medicamentos interagem entre si, criando novas substâncias e interferindo nas respostas esperadas tanto com seu uso e quanto com o uso de outros medicamentos administrados concomitantemente. Por essa razão, tanto os médicos que os prescrevem como os pacientes que deles fazem uso, deveriam sempre avaliar os possíveis riscos inerentes ao seu uso (efeitos adversos e interações medicamentosas). Ferramentas como os sites Medscape e drugs.com podem ser de grande ajuda nesse processo.

Para que tenham uma visão mais clara a respeito desse assunto, sugiro que leiam o livro de Peter C. Gotzsche cujo título é *Medicamentos Mortais e Crime Organizado*, publicado em 2016. Nessa obra o autor faz uma profunda análise crítica dos interesses comerciais e econômicos da indústria farmacêutica, expondo também, infelizmente, a conduta questionável de alguns profissionais de saúde. Além disso, Gotzsche aborda a corrupção presente em diversas publicações de revistas científicas, trazendo à tona reflexões importantes sobre o impacto dessas práticas no uso de medicamentos.

Polifarmácia

Obviamente, com o aumento progressivo do envelhecimento, a polifarmácia, ou seja, o uso concomitante torna-se um problema cada vez mais frequente.

Entretanto, o conceito de "polifarmácia" não é preciso, não havendo uma definição aceita de forma universal. No conceito de polifarmácia, ou seja, o uso concomitante de vários medicamentos, adotam-se vários critérios numéricos. Embora o número considerado como padrão seja muito variável, de 2 a mais de 10, o mais frequentemente aceito é o uso de 5 ou mais medicamentos. Outro aspecto frequentemente adotado é a duração do uso dos medicamentos. Para uma avaliação mais abrangente desse assunto, sugiro a leitura da publicação de Pazan e Wehling[2] de 2021 que alerta, entre outros numerosos assuntos, a respeito das possíveis consequências clínicas da polifarmácia, incluindo a fragilidade, a hospitalização, o risco de quedas, os comprometimentos cognitivos e físicos e os riscos de morte.

Um estudo sueco realizado em 2004[3] revelou que quase 70% de pessoas vivendo em casas geriátricas estavam recebendo 10 ou mais medicamentos, em grande parte medicamentos psicoativos (antidepressivos, tranquilizantes) e anticolinérgicos. Esses fármacos podem resultar em incapacidade cognitiva, confusão e quedas, sendo habitual que tais sequelas sejam interpretadas erroneamente como doença de Parkinson.

Um resultado equivalente foi publicado em 2012 em um estudo realizado nos Estados Unidos[4], no qual os autores concluem que existe uma clara correlação entre as morbidades decorrentes do uso de polifarmácia e o prognóstico desfavorável de pacientes idosos vítimas de traumas.

Um efeito adverso relativamente frequente e pouco conhecido de diversos medicamentos, entre os quais os antidiabéticos, os redutores de lipídios, os inibidores da bomba de prótons e os ansiolíticos, é a ocorrência de infecções do trato respiratório superior.

Um estudo realizado recentemente na Inglaterra, publicado em 2020[5] a respeito do número de hospitalizações devidas a quedas, envolvendo 6.220 pacientes, revelou haver uma nítida correlação entre o número de medicamentos tomados pela população e a porcentagem de quedas.

Um trabalho interessante, publicado na França em 2020,[6] alerta para o impacto da prescrição inadequada de medicamentos e os riscos inerentes ao uso de inibidores da bomba de prótons, benzodiazepínicos, hipnóticos e sulfonilureias.

Um estudo realizado recentemente nos Estados Unidos[7] analisa os perigosos impactos da polifarmácia em idosos com doenças cardiovasculares, população que frequentemente se insere nesse grupo. Outro estudo realizado na Dinamarca[8] destaca a importância de que esse tema seja compartilhado com os pacientes para conscientizá-los sobre esse desafio.

Numerosas evidências indicam que a redução de medicamentos pode diminuir tanto a mortalidade como a hospitalização, com melhora holística no estado da saúde e das funções cognitivas. Estudos a respeito dos riscos da polifarmácia têm sido publicados em países de todos os continentes, como pode ser facilmente detectado por uma revisão da literatura.

Cabe enfatizar, ainda, que os impactos da polifarmácia têm merecido atenção não apenas da classe médica, mas também de outros profissionais de saúde, como os enfermeiros. Nesse sentido, é interessante ler o trabalho de Maria Cristina Soares Rodrigues e César de Oliveira, publicado em 2016,[9] no qual os autores fazem uma revisão integrativa sobre a ocorrência de interações medicamentosas e reações adversas a medicamentos, analisando os estudos publicados entre 2008 e 2013.

Além disso, Além disso, para agravar ainda mais essa questão, não é raro que os pacientes utilizem simultaneamente diferentes medicamentos para tratar as mesmas doenças, corrigir os mesmos "achados de exames" ou, pior ainda, para lidar com os efeitos adversos de medicamentos que já estão tomando. Muitos desses medicamentos são frequentemente prescritos por diferentes médicos que não se comunicam entre si. Um exemplo recente em meu consultório foi o de um idoso que estava utilizando três medicamentos para corrigir "diabetes", três para corrigir Doença de Parkinson, dois para reduzir os níveis de colesterol, dois para "proteger o estômago" além de quatro psicotrópicos (para "tratar" insônia, depressão, ansiedade...), entre outros.

Quanto à prevalência de polifarmácia no Brasil, as informações disponíveis são muito escassas. Sugiro a leitura do trabalho de Seixas e Freitas,[10] que realizaram um estudo com dados de avaliação inicial do ELSI-Brasil (*Estudo Longitudinal do Envelhecimento Brasileiro*) incluindo mais de 9.000 pessoas de 50 ou mais anos de idade, e chamam a atenção de que a prevalência de polifarmácia no Brasil, da ordem de 13,5%, é relativamente baixa quando comparada a países europeus, ainda que disparidades importantes tenham sido demonstradas em relação ao gênero, à raça e à região geográfica.

Idoso

Da mesma forma, o perfil do paciente idoso é complexo e a frequência de multimorbidade é elevada. O envelhecimento, por sua natureza irreversível, é obrigatoriamente acompanhado de disfunções físicas e orgânicas e de alterações na farmacocinética e na farmacodinâmica assim como de deficiência da resposta imunológica. Deve-se lembrar, ainda, que "cada paciente é um paciente", com seu perfil genômico peculiar e único, como demonstraram os estudos de associação genômica ampla (Genome-Wide Association Studies – GWAS). Para agravar esse desafio, existem diferenças significativas na idade adotada nas pesquisas clínicas para categorizar pacientes como idosos, variando entre mais de 65 anos e mais de 85.

Trabalhos interessantes a respeito de trauma no idoso são o de José Antônio Gomes de Souza e Antônio Carlos Iglesias,[11] publicado na Revista da Associação Médica Brasileira em 2002 e o de Atila Velho publicado em 2019.[12]

Nos dias atuais, em decorrência das inúmeras divulgações pela mídia e por numerosas revistas a respeito do possível impacto favorável do uso de medicamentos, tanto a população leiga como os profissionais de saúde acabam adotando seu uso de forma universal, sem realizar qualquer análise crítica a respeito de seus possíveis inconvenientes.

Com o envelhecimento universal da população, o uso de múltiplos medicamentos torna-se, muitas vezes, uma prática obrigatória, ainda que alguns deles possam ser inadequados. Ignora-se que não existem produtos químicos capazes de corrigir as consequências inerentes ao envelhecimento. Como consequência, a polifarmácia, como já mencionado, é adotada em praticamente todos os países e, não raramente, chega a afetar mais de cinquenta por cento da população.

Ressalta-se, conforme enfatizado em trabalho publicado por Piccoliori et al.,[13] que existem vários medicamentos frequentemente usados, até de forma profilática, que podem ser potencialmente inadequados para a população de idosos, entre os quais benzodiazepínicos, anti-inflamatórios, inibidores de bomba protônica, antitrombóticos, anticoagulantes, antidepressivos e antipsicóticos.

Cabe, neste momento, sugerir a leitura do trabalho de Percha e Altman,[14] que chamam a atenção para o fato de que a interação de medicamentos é um desafio extremamente complexo e, como consequência, a adoção de protocolos rígidos para evitar as consequências negativas da polifarmácia é altamente questionável.

Não poderia deixar de recomendar, também, a leitura do livro *Manual de Terapêutica Não Farmacológica em Geriatria e Gerontologia*, cuja edição foi coordenada por Wilson Jacob Filho, que foi publicado em 2014 pela Atheneu, e do qual eu escrevi o *Prefácio*. No texto da *Apresentação*, Wilson Jacob destaca: *"quantas são as orientações capazes de tratar doenças e/ou minimizar sintomas que devem preceder as prescrições medicamentosas, cada vez mais extensas e mais complexas"*.

Trauma

Quanto ao impacto do trauma, destaco que sua evolução depende de uma série de fatores implícitos à natureza do trauma em si, aos segmentos corpóreos afetados, às repercussões sistêmicas e, obviamente, ao perfil da vítima. Também é essencial considerar a qualidade do atendimento prestado, tanto em nível pré-hospitalar quanto hospitalar.

O trauma costuma desencadear uma série de repercussões sistêmicas, resultantes de mecanismos, como hipovolemia, esmagamento de tecidos, possível contaminação, coagulopatia, disfunções na termorregulação, entre outros. O resultado é o surgimento de insuficiências de múltiplos órgãos e sistemas orgânicas (MODS), a deficiência imune, a síndrome da resposta inflamatória sistêmica (SIRS), a resposta compensatória anti-inflamatória (CARS, hoje SARS), as infecções de partes moles e a sepse, cujo conceito tem sido atualizado ao longo dos últimos anos.

Os mecanismos envolvidos nesses processos são múltiplos e complexos, incluindo a liberação de citoquinas, de proteínas de fase aguda e de fatores de complemento, de mediadores hormonais, entre outros, e os resultados podem ser infecções oportunistas e a ocorrência de sepse. Obviamente, trata-se de um tema extremamente complexo e muitos mecanismos envolvidos da disfunção imunológica permanecem ainda inexplicados. Nos dias atuais, propõe-se que a síndrome de inflamação persistente, imunossupressão e catabolismo (PICS) seja a condição dominante nesses casos.

O fator de necrose tumoral (TNF) é uma citoquina pleiotrópica que regula muitas funções fisiológicas e patológicas, tanto do sistema imunológico quanto do sistema nervoso central (SNC). Evidências sugerem que a utilização de inibidores do TNF pode trazer benefícios significativos para vítimas de traumas

Para ter uma visão holística desse tema, sugiro a leitura do texto *Alterações Metabólica após o Trauma* que foi redigido por Angela Sauaia e por mim e está publicado no livro *Atendimento ao Trauma* de Atila Velho e Rafael A.B. Osterman, publicado pela Editora Atheneu em 2019.

Trata-se, mais uma vez, de um tema extremamente complexo, com múltiplas questões ainda não resolvidas, cujas correlações com o uso de medicamentos estão longe de ser plenamente compreendidas.

Considerações finais e conclusão

Concluo estas breves considerações reafirmando as palavras iniciais quanto à complexidade deste assunto e, para complicar mais um pouco o desafio, ressalto, mais uma vez, que a relação de temas associando "idoso", "trauma" e "polifarmácia" na literatura é extremamente reduzida, ainda que, à medida que a população envelhece, os pacientes idosos levados aos serviços de emergência em decorrência de traumas são cada vez mais numerosos e tem também, cada vez mais, a possibilidade de apresentar multimorbidades e usar polifarmácia.

Algumas perspectivas para tentar classificar de modo mais adequado o impacto da multimorbidade e da polifarmácia são as utilizações de índices como escores de comorbidade-polifarmácia, o *Charlson Scoring System (CSS)* e o sistema de pontuação de Elixhauser, instrumentos que poderão ser usados nos serviços de emergência e trauma para avaliar a "idade fisiológica" e a "fragilidade" dos pacientes. Para uma avaliação mais abrangente a respeito desse assunto, sugiro a leitura dos numerosos trabalhos publicados por Stawicki *et al.*, dos quais foram mencionados três.[15-17]

Em um de seus trabalhos eles chamam a atenção também para o possível impacto positivo de sistemas computadorizados baseados em "algoritmos inteligentes" e metodologias baseadas em rede neural para identificar pacientes idosos em risco e ajudar a estabelecer estratégias capazes de prevenir ou reduzir a incidência de deterioração após a alta, evitando reinternações e aprimorando o atendimento.

Outro trabalho interessante que focaliza este tema é o de Sam et al.18 Realizado na Malásia, publicado em 2015, esse estudo analisa os efeitos adversos e as interações medicamentosas e alerta para a necessidade de conscientizar tanto os médicos quanto os farmacêuticos e os demais profissionais envolvidos no atendimento os pacientes.

Em síntese, prescrições de medicamentos potencialmente inadequados e, principalmente, a adoção de polifarmácia são fatores de risco atualmente reconhecidos por agravar de forma significativa as taxas de morbidade e de mortalidade nos idosos em geral e também nas vítimas de traumas. Considerando que, muitas vezes, tais iniciativas são adotadas sem critérios científicos justificados e frequentemente são tomadas com base em exigências da população que é vítima de propagandas comerciais, é responsabilidade dos médicos analisar criticamente seu valor e, sempre que necessário, desprescrever produtos desnecessários e potencialmente prejudiciais à saúde dos pacientes.

Na quinta edição do livro *Trauma*, de autoria de Moore, Feliciano e Mattox, publicado em 2004, há um texto publicado por Stewart e colaboradores voltado para o trauma geriátrico (Capítulo 46 – *Geriaytric Trauma: Patterns, Care and Outcomes*). O Prof. Samir Rasslan foi convidado para comentá-lo e destacou diversos aspectos importantes a serem considerados no atendimento ao idoso. Entre eles, vale salientar:

1. O idoso exige cuidados mais especializados do que a população em geral.
2. O aumento da expectativa de vida resultará em um número crescente de idosos demandando serviços de emergência.
3. Embora os jovens, vítimas de trauma, possam ter uma boa evolução mesmo que o atendimento tenha sido inadequado, os idosos somente terão uma evolução satisfatória se o atendimento for de boa qualidade.
4. Os idosos não toleram bem complicações, e a mortalidade está relacionada com o número de complicações.
5. Os idosos apresentam uma taxa elevada de complicações, uma permanência hospitalar mais demorada e uma taxa de mortalidade mais elevada do que os jovens com traumas semelhantes. Tal diferença é devida à redução da resposta fisiológica e à elevada concomitância de doenças preexistentes.
6. Cuidados devem ser tomados para não cometer erros diagnósticos ou terapêuticos esquecendo as diferenças das respostas fisiológicas ao trauma que podem ocorrem nos idosos.
7. Considerando que a ocorrência de complicações é associada a piora do prognóstico, esforços devem ser realizados para evitar complicações.
8. Os sinais vitais podem parecer erroneamente normais, mesmo em lesões graves. A taquicardia pode estar ausente e o uso de anti-hipertensivos, assim como a presença doenças cardíacas, podem mascarar a resposta ao trauma.
9. As lesões traumáticas devem ser reconhecidas precocemente com a adoção de medidas agressivas de reanimação, reduzindo tanto a mortalidade quanto possibilitando uma melhor qualidade de vida.

10. Os custos do tratamento dos idosos traumatizados é elevado. A população de idosos traumatizados consome um terço ou mais de todos os recursos gastos nos cuidados das vítimas de traumas.

Minhas recomendações são de que, principalmente no idoso, seja realizada e repetida, sempre que necessário, uma avaliação clínica convencional e completa e que o paciente seja acompanhado, sempre que possível, pela mesma equipe pelo menos até que suas perspectivas clínicas sejam definidas.

Sugiro, ainda, a leitura do texto sobreo protocolo AMPLA, publicado pela Comissão Nacional de Trauma do Colégio Brasileiro de Cirurgiões, no Programa de Autoavaliação em Cirurgia. Nele destaca-se a necessidade de avaliar se o paciente tem **A**lergias, se ele faz uso de **M**edicamentos, se ele tem algum **P**assado significativo de problemas de saúde, se ele ingeriu **L**íquidos e alimentos recentemente, além de considerar o **A**mbiente no qual o trauma ocorreu.

Finalizo essas considerações alertando os leitores de que, embora Adam Smithtenha afirmado que *"a ciência é o grande antídoto do veneno do entusiasmo e da superstição"*, nos dias atuais, as informações divulgadas pela literatura científica são, por vezes, incompletasou até distorcidas. Nesse sentido, sugiro a leitura do trabalho de Ioannidis,[19] no qual ele faz uma avaliação das publicações atuais em revistas científicas e alerta para os possíveis riscos de aceitá-las sem realizar antes uma análise crítica.

Referências Bibliográficas

1. Biazin DT. Perfil de pacientes idosos traumatizados e o uso de medicamentos. Terra e Cultura, v. 26, n. 51 (2010): ago./dez. p. 79-89, 2010.
2. Pazan F, Wehling M. Polypharmacy in older adults: a narrative review of definitions, epidemiology and consequences. Eur Geriatr Med. 2021;12(3):443-45, https://europepmc.org › article › pmc Published online 2021 Mar 10. doi: 10.1007/s41999-021-00479-3. PMCID: PMC8149355.
3. Kragh A. Two of three people in nursing homes are in treatment with at least ten drugs. Läkartid-ningen. 2004;101:994-9.
4. Garfinkel D, Mangin D. Feasibility study of a systematic approach of multiple medications in older adults: addressing polypharmacy. Arch Inter Med. 2010; 170:1648-54.
5. Zaninotto P, Huang YT, Di Gessa G, Abell J, Lassale C, Steptoe A. Polypharmacy is a risk factor for hospital admission due to a fall: evidence from the English Longitudinal Study of Ageing Public Health. BMC. 2020; 20: 1804. Published online 2020 Nov 26. doi: 10.1186/s12889-020-09920-x PMCID: PMC7690163
6. Guillot J, Maumus-Robert S, Marceron A, Noize P, Pariente A, Bezin J. The Burden of Potentially Inappropriate Medications in Chronic Polypharmacy. *J Clin*

Med. 2020;9(11):3728. https://doi.org/10.3390/jcm9113728 PMCID: PMC7699788 PMID: 33233595.

7. Sheikh-Taha M, Asmar M. Polypharmacy and severe potential drug-drug interactions among older adults with cardiovascular disease in the United States. BMC Geriatrics volume 21, Article number: 233 (2021). PMCID: PMV8028718 PMID: 33827442
8. Eriksen CU, Kyriakidis S, Christensen LD, Jacobsen R, Laursen J, Christensen MB, et al. Medication-related experiences of patients with polypharmacy: a systematic review of qualitative studies BMJ Open Pharmacology and therapeutics. 2020;10:e036158. doi:10.1136/bmjopen-2019-036158.
9. Rodrigues MCS, Oliveira C. Drug-drug interactions and adverse drug reactions in polypharmacy among older adults: an integrative review. Rev Lat Am Enfermagem. 2016 Sep 1;24:e2800. doi: 10.1590/1518-8345.1316.2800.Doi: 10.1590 / 1518-8345.1316.2800. PMID: 27598380 PMCID: PMC5016009.
10. Seixas BV, Freitas GR. Polifarmácia entre idosos brasileiros: prevalência, fatores associados e disparidades sociodemográficas (ELSI-Brasi). Pharm Pract (Granada). 2021; (1):2168.
11. Souza JAG, Iglesias ACRG. Trauma no idoso. Ver Assoc Med Bras. 2002;48(1):79-86.
12. Velho A. Trauma no idoso: É preciso entender. Centro de Ensino e Treinamento em Saúde. CETS, 2019.
13. Piccoliori G, Mahlknecht A, Valentini M, Vögele A, Schmid S, Deflorian F, et al. Epidemiology and associated factors of polypharmacy in older patients in primary care: a northern Italian cross-sectional study BMC Geriatr. 2021;21:197. Published online 2021 Mar 20. doi: 10.1186/s12877-021-02141-w.
14. Percha B, Altman RB. Informatics confronts drug-drug interactions. Trends Pharmacol Sci. 2013 Mar;34(3):178-84. doi: 10.1016/j.tips.2013.01.006. Epub 2013 Feb 13.
15. Stawicki SP, Kaltra S, Jones C, et al. Comorbity polypharmacy score and its clinical utility: A pragmatic practitioner´s perspective. J Emerg Trauma Shock. 2015;8 (4):224-31.
16. Birriel TJ, Uchino R, Barry N, Butryn T, Sabol DM, Valenza PL, et al. Adverse drug reactions in the era of multi-morbidity and polypharmacy. J Basic Clin Pharm. 2015;6(4):122-3. doi: 10.4103/0976-0105.168052 PMCID: PMC4660485.
17. Evans DC, Gerlach AT, Christy JM, Jarvis AM, Lindsey DE, Whitmill ML, et al. Pre-injury polypharmacy as a predictor of outcomes in trauma patients. Int J Crit Illn Inj Sci. 2011 Jul-Dec;1(2):104–9. doi: 10.4103/2229-5151.84793 PMCID:PMC3249840.
18. Sam AT, Lian Jessica LL, Parasuraman S. A retrospective study on the incidence of adverse drugs events and analysis of the contributing trigger factors. J Basic Clin Pharm. 2015;6:64-8.
19. Ioannidis JP. Contradicted and initially stronger effects in highly cited clinical research. JAMA. 2005;5(11):e217.

8

Cuidados Paliativos no Trauma do Idoso

Quando e Como

Amanda Celeste Gonçalves Campos
Ricardo Tavares de Carvalho

Definição e epidemiologia

Com o avanço das tecnologias e da assistência à saúde, observa-se uma tendência global ao envelhecimento populacional. Esse aumento da expectativa de vida não se traduz apenas no acréscimo de anos, mas também na ampliação de anos vividos com qualidade, o que inclui a preservação da atividade física e da independência funcional.[1]

Por esse motivo, os idosos estão progressivamente mais sujeitos a agravos de saúde por causas externas e, assim, há uma crescente prevalência do trauma geriátrico – mais comumente definido como o trauma que acomete indivíduos de 65 anos de idade ou mais. Os mecanismos de trauma mais prevalentes nessa população são as quedas, os acidentes automotivos e os traumas penetrantes.[2] Em alguns países, esses indivíduos já representam de 30 a 40% da população admitida em serviços de saúde por traumatismo.[3]

No Brasil, em 2019, as causas externas foram responsáveis por 10% do total de óbitos do país, contemplando 142.800 vítimas. Destas, 24% (35.251 em números absolutos) pertenciam à população geriátrica (definida, em nossa casuística, como pessoas com 60 anos ou mais). Em nosso país, o trauma é a sexta causa de morte mais prevalente entre idosos.[4]

Os traumas geriátricos mais frequentes são, nesta ordem:

- Cranioencefálico (também o mais letal).
- Membros inferiores (principalmente quadril).
- Membros superiores (principalmente úmero).

- Torácico (principalmente fratura de costela).
- Faciais.
- Pélvicos.
- Abdominais.

A necessidade de internação hospitalar no trauma geriátrico é maior nos grandes idosos (maiores de 80 anos), que possuem como comorbidades mais prevalentes a hipertensão arterial sistêmica, a coronariopatia e a demência.[5]

Particularidades evolutivas e prognósticas do trauma geriátrico

Há maior prevalência de desfechos desfavoráveis em indivíduos idosos traumatizados e maior demanda de recursos e intervenções no trauma geriátrico em relação a traumas de magnitude similar em indivíduos mais jovens.[3] O risco de morte no trauma aumenta 6,8% por ano de vida após os 65 anos.[2] Esses desfechos desfavoráveis, no entanto, não se referem apenas à mortalidade, mas também à morbidade com perda de funcionalidade e, por vezes, necessidade de institucionalização em situações nas quais esse recurso é disponível.[5]

Esse cenário deriva de múltiplos fatores, como alterações fisiológicas inerentes ao envelhecimento, presença de fragilidade[3], comorbidades[2] e uso de medicações (inclusive anticoagulantes e betabloqueadores), que interferem na resposta fisiológica à injúria, nos resultados obtidos nos tratamentos e na reabilitação posterior.[3]

As alterações fisiológicas inerentes ao envelhecimento que impactam a resposta do organismo ao trauma incluem a redução da função renal, da elasticidade e da capacidade vital pulmonar, a sobrecarga ventricular esquerda secundária ao enrijecimento arterial e a redução da resposta miocárdica à presença de catecolaminas em situações de estresse. Estes dois últimos fatores, por reduzirem a presença de sinais clínicos de choque – taquicardia e hipotensão arterial – impactam negativamente a evolução do trauma geriátrico, pois dificultam o reconhecimento, pela equipe de saúde, da deterioração clínica, o que demanda um grau elevado de suspeição diante de uma possível falsa estabilidade.[3]

A fragilidade, que constitui uma diminuição das reservas fisiológicas e consequente redução da capacidade de resposta ao estresse, é altamente prevalente no trauma geriátrico e está associada a lesões em traumas de baixo impacto. Existe a hipótese de que a fragilidade por si só seja, inclusive, mais importante na determinação do prognóstico do trauma geriátrico do que a idade do paciente. Tendo em vista que as ferramentas de avaliação de fragilidade são demasiado complexas para serem empregadas em contextos de emergência, uma alternativa ao uso dessas ferramentas seria a constatação clínica de sarcopenia, que frequentemente está presente em síndromes de fragilidade e também é preditora de desfechos desfavoráveis.[3]

Ao menos um terço dos indivíduos maiores de 75 anos vítimas de trauma apresentam comorbidades, uma característica que os diferencia dos pacientes jovens. Entre as doenças que impactam negativamente a mortalidade no trauma geriátrico, destacam-se a doença arterial oclusiva periférica, as insuficiências orgânicas, as neoplasias, os distúrbios de coagulação, a diabetes melito, a obesidade e a imunossupressão.[2]

Uma das ferramentas existentes para prever o risco de mortalidade no trauma geriátrico é o Geriatric Outcome Score, que analisa a idade do paciente, a gravidade do trauma segundo o Injury Severity Score e a necessidade transfusional.[6] Uma crítica a essa ferramenta é justamente a ausência de avaliação da fragilidade.[7]

Geriatric trauma outcome score = Idade + (2,5 x ISS) + 22
(Se recebeu concentrado de hemácias)

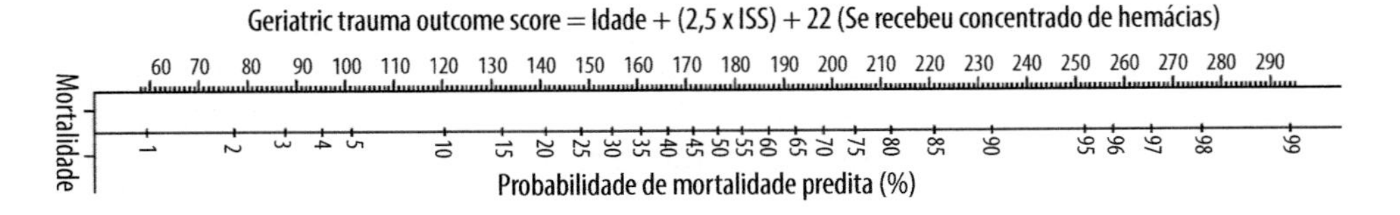

Figura 8.1. Normograma – Probabilidade de mortalidade predita *versus* Geriatric Trauma Outcome Score. Fonte: Zhao, 2015.

É essencial ressaltar que ferramentas de avaliação prognóstica fundamentam a comunicação com pacientes e familiares e ajudam no estabelecimento de um plano de cuidados e de metas de tratamento razoáveis.[7] mas não devem ser empregadas de forma irrestrita para restrição precoce de tratamentos e de suporte artificial de vida, algo que poderia culminar em negligência médica embasada em vieses etaristas.[3] Pelo contrário, devido às baixas reservas fisiológicas dos idosos, é essencial que os tratamentos sejam precoces e agressivos, englobando intervenções como monitoramento intensivo, ressuscitação agressiva e manejo cirúrgico em tempo hábil.[2]

Cabe destacar que a maioria dos óbitos no trauma geriátrico acontece por descompensação dessas doenças prévias anteriormente citadas ou em decorrência de complicações tardias do trauma, como pneumonia nosocomial, lesões por pressão e eventos tromboembólicos.[5] Assim, apenas uma pequena porcentagem desses indivíduos falece por repercussões mais agudas, que incidem nas primeiras 24 horas de internação, ou seja, a maior parte desses pacientes poderá se submeter a uma avaliação mais detalhada de seu histórico clínico em um contexto de estabilidade.[2] As taxas de mortalidade desses indivíduos, inclusive, permanecem aumentadas em relação à população geriátrica não traumatizada até 60 dias após a sua alta hospitalar, o que denota a importância do estudo das repercussões tardias do trauma.[3]

Cuidado paliativo no trauma e no trauma geriátrico

A Organização Mundial da Saúde define cuidado paliativo da seguinte maneira:

> *"É uma abordagem que melhora a qualidade de vida de pacientes (adultos e crianças) e famílias que enfrentam problemas associados a doenças ameaçadoras da vida. Ele previne e alivia o sofrimento por meio da identificação precoce, avaliação correta e tratamento da dor e outros problemas, sejam eles físicos, psicossociais ou espirituais."*

O cuidado paliativo é amplamente estudado e recomendado enquanto abordagem complementar nas doenças críticas agudas; no entanto, na subpopulação de doentes vítimas de traumatismo grave e nos doentes de perfil cirúrgico de forma geral, as práticas são escassas e as evidências são fracas. Postula-se que parte disso se deva à própria cultura que permeia o treinamento dos cirurgiões e fomenta preconceitos acerca da abordagem paliativa, comparando-a erroneamente a "desistir do paciente" ou a cuidados exclusivos ao final da vida[7].

Considerando-se que há um déficit de médicos especializados em cuidados paliativos em relação à demanda existente, mesmo em países onde essa modalidade de cuidado é mais amplamente disseminada, o cenário em que os pacientes graves têm sua demanda por cuidados paliativos atendida é aquele em que existe um treinamento para aquisição de habilidades básicas em cuidados paliativos em programas de residência de cirurgia, além da capacitação de cirurgiões já em atividade em relação à comunicação de más notícias, incerteza prognóstica e cuidados paliativos primários.[7,8]

Com o aprimoramento tecnológico e dos cuidados ao doente vítima de trauma, afecções previamente fatais são, hoje, "curáveis", no entanto, em um subgrupo de pacientes, a sobrevivência ao trauma culmina em evolução para doença crítica crônica, com grande debilidade física e diversas complicações tardias. A falta de atenção para esse cenário se revela inclusive nos estudos em relação a desfechos do paciente gravemente traumatizado, que priorizam descrever dados de mortalidade em detrimento de dados relativos à funcionalidade dos pacientes. É pertinente, por conseguinte, estratificar o risco desses pacientes de evolução para desfechos desfavoráveis.[7]

O cuidado paliativo, entre outras intervenções, possui enfoque em definir planos que preservem a qualidade de vida do paciente e amenizem seu sofrimento. Do ponto de vista de saúde pública, há evidências de que o cuidado paliativo reduz tempo de internação em terapia intensiva também pela retirada ou não introdução de medidas de suporte artificial de vida cujo emprego se demonstraria fútil, o que reduziria gastos.[9]

No trauma geriátrico, a avaliação por uma equipe de medicina paliativa não necessariamente precisa estar vinculada à restrição imediata de suporte artificial de vida. Quando acionada precocemente no cuidado com o idoso vítima de traumatismo grave, ela pode viabilizar um planejamento avançado de cuidados que contemple metas de tratamentos definidas como razoáveis pelo paciente e pela equipe, antecipando possíveis evoluções futuras sem limitar tratamentos em um primeiro momento.[9]

Conforme a evolução do paciente, pode ser considerada a limitação terapêutica em consonância com metas e valores já estabelecidos anteriormente no plano avançado de cuidados. Assim, a abordagem integrativa entre cuidado paliativo e cuidados intensivos não aumenta a mortalidade dos pacientes, tendo em vista que a restrição de tratamentos só existirá quando eles se demonstrarem fúteis no alcance das metas previamente estabelecidas.[9]

A existência de consultoria/interconsulta em cuidados paliativos em ambiente de terapia intensiva pode, além de personalizar os tratamentos aos interesses e valores do paciente, implicar em redução de gastos nesses setores. Nos Estados Unidos, estima-se que a retirada ou limitação de suporte artificial de vida em consonância com o plano avançado de cuidados reduziria os custos com cuidados intensivos em 11% – concretamente, quase nove bilhões de dólares.[7]

Nos Estados Unidos, existem centros de trauma que adotam um modelo integrativo entre cuidados intensivos e paliativos para todos os pacientes criticamente doentes com base no princípio de que todos os indivíduos gravemente traumatizados possuem necessidade de cuidados paliativos pelo sofrimento inerente à condição. Nesses serviços, toda a equipe envolvida no cuidado ao doente crítico é instruída quanto aos princípios básicos de cuidados paliativos, incluindo controle de sintomas.[7]

Esse modelo integrativo de cuidado paliativo no contexto do trauma compreende três dimensões: (1) cuidado fornecido por uma equipe multidisciplinar; (2) colaboração entre pacientes, familiares e equipe e (3) simultaneidade com cuidados intensivos e prolongadores da vida. Essa fusão do cuidado paliativo com outros setores no ambiente hospitalar melhora a qualidade da comunicação, a satisfação do paciente e da família com o cuidado, viabiliza o manejo mais adequado dos sintomas e reduz os gastos sem impactar negativamente na mortalidade dos pacientes[8].

Limitação de suporte artificial de vida no trauma geriátrico

As particularidades evolutivas do trauma geriátrico, especialmente no que se refere a maior incidência de desfechos desfavoráveis, fazem com que seja necessário um estudo cauteloso do emprego e manutenção de terapias de suporte artificial de vida. Nesse contexto, a opção por limitação de suporte artificial de vida considera a capacidade de recuperação do doente e o quanto essa recuperação o levará a um estado funcional que viabilize uma qualidade de vida compatível com suas expectativas e valores. Mais da metade dos pacientes vítimas de trauma geriátrico que falecem não apresentavam nenhuma morbidade que os limitassem e possuíam capacidade funcional preservada, o que torna a tomada de decisão por restringir suporte numa intercorrência aguda ainda mais delicada.[10]

É importante ressaltar que a tomada de decisão cautelosa em pacientes críticos agudos é dificultada pela urgência da intercorrência e pela incerteza prognóstica, que é ainda mais prevalente do que em situações de adoecimento crônico, que possuem curso evolutivo mais previsível. Assim, é natural que as decisões acerca de tratamentos sejam revistas após sua instalação e estabilização do paciente. Essa prática é compatível com a orientação geral de intervir no trauma geriátrico o mais rapidamente possível, considerando as reservas funcionais reduzidas desses indivíduos.[10]

Em um dos poucos estudos já realizados referentes à limitação terapêutica nessa população de idosos traumatizados, observou-se que 70% dos óbitos geriátricos em UTIs de trauma eram precedidos pela decisão de limitar o suporte artificial de vida. Por outro lado, 86,6% dos indivíduos idosos para os quais os tratamentos modificadores não foram limitados sobreviveram, o que demonstra a importância e responsabilidade da decisão pela limitação de suporte artificial de vida.[10]

Existirão cenários nos quais a evolução do paciente se torna progressivamente pior, a despeito da instituição de tratamentos pertinentes discutidos no planejamento de cuidados inicial. É essencial, nesses casos, que haja uma avaliação contínua e criteriosa da reversibilidade do quadro clínico que contemple tanto a probabilidade de sobrevivência quanto de recuperação da funcionalidade. Uma vez constatada a irreversibilidade, é fundamental o ajuste do planejamento terapêutico e do plano de cuidados de forma geral. Esse planejamento deverá contemplar, inclusive, a pertinência da manutenção ou da introdução de medidas de suporte artificial de vida.[11]

Um cenário angustiante na prática é aquele em que a equipe de saúde determina futilidade terapêutica, mas familiares optam pela manutenção de tratamentos agressivos. Esses conflitos podem ser evitados por uma avaliação precoce do prognóstico e definição de metas de cuidado que contemple, também, os testes terapêuticos limitados por tempo. O risco de ocorrência de conflitos na suspensão de medidas é menor quando os procuradores de saúde, que são representantes indicados pelo paciente para tomar decisões sobre tratamentos em cenários de incapacidade, estão cientes dessa possibilidade de conduta desde o princípio, caso o paciente não evolua conforme o esperado.[9]

No estudo supracitado, os tipos de limitação de suporte artificial de vida mais empregados no trauma geriátrico foram a opção por manter medidas já instauradas sem instituir novas intervenções e a retirada de medidas de suporte artificial de vida. Esse cenário reflete a prática de, no contexto agudo de urgência, oferecer todo o suporte considerado apropriado pela equipe, revisando essas decisões posteriormente, em um contexto de maior estabilidade. Os indivíduos que tiveram seu suporte limitado eram mais velhos (*odds-ratio* crescente para cada ano acima de 65 anos), pontuavam mais no sistema de classificação de gravidade APACHE II (que inclui idade, sinais vitais, escala de coma de Glasgow, parâmetros laboratoriais e comorbidades), possuíam traumas mais graves segundo o Injury Severity Score, e eram admitidos na UTI em contexto de rebaixamento de nível de consciência e, geralmente, haviam sido vítimas de traumatismo cranioencefálico. A opinião do especialista acerca do prognóstico da intercorrência aguda é indispensável na decisão pela limitação terapêutica, visto que, muitas vezes, não há comorbidades graves e avançadas prévias que possam orientar essa tomada de decisão.[10]

Pontos-chave

- Comorbidades, particularidades da resposta ao trauma e a presença de fragilidade impactam desfavoravelmente o prognóstico do trauma geriátrico
- Um prognóstico desfavorável não justifica a restrição precoce de tratamentos, mas aponta para a necessidade de comunicação franca e empática sobre desfechos prováveis com pacientes e entes queridos desde a admissão
- O óbito no trauma geriátrico tende a ser tardio devido a complicações tardias do trauma ou descompensação de doenças de base, o que proporciona maior tempo para discussões sobre prognóstico e tratamento
- O objetivo do cuidado paliativo é o alívio e a prevenção do sofrimento, intervenção da qual todo o indivíduo gravemente traumatizado se beneficiaria independentemente da restrição de tratamentos
- A limitação de tratamentos ou medidas de suporte artificial de vida deve ser considerada em casos de irreversibilidade do quadro clínico, principalmente em casos de resposta insatisfatória às terapêuticas apropriadas, e deve respeitar valores prévios do paciente referentes à qualidade de vida

Referências Bibliográficas

1. de Vries R, Reininga IHF, Pieske O, Lefering R, Moumni MEl, Wendt K. Injury mechanisms, patterns and outcomes of older polytrauma patients—an analysis of the Dutch trauma registry. PLoS One. 2018;13(1):1–10.
2. Hildebrand F, Pape HC, Horst K, Andruszkow H, Kobbe P, Simon TP, et al. Impact of age on the clinical outcomes of major trauma. Eur J Trauma Emerg Surg. 2016;42(3):317–32.
3. Kozar RA, Arbabi S, Stein DM, Shackford SR, Barraco RD, Biffl WL, et al. Injury in the aged: Geriatric trauma care at the crossroads. J Trauma Acute Care Surg. 2015;78(6):1197–209.
4. Brasil, Ministério da Saúde. Banco de dados do Sistema Único de Saúde-DATASUS. Disponível em http://www.datasus.gov.br. [Acesso em 11 de novembro de 2021].
5. Murabito LM, Visalli C, Pergolizzi FP, Famà F. Trauma in elderly patients: a study of prevalence , comorbidities. G di Chir. 2018;39(1):35–40.
6. Zhao FZ, Wolf SE, Nakonezny PA, et al. Estimating Geriatric Mortality after Injury Using Age, Injury Severity, and Performance of a Transfusion: The Geriatric Trauma Outcome Score. J Palliat Med. 2015;18(8):677-81. doi:10.1089/jpm.2015.0027
7. O'Connell K, Maier R. Palliative care in the trauma ICU. Curr Opin Crit Care. 2016;22(6):584–90.
8. Brown KL, Ashcraft AS. Comfort or care: Why do we have to choose? Implementing a geriatric trauma palliative care program. J Trauma Nurs. 2019;26(1):2–9.
9. Aziz HA, Lunde J, Barraco R, Como JJ, Cooper Z, Hayward T, et al. Evidence-based review of trauma center care and routine palliative care processes for geriatric trauma patients. A collaboration from the American Association for the Surgery of Trauma Patient Assessment Committee, the American Association for the Surgery of Trauma Geriatric Trauma Committee, and the Eastern Association for the Surgery of Trauma Guidelines Committee. Vol. 86, Journal of Trauma and Acute Care Surgery. 2019, p. 737-43..
10. Peñasco Y, González-Castro A, Rodríguez Borregán JC, Ortiz-Lasa M, Jáuregui Solórzano R, Sánchez Arguiano MJ, et al. Limitation of life-sustaining treatment in severe trauma in the elderly after admission to an intensive care unit. Med Intensiva. 2017;41(7):394–400.
11. Carvalho, RT. Cuidados paliativos – conceitos e princípios. In: Carvalho, RT et al. Manual da Residência de Cuidados Paliativos – Abordagem Multidisciplinar. Barueri, SP: Manole, 2018.
12. Haddon W, Baker SP. Injury control. In: Clark DW, MacMahon B (eds.).
13. Prevention and Comunity Medicine. 2nd ed. Boston: Little Brown Co, 1981. p. 109-40.

9

Triagem do Paciente Idoso Traumatizado

Carlos Augusto Metidieri Menegozzo

Introdução

Triagem é a definição e a alocação de recursos, tanto diagnósticos quanto terapêuticos, para vítimas de trauma, especialmente no contexto de batalhas e de desastres, de acordo com um sistema de priorização cujo intuito é maximizar o número de sobreviventes.[1]

Esse é um tema de suma relevância no contexto do atendimento do idoso traumatizado, uma vez que a correta seleção do paciente, de acordo com o nível de atenção de saúde que ele necessita, reflete diretamente nos resultados clínicos e no desempenho do sistema de saúde. Sabe-se que o paciente idoso, quando comparado ao adulto jovem, tem maior índice de subtriagem,* o que pode resultar em piores desfechos, agravando ainda mais as repercussões socioeconômicas do trauma. Por outro lado, a sobretriagem* pode aumentar custos e alocar recursos excessivos para um paciente, os quais poderiam ser mais bem utilizados no atendimento de vítimas mais graves.[2]

Para que a triagem do idoso traumatizado seja adequada, o médico deve conhecer as particularidades que diferenciam os pacientes dessa faixa etária daqueles mais jovens. A maior parte das ferramentas de triagem desenvolvidas para traumatizados foca muito na gravidade das lesões e na repercussão fisiológica do trauma. Entretanto, o paciente geriátrico deve ser encarado como um todo, considerando não só a gravidade das lesões, mas também as particularidades da resposta orgânica ao trauma,

* Triagens inadequadas que podem levar a pior desfecho do paciente e a má utilização de recursos.

as comorbidades e a funcionalidade. Observa-se, portanto, que o médico deve considerar essas diferenças na hora de tomar as decisões diante de um idoso traumatizado.

Como identificar a gravidade

A triagem correta de um paciente depende, essencialmente, da identificação adequada de sua gravidade. Quando se avaliam pacientes adultos jovens e hígidos, é possível estabelecer uma relação mais direta entre a gravidade do trauma e os recursos necessários para o atendimento desse paciente. No entanto, o atendimento de um idoso vítima de trauma pode ser um desafio para os profissionais da saúde. Nos pacientes idosos, a gravidade do trauma e das lesões oriundas do evento traumático devem ser analisadas em conjunto com a condição clínica geral, as comorbidades e o *status* funcionaldo paciente. Fica claro, portanto, que eventos traumáticos aparentemente leves podem resultar em necessidade de cuidados em serviços de referência. Considerando as diferenças entre a população idosa e as demais vítimas de trauma, é imprescindível estabelecer estratégias eficazes para identificar os casos mais graves.

A análise da a literatura revela alguns fatores preditores de pior prognóstico. Uma revisão sistemática da literatura mostrou que idade superior a 74 anos, *Injury Severity Score* (ISS)* > 16, e pressão sistólica < 90 mmHg são preditores de mortalidade entre pacientes geriátrico vítimas de trauma.[3] Vale ressaltar que os estudos incluídos não avaliaram métricas funcionais de forma sistemática, o que limita a interpretação desses dados.

Sarcopenia e fragilidade

Sarcopenia** e fragilidade são temas pouco frequentes na discussão de trauma, uma vez que essa doença acomete principalmente adolescentes e adultos jovens. Entretanto, quando discutimos trauma geriátrico, sarcopenia e fragilidade podem ter impacto nas decisões terapêuticas e no prognóstico desses pacientes.

Fragilidade é um termo que se refere à deterioração de múltiplos sistemas que resulta em maior suscetibilidade a estresse físico e fisiológico.[4] A mensuração da fragilidade tem aplicação prática limitada na emergência, pois os métodos descritos são complexos. Sabe-se que a

* Escore de trauma que considera a gravidade das três principais lesões que o paciente apresenta em segmentos distintosdo corpo. O cálculo pode ser feito no seguinte link: https://www.mdcalc.com/injury-severity-score-iss

** Perda de massa muscular que, no contexto clínico, pode estar associado à fragilidade de pior *status* funcional

limitação fisiológica e a sarcopenia podem ser usadas como indicadores de fragilidade e estão associadas a piores desfechos.[4]

A avaliação de sarcopenia por meio de testes de força muscular ou de exames sofisticados também é limitada no contexto do trauma. Alguns modelos de mensuração muscular foram desenvolvidos a partir da análise de tomografias de crânio e de abdome, exames frequentemente realizados durante a investigação diagnóstica desses pacientes. Definições de sarcopenia baseadas na mensuração do músculo masseter e do músculo psoas por tomografia, ou da musculatura periférica por ultrassonografia, por exemplo, mostram uma associação com fragilidade e com piores desfechos como maior tempo de internação maior taxa de mortalidade.[5]

O trauma é uma condição que resulta em perda funcional, com impacto negativo nas atividades de vida diárias. Pacientes sarcopênicos apresentam maior necessidade de reabilitação em instituições de apoio após a alta hospitalar.[6] Esses dados reforçam a necessidade de desenvolver escores e medidas objetivas específicas para essa população, que incluam dados sobre sarcopenia e funcionalidade. Ainda, salientam a importância de avaliar o idoso traumatizado de forma completa com o intuito de triar o paciente para o serviço que ofereça os recursos adequados para o melhor desfecho possível. Nesse sentido, considera-se que a inclusão de índices de sarcopenia possa trazer algum benefício na identificação de pacientes mais graves e com maior risco ao longo da internação. Essa informação, se obtida precocemente, tem o potencial de orientar a decisão de transferência para Centros de Traumaespecializados.

Subtriagem

O problema de subtriagem do idoso é uma questão importante. É sabido que muitos idosos traumatizados não são encaminhados para os centros de trauma por inadequações do próprio sistema, por falta de treinamento, por desconhecimento de protocolos institucionais ou mesmo por um viés de idade (jovens tendem a ser triados adequadamente com mais frequência). Quando comparados a pacientes mais jovens, os idosos apresentam maior morbimortalidade e declínio funcional em decorrência de traumas de gravidade semelhante. Além disso, mesmo em situações em que a lesão seja de menor importância, os idosos apresentam morbidade relevante.[7]

Um dos fatores mais críticos é a percepção do profissional que atende o idoso traumatizado. São frequentes os casos em que o mecanismo de trauma não é individualizado e seu impacto é subvalorizado. Um mecanismo de trauma aparentemente leve para um adulto jovem hígido pode ter consequências graves para um idoso frágil e com comorbidades.

Vale ressaltar que todo idoso com potenciais lesões graves, especialmente aqueles cujo tratamento deve envolver procedimento cirúrgico, devem ser transferidos para Centros de Trauma especializados. Essa transferência deve ser indicada precocemente, sem aguardar a realização de exames que não mudam a conduta ou o desfecho naquele momento, uma vez que estudos sugerem que a demora na transferência está associada a piores desfechos.

As comorbidades dos pacientes são relevantes, pois podem influenciar tanto na avaliação quanto na triagem. O médico deve definir se as alterações observadas são decorrentes de alguma doença crônica ou do próprio trauma. Exemplos incluem um paciente com alteração ventilatória crônica que apresenta fratura de costelas ou um paciente com disfunção neurológica cujo mecanismo de trauma pode envolver traumatismo cranioencefálico. Nessas situações, a conduta mais prudente é considerar o pior cenário e internar o paciente para prosseguir a investigação ou para acompanhar a evolução do quadro.[4] Nesse contexto, a definição de transferir para um Centro de Trauma deve ser feita de forma individualizada e criteriosa (Tabela 9.1).

Tabela 9.1. Triagem do paciente traumatizado

Adulto Jovem	Idoso
❑ Gravidade das lesões ❑ Critérios fisiológicos	❑ Gravidade das lesões ❑ Critérios fisiológicos ❑ Comorbidades ❑ *Status* funcional ❑ Fragilidade

Uma triagem adequada é capaz de otimizar os recursos disponíveis garantindo níveis de atendimento adequados para cada paciente, maximizando a eficiência do sistema (Figura 9.1). Não há critérios bem estabelecidos ainda para definir o nível de atendimento mais adequado para cada paciente idoso. Assim, é importante que os Centros de Trauma definam, em conjunto com as autoridades locais e com os hospitais secundários, um protocolo adequado para essa população.[8] A importância da criação desses protocolos pode ser ressaltada pelo menor risco de complicações evitáveis e pela melhor sobrevida de pacientes tratados nos centros de referência, quando comparado aos pacientes tratados em outros locais.

Idealmente, as vítimas de trauma devem ser triadas ainda no ambiente pré-hospitalar, otimizando o tempo de transporte e a utilização de recursos. Entretanto, faltam dados para definir as melhores estratégias para a triagem dos pacientes idosos. Uma revisão sistemática publicada por Fuller *et al.* em 2021 concluiu que as ferramentas utilizadas no ambiente pré-hospitalar

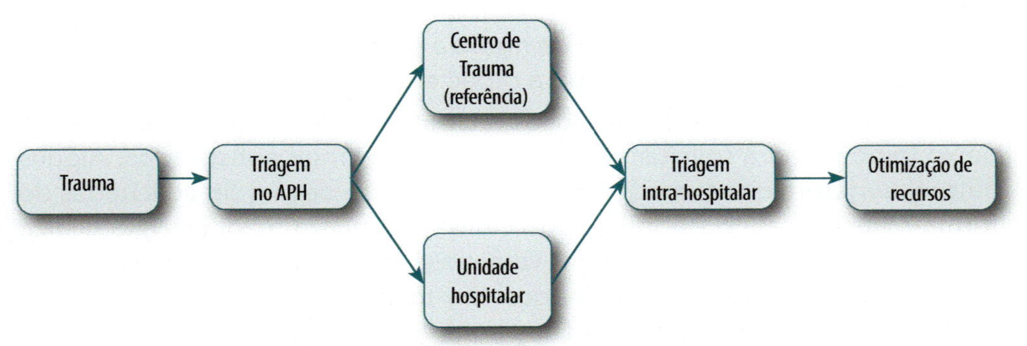

Figura 9.1. Fluxograma ilustrando as etapas de triagem e sua relação com a otimização de recursos.

para a triagem de idosos vítimas de trauma não apresentam sensibilidade e especificidade adequadas para um balanço satisfatório entre sub e sobretriagem. Além disso, a maioria dos estudos apresenta vieses significativos e grande heterogeneidade.[2]

Ativação do time de trauma

É comum que haja ativação do time de trauma (ATT) nos centros de referência quando um politraumatizado é classificado como grave. São vários os fatores que levam à ativação desse time e geralmente envolvem mecanismo de trauma, sinais vitais e dados demográficos. Vale ressaltar que hipotensão e taquicardia são frequentemente usadas como critérios de ATT. Entretanto, pacientes idosos, mesmo quando graves, podem não exibir essas alterações devido às particularidades fisiológicas dessa faixa etária. Um estudo americano mostrou que 63% dos pacientes com ISS > 15 e 30% com ISS > 30 não apresentavam alterações de pressão arterial e de frequência cardíaca. Nessa população, a mortalidade foi de 16%, ilustrando o risco da subtriagem nesses pacientes.[9] Observa-se, portanto, que o limiar de ATT para o atendimento de idosos traumatizados deve ser menor que o usado para pacientes adultos jovens. Sugere-se que pacientes idosos com AIS > 3 em qualquer segmento recebam atendimento de uma equipe especializada.[1]

Triagem intra-hospitalar

Uma vez dentro do hospital, o atendimento do paciente idoso deve ser criterioso para definir a conduta mais adequada. Ainda, o ambiente de observação desse paciente, se em enfermaria ou em unidade de terapia intensiva (UTI), deve ser definido de modo a otimizar os recursos do hospital e a garantir o melhor desfecho para o paciente.

O médico que atende um idoso traumatizado deve ter um limiar mais baixo também para solicitar exames diagnósticos mais sofisticados. Alguns autores sugerem que tomografias de corpo inteiro devam ser solicitadas de forma mais liberal no paciente idoso, uma vez que a manifestação clínica das lesões é menos pronunciada. Vale ressaltar que a resposta fisiológica do idoso é peculiar, os ossos longos são mais suscetíveis a fraturas, e o paciente idoso tende a referir menos dor.[4]

Pacientes idosos apresentam maior risco de eventos cardiovasculares que podem ser a causa-base do trauma. Assim, é imprescindível que o médico que atende um idoso traumatizado considere eventos isquêmicos ou Acidente Vascular Encefálico Hemorrágico (AVEh) como fatores precipitantes, levando-se em conta a funcionalidade, o uso de medicações e as comorbidades, e realize uma investigação apropriada.[4]

No ambiente intra-hospitalar, também é possível estratificar os pacientes com base em escores anatômicos e fisiológicos. Uma vez que a maior parte dos escores mais utilizados em trauma atualmente não considera funcionalidade, sarcopenia e comorbidades, fica claro que eles podem não ser adequados para a avaliação do trauma geriátrico.

Estratégias para melhorar a triagem

Para definir melhores estratégias, é importante identificar as principais dificuldades enfrentadas pelo sistema. Conforme discutido neste capítulo, é possível entender que algumas estratégias podem ter impacto direto na melhora da triagem. Entre elas podemos destacar treinamento adequado e específico da equipe, tanto intra quanto extra-hospitalar, para o atendimento da vítima de trauma idosa, desenvolvimento de métricas objetivas e escores específicos para os idosos traumatizados, e criação de protocolos institucionais orientando as estratégias de investigação diagnóstica e de tratamento.

Conclusão

A avaliação do paciente idoso traumatizado é um desafio para a equipe. A subtriagem desses pacientes é frequente e representa um problema relevante socioeconômico e de saúde pública. É essencial que sejam definidas estratégias especificamente voltadas para a identificação de gravidade de um paciente idoso vítima e para o encaminhamento adequado a um centro de trauma.

Pontos-chave

- Os idosos vítimas de trauma são frequentemente triados de maneira inadequada (subtriagem)
- A gravidade do caso deve considerar as lesões traumáticas, as comorbidades e o *status* funcional do paciente
- Faltam dados na literatura e métricas objetivas especificamente desenvolvidas para o atendimento e a triagem da população idosa vítima de trauma
- A definição de estratégias e protocolos específicos para os idosos tem o potencial de otimizar os recursos e reduzir o impacto negativo socioeconômico e na saúde pública

Referências Bibliográficas

1. Calland JF, Ingraham AM, Martin N, Marshall GT, Schulman CI, Stapleton T, et al. Evaluation and management of geriatric trauma: management guideline. J Trauma Acute Care Surg. 2012;73(5):345–50.
2. Fuller G, Pandor A, Essat M, Sabir L, Buckley-woods H, Chatha H, et al. Diagnostic accuracy of prehospital triage tools for identifying major trauma in elderly injured patients: a systematic review. J Trauma Acute Care Surg. 2021;90(2):403–12.
3. Hashmi A, Ibrahim-zada I, Rhee P, Aziz H, Fain MJ, Friese RS, et al. Predictors of mortality in geriatric trauma patients: a systematic review and meta-analysis. J Trauma Acute Care Surg. 2014;76(3):894–901.
4. Reske-Nielsen C, Medzon R. Geriatric Trauma. Emerg Med Clin North Am. 2016;34(3):483–500.
5. Xia W, Barazanchi AWH, Macfater WS, Hill AG. The impact of computed tomography-assessed sarcopenia on outcomes for trauma patients – a systematic review and meta-analysis. Injury. 2019;50(9):1565–76.
6. Fairchild B, Webb TP, Xiang Q, Tarima S, Brasel KJ. Sarcopenia and frailty in elderly trauma patients. World J Surg. 2015;39(2):373–9.
7. Peetz AB, Brat GA, Pt JR, Askari R, Mph OAO, Elias KM, et al. Functional status, age, and long-term survival after trauma. Surgery. 2016;160(3):762–70.
8. Cooper Z, Maxwell CA, Fakhry SM, Joseph B, Lundejberg N, Burke P, et al. A position paper: The convergence of aging and injury and the need for a Geriatric Trauma Coalition. J Trauma Acute Care Surg. 2017;82(2):419–22.
9. Demetriades D, Sava J, Alo K, Newton E, Velmahos GC, Murray JA, et al. Old Age as a Criterion for Trauma Team Activation. J Trauma. 2001;51:754–7.

10

Índices de Trauma no Idoso: É diferente?

Valdir Zamboni

Definição

Os índices de trauma são ferramentas úteis na abordagem e gestão das vítimas de trauma, permitindo uma mesma linguagem e uma qualidade adequada no atendimento de vítimas de trauma. O seu conhecimento, pelos profissionais de saúde envolvidos na urgência/emergência pré-hospitalar e hospitalar, é determinante para estimar a gravidade e a sobrevida em paciente com trauma, além de permitir elaboração de inquéritos epidemiológicos.

Eles permitem também a comparação adequada de doentes em pesquisas no que se refere a gravidade e estratégias para prevenção.

Histórico

Edwin Smith[1] descreveu que papiros Egípcios antigos já forneciam uma descrição compatível com a categorização de ferimentos traumáticos e os classificavam em três grupos:

1. Tratáveis com sucesso.
2. Possivelmente curáveis.
3. Intratáveis.

Em 1943, DeHaven et al., na Universidade de Cornell, publicaram a primeira escala orientada para pesquisa de lesões em acidentes aéreos, mas que logo passou a ser utilizada também para o estudo de lesões automotivas.[2]

No final de 1968, um grupo de médicos, engenheiros e pesquisadores, sob a coordenação de John D. States, se reuniu em Detroit para discutir a necessidade da criação de um sistema de classificação de lesões que fosse clinicamente aceitável e fornecesse um método objetivo para determinar a gravidade das lesões. Foi criado o Comitê de Aspectos Médicos de Segurança Automotiva da Associação Médica Americana, que padronizou uma escala inicialmente utilizada pela General Motors Corporation. Após isso, uma série de mudanças sutis e importantes foram realizadas. As lesões em cada uma das categorias foram listadas por segmentos corpóreos e classificadas. Estava criada a escala abreviada de lesões – Abbreviated Injury Score (AIS).[3]

Em 1989, o American Colege of Surgeons criou o National Trauma Data Bank (NTDB), que registra todos os traumas ocorridos nos Estados Unidos e serve como um grande banco de dados para comparação e estudo dos vários tipos de lesões causadas por trauma.

Atualmente, as escalas de trauma são agrupadas em três categorias, de acordo com os critérios que se pretende avaliar: anatômicas, fisiológicas e combinadas.

Requisitos

Os principais requisitos são o rigor, a segurança e a especificidade. Eles devem fornecer uma descrição rigorosa, confiável e reprodutível, que permita o cálculo das pontuações do trauma e avaliar com exatidão a gravidade das lesões a nível anatômico e fisiológico. Segundo Senkowski & McKenney (1999) eles devem prever a gravidade da lesão e traçar o prognóstico dos doentes, incluindo itens como o mecanismo da lesão, fatores de comorbilidade, idade e avaliação clínica.[4]

Descrição dos sistemas de pontuação de trauma

Abbreviatted Injury Scale (AIS)

O AIS foi proposto pela primeira vez em 1969 pela Medical Association e atualizado em 2005[4] e, posteriormente, em 2008.[5]

O cálculo do AIS integra seis regiões corporais e utiliza uma escala de seis pontos (1 – lesão mínima a 6 – lesão fatal) para classificar a gravidade das lesões. As seis regiões avaliadas são: o pescoço e a cabeça, a face, o tórax, o abdome e a pélvis, extremidades e estruturas externas.[3,6]

ESCALA ABREVIADA DE LESÕES
(*OIS – ORGAN INJURY SCALE*)

PONTUA LESÕES EM DIVERSOS SEGMENTOS CORPÓREOS DE ACORDO COM A GRAVIDADE

1 = menor
2 = moderado
3 = sério
4 = severo (ameaça a vida)
5 = crítico (sobrevida incerta)
6 = não sobrevivente

URETRA			
GRAU	**DESCRIÇÃO DA LESÃO**		**AIS - 90**
1	CONTUSÃO	❑ Sangue no meato uretral uretrografia normal	2
2	Lesão maior	❑ Tração da uretra sem extravasamento na uretrografia	2
3	Laceração parcial	❑ Extravasamento do contraste no local da lesão com visualização do contraste na bexiga	2
4	Laceração completa	❑ Extravasamento do contraste no local da lesão sem visualização da bexiga ❑ Separação da uretra menor que 2 cm	3
5	Laceração completa	❑ Transecção com separação dos segmentos maior que 2 cm ou extensão para próstata ou vagina	4

Obs.: em situação de lesões múltiplas considere um grau acima.

BEXIGA			
GRAU	**DESCRIÇÃO DA LESÃO**		**AIS - 90**
1	Hematoma Laceração	❑ Contusão, hematoma intramural, thickness parcial	2
2	Laceração	❑ Laceração da parede extraperitoneal menos de 2 cm	3
3	Laceração	❑ Laceração da parede extraperitoneal mais de 2 cm ou intraperitoneal menos de 2 cm	4
4	Laceração	❑ Laceração da parede intraperitoneal mais de 2 cm	4
5	Laceração	❑ Laceração que se estende até o colo vesical ou trígono	4

Obs.: em situação de lesões múltiplas considere um grau acima.

URETER			
GRAU	**DESCRIÇÃO DA LESÃO**		**AIS - 90**
1	Hematoma	❑ Contusão ou hematoma sem desvascularização	2
2	Laceração	❑ Transecção menor que 50%	2
3	Laceração	❑ Transecção maior que 50%	3
4	Laceração	❑ Transecção completa com desvascularização de 2 cm	3
5	Laceração	❑ Transecção completa com desvascularização maior que 2 cm	3

Obs.: em situação de lesões múltiplas considere um grau acima.

PAREDE TORÁCICAS			
GRAU	DESCRIÇÃO DA LESÃO		AIS - 90
1	Contusão	❑ Qualquer localização	1
	Laceração	❑ Pele e subcutâneo	1
	Fratura	❑ Menos de 3 costelas, fechada	1-2
		❑ Clavícula alinhada e fechada	2
2	Laceração	❑ Pele, subcutâneo e músculo	1
	Fratura	❑ 3 ou mais costelas, fechada	2-3
		❑ Clavícula aberta ou desalinhada	2
		❑ Esterno alinhada, fechada	2
		❑ Corpo da escápula	2
3	Laceração	❑ Total, incluindo pleura	2
	Fratura	❑ Esterno, aberta, desalinhada ou instável	2
		❑ Menos de 3 costelas com segmento instável	3-4
4	Laceração	❑ Avulsão dos tecidos da parede com fratura exposta de costela	4
	Fratura	❑ 3 ou mais costelas com tórax instável unilateral	3-4
5	Fratura	❑ Tórax instável bilateral	5

Obs.: em situação de lesões bilaterais considere um grau acima.

PULMÃO			
GRAU	DESCRIÇÃO DA LESÃO		AIS - 90
1	Contusão	❑ Unilateral, menos que in lobo	3
2	Contusão	❑ Unilateral in lobo	3
	Laceração	❑ Pneumotórax simples	3
3	Contusão	❑ Unilateral, mais que in lobo	3
	Laceração	❑ Escape persistente de via aérea distal mais de 72 horas	3-4
	Hematoma	❑ Intraparenquimatoso sem expansão	3-4
4	Laceração	❑ Escape de via aérea maior (segmento ou lobar)	4-5
	Hematoma	❑ Intraparenquimatoso em expansão	4-5
	Vascular	❑ Rotura de vaso intrapulmonar ramo primário	3-5
5	Vascular	❑ Rotura de vaso hilar	4
6	Vascular	❑ Transecção total do hilo pulmonar sem contenção	4

Obs.: em situação de lesões bilaterais considere um grau acima.

Hemotórax esta na tabela de lesões de vasos intratorácicos.

DIAFRAGMA		
GRAU	DESCRIÇÃO DA LESÃO	AIS - 90
1	Contusão	2
2	Laceração de 2 cm ou menos	3
3	Laceração de 2 a 10 cm	3
4	Laceração maior que 10 cm com perda de tecido maior que 25 cm^2	3
5	Laceração com perda de tecido maior que 25 cm^2	3

Obs.: em situação de lesões bilaterais considere um grau acima.

FÍGADO			
GRAU	DESCRIÇÃO DA LESÃO		AIS - 90
1	Hematoma Laceração	❑ Subcapsular, menos que 10% da área de superfície ❑ Fissura capsular com menos de 1 cm de profundidade	2 2
2	Hematoma Laceração	❑ Subcapsular, 10% a 50% da área de superfície ❑ Intraparenquimatoso com menos de 10 cm de diâmetro ❑ 1 a 3 cm de profundidade com até 10 cm de comprimento	2 2 2
3	Hematoma Laceração	❑ Subcapsular, maior que 50% de área de superfície ou em expansão ❑ Hematoma subcapsular ou parenquimatoso roto ❑ Hematoma intraparenquimatoso maior que 10 cm ou em expansão ❑ Maior que 3 cm de profundidade	3 3 3
4	Laceração	❑ Rutura de parênquima hepático envolvendo 25% a 75% de lobo hepático ou 1 a 3 segmentos de Coinaud em um lobo	4
5	Laceração Vascular	❑ Rutura de parênquima hepático envolvendo mais de 75% de lobo hepático ou mais de 3 segmentos de Coinaud em um lobo ❑ Lesões justahepáticas, isto é, veia cava retrohepática e veias centrais maiores	5 5
6	Vascular	❑ Avulsão hepática	6

Obs.: em situação de lesões múltiplas considere um grau acima. Acima do grau 3.

BAÇO			
GRAU	DESCRIÇÃO DA LESÃO		AIS - 90
1	Hematoma Laceração	❑ Subcapsular, menos que 10% da área de superfície ❑ Fissura capsular com menos de 1 cm de profundidade	2 2
2	Hematoma Laceração	❑ Subcapsular, 10% a 50% da área de superfície ❑ Intraparenquimatoso com menos de 5 cm de diâmetro ❑ 1 a 3 cm de profundidade sem envolver veia do parênquima	2 2 2
3	Hematoma Laceração	❑ Subcapsular, maior que 50% da área de superfície ou em expansão ❑ Hematoma subcapsular ou parenquimatoso roto ❑ Hematoma intraparenquimatoso maior que 5 cm ou em expansão ❑ Maior que 3 cm de profundidade ou envolvendo veias trabeculares	3 3 3
4	Laceração	❑ Laceração de veias do hilo ou veias segmentares produzindo maior devascularização (> 25% do baço)	4
5	Laceração Vascular	❑ Destruição total do baço ❑ Lesão do hilo vascular com desvacularização do baço	5 5

Obs.: em situação de lesões múltiplas considere um grau acima. Acima do grau 3.

RIM			
GRAU	**DESCRIÇÃO DA LESÃO**		**AIS - 90**
1	Contusão Hematoma	❑ Hematúria macro ou microscópia com avaliação urológica normal ❑ Subcapsular, sem expansão e sem laceração do parênquima	2 2
2	Hematoma Laceração	❑ Hematoma perirrenal sem expansão confinado ao retroperitêoneo renal ❑ Profundidade no parênquima renal menor que 1 cm sem extravasamento de urina	2 22
3	Laceração	❑ Profundidade do parênquima maior que 1 cm, sem ruptura do sistema coletor ou extravasamento de urina	3
4	Laceração Vascular	❑ Laceração que se estende através da córtex renal, medular e sistema coletor ❑ Lesão da artéria ou veia principais com hemorragia contida	4 5
5	Laceração Vascular	❑ Destruição renal total ❑ Avulsão do hilo renal com desvascularização renal	5 5

Obs.: em situação de lesões múltiplas considere um grau acima.

VASCULATURA INTRA-ABDOMINAL			
GRAU	**DESCRIÇÃO DA LESÃO**		**AIS - 90**
1	Contusão Hematoma	❑ Ramos inominados das artérias e veias mesentérica superior ❑ Ramos inominados das artérias e veias mesentérica inferior ❑ Artéria e veia frênicas ❑ Artéria e veia lombar ❑ Artéria e veia gonadal ❑ Artéria e veia ovariana ❑ Outras artérias e veias inominadas que requeiram ligadura	0
2	Hematoma Laceração	❑ Artéria hepática comum, direita ou esquerda ❑ Artéria e veia esplênicas ❑ Artéria e gástrica esquerda ou direita ❑ Artéria gastroduodenal ❑ Artéria e veia mesentérica inferior ❑ Ramos primários da artéria e veia mesentérica ❑ Outro vaso abdominal nominado que necessite de ligadura	3 3 3 3 3 3 3
3	Laceração	❑ Artéria mesentérica superior ❑ Artéria e veias renais ❑ Artéria e veias ilíacas ❑ Artéria e vias hipogástricas ❑ Veia cava infrarrenal	3 3 3 3 3
4	Laceração Vascular	❑ Artéria mesentérica superior ❑ Eixo celíaco ❑ Veia cava suprarrenal, infra-hepática ❑ Aorta infrarrenal	3 3 3 3
5	Laceração Vascular	❑ Veia porta ❑ Veia hepática extraparenquimal ❑ Veia cava retro ou supra-hepática ❑ Aorta suprarrenal subdiafragmática	3 3-5 5 5

VASCULATURA INTRATORÁCICA		
GRAU	DESCRIÇÃO DA LESÃO	AIS - 90
1	❑ Artéria e veia intercostal	2-3
	❑ Artéria e veia mamária interna	2-3
	❑ Artéria e veia brônquica	2-3
	❑ Artéria e veia esofágica	2-3
	❑ Artéria e veia hemiázigos	2-3
	❑ Artéria e veia inominada	2-3
2	❑ Veia ázigos	2-3
	❑ Veia jugular interna	2-3
	❑ Veia subclávia	3-4
	❑ Veia inominada	3-4
3	❑ Artéria carótida	3-5
	❑ Artéria inominada	3-4
	❑ Artéria subclávia	3-4
4	❑ Aorta torácica descendente	4-5
	❑ Veia cava inferior intratorácica	3-4
	❑ Primeiro ramo intraparenquimatoso da artéria pulmonar	3
	❑ Primeiro ramo intraparenquimatoso da veia pulmonar	3
5	❑ Aorta torácica ascendente e arco	5
	❑ Veia cava superior	3-4
	❑ Artéria pulmonar, tronco principal	4
	❑ Veia pulmonar, tronco principal	4
6	❑ Transecção total incontida da aorta torácica	5
	❑ Transecção total incontida do hilo pulmonar	4

Obs.: avance um grau quando houver múltiplas lesões do grau 3 ou 4 se a lesão for maior que 50% da circunferência. Recue um grau nas lesões dos graus 4 e 5 se a lesão for menor que 25% da circunferência.

Injury Severity Score (ISS)

O ISS foi desenvolvido em 1974 pela Universidade John Hopkins por Baker et al., sendo considerado o primeiro sistema de pontuação baseado exclusivamente em critérios anatômicos que fornece uma aferição global para pacientes com múltiplas lesões.[8] O seu objetivo foi o de definir a gravidade das lesões por meio de um sistema comparativo, por isso, não é considerado uma ferramenta de triagem.

O cálculo é efetuado com base AIS, em que, a cada lesão é atribuída uma pontuação, com base em seis regiões corporais: cabeça, face, parede torácica, abdome, extremidades e estruturas externas. Só é considerado o valor AIS mais alto de cada uma das seis regiões, e destas, as três regiões com lesões mais graves terão a sua pontuação elevada ao quadrado e somada, resultando na pontuação do ISS.

O ISS varia de 1 e 75, e o valor máximó é atribuído a um doente com AIS igual a 6, correspondendo a uma lesão considerada fatal.[7] No caso de

Cálculo do ISS

Pacientes com lesões nas seguintes regiões:

REGIÃO	AIS DA LESÃO	AIS DA LESÃO
Crânio e pescoço	2	2
Face	4	–
Tórax	1	4
Abdome/pelve	2	3
Esquelética	3	4
Geral	1	–

Cálculo do ISS = 4 + 4 + 4 → ISS = 16 + 16+ 16+ = 48 → ISS = 48

Limitações: Não considera a presença de múltiplas lesões em determinado segmento como determinantes de maior gravidade ao aproveitar apenas a lesão mais grave (ex.: mortalidade para ISS = 16 é de 14,3% (4,0,0) e para ISS = 19 é de 6,8% (3,3/1).

Taxas de mortalidade variam muito, comparando-se valores de AIS semelhantes em diferentes segmentos corpóreos. Idade e doenças associadas são desconsideradas e têm importância prognóstica quanto do trauma.

Atenção! Não pode ser utilizada como índice de trauma isoladamente.

vítimas politraumatizadas, um ISS´ maior ou igual a 16indica a necessidade de cuidados em um centro de trauma.[8]

O NTDB foi responsável pela categorização das lesões baseadas no ISS em: 1-9 lesões menores; 10-15 lesões moderadas; 16-24 lesões graves; e > 24 lesões muito graves.[7] ISS: limita o número total de lesões a apenas três regiões; não considera múltiplas lesões na mesma região corporal; em pacientes politraumatizados, atribui um valor superior a uma lesão menos grave em outra região corporal, do que uma lesão secundária na mesma região; não considera variáveis fisiológicas; concede valores semelhantes a diferentes regiões corporais;[8,9] não é utilizado como ferramenta de triagem.[11]

Índices fisiológicos – Revised Trauma Score (RTS)

O RTS foi apresentado em 1989 por Champion et al. a partir do Trauma Score. Assim, o RTS considera três variáveis: Escala de coma de Glasgow (GCS), frequência respiratória (FR) e pressão arterial sistólica (PAS).[12]

O RTS apresenta duas formas que diferem conforme a necessidade de utilização; a forma simples é usada na triagem no pré-hospitalar e denomina-se T-RTS, e a forma codificada é utilizada para o controle de qualidade e previsão de resultados.[11]

Na T-RTS cada uma das três variáveis recebe um valor compreendido entre 0 e 4, e da soma destes gera-se a pontuação final. Dessa maneira, a T-RTS pode variar entre 0 e 12, e valores menores representam graus elevados de gravidade.[4]

ESCORE DE TRAUMA REVISADO

GCS	BPM	FR	Valor*
13-15	> 89	10-29	04
09-12	76-89	> 29	03
06-08	50-75	06-09	02
04-05	01-49	01-05	01
03	00	00	00

O valor final é obtido pela fórmula:

$$ETR = 0{,}9368 \times GCS + 0{,}7359 \times BPM + 0{,}2908 \times FR$$

Para um valor total máximo de 7,84

GCS = Glasgow

BPM = Batimentos por minuto

FR = Frquência respiratória

ETR = Escore de truma revisado

Importância: *criados para fins de triagem na cena do acidente, comparação de resultados entre instituições e dentro das mesmas ao longo do tempo (controle de qualidade) e para avaliar probabilidade de sobrevida.*

Índices combinados

Trauma and Injury Severity Score (TRISS)

O sistema TRISS foi desenvolvido por Boyd et al. em 1987,[13] e teve como objetivo combinar os critérios fisiológicos do RTS com os critérios anatômicos do ISS,[4] levando em consideração para o cálculo a idade e o mecanismo de trauma.

Limitações: ISS (incapacidade de contabilizar múltiplas lesões em uma mesma região). Não considera comorbilidades preexistentes (cardiopatia, DPOC, e cirrose) e isso traz um viés e limitações de sua aplicação nos idosos.

Exclui os pacientes entubados por não ser possível obter a frequência respiratória e a resposta verbal. O cálculo da probabilidade de sobrevida é feito com base na equação:

$$Ps = \frac{1}{\left(1 + e^{-b}\right)}$$

em que "e" representa a base do logaritmo neperiano e "b" é originado da fórmula que considera valores do RTS, ISS, idade (< 55 ou ≥ 55 anos) e distintos coeficientes segundo o tipo de trauma (contuso ou penetrante).

	Trauma fechado	Trauma penetrante
b0	0,4499	2,5355
b1	0,8085	0,9934
b2	0,0835	0,0651
b3	1,7430	1,1360

Os índices de trauma em idosos

O processo de envelhecimento leva gradualmente à diminuição dos reflexos, da agilidade e da força, associado à maior prevalência de doenças crônicas em idosos e ao uso de polifarmácia para tratamento das comorbidades, levando a um maior risco para eventos traumáticos nessa faixa etária.

Os pacientes idosos apresentam uma taxa de mortalidade superior à de jovens após o trauma. Muitos autores atribuem essa maior mortalidade às doenças preexistentes, amplamente observadas nessa população. Para alguns, a mortalidade aumenta diretamente com a idade, independentemente do mecanismo de lesão, da gravidade ou da região corporal atingida. Estudos revelam que a população geriátrica tem índice de mortalidade após o trauma mais elevado em comparação com pessoas com menos de 50 anos de idade, mesmo que apresentem injúria semelhante[13].

Várias condições se associam à saúde dos idosos, dentre as quais a síndrome da fragilidade. Trata-se de uma condição multissistêmica, mais prevalente com o avançar da idade, definida por Fried *et al.*[15] como estado de vulnerabilidade crescente a estressores, resultado do declínio das reservas fisiológicas e desregulação de múltiplos sistemas, limitando a capacidade de manter a homeostase diante de estressores. Buscando identificar a síndrome da fragilidade em idosos, Fried et al. reuniram condições como emagrecimento ligado à desnutrição e perda de massa muscular, fraqueza muscular, baixa resistência, lentidão e baixos níveis de atividade, para formular um fenótipo de fragilidade.

Tal fenótipo foi definido pelo autorrelato de exaustão e perda involuntária de peso no último ano, perfil de atividade física, força de preensão manual e velocidade de marcha.

Segundo essas características, os idosos são classificados como frágeis, quando apresentam três ou mais dos componentes citados, pré-frágeis, quando apresentam um ou dois deles, e nãofrágeis, quando não apresentam nenhuma dessas características. Foi demonstrado que esse fenótipo apresenta validade interna e de critério e é capaz de predizer vários desfechos clínicos, como quedas, incapacidades, hospitalização e morte.

Embora não seja sinônimo de tais condições, a fragilidade é relacionada com a presença de comorbidades e incapacidade, podendo ser causada ou predispor tais eventos. Um estudo longitudinal com mulheres idosas apontou que 56% daquelas consideradas frágeis, em um primeiro inquérito, desenvolveram alguma incapacidade para pelo menos uma atividade básica de vida diária (ABVD) durante o acompanhamento, enquanto 20% das consideradas nãofrágeis se tornaram dependentes. Diante do caráter negativo e prejudicial de tais desfechos, torna-se importante identificar relações entre eles e a síndrome da fragilidade em amostras variadas a fim de orientar a atenção à saúde dos idosos, visando a tomada de decisões e o planejamento de ações de educação, prevenção e promoção da saúde. Assim, quanto maior o número de estudos em diferentes populações de idosos, maior o número de evidências disponíveis para os profissionais de saúde na assistência à síndrome, justificando estudos como este.

A utilização de índices de trauma na população geriátrica deve ser cautelosa. Em pacientes com mais de 65 anos de idade, esses índices habitualmente se mostram inadequados na predição da mortalidade, especialmente quando as lesões são de menor gravidade. É possível que parâmetros simples possam prever a evolução do idoso vítima de trauma. Em uma grande série de pacientes, a pressão sistólica menor do que 80 mmHg no momento da admissão hospitalar mostrou-se forte indicador de mortalidade no idoso. A presença de lesão no sistema nervoso central apresenta forte correlação com a mortalidade, assim como as lesões decorrentes de queimaduras. Idosos frequentemente tomam medicações como betabloqueadores, que modificam a resposta a catecolaminas e podem comprometer o cálculo do RTS que leva em conta a frequência cardíaca. A evolução clínica de idosos vítimas de traumaparece estar mais relacionada com doenças preexistentes e a reserva fisiológica do paciente do que com os índices que tomam por base a gravidade das lesões, exceto nos pacientes com lesões muito graves.[16]

Os indicadores mais genéricos da condição fisiológica, como o APACHE II, provavelmente têm maior acurácia na predição da evolução do paciente idoso do que os índices de trauma habitualmente utilizados.[17] Tornetta P *et al.* acreditam que o ISS é capaz de prever o aparecimento de complicações como a síndrome da angústia respiratória do adulto, a pneumonia, sepse e complicações gastrintestinais. Além disso, referem que a mortalidade que se correlaciona com o ISS é influenciada pela necessidade de transfusão de sangue e infusão de líquidos e pela escala de Glasgow. Segundo os autores, esses fatores, em conjunto com a presença de complicações, podem ser previstos pelo índice. Destaca-se ainda que o uso de medicações anticoagulantes por idosos aumenta o risco de sangramentos mais significativos em comparação à própria coagulopatia induzida pelo trauma.[18]

Estudo retrospectivo com 5.139 pacientes adultos vítimas de trauma revelou que a mortalidade é duas vezes maior no idoso do que no jovem, mesmo que a gravidade da injúria seja semelhante, além de que a mortalidade tardia (após 24 horas) também é significativamente maior na população geriátrica. Esse mesmo estudo identificou para os idosos fatores independentes preditivos da mortalidade tardia, representados pelo ISS, pelo RTS, por doenças cardiovasculares e hepáticas preexistentes, por complicações cardíacas, renais e infecciosas e pelo estado físico do paciente. Assim sendo, o idoso vítima de trauma apresenta maior taxa de mortalidade tardia do que o jovem, devido à combinação da injúria com o maior número de doenças preexistentes associadas e ao aparecimento de complicações após o trauma. Os instrumentos utilizados para avaliar a capacidade funcional e a gravidade do trauma foram, respectivamente, a Medida de Independência Funcional e o ISS.[19]

A Medida de Independência Funcional foi traduzida e validada no Brasil e foi utilizada nesse estudo por ser uma medida que atende a critérios de confiabilidade, validade, precisão, praticidade e facilidade. A Medida de Independência Funcional, que avalia a incapacidade de pacientes com restrições funcionais de origem variada, foi aplicada nesse estudo em três momentos. O primeiro momento ocorreu em até 48 horas da admissão do paciente no hospital, com o objetivo de avaliar a capacidade funcional do idoso antes do trauma. No segundo momento, o paciente foi avaliado na alta hospitalar, considerando-se a interferência que esse ambiente pode provocar na capacidade funcional. Por fim, no terceiro momento, a avaliação foi realizada um mês da alta, para verificar se houve alterações na capacidade funcional do idoso em comparação aos momentos iniciais - até 48 horas da admissão e alta hospitalar.

Entre as atividades avaliadas por esse instrumento estão: autocuidado, mobilidade/transferência, locomoção, controle esfincteriano, comunicação e cognição social, que inclui memória, interação social e resolução de problemas. Cada uma dessas atividades é avaliada e é atribuído um escore que varia de um (dependência total) a sete (independência completa), e a pontuação total varia de 18 a 126. Uma pontuação baixa indica maior dependência funcional do paciente.

O ISS avalia a gravidade global do paciente vítima de trauma, somando-se os quadrados das três piores lesões, sendo elas obrigatoriamente de regiões diferentes. O seu cálculo tem como base a gravidade de cada lesão contida no AIS 2005. A pontuação do ISS varia de 1 a 75, e escores mais altos indicam maior gravidade do trauma e maior probabilidade de morte.

A correlação entre a pontuação total da Medida de Independência Funcional total na alta hospitalar e um mês após a alta com o ISS demonstrou que, quanto menor a gravidade do trauma, maior a independência do idoso. Outro estudo revelou que a gravidade da lesão está diretamente relacionada com a extensão das lesões, o risco que elas representam para a vida, o grau de dependência e a proporção de incapacidades permanentes. Essa é uma informação de grande relevância, pois a gravidade do trauma influencia negativamente na capacidade funcional.[20]

Conclusão

Os índices de trauma são ferramentas úteis, mas devem ser usadas com cautela na população idosa, devido ao fato de que, em geral, eles não consideram as comorbidades frequentes nessa população, assim como o índice de fragilidade comum entre idosos. Embora possam ser aplicados, esses índices apresentam limitações claras e são frequentemente inadequados. Índices de gravidade, como APACHE II, podem ser mais úteis como preditores de mortalidade do que o TRISS.

Referências Bibliográficas

1. Breasted JH. The Edwin Smith Surgical Papyrus: Published in Facsimile and Hieroglyphic Transliteration with Translation and Commentary In: Two Volumes. Chicago, IL: The University of Chicago Press, Oriental Institute Publications; 1930.
2. Ryan GA, Garrett JW. A Quantitative Scale of Impact Injury, publication CAL No. VT-1823-R34. Buffalo, Cornell Aeronautical Laboratory, Inc., Cornell University, October 1968.
3. Rating the severity of tissue damage. I. The abbreviated scale. JAMA. 1971;215(2):277–80.
4. C K Senkowski, M G McKenney. Trauma scoring systems: a review. J Am Coll Surg. 1999 Nov;189(5):491-503.
5. Association for the Advancement of Automotive Medicine, Committee on Injury Scaling. The Abbreviated Injury Scale 2005. Des Plains, IL: Committee on Injury Scaling; 2005.
6. AAAM. Abbreviated Injury Scale (AIS) 2005-Update 2008. 1st ed. AAAM; 2008.
7. Martin R, Meredith J. Introduction to Trauma Care. In: Peitzman A, Rhodes M, Schwab C, Yealy D, Fabian T. The Trauma Manual: Trauma and Acute Care Surgery. Philadelphia: Lippincott Williams & Wilkins; 2008. p. 1 -9.
8. Baker SP, O'Neill B, Haddon Jr W, Long WB
9. . The injury severity score: a method for describing patients with multiple injuries and evaluating emergency care. J Trauma. 1974 Mar;14(3):187-96.
10. Chawda M, Hildebrand F, Pape H, Giannoudis P. Predicting Outcome after Multiple Trauma: which scoring system? Injury. 2004;35:347-58.
11. Conn A, Petrovik L. Trauma Systems and Injury Severity Scoring. In: Sheridan R. The Trauma Handbook of Massachusetts General Hospital. Philadelphia: Lippincott Williams & Wilkins; 2004. p. 10-28.
12. Sharma B. The Injury Scale – a valuable tool for forensic documentation of trauma. J Clin Forensic Med. 2005;12:2122.
13. Champion HR, Sacco WJ, Copes WS, et al. A revision of the Trauma Score. J Trauma. 1989;29(5):623–9.
14. Boyd CR, Tolson MA, Copes WS. Evaluating trauma care: the TRISS method. Trauma Score and the Injury Severity Score. J Trauma. 1987; 27(4):370–8.
15. Desfecho das intervenções em idosos classificados conforme fenótipo da fragilidade de Fried: uma revisão integrativa. Rev Bras Geriatr Gerontol 2019;22(3):e190008. 1-13.
16. Fried LP, Tangen CM, Walston J, Newman AB, Hirsch C, Gottdiener J, et al. Frailty in older adults: evidence for a phenotype. J Gerontol Ser A Biol Sci Med Sci. 2001;56(3)146-56.

17. Morris JA, Mackenzie EJ, Edelstein SL. The effect of preexisting conditions on mortality in trauma patients. JAMA. 1990;263:1942-6.
18. Rlee KJ, Baxt WG, Mackenzie JR, Willits NH, Burney RE, O'Malley RJ et al. APACHE II scoring in the injured patient. Crit Care Med. 1990;18:827-30.
19. Tornetta 3rd P, Mostafavi H. Riina J, Turen C, Reimer B, Levine R et al. Morbidity and mortality in elderly trauma patients. J Trauma. 1999;46:702-6.
20. Perdue PW, Watts DD, Kaufmann CR, Trask AL. Differences in mortality between elderly and younger adult trauma patients: geriatric status increases risk of delayed death. J Trauma. 1998;45:805-10.
21. Broos PLO, D'Hoore A, Vanderschot P, Rommens PM, Stappaerts KH. Multiple trauma in elderly patients. Factors influencing outcome: importance of agressive care. Injury. 1993;24:365-8.

11

Tratamento Não Operatório de Vísceras Parenquimatosas Traumatizadas no Idoso

Octacílio Martins Junior

Introdução

Com o aumento progressivo da população idosa, ocorre também o aumento dos traumas nesse segmento, particularmente as quedas, atropelamentos e acidentes automotivos.[1]

As pessoas estão vivendo mais, levando a uma maior população de pacientes idosos ativos com fatores de risco únicos no contexto do trauma. Um paciente com 85 anos teria fatores de risco diferentes de um paciente com 55 anos. Estratificar esses fatores de risco torna-se valioso na identificação dos fatores que contribuem para o desfecho. Estudos têm demonstrado que a presença de comorbidades no paciente traumatizado é um preditor independente do desfecho.[2]

Demonstrou-se que pacientes idosos que sofrem trauma grave apresentam taxas de mortalidade e de complicações mais altas em comparação com pacientes jovens por várias razões.

A idade avançada afeta quase todos os sistemas orgânicos: pacientes mais idosos têm menor débito cardíaco, frequência cardíaca máxima, taxa de filtração glomerular e capacidade residual funcional pulmonar diminuídas em comparação com pacientes mais jovens. Além disso, devido à diminuição da sensibilidade às catecolaminas, os pacientes idosos podem ter uma resposta atenuada à hipovolemia.[3] Pacientes idosos tendem a ter maior número de comorbidades médicas do que pacientes mais jovens, e a polifarmácia demonstrou aumentar o tempo de internação e o risco de complicações hospitalares.[4]

A hipertensão é uma condição comum em idosos; e dois terços dos pacientes com mais de 60 anos apresentam pressão arterial elevada. Além disso, pacientes mais idosos frequentemente apresentam pressão arterial normal ou elevada após trauma significativo.[5] Como resultado, às vezes pode ser difícil diagnosticar choque nessa população. Pacientes idosos apresentaram escores significativamente mais altos no índice de comorbidade de Charlson quando comparados aos não idosos, confirmando a maior prevalência de comorbidades entre os idosos[6]). Todas essas diferenças ressaltam que a população idosa experimenta uma resposta fundamentalmente diferente ao trauma em comparação com pacientes mais jovens.

O manejo da população geriátrica de risco é um grande desafio para os profissionais de atendimento ao trauma. Indivíduos nessa faixa etária tendem a ter apresentações atípicas e obscuras e apresentam maior vulnerabilidade a desfechos adversos após lesões. Isso torna o plano de manejo clínico para o subgrupo geriátrico extremamente desafiador.

Além disso, a grande heterogeneidade em resposta à lesão aumenta a complexidade. Uma avaliação cuidadosa é obrigatória para identificar pacientes idosos vulneráveis e estabelecer metas de cuidado que garantam o uso racional de recursos e a prestação de cuidados específicos ao trauma geriátrico.

A laparotomia realizada para avaliação de trauma abdominal contuso é um dos procedimentos mais comumente realizados no contexto de cuidados agudos, e está associada a complicações e mortalidade.[7,8] Múltiplos fatores, como coagulopatia, acidose, gravidade da lesão, parâmetros de ressuscitação e hipotermia são conhecidos por estarem associados a piores resultados após laparotomia em trauma.[9-12]

Joseph B et al. mostraram que a taxa de mortalidade aumenta com a idade e que a idade e a taxa de lactato na admissão são preditores de mortalidade em pacientes geriátricos submetidos à laparotomia por trauma[13] (**Figura 11.1**).

Portanto, se a laparotomia exploradora puder ser evitada no paciente idoso poderemos estar contribuindo muito para a diminuição da morbi-mortalidade nessa faixa da população.

As principais vísceras parenquimatosas abdominais que podem ser traumatizadas são o baço, fígado, rins e pâncreas. Destas, o baço e o fígado são os órgãos mais lesados estatisticamente. A grande maioria das lesões renais são atualmente tratadas de forma expectante enquanto o pâncreas, com sua localização retropancreática, é raro ser lesado isoladamente.

Com a melhoria dos métodos de imagem, particularmente a tomografia computadorizada (TC) e o emprego de técnicas de arteriografia e embolização, conseguimos uma melhor visualização e interpretação das lesões

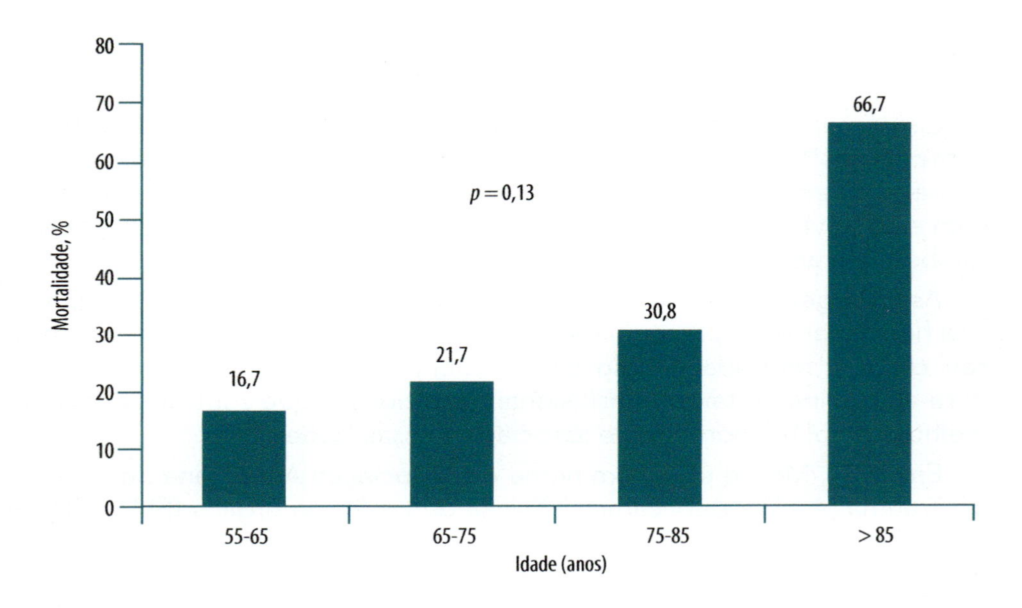

Figura 11.1. Mortalidade estratificada por idade em laparotomia na urgência. Fonte: Bellal Joseph B et al. J Surg Res 2014 Aug;190(2):662-6.

dos órgãos acometidos no trauma abdominal e fornecer um tipo específico de tratamento não operatório nessas situações.

O idoso traumatizado com lesões em vísceras parenquimatosas pode ser tratado de forma não operatória como é feito com pacientes jovens? A baixa reserva funcional e as comorbidades que esse grupo de pacientes possui contraindica este tipo de tratamento? E as medicações que normalmente o idoso utiliza, dificulta a adoção desse tipo de abordagem? É viável e adequado o tratamento não operatório (TNO) das lesões de vísceras parenquimatosas em traumatismos abdominais contusos no idoso? São questões que a literatura apresenta e que tentaremos responder neste capítulo.

Neste capítulo abordaremos exclusivamente o TNO das lesões esplênicas e hepáticas, que são as mais prevalentes em traumas abdominais contusos.

Baço

Até a década de 1980, as lesões esplênicas eram rotineiramente tratadas com esplenectomia.[14] Morris e Bullock foram os primeiros a mostrar a função protetora do baço contra infecções no início do século XX.[15]

Vários anos depois, King e Schumacker[16] publicaram uma série de casos de sepse fulminante pós-esplenectomia causada por bactérias encapsuladas em crianças submetidas a esplenectomia, levando a uma discussão sobre o dano da asplenia traumática também em adultos e o potencial benefício da preservação desse órgão.[17]

Os primeiros relatos de TNO para lesões esplênicas vieram de estudos com crianças[18,19] e, desde então, a incidência de esplenectomia no contexto do baço traumatizado caiu significativamente.[20] Diante dos bons resultados com essa nova modalidade de tratamento, o TNO começou a ser aplicado também em adultos a partir da década de 1980.[21-25]

As vantagens do manejo não operatório incluem menor custo hospitalar, alta hospitalar mais precoce, redução de laparotomias não terapêuticas (e seu custo e morbidade associados), menor incidência de complicações intra-abdominais e taxas transfusionais reduzidas, o que contribui para uma melhora geral na mortalidade associada a essas lesões.[26]

Em 1989, Moore *et al.*, em nome da Associação Americana de Cirurgia do Trauma (AAST), publicaram a Escala de Lesão de órgãos (ELO) *(Organ Injury Scale)* para baço, fígado e rim.[27] Ela foi atualizada para baço e fígado em 1994.[28] A classificação foi baseada em uma descrição anatômica do órgão lesado, variando de 1 (lesão menos grave) a 5, (lesão mais grave). É uma classificação tomográfica do tipo e gravidade da lesão e tem sido amplamente utilizada para facilitar a pesquisa clínica, estratificar o risco dos pacientes para medidas de qualidade, faturamento e codificação. Desde sua introdução, o tratamento da lesão de órgãos sólidos continuou a evoluir e, de acordo com a gravidade da lesão, é utilizada para a classificação de pacientes de acordo com sua gravidade e possibilidade de tratamento não operatório. A mais recente revisão dessa classificação de lesão de órgãos sólidos foi feita em 2018 e inclui três conjuntos de critérios para atribuir nota: imagem, operatório e patológico[29]. Tal como acontece com a ELO original, o mais alto dos três critérios é atribuído a nota final do AAST. (**Tabela 11.1**).

Não há dúvida de que a idade desempenha um papel importante na mortalidade de pacientes traumatizados. Estudos apontam que pacientes idosos apresentam uma mortalidade seis vezes maior do que vítimas mais jovens com lesões traumáticas de mesma gravidade.30 Entretanto, seria a idade o único fator preponderante e exclusivo na escolha entre tratamento operatório ou não operatório (TNO) para lesões esplênicas?

Pacientes com mais de 55 anos têm pior evolução em comparação com pacientes mais jovens quando se tenta TNO de trauma esplênico fechado. Esse achado tem sido atribuído à redução da reserva fisiológica associada ao envelhecimento[31]. Além disso, também foi observado que pacientes mais velhos possuem menor funcionalidade do músculo liso e elasticidade na vasculatura e na cápsula esplênicas, o que pode aumentar a predisposição do à hemorragia[32].

Tabela 11.1. Escala de lesões de baço – revisão de 2018

AAST	AIS	Critérios de imagem (achados de TC)	Critérios operatórios	Critérios patológicos
Grau de severidade				
I	2	❑ Hematoma subcapsular < 10% de área de superfície ❑ Laceração parenquimatosa < 1 cm de profundidade ❑ Ruptura capsular	❑ Hematoma subcapsular < 10% de área de superfície ❑ Laceração parenquimatosa < 1 cm de profundidade ❑ Ruptura capsular	❑ Hematoma subcapsular < 10% de área de superfície ❑ Laceração parenquimatosa < 1 cm de profundidade ❑ Ruptura capsular
II	2	❑ Hematoma subcapsular 10-50% de área de superfície ❑ Hematoma intraparenquimatoso < 5 cm ❑ Laceração parenquimatosa 1-3 cm	❑ Hematoma subcapsular > 50% de área de superfície ❑ Hematoma intraparenquimatoso < 5 cm ❑ Laceração parenquimatosa 1-3 cm	❑ Hematoma subcapsular 10-50% de área de superfície ❑ Hematoma intraparenquimatoso < 5 cm ❑ Laceração parenquimatosa 1-3 cm
III	3	❑ Hematoma subcapsular > 50% de área de superfície ❑ Ruptura subcapsular ou hematoma intraparenquimatoso ≥ 5 cm ❑ Laceração parenquimatosa 3 cm de profundidade	❑ Hematoma subcapsular > 50% de área de superfície ❑ Ruptura subcapsular ou hematoma intraparenquimatoso ≥ 5 cm	❑ Hematoma subcapsular > 50% de área de superfície ❑ Ruptura subcapsular ou hematoma intraparenquimatoso ≥ 5 cm
IV	4	❑ Qualquer lesão na presença de lesão vascular esplênica ou sangramento ativo confinado dentro da capsular esplênica ❑ Laceração parenquimatosa envolvendo vasos segmentares ou hilares produzindo > 25% de desvascularização	❑ Laceração parenquimatosa envolvendo vasos segmentares ou hilares produzindo > 25% de desvascularização	❑ Laceração parenquimatosa envolvendo vasos segmentares ou hilares produzindo > 25% de desvascularização
V	5	❑ Qualquer lesão na presença de lesão vascular esplênica ou sangramento ativo que se estende além do baço para o peritôneo ❑ Baço fragmentado	❑ Lesão vascular hilar que desvasculariza o baço ❑ Baço fragmentado	❑ Lesão vascular hilar que desvasculariza o baço ❑ Baço fragmentado

Lesão vascular é definida como um pseudoneurisma ou fístula arteriovenosa, caracterizando-se por uma coleção focal de contraste vascular que diminui em atenuação com o atraso na imagem. O sangramento ativo de uma lesão vascular se apresenta como extravasamento de contraste, focal ou difuso, que aumenta de tamanho ou de atenuação na fase tardia. A trombose vascular pode levar ao infarto de órgãos.
Graduação baseada na avaliação do grau mais alto feito nas imagens, na cirurgia ou na amostra patológica.
Mais de um grau de lesão esplênico pode estar presente e deve ser classificado pelo grau mais alto de lesão.
Para lesões múltiplas, deve-se avançar um grau na classificação, até o limite de grau III.

Fonte:Kozar RA et al. J Trauma Acute Care Surg 2018 Dec;85(6):1119-1122.

Longo et al., em uma série de 60 pacientes com trauma esplênico tratados de forma não operatória, tiveram cinco falhas no tratamento. Três dessas cinco falhas ocorreram em pacientes com mais de 60 anos, levando o autor a sugerir que o tratamento não operatório das lesões de baço deva ser tentado em pacientes abaixo dos 50 anos de idade.[33]

Elmore et al. identificaram seis falhas no TNO em 47 pacientes adultos. Quatro dessas falhas ocorreram em pacientes com idade igual ou superior a 65 anos, o que os levou a concluir que pacientes nessa faixa etária apresentam maior propensão à falha no TNO de lesões esplênicas.[34]

De forma semelhante, Gogley et al. analisaram 46 pacientes adultos com lesão esplênica tratados não operativamente e observaram que, entre os 11 pacientes com idade igual ou superior a 55 anos, ocorreram falhas no tratamento. O estudo concluiu que a idade superior a 55 anos constitui um fator determinante de falha no TNO das lesões esplênicas.[35]

Idade acima de 55 anos também foi considerada contraindicação para TNO de lesão de baço segundo o trabalho de Smith *et al.* Acompanhando prospectivamente 112 pacientes com lesões esplênicas graus I, II ou III, foi relatado um índice de sucesso de 93% de sucesso no TNO em pacientes hemodinamicamente estáveis e com idade inferior a 55 anos.[36]

Porém, em meados da década de 1990, com o aumento da evidência e experiência do TNO bem-sucedido em crianças, assim como com a melhora da qualidade da tomografia computadorizada, o TNO tornou-se padrão de atendimento também para adultos com lesão de baixo grau (I a III).[37,38]

Estudos mais recentes demonstraram que, quando cuidadosamente selecionados, pacientes idosos podem, de fato, ser manejados com sucesso no TNO.

Myers et al. compararam três grupos de pacientes que apresentaram lesões esplênicas – menores de 16 anos, de 16 até 54 anos e maiores de 54 anos. Esses autores mostraram 94% de sucesso no TNO de pacientes acima de 54 anos de idade.[39]

Resultado semelhante foi também encontrado por Barone *et al.* com 83% de sucesso no TNO.[40] Cocanour *et al.* mostraram que a idade não deve ser considerada critério para o TNO e sim a estabilidade hemodinâmica e a ausência de suspeita de lesão de víscera oca.[41]

Falimirski et al. mostraram resultados semelhantes e concluíram que a idade somente não pode ser considerada fator de exclusão para TNO e que pacientes > 55 anos com lesão esplênica podem ser tratados de forma não operatória.[42]

Krause et al., estudando um grupo de pacientes acima de 55 anos, com idade média de 72 anos, evidenciaram que o TNO era factível em pacientes hemodinamicamente estáveis, que não receberam mais que duas bolsas de sangue e que não possuíam outras lesões intra-abdominais.[43]

Em 2002, Albrecht *et al.* mostraram que a escolha do paciente para tratamento não operatório não se limitava à sua idade, mas sim a graduação da lesão e da presença de líquido livre em pelve. O estudo revelou que pacientes acima de 55 anos, portadores de lesões esplênicas graus III e IV associadas à presença de líquido livre (sangue) na pelve, apresentaram falha de 33,3%.[44]

Outros autores mostraram resultados semelhantes e concluíram que, quando bem selecionados, os pacientes idosos podem ser tratados com TNO para lesões esplênicas.[38,45-47]

Siriratsivawong *et al.*, em 2007, estudaram 1.008 pacientes com idade igual ou superior a 55 anos e dividiram seu estudo em três grupos – 55 a 60 anos; 65 a 74 anos e maiores de 75 anos. A falha do TNO foi de 19%, 27,1% e 28,3%, respectivamente. A mortalidade foi de 35,6% entre os pacientes operados, 16,7% entre os não operados que obtiveram sucesso no TNO e 17,9% entre os que falharam no TNO. Portanto, esse trabalho mostra que existe uma tendência para um aumento na taxa de falha do TNO em pacientes acima de 55 anos e que essa falha está associada ao aumento da morbidade e aumento nos dias de internação na UTI e de permanência no hospital.[48]

A grande maioria dos trabalhos mostra o TNO realizado em pacientes com lesões de graus I a III. É sabido também que, quanto maior o grau da lesão esplênica, maior a possibilidade de falha (**Figura 11.2**).[49] E os pacientes com lesões de alto grau (IV e V) podem ser submetidos à TNO? E os idosos com esse mesmo tipo de lesão, podem receber TNO? A identificação de pacientes que possuem alto índice de falha do TNO é essencial para a prevenção dessa falha.

Bhullar IS *et al.* mostraram que a idade $\geq$ 55 anos não é uma contraindicação para o TNO de lesões esplênicas graus IV e V, mas a falha do TNO é maior nesses grupos em comparação com lesões de graus I, II ou III. Eles compararam o TNO em dois grupos: 17-55 anos e $\geq$ 55 anos. A falha do TNO no grupo $\geq$ 55 anos nas lesões de grau IV foi de 20% (8% no grupo 17 – 55 anos) e nas lesões grau V foi de 50% (21% no grupo 17-55 anos). Também foi mostrado que a angioembolização (AE) melhorou as falhas do TNO nas lesões graus IV e V em pacientes $\geq$ 55 anos. A adição de AE para lesões de alto grau, IV a V, reduziram significativamente a falha do TNO no grupo 17-55 anos (6% com AE contra 28% sem AE, p = 0,2); com tendência à significância para o grupo $\geq$ 55 anos (0% com AE *vs.* 60% sem AE, p = 0,2). A idade não se mostrou um de risco independente estatisticamente significativo para falha do TNO, conforme evidenciado pelo valor de p = 0,37.[50]

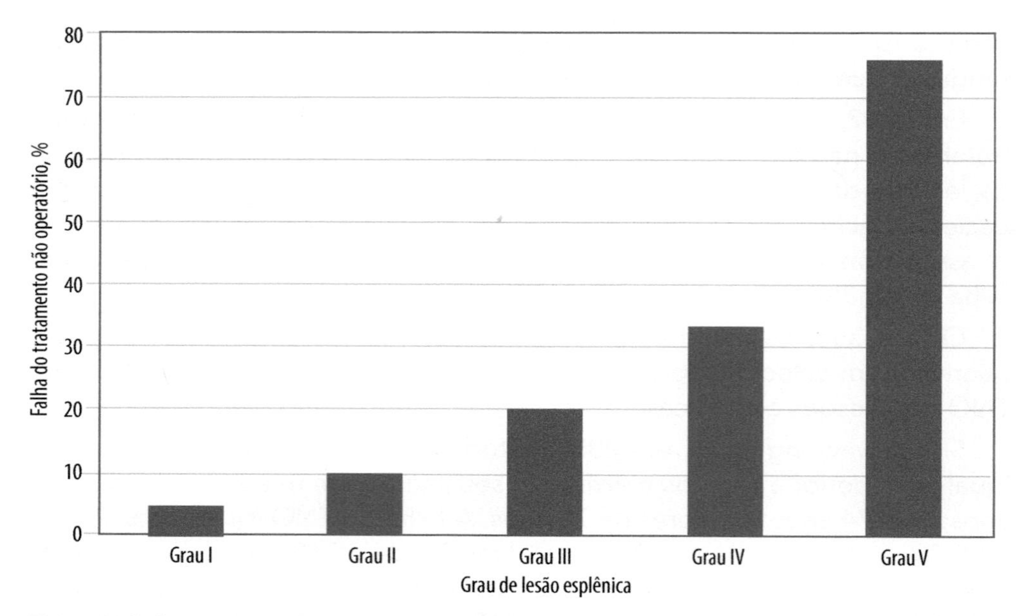

Figura 11.2. A porcentagem de falha aumenta gradativamente conforme o grau de lesão esplênica: I: 4,8%; II: 9,5%; III: 19,6%; IV: 33,3% e V: 75% ($p < 0,05$). Fonte: Peitzman AB et al. J Trauma 2000;49:177-89.

Velmahos GC *et al.* estudaram 105 pacientes com lesão esplênica graus III-V e concluíram que a concomitância de lesão esplênica de alto grau e a necessidade de transfusão de mais de uma unidade de sangue indica falha de 97% do TNO.[51]

O TNO também foi avaliado por Watson GA *et al.* em estudo retrospectivo de 3.085 pacientes do banco de dados nacional americano de trauma (NTDB) de 1997 até 2003[52]. Pacientes com escala abreviada de lesão (AIS) > 4, portanto com trauma esplênico grave, foram revistos. Eles mostraram que o TNO nesses tipos de lesão estava associado a alto grau de falha (54,6%) e com subsequente aumento na permanência hospitalar e em UTI e na mortalidade (12,3%). Os autores ressaltam a importância de seleção adequada de pacientes para minimizar a utilização de recursos e, igualmente com outros trabalhos, a falha do TNO também esteve associada ao aumento da idade, PA sistólica baixa na admissão e elevado ISS.[50,53-63] Diferentemente desses estudos, Cocanour *et al.* mostraram que a idade ≥ 55 anos não pode ser associada como impedimento ao TNO.[62]

Warnack E *et al.* estudaram retrospectivamente 5.560 pacientes da base de dados do registro nacional de trauma dos EUA com AIS > 3 e foram divididos em três grupos: < 65 anos; de 65 a 79 anos e ≥ 80 anos. Avaliaram o TNO (com ou sem AE), tratamento operatório (dentro de 24 horas pós-trauma) e falha do TNO. A mortalidade do grupo < 65 anos foi de 2%, enquanto no grupo de 65 a 79 anos foi de 22% e atingiu 50% no grupo ≥

80 anos. São dados que mostram ser proibitivas as condutas não cirúrgicas (esplenectomia) nesses pacientes.[63]

As razões para a FTNO em pacientes idosos não são totalmente claras. Uma possível explicação para esse padrão de falha vem a partir de estudos anatômicos e histológicos do baço realizados por Gross. Ele mostrou que a cápsula esplênica se torna progressivamente mais fina desde a infância até a idade adulta e até os 60 anos. Depois dos 60 anos, o processo é revertido e a cápsula esplênica volta a ficar mais espessa.[64]

Peitzman *et al.* mostraram que a falta de protocolos, grande variabilidade na prática médica e decisão clínica questionável contribuiu para o FTNO das lesões esplênicas.[65] Dos centros de trauma que participaram de um estudo multi-institucional pela EAST, apenas um terço possuía protocolos escritos para pacientes adultos com lesão esplênica contusa.[66] Fata *et al.* mostraram que apenas 30% dos entrevistados tinham protocolos formais escritos para gerenciar lesões esplênicas, e destas, apenas dois terços afirmaram que eles geralmente ou sempre seguiam o protocolo.[67]

Apesar da explosão da literatura sobre o tema, muitas dúvidas sobre o manejo não operatório das lesões esplênicas contusas permanecem sem respostas conclusivas na literatura.

Fígado

Diferentemente do que foi apresentado anteriormente em lesões esplênicas em idosos, a literatura mostra poucos trabalhos relacionados com lesões hepáticas nos idosos. A maioria dos trabalhos mostram grupos de pacientes de várias idades com poucos pacientes idosos fazendo parte desses grupos. São poucos os trabalhos que avaliam apenas população idosa e TNO.

Assim como comentado anteriormente com o baço, a AAST publicou a ELO para o fígado em 1989, atualizada em 1994 e revisada em 2018[27-29] (**Tabela 11.2**).

O TNO das lesões hepáticas foi sugerido por observações experimentais em animais por Tellman em 1879 e por experiência clínica por Hinton[68] em 1926 que percebeu que a maioria dos sangramentos das lesões hepáticas cessavam espontaneamente. No entanto, essa abordagem não foi utilizada em adultos até que, várias décadas depois, e com base em vários outros fatores (relatos de TNO em crianças com trauma de baço e, posteriormente, em lesões hepáticas; alta taxa de laparotomias não terapêuticas em lesões hepáticas contundentes e desenvolvimento de técnicas de imagem, especificamente a tomografia computadorizada, que permitiram não só o diagnóstico, mas também a graduação das lesões hepáticas e a possibilidade de exclusão de lesões intestinais) ela passou a ser utilizada

Tabela 11.2. Escala de lesões hepática – revisão de 2018

AAST	AIS	Critérios de imagem (achados de TC)	Critérios operatórios	Critérios patológicos
Grau de severidade				
I	2	❑ Hematoma subcapsular < 10% de área de superfície ❑ Laceração do parênquima < 1 cm de profundidade	❑ Hematoma subcapsular < 10% de área de superfície ❑ Laceração parênquima < 1 cm de profundidade ❑ Lesão capsular	❑ Hematoma subcapsular < 10% de área de superfície ❑ Laceração parênquima < 1 cm de profundidade ❑ Lesão capsular
II	2	❑ Hematoma subcapsular 10-50% de área de superfície ❑ Hematoma intraparenquimatoso < 10 cm de diâmetro ❑ Laceração 1-3 cm de profundidade e ≤ 10 cm de extensão	❑ Hematoma subcapsular 10-50% de área de superfície ❑ Hematoma intraparenquimatoso < 10 cm de diâmetro ❑ Laceração 1-3 cm de profundidade e ≤ 10 cm de extensão	❑ Hematoma subcapsular 10- 50% de área de superfície ❑ Hematoma intraparenquimatoso < 10 cm de diâmetro ❑ Laceração 1-3 cm de profundidade e ≤ 10 cm de extensão
III	3	❑ Hematoma subcapsular > 50% de área de superfície ❑ Ruptura subcapsular ou hematoma parenquimatoso > 10 cm ❑ Laceração > 3 cm de profundidade ❑ Qualquer lesão na presença de lesão vascular hepática ou sangramento ativo contido no parênquima hepático	❑ Hematoma subcapsular > 50% de área de superfície ❑ Ruptura subcapsular ou hematoma parenquimatoso ❑ Hematoma intraparenquimatoso > 10 cm de diâmetro ❑ Laceração > 3 cm de profundidade	❑ Hematoma subcapsular > 50% de área de superfície ❑ Ruptura subcapsular ou hematoma parenquimatoso ❑ Hematoma intraparenquimatoso > 10 cm de diâmetro ❑ Laceração > 3 cm de profundidade
IV	4	❑ Ruptura do parênquima envolvendo 25-75% do lobo hepático ❑ Sangramento ativo se estende além do parênquima hepático e peritônio	❑ Ruptura do parênquima envolvendo 25-75% do lobo hepático	❑ Ruptura do parênquima envolvendo 25-75% do lobo hepático
V	5	❑ Ruptura do parênquima > 75% do lobo hepático ❑ Lesão venosa justa-hepática incluindo veia cava retro-hepática e veias hepáticas centrais maiores	❑ Ruptura do parênquima > 75% do lobo hepático ❑ Lesão venosa justa-hepática incluindo veia cava retro-hepática e veias hepáticas centrais maiores	❑ Ruptura do parênquima > 75% do lobo hepático ❑ Lesão venosa justa-hepática incluindo veia cava retro-hepática e veias hepáticas centrais maiores

Lesão vascular é definida como um pseudoneurisma ou fístula arteriovenosa, caracterizando-se por uma coleção focal de contraste vascular que diminui em atenuação com imagem tardia. O sangramento ativo de uma lesão vascular se apresenta como contraste vascular, focal ou difuso, que aumenta de tamanho ou de atenuação na fase tardia. A trombose vascular pode levar ao infarto de órgãos.
Graduação baseada na avaliação do grau mais alto feita nas imagens, na cirurgia ou na amostra patológica.
Mais de um grau de lesão hepática pode estar presente e deve ser classificado pelo grau mais alto de lesão.
Para lesões múltiplas, deve-se avançar um grau na classificação, até o limite de um grau III.

Fonte: Kozar RA et al. J Trauma Acute Care Surg 2018 Dec;85(6):1119-1122.

também em adultos.[69] Além disso, o advento das técnicas endovasculares possibilitou a inclusão da AE nos algoritmos de pacientes hemodinamicamente estáveis e com extravasamento de contraste, com relato de 90% de sucesso taxa de controle do sangramento e redução da necessidade de transfusão sanguínea.[70]

Essa mudança dramática no manejo das lesões de órgãos sólidos em direção a uma abordagem não operatória melhorou a sobrevida nesses pacientes, tornando-se o novo padrão de cuidado para a maioria lesões hepáticas.[71,72] Apesar disso, várias preocupações têm sido levantadas em relação ao uso crescente e possível uso excessivo do TNO em lesões esplênicas e hepáticas.[71,73-75] Taxas de sucesso atuais de TNO para trauma hepático variam de 82% a 100%.[72-75] Contudo, um quarto dos pacientes com lesão hepática contusa, que são inicialmente tratados de forma não operatória, exigirão uma intervenção devido a complicações.[72,80] Alguns relataram fatores preditores de falha do TNO que incluem hipotensão na admissão, lesões de alto grau e necessidade de transfusão de sangue.[81]

O TNO da lesão hepática contusa grave está aumentando, com um incremento semelhante na falha do tratamento.[81] Atualmente, mais de 95% dos traumas hepáticos fechados são tratados com TNO com taxa de sucesso entre 80% e 100%.[82-89] Mas será que em pacientes idosos isso se repete?

Assim como ocorre com o baço, as lesões graus I e II (classificação da AAST) são tratadas de forma não operatória na sua grande totalidade. À semelhança das lesões esplênicas, as lesões mais graves (graus III a V) podem ser tradas de forma não operatória em casos bem selecionados, mas apresentam taxas mais elevadas de falha.

Polanco PN *et al.*, em estudo multicêntrico com dados do banco de de trauma americano, no período de 2002 a 2008, avaliaram retrospectivamente 3.627 pacientes com ISS médio de 29 e com lesões hepáticas graves (AIS $\geq$ 4). Mostraram que 20% dos pacientes (738 pacientes) foram para tratamento cirúrgico imediato e que a maioria (2.639 pacientes) foi manejada por TNO, com uma taxa de sucesso de 93,5% (2.474 pacientes) e falha de 6,5% (165 pacientes). Dos pacientes submetidos a TNO, apenas 3% (71 pacientes) necessitaram de AE. O estudo identificou vários preditores de falha do TNO como idade, sexo masculino, ISS $\geq$ 29, Escala de Coma de Glasgow $\leq$ 8, Hipotensão (PA sistólica $\leq$ 90 mmHg) e necessidade de AE.[74]

Diferentemente do artigo anterior, Boese CK *et al.* mostraram um resultado adverso em relação à idade e sexo. Segundo esses autores, dos 26 fatores preditivos para falha do TNO estudados, apenas seis apresentaram significância estatística: PA sistólica $\leq$ 90 mmHg; reposição volêmica; transfusão sanguínea; sinais peritoneais; ISS e lesões intra-abdominais associadas.[90]

Melloul E *et al.* revisaram 12 artigos de tratamento de lesão hepática contusa com 4.946 pacientes, com idade variando de 16 a 95 anos (mediana de 33 anos) e ISS de 26 (mediana). Esses pacientes foram divididos em 3 grupos: TNO, embolização transarterial (ETH) e cirurgia. Esses autores concluíram que o TNO dos graus III a V das lesões hepáticas contusas deve ser considerado como primeiro tratamento a ser indicado em pacientes hemodinamicamente estáveis. A ETH está indicada em pacientes com extravasamento de contraste na angiotomografia na admissão ou em pacientes que falharam no TNO. A cirurgia tem que ser considerada em um grupo de pacientes com choque na admissão e/ou suspeita de outras lesões de órgãos abdominais.[91]

Gorman E *et al.* estudaram 1.133 pacientes vítimas de trauma hepático grave (AIS ≥ 3) no período de 2014-2015, dividindo-os em 2 grupos: < 65 anos e ≥ 65 anos. Pacientes ≥ 65 anos que foram submetidos a TNO apresentaram mortalidade superior aqueles com idade < 65 anos (1,31% *versus* 0,32%). Os autores concluem que a idade é um preditor de mortalidade independente em pacientes com lesão hepática grave.[92]

Conclusão

O emprego do tratamento não operatório em lesões esplênicas e hepáticas de pacientes idosos constitui-se em um desafio devido ao baixo número de publicações específicas do assunto. A literatura médica disponível mostra poucos trabalhos e, na grande maioria deles, os trabalhos possuem grande variabilidade de resultados. A maioria das publicações não é específica de idosos. Os idosos participam de grupos juntamente com jovens, o que dificulta muito a interpretação específica para essa população. Além disso, os limites de idade variam de 50 a 65 anos, o número de pacientes em cada amostra é muito pequeno e, geralmente, quando são mostradas a falhas no TNO, não são suficientemente explicadas. Essas limitações, somadas às peculiaridades do idoso, como baixa reserva funcional, comorbidades e número de medicações tomadas por eles, dificultam a interpretação dos dados.

Desde a publicação das diretrizes da EAST em 2003, há uma vasta literatura sobre o TNO de lesões esplênicas contundentes. Atualmente, o TNO das lesões esplênicas e hepáticas contusas é a modalidade de escolha no tratamento de pacientes estáveis, idosos ou não, nos traumatismos graus I – III e seu uso está associado a baixas taxas de morbidade e mortalidade geral quando aplicado a uma população adequada de pacientes. Nos graus IV e V, dependendo das condições do paciente, o TNO pode ser aplicado, mas com maior risco de falha.

O TNO de lesões esplênicas e hepáticas contundentes deve ser considerado apenas em um ambiente que disponha de recursos para monitoramento e avaliações clínicas seriadas, além de infraestrutura operante 24 horas por dia, 7 dias por semana e com TC, banco de sangue, UTI, equipes de cirurgiões e sala cirúrgica disponível para laparotomia de urgência.

Pacientes com instabilidade hemodinâmica, sinais clínicos de peritonite ou lesões intra-abdominais associadas merecem intervenção operatória de emergência.

A TC com contraste intravenoso é a modalidade diagnóstica de escolha para avaliação de lesões esplênicas e hepáticas contusas. A AE é indicada em pacientes com extravasamento de contraste na angiotomografia (*blush*) no momento da admissão ou em pacientes que apresentam falha no TNO . Essa intervenção contribui para aumentar a eficiência do TNO.

Referências Bibliográficas

1. Trauma Geriátrico. In: American College of Surgeons. Advanced Trauma Life Support Student Course Manual (ATLS). 9th ed. Chicago; 2012. p. 272-84.
2. Milzman DP, Boulanger BR, Rodriguez A, et al. Preexisting disease in trauma patients: A predictor of fate independent of age and injury severity score. J Trauma 1992;32:236–43.
3. Yelon J. The geriatric patient. In: Mattox K, Moore E, Feliciano D, eds. Trauma. McGraw Hill; 2013:874e885.
4. Evans D, Gerlach A, Christy J, et al. Pre-injury polypharmacy as a predictor of outcomes in trauma patients. Int J Crit Illn Inj Sci. 2011;1(2):104e109.
5. Eastridge B, Salinas J, McManus J, et al. J. Hypotension begins at 110 mm Hg: redefining "hypotension" with data. J Trauma. 2007;65(2):501.
6. Charlson ME, Pompei P, Ales KL, MacKenzie CR. A new method of classifying prognostic comorbidity in longitudinal studies: development and validation. J Chronic Dis. 1987;40(5):373-83.
7. Hemmila MR, Wahl WL. Management of the injured patient. In: Doherty GM, editor. Current surgical diagnosis and treatment. 13th ed. New York: McGraw--Hill Medical; 2010. p. 176.
8. Higa G, Friese R, O'Keeffe T, et al. Damage control laparotomy: a vital tool once overused. J Trauma. 2010;69:53.
9. Joseph B, Zangbar B, Pandit V, et al. The conjoint effect of reduced crystalloid administration and decreased damage control laparotomy use in the development of abdominal compartment syndrome. J Trauma Acute Care Surg. 2014;76:457.
10. Duchesne JC, Kimonis K, Marr AB, et al. Damage control resuscitation in combination with damage control laparotomy: a survival advantage. J Trauma. 2010;69:46e52.

11. Mikhail J. The trauma triad of death: hypothermia, acidosis, and coagulopathy. AACN Clin Issues. 1999;10:85.
12. Choi KC, Peek-Asa C, Lovell M, et al. Complications after therapeutic trauma laparotomy. J Am Coll Surg. 2005;201:546.
13. Joseph B, Zangbar B, Pandit V, Kulvatunyou N, Haider A, O'Keeffe T, et al. Mortality after trauma laparotomy in geriatric patients. J Surg Res. 2014 Aug;190(2):662-6.
14. Kocher ET. In: Stiles J, Paul CB (eds.). Textbook of Operative Surgery. 3rd Engl. edition. London, A&C Black. 1911. pp. 565-6.
15. Morris DH, Bullock FD. The importance of the spleen in resistance to infection. Ann Surg. 1919;70:513-21.
16. King H, Schumacher HB. Splenic studies I: susceptibility to infection after splenectomy performed in infancy. Ann Surg. 1952;136:239–42.
17. O'neal BJ, McDonald JC. The Risk of Sepsis in the Asplenic Adult. Ann Surg. 1981 Dec;194(6):775-8.
18. Upadhyaya P, Simpson JS. Splenic trauma in children. Surg Gynecol Obstet. 1968;126:781–90.
19. Singer DB. Postplenectomy sepsis. Perspect Pediatr Pathol. 1973;1:285–311.
20. Mucha P, Daly RC, Farnell MB. Selective Management of Blunt Splenic Trauma. J Trauma. 1986;26(11):970-9.
21. Morgenstern L, Uyeda RY. Nonoperative management of injuries of the spleen in adults. Surg Gynecol Obstet. 1983;157:513-8.
22. Malangoni MA, Levine AW, Droege EA, Aprahamian C, Condon RE. Management of injury to the spleen in adults. Results of early operation and observation Ann Surg. 1984 Dec;200(6):702-5.
23. Pachter HL, Spencer FC, Hofstetter SR, et al. Experience with selective operative and nonoperative treatment of splenic injuries in 193 patients. Ann Surg. 1990;211:583-91.
24. Hunt JP, Lentz CW, Cairns BA, et al. Management and outcome of splenic injury: results of a 5-year statewide population-based study. Am Surg. 1996;62:911-7.
25. Clancy TV, Ramshaw DG, Maxwell JG, et al. Management outcomes in splenic injury: a statewide trauma center review. Ann Surg. 1997;226:17-24.
26. Sartorelli KH, Frumiento C, Rogers FB, et al. Non-operative management of hepatic, splenic, and renal injuries in adults with multiple injuries. J Trauma. 2000;49:56Y61.
27. Moore EE, Shackford SR, Pachter HL, McAninch JW, Browner BD, Champion HR, et al. Organ injury scaling: spleen, liver, and kidney. J Trauma. 1989;29(12):1664–6.
28. Moore EE, Cogbill TH, Jurkovich GJ, Shackford SR, Malangoni MA, Champion HR. Organ injury scaling: spleen and liver (1994) revision. J Trauma. 1995;38(3):323–4.
29. Kozar RA, Crandall M, Shanmuganathan K, Zarzaur BL, Coburn M, Cribari C, et al. Organ injury scaling 2018 update: Spleen, liver, and kidney. J Trauma Acute Care Surg. 2018 Dec;85(6):1119-22.
30. Osler T, Hales K, Baack B, et al. Trauma in the elderly. Am J Surg. 1988;156:537.

31. Esposito TJ, Gamelli RL. Injury to the spleen. In: Feliciano DV, Moore EE, Mattox KL, eds. Trauma. Stamford, CT: Appleton and Lange; 1996, pp. 538–9.
32. Morgenstern L, Uyeda RY. Nonoperative management of injuries of the spleen in adults. Surg Gynecol Obstet. 1983;157:513–8.
33. Longo WE, Baker CC, Mc Millen MA, Modlin IM, Degutis LC, Zucker KA. Nonoperative Management of Adult Blunt Splenic Trauma Criteria for Successful Outcome. Ann Surg. 1989 Nov;210 (5):626-9.
34. Elmore JR, Clark DE, Isler RJ, Homer WR. Selective Nonoperative Management of Blunt Splenic Trauma in Adults Arch Surg. 1989;124:581-6.
35. Godley CD, Warren RL, Sheridan RL, McCabe CJ. Nonoperative management of blunt splenic injury in adults: age over 55 years as a powerful indicator for failure. J Am Coll Surg. 1996 Aug;183(2):133-9.
36. Smith JS, Wengrovitz MA, DeLong BS. Prospective validation of criteria, including age, for safe, nonsurgical management of the ruptured spleen. J Trauma. 1992;33:363-9.
37. Cogbill TH, Moore EE, Jurkovich GJ, et al. Nonoperative management of blunt splenic trauma: a multicenter experience. J Trauma. 1989;29:1312–7.
38. Pachter HL, Guth AA, Hofstetter SR, Spencer FC. Changing patterns in the management of splenic trauma. Ann Surg. 1998;227:708–17.
39. Myers JG, Dent DL, Stewart RM, Gray GA, Smith DS, Rhodes JE, et al. Blunt Splenic Injuries: Dedicated Trauma Surgeons Can Achieve a High Rate of Nonoperative Success in Patients of All Ages. J Trauma Acute Care Surg. 2000;48(5):801-6.
40. Barone JE, Burns G, Svehlak SA, et al. Management of blunt splenic trauma in patients older than 55 years. Southern Connecticut Regional Trauma Quality Assurance Committee. J Trauma. 1999;46:87–90.
41. Cocanour CS, Moore FA, Ware DN, et al. Age should not be a consideration for nonoperative management of blunt splenic injury. J Trauma. 2000;48:606–10.
42. Falimirski ME, Provost D. Nonsurgical management of solid abdominal organ injury in patients over 55 years of age. Am Surg. 2000;66(7):631-5.
43. Krause KR, Howells GA, Bair HA, et al. Nonoperative management of blunt splenic injury in adults 55 years and older: A 20-year experience. Am Surg. 2000;66:636–40.
44. Albrecht RM, Schermer CR, Morris A. Nonoperative management of blunt splenic injuries: factors influencing success in age > 55 years. Am Surg. 2002;68:227–30.
45. Bee TK, Croce MA, Miller PR, et al. Failures of splenic nonoperative management: Is the glass half empty or half full? J Trauma. 2001;50:230–6.
46. Brasel KJ, DeLisle CM, Olson CJ, Borgstrom DC. Splenic injury: Trends in evaluation and management. J Trauma .1998;44:283–6.
47. Wasvary H, Howells G, Villalba M, et al. Nonoperative management of adult blunt splenic trauma: A 15-year experience. Am Surg. 1997;63:694–9.
48. Siriratsivawong K, Zenati M, MD, Watson GA, Harbrecht BG. Nonoperative Management of Blunt Splenic Trauma in the Elderly: Does Age Play a Role? Am Surg. 2007 June;73(6):585-90.

49. Peitzman AB, Heil B, Rivera L, Federle MB, Brian G. Blunt Splenic Injury in Adults: Multi-institutional Study of the Eastern Association for the Surgery of Trauma. Blunt Splenic Injury in Adults: Multi-institutional Study of the Eastern Association for the Surgery of Trauma. J Trauma. 2000;49:177–89.
50. Bhullar IS, Frykberg ER, Siragusa D, Chesire D, Paul J, Tepas III JJ, et al. Age Does Not Affect Outcomes of Nonoperative Management of Blunt Splenic Trauma. J Am Coll Surg. 2012;214:958–64.
51. Velmahos GC, Chan LS, Kamel E, Murray JA, Yassa N, Kahaku D, et al. Nonoperative management of splenic injuries: have we gone too far? Arch Surg. 2000;135(6):674–81.
52. Watson GA, Rosengart MR, Zenati MS, Tsung A, Forsythe RM, Peitzman AB, et al. Nonoperative management of severe blunt splenic injury: are we getting better? J Trauma. 2006;61(5):1113–8.
53. Bee TK, Croce MA, Miller PR, Pritchard FE, Fabian TC. Failures of splenic nonoperative management: is the glass half empty or half full? J Trauma. 2001;50:230-6..
54. Smith JS Jr., Wengrovitz MA, DeLong BS. Prospective validation of criteria, including age, for safe, nonsurgical management of the ruptured spleen. J Trauma. 1992;33:363–8.
55. Barone JE, Burns G, Svehlak SA, et al. Management of blunt splenic trauma in patients older than 55 years. Southern Connecticut Regional Trauma Quality Assurance Committee. J Trauma. 1999;46:87–90.
56. Harbrecht BG, Peitzman AB, Rivera L, et al. Contribution of age and gender to outcome of blunt splenic injury in adults: multicenter study of the eastern association for the surgery of trauma. J Trauma. 2001;51:887–95.
57. Cathey KL, Brady WJ Jr., Butler K, et al. Blunt splenic trauma: characteristics of patients requiring urgent laparotomy. Am Surg. 1998;64:450–4.
58. Nix JA, Costanza M, Daley BJ, Powell MA, Enderson BL. Outcome of the current management of splenic injuries. J Trauma. 2001;50:835–42.
59. McIntyre LK, Schiff M, Jurkovich GJ. Failure of nonoperative management of splenic injuries: causes and consequences. Arch Surg. 2005;140:563–8.
60. Myers JG, Dent DL, Stewart RM, et al. Blunt splenic injuries: dedicated trauma surgeons can achieve a high rate of nonoperative success in patients of all ages. J Trauma. 2000;48:801–5.
61. Nix JA, Costanza M, Daley BJ, Powell MA, Enderson BL. Outcome of the current management of splenic injuries. J Trauma. 2001;50:835–42.
62. Cocanour CS, Moore FA, Ware DN, Marvin RG, Duke JH. Age should not be a consideration for nonoperative management of blunt splenic injury. J Trauma. 2000;48:606–10.
63. Warnack E, Bukur M, Frangos S, DiMaggio C, Kozar R, Klein M, Berry C. Age is a predictor for mortality after blunt splenic injury. The Am J Surg. 2020;(220)778-82.
64. Gross P. Zur kindlichen traumatischen milzruptur. Beitr Klin Chir. 1964;208:396–402.

65. Peitzman AB, Harbrecht BG, Rivera L, et al. Eastern Association for the Surgery of Trauma Multi-institutional Trials Workgroup. Failure of observation of blunt splenic injury in adults: variability in practice and adverse consequences. J Am Coll Surg. 2005;201:179-87.
66. Peitzman AB, Heil B, Rivera L, et al. Blunt splenic injury in adults: multiinstitutional Study of the Eastern Association for the Surgery of Trauma. J Trauma. 2000;49:187-9.
67. Fata P, Robinson L, Fakhry SM. A survey of EAST member practices in blunt splenic injury: a description of current trends and opportunities for improvement. J Trauma. 2005;59:836-41.
68. Hinton J. Injuries to abdominal viscera: their relative frequency and their management. Ann Surg. 1926;90:351-6.
69. Richardson JD. Changes in the management of injuries to the liver and spleen. J Am Coll Surg. 2005;200(5):648-69.
70. Carillo EH, Spain DA, Wohltmann CD, Schmieg RE, Boaz PW, Miller FB, et al. Interventional techniques are useful adjuncts in nonoperative management of hepatic injuries. J Trauma. 1999;46:619-62.
71. Trunkey DD. Hepatic trauma: contemporary management. Surg Clin North Am. 2004;84(2):437-50.
72. Piper GL, Peitzman AB. Current management of hepatic trauma. Surg Clin North Am. 2010;90(4):775-85.
73. Watson GA, Rosengart MR, Zenati MS, Tsung A, Forsythe RM, Peitzman AB, et al. Nonoperative management of severe blunt splenic injury: are we getting better? J Trauma. 2006;61:1113-9.
74. Polanco P, Leon S, Pineda J, Puyana JC, Ochoa JB, Alarcon L, et al. Hepatic resection in the management of complex injury to the liver. J Trauma. 2008;65(6):1264-9, discussion 1269-1270.
75. Peitzman AB, Richardson JD. Surgical treatment of injuries to the solid abdominal organs: a 50-year perspective from the. J Trauma. 2010;69(5):1011-21
76. Velmahos GC, Toutouzas K, Radin R, Chan L, Rhee P, Tillou A, et al. High success with nonoperative management of blunt hepatic trauma: the liver is a sturdy organ. Arch Surg. 2003;138(5):475-80.
77. Brasel KJ, DeLisle CM, Olson CJ, Borgstrom DC. Trends in the management of hepatic injury. Am J Surg. 1997;174(6):674-77.
78. Coimbra R, Hoyt DB, Engelhart S, Fortlage D. Nonoperative management reduces the overall mortality of grades 3 and 4 blunt liver injuries. Int Surg. 2006;91(5):251-7.
79. Velmahos GC, Toutouzas KG,Radin R, Chan L, Demetriades D. Nonoperative treatment of blunt injury to solid abdominal organs: a prospective study. Arch Surg. 2003;138(8):844-51.
80. Goldman R, Zilkoski M, Mullins R, Mayberry J, Deveney C, Trunkey D. Delayed celiotomy for the treatment of bile leak, compartment syndrome, and other hazards of nonoperative management of blunt liver injury. Am J Surg. 2003;185(5):492-7.

81. Polanco PM, Brown JB, Puyana JC, Billiar TR, Peitzman AB, Sperry JL. The swinging pendulum: a national perspective of nonoperative management in severe blunt liver injury. J Trauma. 2013. http://dx.doi.org/10.1097/TA.0b013e3182a53a3e.
82. Hollands MJ, Little JM. Non-operative management of blunt liver injuries. Br J Surg. 1991;78(August (8)):968–72.
83. Meredith JW, Young JS, Bowling J, Roboussin D. Nonoperative management of blunt hepatic trauma: the exception or the rule? J Trauma. 1994;36(April (4)):529–34.
84. Croce MA, Fabian TC, Menke PG, Waddle-Smith L, Minard G, Kudsk KA, et al. Nonoperative management of blunt hepatic trauma is the treatment of choice for hemodynamically stable patients. Results of a prospective trial. Ann Surg. 1995;221(June (6)):744–53.
85. Pachter HL, Knudson MM, Esrig B, Ross S, Hoyt D, Cogbill T, et al. Status of nonoperative management of blunt hepatic injuries in 1995: a multicenter experience with 404 patients. J Trauma. 1996 Jan;40(1):31-8.
86. Malhotra AK, Fabian TC, Croce MA, Gavin TJ, Kudsk KA, Minard G, et al. Blunt hepatic injury: a paradigm shift from operative to nonoperative management in the 1990s. Ann Surg. 2000 June;231(86):804-13.
87. Miller PR, Croce MA, Bee TK, Malhotra AK, Fabian TC. Associated injuries in blunt solid organ trauma: implications for missed injury in nonoperative management. J Trauma. 2002 Aug;53(2):238-42.
88. Christmas AB, Wilson AK, Manning B, Franklin GA, Miller FB, Richardson JD, et al. Selective management of blunt hepatic injuries including nonoperative management is a safe and effective strategy. Surgery. 2005 Oct;138(4):606-10. [discussion 610–1].
89. Norrman G, Tingstedt B, Ekelund M, Andersson R. Non-operative management of blunt liver trauma: feasible and safe also in centres with a low trauma incidence. HPB (Oxford). 2009 Feb;11(1):50-6.
90. Boese CK, Hackl M, Müller LP, Ruchholtz S, Michael Frink, Philipp Lechler. Nonoperative management of blunt hepatic trauma: A systematic review. J Trauma Acute Care Surg. 2015;79:654-60.
91. Melloul E, Denys A, Demartines N. Management of severe blunt hepatic injury in the era of computed tomography and transarterial embolization: A systematic review and critical appraisal of the literature. J Trauma Acute Care Surg. 2015;79:468-74.
92. Gorman E, Bukur M, Frangos S, DiMaggio C, Kozar R, Klein M, et al. Increasing age is associated with worse outcomes in elderly patients with severe liver injury. The Ame J Surg. 2020;220:1308-11.

12

Trauma no Idoso e Uso de Anticoagulantes e Antiagregantes

Roberta Muriel Longo Roepke

Introdução e epidemiologia

A transição epidemiológica que o Brasil tem passado está relacionada com a melhora da expectativa de vida da população e a diminuição da taxa de natalidade. As pessoas têm vivido mais e o processo de envelhecimento está associado ao desenvolvimento de múltiplas comorbidades crônicas. Dessa forma, mais idosos têm sido vítimas de traumatismo, sejam traumas de menor energia, como acidentes domésticos e quedas da própria altura, ou traumas de alta energia, como acidentes de trânsito.

O uso de antiagregantes plaquetários e anticoagulantes é indicação frequente no manejo de várias comorbidades, sendo comum a ocorrência de traumatismos em idosos em uso desses medicamentos. É essencial conhecer as principais indicações de uso, além de riscos de sangramento e eventual necessidade de reversão de algumas medicações.

De maneira geral, além de seguir as recomendações consolidadas para o atendimento de pacientes com politraumatismo, é importante realizar anamnese direcionada para uso de medicamentos como antiagregantes e anticoagulantes. Essa investigação deve incluir informações fornecidas pelos pacientes e seus familiares sobre o horário da última dose ingerida, aspecto essencial para determinar a duração do efeito dessas medicações.[1,2]

Antiagregantes plaquetários

Os antiagregantes plaquetários são medicamentos que inibem a agregação plaquetária. Entre os mais comuns em uso ambulatorial, podemos citar o ácido acetilsalicílico (AAS) e os antagonistas de receptor P2Y12 ou tienopiridinas (p. ex., clopidogrel, prasugrel, ticagrelor). As indicações mais comuns são na profilaxia secundária de eventos cardiovasculares, como infarto do miocárdio ou angina, acidente vascular encefálico e doença arterial periférica.

Anticoagulação oral com antagonista de vitamina K (varfarina)

A varfarina é um antagonista de vitamina K que impede a carboxilação de fatores de coagulação VII, IX, X e trombina, tornando-os inativos na cascata de coagulação. A meia-vida é de 36 a 48 horas e sua metabolização ocorre por meio de vários citocromos hepáticos. Muitos fatores estão envolvidos na grande variabilidade individual do efeito da medicação, entre eles idade, dieta (incluindo ingestão de vitamina K), níveis de albumina e interações medicamentosas. É necessária a monitorização do seu efeito por meio da dosagem seriada do tempo de protrombina, com alvo mais comum de INR entre 2,0-3,0. As principais indicações são na fibrilação atrial crônica, valva cardíaca protética mecânica, além da profilaxia e do tratamento do tromboembolismo venoso (TEP e TVP).

Anticoagulantes orais diretos (DOAC)

O uso dos chamados novos anticoagulantes orais (*NOAC, Novel Oral Anticoagulants,* ou mais recentemente *DOAC, Direct Oral Anticoagulants,* em inglês) tem se popularizado nos últimos 15 anos. As indicações têm se expandido frequentemente, demonstradas em grandes ensaios clínicos, com as mais diversas populações e situações clínicas. A quebra de patentes de algumas dessas medicações também facilitou o acesso a esses medicamentos, cujo custo ainda é elevado e, em geral, não disponível dentro do sistema público de saúde.

Quando comparados com antagonistas de vitamina K, estudos com os DOAC têm demonstrado superioridade ou equivalência para redução de eventos tromboembólicos, com risco igual ou inferior de sangramentos maiores, inclusive intracranianos. As indicações mais estudadas de uso são na fibrilação atrial crônica em paciente sem valvopatia e na profilaxia e tratamento do tromboembolismo venoso (TEP e TVP).[1,2]

Entre as principais vantagens dos DOAC estão: (1) a não necessidade de exames laboratoriais seriados para controle do efeito clínico; (2) início e término de ação rápidos (característica importante em contexto de trauma); e (3) menor risco de interação medicamentosa. As indicações de uso de DOAC têm se atualizado constantemente, incluindo pacientes com insuficiência renal e hepática crônicas, extremos de peso e idade avançada.

Os DOAC são classificados de acordo com o mecanismo de ação:

- Inibidores diretos da trombina: dabigatrana
  - Ação: inibidores reversíveis competitivos da trombina (fator IIa)
  - Pico de ação: 1-3 horas, meia-vida de aproximadamente 12 horas
  - Metabolismo renal (duração prolongada em insuficiência renal)
- Inibidores orais diretos do fator Xa: rivaroxabana, apixabana e edoxabana.
  - Ação: impede a ação do fator Xa sobre a clivagem de protrombina em trombina
  - Pico de ação: 3 horas, meia-vida é variável, de 5 a 12 horas
  - Metabolismo renal e principalmente hepático.

Manejo do paciente com hemorragia em uso de antigregantes plaquetários

O *guideline* europeu de manejo de hemorragia e coagulopatia secundária a trauma recomenda que a transfusão de plaquetas de rotina em pacientes em uso de antiagregantes e com hemorragia por trauma seja evitada. Da mesma forma, não é recomendada, de forma rotineira, a monitorização de testes de função plaquetária nesses pacientes em contexto de trauma [2].

Existem dados conflitantes sobre a associação entre o uso de antiagregantes plaquetários e o aumento da mortalidade e morbidade na população geriátrica. Em metanálises de estudos observacionais, com a maioria dos pacientes em uso de AAS, a transfusão de plaquetas não demonstrou benefício de mortalidade em pacientes com hemorragia intracraniana traumática. Outra metanálise, incluindo pacientes com hemorragia intracraniana espontânea e traumática, demonstrou menor expansão de hematoma no grupo transfusão, mas sem diferença de mortalidade e desfecho neurológico ruim, com aumento na probabilidade de eventos tromboembólicos.

Existem muitos confundidores neste tópico, principalmente diferentes doses e tipos de antiagregantes, sendo difícil determinar o efeito de transfusão de plaquetas em qualquer cenário. Entretanto, poucos estudos avaliaram especificamente a hemorragia intracraniana traumática em pacientes em uso de inibidores de P2Y12, cujo efeito é mais potente do que o AAS.

Manejo do paciente com hemorragia em uso de anticoagulação com antagonista de vitamina K

Em pacientes com hemorragia suspeita ou confirmada, é recomendada a reversão de varfarina com uso de complexo protrombínico e vitamina K1 na dose de 5-10 mg IV.[2]

Como a meia-vida do complexo protrombínico é de aproximadamente 6 horas, é fundamental a administração concomitante de vitamina K para estimular a produção de novos fatores de coagulação. O valor de INR deve ser monitorado ao longo dos próximos dias, podendo ser necessárias doses subsequentes de vitamina K.

A dose de complexo protrombínico é de 25-50 UI/kg, com regimes que variam de acordo com INR: 25 UI/kg se INR 2,0-4,0; 35 UI/kg se INR 4,0-6,0; e 50 UI/kg se INR > 6,0.

Na indisponibilidade de complexo protrombínico, pode ser utilizado plasma fresco congelado na dose de 15-20 mL/kg. No entanto, é necessário grande volume para reversão, com risco de sobrecarga volêmica e lesão pulmonar associadas à transfusão, especialmente na população de pacientes idosos com multimorbidade.

Manejo do paciente com hemorragia em uso de anticoagulação com anticoagulantes orais diretos (DOACs)

■ Inibidores de fator Xa:

A medição dos níveis plasmáticos de rivaroxabana, apixabana e edoxabana é recomendada em pacientes com hemorragia suspeita ou confirmada, mas é muito pouco disponível.

Em pacientes com hemorragia grave ou ameaçadora à vida, em uso de rivaroxabana ou apixabana, é recomendada a reversão do efeito com andexanet alfa (conforme estudo ANEXXA-4[4]), em dois regimes de administração: 400 mg bolus IV em 15 minutos, seguido de 480 mg infusão contínua em 2 horas (dose baixa) ou 800 mg bolus IV em 30 minutos, seguido de 960 mg infusão contínua em 2 horas (dose alta). O regime indicado depende da dose e do momento desde a última dose de rivaroxabana ou apixabana, conforme Tabela 12.1.[4]

Tabela 12.1.

Inibidor de fator Xa	Dose	Tempo desde a última ingesta	
		< 8 horas ou desconhecido	≥ 8 horas
Rivaroxabana	≤ 10 mg	Dose baixa	Dose baixa
	>10 mg ou desconhecido	Dose alta	
Apixabana	≤ 5 mg	Dose baixa	Dose baixa
	>5 mg ou desconhecido	Dose alta	

Alguns estudos sugerem que o reversor andexanet alfa também tem efeito hemostático em pacientes em uso de edoxabana, mas o uso nessa indicação ainda é considerado *off label*.

Na indisponibilidade de andexanet alfa, o complexo protrombínico na dose inicial de 25 UI/kg pode ser utilizado, podendo ser repetido com cautela.

■ Inibidores diretos de trombina:

A medida dos níveis plasmáticos de dabigatrana é recomendada em pacientes com hemorragia suspeita ou confirmada, porém muito pouco disponível. Uma alternativa na indisponibilidade é a medida do tempo de trombina, que pode ser uma estimativa qualitativa do efeito da dabigatrana.

Em pacientes com hemorragia grave ou ameaçadora à vida, é recomendada a reversão do efeito da dabigatrana com idarucizumab, na dose de 5 mg IV, conforme demonstrado no estudo RE-VERSE AD.[5] Doses repetidas podem ser necessárias em pacientes com altos níveis plasmáticos de dabigatrana ou conforme avaliação clínica. Após a administração, testes de coagulação devem ser repetidos em 5-10 minutos.

A administração de ácido tranexâmico é bastante estudada no contexto de trauma e sua indicação é a habitual, independente de uso de antiagregantes plaquetários ou anticoagulantes.

Conclusão

O politraumatismo em paciente idoso é uma causa comum de admissão hospitalar, representando uma população com elevada morbidade e mortalidade. As comorbidades crônicas exigem uso frequente de antiagregantes plaquetários e anticoagulantes nestes pacientes, sendo fundamental a realização de anamnese detalhada e dirigida.

Em pacientes com hemorragia grave ou ameaçadora à vida em contexto de trauma e em uso de antigregantes plaquetários, não é recomendada a transfusão de plaquetas de rotina. Para pacientes em uso de anticoagulação com antagonistas de vitamina K, é recomendado o uso de complexo protrombínico, sendo fundamental a administração concomitante de vitamina K. Já em pacientes em anticoagulação com anticoagulantes orais diretos, existem potenciais medicamentos reversores ainda pouco disponíveis, com indicações e doses específicas que variam de acordo com a medicação, dose e momento da última ingesta.

Referências Bibliográficas

1. Galvagno SM Jr, Nahmias JT, Young DA. Advanced Trauma Life Support® Update 2019: Management and Applications for Adults and Special Populations. Anesthesiol Clin. 2019;37(1):13-32.

2. Rossaint R, Afshari A, Bouillon B, Cerny V, Cimpoesu D, Curry N, et al. The European guideline on management of major bleeding and coagulopathy following trauma. 6th ed. Crit Care. 2023 Mar 1;27(1):80.
3. Palaiodimos L, Miles J, Kokkinidis DG, et al. Reversal of Novel Anticoagulants in Emergent Surgery and Trauma: A Comprehensive Review and Proposed Management Algorithm. Curr Pharm Des. 2018;24(38):4540-53.
4. Connolly SJ, Milling TJ Jr, Eikelboom JW, et al. Andexanet Alfa for Acute Major Bleeding Associated with Factor Xa Inhibitors. N Engl J Med. 2016;375(12):1131-41. doi:10.1056/NEJMoa1607887
5. Pollack CV Jr, Reilly PA, van Ryn J, et al. Idarucizumab for Dabigatran Reversal - Full Cohort Analysis. N Engl J Med. 2017;377(5):431-41. doi:10.1056/NEJMoa1707278

13

Choque e Reposição Volêmica no Trauma do Idoso

Lucas Nascimento
Estevão Bassi

Destaques

Choque hemorrágico é importante agravo de saúde na população idosa vítima de trauma. Queda da própria altura é a principal causa de trauma e mortalidade, seguido de acidentes automotivos.

A presença de comorbidades e o uso de medicações contribuem para o choque circulatório por meio do aumento do sangramento (antitrombóticos) e redução da resposta compensatória (inotrópicos e cronotrópicos negativos, como betabloqueadores).

A diminuição da reserva fisiológica dificulta e retarda o diagnóstico. Assim, todo paciente idoso vítima de trauma deve ser minuciosamente avaliado para critérios de choque: taquicardia, perfusão cutânea deficiente, hipotensão arterial, rebaixamento do nível de consciência, oliguria, hiperlactatemia, acidose metabólica. A ausência de um critério isoladamente não descarta o choque hemorrágico.

A abordagem deve permanecer focada no ATLS (Advanced Trauma Life Support, ou Suporte Avançado de Vida no Trauma, em português), com resolução das condições imediatamente ameaçadoras à vida.

A reposição volêmica inicial deve ser realizada com cristaloides, transfusão de hemoderivados nos choques classe III e IV, vasopressores para hipotensão grave ou refratária à reposição volêmica e inotrópicos/cronotrópicos para choque hipodinâmico, como tratamento de suporte enquanto o sangramento é revertido.

Tanto a hipovolemia quanto a hipervolemia são deletérias. Sugere-se a utilização de métodos para o diagnóstico e monitorização do débito cardíaco, função ventricular e *status* volêmico no paciente idoso com choque hemorrágico, a fim de minimizar os riscos. As ferramentas minimamente invasivas, como ecocardiograma à beira do leito e análise do contorno de pulso, são as preferíveis, enquanto a termodiluição pulmonar/transpulmonar é utilizada em casos de exceção.

Introdução

As alterações fisiológicas e fisiopatológicas associadas ao processo de envelhecimento estão envolvidas nas manifestações clínicas no paciente idoso com trauma. A diminuição da reserva fisiológica do idoso geralmente se traduz em menor capacidade de adaptação diante de um insulto agudo.[1] Exemplo relevante inclui a perda de função barorreflexa, com redução da resposta de taquicardia na hipovolemia. A restrição de enchimento ventricular por disfunção diastólica leva a grande dependência de pré-carga para manutenção de débito cardíaco nesses pacientes.[2] Neste capítulo, serão elencadas algumas das principais alterações e comorbidades relacionadas com o envelhecimento com impacto direto no atendimento ao idoso com choque relacionado com o trauma.

Epidemiologia

Os principais mecanismos de trauma no idoso no Brasil são quedas (66%) e acidentes automotivos (11%).[3]

A maioria das quedas no idoso são da própria altura e lesões ortopédicas são as mais comuns. Queda da própria altura é a principal causa de traumatismo cranioencefálico e de mortalidade no idoso, seguido dos acidentes automotivos.[2,4,5]

A taxa de internação em UTI em decorrência de trauma no Brasil duplicou entre 1998 (17,1/100000 habitantes) e 2015 (32,8/100000 habitantes), com um crescimento médio de 3,6% ao ano. Entre os idosos, o crescimento anual foi de 5,5%.[6] Esse dado, somado ao crescimento da representatividade desse grupo etário na população, resalta a importância do problema.

Conceito de choque pós-trauma em idoso

O choque se refere à presença de perfusão tissular sistêmica inadequada, com entrega insuficiente de oxigênio aos tecidos, impossibilitando um metabolismo aeróbico eficiente.

A principal causa de choque após trauma é a hemorragia. Como a resolução precoce da etiologia do choque é pilar fundamental para o sucesso do tratamento, outras causas não devem ser negligenciadas e devem ser ativamente investigadas, como o choque obstrutivo (tamponamento pericárdico ou pneumotórax hipertensivo), choque neurogênico (lesão medular alta) ou choque cardiogênico (contusão miocárdica).[5] O processo inflamatório gerado pelo próprio trauma pode contribuir para o choque, mas esse é um diagnóstico de exclusão, que não deve ser priorizado nas primeiras horas de atendimento.

Os principais sinais clínicos de choque são extremidades frias, taquicardia e hipotensão arterial. Pode não haver hipotensão arterial até que 30% da volemia esteja perdida, de modo que a hipotensão não é critério obrigatório para o diagnóstico de choque.

No que se refere a idade, ainda há um intenso debate acerca da idade corte o qual um paciente vítima de trauma deva ser considerado idoso. Entretanto, estudos observacionais demonstraram aumento de mortalidade (ajustado para gravidade da lesão) a partir dos 70 anos. Ainda assim, a maioria dos estudos utiliza como corte a idade de 65 anos,[4] definição que mantivemos neste capítulo.

Embora a idade cronológica seja um fator relevante, o conhecimento das alterações fisiopatológicas e comorbidades tem um impacto ainda mais profundo na definição das condutas no paciente idoso com choque após trauma. Dentre as comorbidades com grande impacto no prognóstico de pacientes traumatizados destacam-se cirrose, coagulopatia, doença pulmonar obstrutiva crônica, doença isquêmica do coração e diabetes melito.[5]

Fisiopatologia e mecanismos específicos

Alterações anatômicas e fisiológicas do idoso levam a maior risco de morte após trauma, de tal maneira que até eventos menores tendem a ser menos tolerados por esse grupo de pacientes. Além disso, a reserva fisiológica limitada leva a apresentações clínicas mais tardias e desafiadoras, que dificultam o diagnóstico.[1,5]

A fisiopatologia do choque basicamente envolve o desbalanço da oferta e consumo de oxigênio, que, caso não revertido, leva a utilização inadequada de oxigênio intracelular. Tais processos resultam em acidose e disfunção endotelial, o que culmina no estímulo de cascatas inflamatórias. Esse desbalanço pode ocorrer em um paciente que ainda se apresenta normotenso ou hipertenso, retardando ainda mais o diagnóstico do choque. Nesse cenário, o exame clínico associado a marcadores bioquímicos como lactato, bicarbonato e excesso de base associados a história são essenciais para a primeira suspeição do quadro.

Conforme já mencionado, a principal causa de choque no paciente vítima de trauma é o hemorrágico e a resposta compensatória do organismo a hemorragia aguda visa manter a entrega de oxigênio aos tecidos, estando normalmente relacionado com o aumento da frequência cardíaca, inotropismo e vasoconstrição nos territórios cutâneo, muscular e visceral. Essas respostas adaptativas estão prejudicadas no idoso, seja por patologia prévia ou por seus respectivos tratamentos. Além disso, o choque hemorrágico consequente a um trauma pode ser agravado pelo uso prévio de antiagregantes plaquetários e anticoagulantes.

Simultaneamente ao choque hemorrágico, o paciente idoso pode apresentar colapso hemodinâmico por exacerbação de doenças cardiovasculares prévias. Assim, a monitorização com USG cardíaco/ecocardiograma é essencial nessa população.

Tabela 13.1. Principais alterações do sistema circulatório no paciente idoso com impacto no choque

Alteração: redução da resposta cronotrópica (induzida pelo envelhecimento ou medicamentos)
❑ Consequências: ausência de taquicardia mesmo diante de perda volêmica relevante; débito cardíaco inapropriadamente baixo em situações de choque ❑ Condutas: busca ativa por outros sinais clínicos e laboratoriais de choque no paciente idoso com trauma. Considerar utilização de cronotrópicos positivos se frequência cardíaca desproporcionalmente baixa no paciente com hipoperfusão mantida após reanimação volêmica adequada.
Alteração: restrição de enchimento diastólico do miocárdio
❑ Consequências: dependência da pré-carga para manutenção do débito cardíaco e predisposição para edema pulmonar na hipervolemia ❑ Conduta: guiar reanimação volêmica por ferramentas objetivas sempre que possível: variação da pressão de pulso, ecocardiograma, monitores minimamente invasivos de débito cardíaco, dentre outros.
Alteração: presença de insuficiência cardíaca sistólica
❑ Consequência: débito cardíaco inapropriadamente baixo diante do insulto hemorrágico mesmo após reanimação volêmica ❑ Conduta: realizar USG cardíaco em todo paciente idoso com choque mantido após reanimação volêmica apropriada. Avaliar necessidade do uso de inotrópicos de acordo com critérios ecocardiográficos e laboratoriais.
Alterações: presença de hipertensão arterial prévia e/ou maior sensibilidade para hipoperfusão orgânica com valores limítrofes de pressão arterial
❑ Consequência: diagnóstico tardio do choque ❑ Conduta: busca ativa de outros sinais de choque no paciente idoso com trauma (veja Tabela 13.2); considerar ponto de corte mais elevado (PA sistólica de 117 mmHg) como incremento do risco de mortalidade.[7]
Alteração: presença de fibrose de miocárdio e do sistema de condução
❑ Consequências: predisposição a bradiarritmias e taquiarritmias ❑ Conduta: monitorização cuidadosa do ritmo cardíaco com eletrocardiograma e cardioscopia.
Alteração: uso de antiagregantes e anticoagulantes
❑ Consequências: risco aumentado de sangramentos ❑ Conduta: busca ativa nos antecedentes para uso dessas medicações. Reversão específica rápida no caso de sangramento ativo.

Diagnóstico e monitorização do choque no paciente idoso

Como ocorre com todos os pacientes vítimas de trauma, independentemente da idade, os princípios do manejo inicial devem seguir a metodologia ABCDE. Neste capítulo, focaremos na questão hemodinâmica referente ao item C.

O paciente com colapso hemodinâmico grave apresenta hipotensão arterial com diagnóstico evidente. Entretanto, nas formas mais iniciais de choque, pode haver dificuldade de fazer esse diagnóstico. Além disso, mesmo no caso de hipotensão, o valor a ser considerado deve ser individualizado no contexto do idoso. Assim, um valor de pressão arterial sistólica abaixo de 117 mmHg (e não abaixo de 90 mmHg) foi encontrado como melhor ponto de corte para incremento de mortalidade no paciente idoso com trauma.[7] A frequência cardíaca também pode não estar elevada no idoso com choque em decorrência da alteração da resposta cronotrópica e do uso de betabloqueadores.

Outros sinais de descompensação hemodinâmica devem ser ativamente pesquisados, como perfusão cutânea inadequada, baixo débito urinário, rebaixamento de consciência e alterações de marcadores perfusionais, como lactato e excesso de base. De forma objetiva, a orientação do Colégio Americano de Cirurgiões é: "todo paciente com trauma que está com extremidades frias e taquicárdico deve ser considerado em choque até que se prove o contrário". Como pode haver ausência de taquicardia no paciente idoso, a negativa da afirmação não pode ser considerada exclusão de choque. O Colégio Americano de Cirurgiões também utiliza uma classificação em quatro níveis para o choque hemorrágico (**Tabela 13.2**).[5] Essas mesmas variáveis podem ser úteis também para o rastreamento do paciente com choque de diversas etiologias.

Feito o diagnóstico de choque, o primeiro e mais importante passo para o tratamento é o tratamento etiológico. Assim, seguindo a lógica de

Tabela 13.2. Classificação do choque hemorrágico

Parâmetro	Classe I	Classe II	Classe III	Classe IV
Perda sanguínea	< 15%	15-30%	31-40%	> 40%
Frequência cardíaca	Mantida	Mantida ou elevada	Elevada	Muito elevada
Pressão arterial	Mantida	Mantida	Mantida ou reduzida	Reduzida
Débito urinário	Mantido	Mantido	Reduzido	Muito reduzido
Nível de consciência	Mantido	Mantido	Reduzido	Reduzido
Necessidade de transfusão	Não	Possível	Sim	Protocolo de transfusão maciça

Modificada e adaptada da ref. 5.

atendimento padronizado ABCDE, é possível determinar a etiologia do choque e implementar o tratamento imediato.

A maior causa de choque no paciente vítima de trauma é a perda de volume sanguíneo circulante a partir de uma hemorragia. No que se refere à choque hemorrágico, ressaltamos que não há queda de hemoglobina ou hematócrito nas fases iniciais , de modo que a anemia aguda não deve ser usada como critério diagnóstico para hemorragia. Assim, no paciente vítima de trauma com choque, a hemorragia deve ser presumida até que uma investigação mais detalhada a exclua. O choque hemorrágico apresenta a seguinte classificação proposta:

A hipotensão arterial pode ser evidente apenas a partir de hemorragia grau III. Hemorragia grau I reflete um perda sanguínea de até 15% da volemia. Geralmente, há taquicardia mínima ou frequência cardíaca normal, sem alterações em pressão arterial ou frequência respiratória. Hemorragia grau II é considerada quando há perda sanguínea de 15-30% da volemia. Normalmente, se manifesta com taquicardia moderada, taquipneia e diminuição de pressão de pulso com alteração mínima de pressão arterial. Neste cenário já pode ser possível notar lentificação de enchimento capilar, pele fria e pegajosa. No grau III, há perda sanguínea em torno de 30-40% da volemia. Clinicamente, se manifesta com hipotensão e elevação de frequência cardíaca associadas a alteração do nível de consciência e redução de débito urinário. Na hemorragia grau IV, há perda sanguínea superior a 40% da volemia. Há hipotensão grave com taquicardia importante, oligoanúria, palidez cutânea e perfusão periférica extremamente lentificada.

O idoso pode evoluir dentro dessas quatro fases de forma rápida, associado a descompensação das comorbidades de base, fazendo com que o atraso no manejo do choque reduza significativamente a sobrevida dessa população.

Outras causas importantes de choque após o trauma, que devem ser imediatamente diagnosticadas e tratadas:

- Pneumotórax hipertensivo detectado no item B (*Breathing*) → drenagem imediata.
- Tamponamento cardíaco detectado no E-FAST no item C (*Circulation*) → pericardiocentese e cirurgia.
- Choque cardiogênico detectado no E-FAST no item C (*Circulation*) → suporte com agentes vasoativos/inotrópicos e dispositivos de auxílio ventricular.
- Choque neurogênico causado por lesão grave no tronco cerebral, medula cervical ou torácica alta, deve ser considerado apenas após a exclusão de hemorragia relevante, mesmo após confirmação de um trauma compatível. No caso do choque neurogênico diagnosticado,

além da reposição volêmica, poderá ser necessário o tratamento com agentes vasoativos.

É incomum a presença de choque séptico imediatamente após o trauma. Entretanto, pode ocorrer quando há lesão de víscera oca com contaminação grosseira de cavidade e atraso importante para a admissão hospitalar. Em outra situação, que ocorre em especial no paciente idoso, a infecção pode preceder e ser participante da gênese do trauma (p. ex., sepse levando a alteração do nível de consciência e/ou alteração circulatória com síncope e queda da própria altura ou acidente de trânsito). Nesse caso, além da reanimação volêmica, iniciar antibióticos imediatamente e proceder ao controle cirúrgico do foco (se indicado).

A alteração nas respostas fisiológicas previsíveis mediante hemorragia e outras formas de choque do paciente idoso torna a monitorização hemodinâmica seriada imprescindível, tendo em vista que a reanimação volêmica insuficiente, tardia ou excessiva são deletérias.

Monitorização clínica

Apesar de suas limitações no idoso, a vigilância de frequência cardíaca, pressão arterial, perfusão periférica e débito urinário seguem sendo a essência de monitorização hemodinâmica pela praticidade, reprodutibilidade e ausência de riscos. Sugere-se adotar um corte mais baixo de frequência cardíaca no paciente idoso, considerando frequências acima de 90 bpm como indicativo de desbalanço hemodinâmico incipiente.[2] Como já mencionado, a pressão arterial segue um ponto de corte mais alto que pode estar associado a desbalanço hemodinâmico (< 117 mmHg).[7]

O *Shock Index* (SI), definido como frequência cardíaca dividida por pressão arterial sistólica, também apresenta valor clínico e prognóstico no paciente com trauma. Valores maiores que 1 representam comprometimento hemodinâmico significativo.[8]

A avaliação da perfusão cutânea seriada, com o tempo de enchimento capilar e aferição subjetiva da temperatura de extremidades, apresenta valor prognóstico e alta correlação com marcadores mais sofisticados de hipoperfusão, e deve ser feita de forma seriada.[9,10]

Monitorização de pressões e fluxos do sistema circulatório

Tanto a reanimação volêmica insuficiente quanto a excessiva são deletérias. O paciente idoso tem uma faixa mais estreita onde a reanimação será considerada ótima tendo em vista sua dependência de pré-carga e propensão para congestão pulmonar (**Tabela 13.1**). Assim, almejamos determinar a reanimação volêmica "ideal" para o paciente idoso, nem tardia, nem excessiva, nem insuficiente.

A responsividade a volume é definida como o incremento significativo de débito cardíaco após a infusão de volume. Esse conceito pode ser também descrito como indivíduos que estão na parte ascendente da curva de Frank-Starling. Assim, métodos que avaliem fluxos (em especial débito cardíaco) e pressões no sistema circulatório podem ser utilizados para tentar determinar em que ponto da curva de Frank-Starling o paciente se encontra.

A definição individual da responsividade a volume pode ser feita utilizando três princípios:

- Mensuração de débito cardíaco, infusão de volume e mensuração de débito cardíaco após intervenção: se houver incremento acima de 10%, o paciente é considerado responsivo a volume. Pode ser utilizado com: cateter de artéria pulmonar; métodos minimamente invasivos baseados em curva de pressão de pulso obtidos por cateteres arteriais; ou ecocardiograma.
- Manobra de elevação passiva das pernas: o racional nesse caso é a realização de uma prova de fluidoresponsividade utilizando a própria volemia do paciente, evitando a administração adicional de fluidos. Deve-se mensurar o débito cardíaco e compará-lo antes e depois da manobra. Para realizar a manobra, o paciente deve se encontrar em decúbito dorsal com cabeceira elevada a 45 graus; afere-se então o débito cardíaco basal (p. ex., EcoTT + VTI). Em seguida, abaixa-se a cabeceira da cama a zero grau e então eleva-se as pernas a 45 graus durante um minuto, quando então é realizada nova medida do débito cardíaco. Um aumento no débito de pelo menos 10% é preditor de responsividade a fluidos.
- Mensuração de preditores de responsividade a volume: variação da pressão de pulso, variação do volume sistólico e variação do diâmetro da veia cava (ver adiante).

No que se refere a monitorização invasiva, o padrão-ouro é o cateter de artéria pulmonar (Swan-Ganz). Ele é instalado no sistema venoso central por meio da técnica de Seldinger e posicionado na artéria pulmonar com o auxílio de um balonete em sua extremidade. Ele permite a mensuração da pressão das câmaras direitas (pressão venosa central, pressão de ventrículo direito e pressão de artéria pulmonar) e inferência das pressões esquerdas por meio da pressão de oclusão de artéria pulmonar (POAP). O cateter de artéria pulmonar permite calcular o débito cardíaco (e, portanto, fluido responsividade), resistência vascular pulmonar e periférica, ajudando principalmente no diagnóstico diferencial da etiologia do choque e seu manejo em casos específicos. Seu uso atualmente é cada vez mais restrito devido a complicações inerentes a instalação e manutenção do dispositivo, além do desenvolvimento ao longo dos anos de dispositivos de monitorização menos invasivos. Como regra geral, sua utilização não se mostrou benéfica no manejo de choque. Atualmente, sua indicação é restrita, em geral nos casos de choque cardiogênico refratário, em especial quando há hipertensão arterial pulmonar significativa concomitante.[11]

A pressão venosa central (PVC) pode ser mensurada por meio de um cateter venoso central comumente inserido para administrar drogas vasoativas. A PVC não é capaz de predizer responsividade a volume ou função cardíaca e, portanto, como ferramenta de monitorização hemodinâmica isoladamente tem valor muito limitado.[12]

No caso de pacientes com formas avançadas de choque, recomenda-se cateterização de uma artéria para monitorização invasiva de pressão arterial, mais fidedigna e de análise em tempo real. A curva da pressão arterial obtida dessa forma também permite a análise do contorno da onda de pulso por meio de dispositivos específicos. Essa análise da curva da onda de pulso permite a estimativa minimamente invasiva do débito cardíaco e, portanto, da responsividade ao volume após a reanimação. A variação da pressão de pulso e a variação de volume sistólico também podem ser aferidas por meio de cateter arterial.

A pressão de pulso (PP, que é a diferença entre pressão arterial sistólica e diastólica) varia com os movimentos respiratórios induzidos pela ventilação mecânica. Pacientes no platô da curva de Frank-Starling não apresentam variação do débito cardíaco resultante de diferentes valores de pré-carga durante o ciclo inspiratório e, portanto, não devem ser fluidorresponsivos, sendo o oposto também verdadeiro. É considerado preditor de fluidorresponsividade variações de pressão de pulso a partir de 15%. Apesar de diversos dispositivos que aferem automaticamente a variação de pressão de pulso estarem disponíveis no mercado, é possível também calcular seu valor manualmente com monitores convencionais. Como mencionado anteriormente, são necessários movimentos induzidos por ventilação mecânica para o seu cálculo. Portanto, sua principal limitação é a necessidade de o paciente estar sob ventilação invasiva controlada e em ritmo sinusal (arritmia gera diferentes volumes sistólicos a cada ciclo cardíaco).[13]

A variação do volume sistólico (VVS) também pode ser mensurada por meio da análise do contorno da onda de pulso arterial, tem interpretação e limitações semelhantes ao VPP.

Métodos de monitorização não invasivos encontram-se atualmente disponíveis e vêm sendo aprimorados com o intuito de substituir a monitorização oferecida pelos dispositivos invasivos, com a vantagem de menos complicações e maior praticidade. Seus principais objetivos são a monitorização de débito cardíaco, status volêmico, perfusão tecidual e análise de fluidorresponsividade.

Entre esses métodos, relativamente barato e amplamente disponível, é o ecocardiograma realizado à beira do leito. Ele permite análise subjetiva e objetiva (débito cardíaco, fração de ejeção, dimensões cardíacas) da função cardíaca, além de detectar complicações mecânicas como causa do choque (p. ex., tamponamento cardíaco). Apesar de ser operador dependente, médicos com treinamento mínimo são capazes de avaliar seus achados com acurácia razoável, auxiliando no manejo do choque, além de permitir análises seriadas do status hemodinâmico do paciente, sem riscos ou complicações inerentes ao exame. No que se refere à responsividade ao volume, o ecocardiograma à beira doleito permite a mensuração do débito cardíaco após a infusão exógena de volume ou com teste da elevação das pernas.

O ecocardiograma também permite a avaliação da veia cava. Pelo fato de o átrio direito ser uma continuação da veia cava, o seu preenchimento está diretamente relacionado com a pressão atrial e, portanto, o diâmetro e medidas dinâmicas da veia cava podem ser utilizados como marcadores do *status* volêmico do paciente. Fisiologicamente, durante ventilação espontânea a inspiração leva a diminuição da pressão intratorácica, o que basicamente faz com que o átrio direito "aspire" o sangue da veia cava, resultando em seu colabamento. Durante ventilação com pressão positiva, o aumento da pressão intratorácica leva ao oposto, e então o sangue é "empurrado" do átrio direito para veia cava, levando a sua distensão. O grau dos movimentos de colabamento e distensibilidade da veia cava durante o ciclo inspiratório espontâneo ou com pressão positiva respectivamente pode predizer a volemia e a fluidorresponsividade do paciente. Para a análise da veia cava inferior, utiliza-se o aparelho de ultrassonografia com probe setorial em janela subcostal, identificando-se a veia no seu eixo longitudinal. Seu diâmetro então é medido cerca de 2 cm da junção com o átrio direito, na altura da veia supra-hepática. No paciente em ventilação mecânica, a variação do diâmetro da veia cava inferior entre 12-18% está associada à fluidorresponsividade. Vale destacar que a acurácia da mensuração da veia cava para predizer fluidorresponsividade é a menor dentre as ferramentas aqui descritas.

Embora atrativos do ponto de vista fisiopatológico, os métodos de monitorização de pressões e fluxos descritos, tanto invasivos quanto não invasivos, não devem ser utilizados como ferramentas isoladas no manejo de pacientes em choque. Essa recomendação se baseia principalmente no fato de que pressões e fluxos não predizem choque, pois não mensuram oferta ou consumo de oxigênio pelos tecidos. Por exemplo, um mesmo valor de débito cardíaco e PVC pode ser encontrado em um indivíduo assintomático e em um paciente com choque grave. Além disso, ser fluidorresponsivo não significa necessidade de incrementar débito cardíaco, mas que esse débito pode ser aumentado após a infusão de volume. Voluntários sadios frequentemente preenchem critérios para fluidorresponsividade. Portanto, deve-se então avaliar a necessidade de aumento de débito cardíaco, e então verificar se isso pode ser obtido com a infusão de volume.

Levando todo o exposto em consideração, os marcadores clínicos e de microperfusão (descritos adiante) vão determinar se há choque e qual a sua magnitude, e a mensuração de fluxos e pressões será subsidiária para definir a melhor conduta (reanimação volêmica, vasopressores, inotrópicos).

Monitorização laboratorial

Elevação de lactato e o excesso de base negativo no contexto de trauma denotam desbalanço na oferta × consumo de oxigênio nos tecidos (e, portanto, choque) e tem correlação com prognóstico de pacientes traumatizados.[14]

A saturação venosa central ($SVCO_2$) coletada a partir de um acesso venoso central com extremidade em veia cava superior/átrio direito também fornece um panorama da relação entre oferta e consumo de oxigênio. Valores abaixo de 70% são considerados baixos e sugerem que a oferta oxigênio aos tecidos está insuficiente.

A diferença veno-arterial de gás carbônico (*gap* de CO_2) é a diferença entre o CO_2 venoso central e o arterial. Essa diferença reflete indiretamente a velocidade de depuração de CO_2 gerado. Diferentemente de outros parâmetros, como o lactato, o excesso de base ou $SVCO_2$, um *gap* de CO_2 elevado (> 5) não indica, necessariamente, desbalanço oferta × consumo de oxigênio, mas sim uma lentificação do fluxo sanguíneo nos capilares. Dessa forma, infere-se um débito cardíaco insuficiente em pacientes em estado de choque.

Tratamento do choque no paciente idoso

O pilar do tratamento de qualquer forma de choque é o diagnóstico e o tratamento da sua etiologia. Assim, a busca ativa através dos protocolos estabelecidos pelo ATLS deve ser realizada a fim de diagnosticar e tratar:

- Pneumotórax hipertensivo: drenagem imediata do tórax.
- Tamponamento cardíaco: pericardiocentese e cirurgia.
- Choque cardiogênico: agentes vasoativos e dispositivos de auxílio ventricular.
- Choque séptico: reanimação volêmica, antibioticoterapia e controle cirúrgico do foco.

- Choque neurogênico: reanimação volêmica e medicações vasoativas.
- Choque hemorrágico: é a causa mais comum de choque.
- Tratamento: controle da hemorragia e reanimação volêmica. Importante salientar que a reanimação volêmica **não** é substituta do controle do sangramento.

O controle mecânico das hemorragias é prioritário. Hemorragias externas podem ser controladas a partir de compressão direta do sítio de sangramento. Torniquetes devem apenas ser utilizados quando outras formas de compressão não obtiveram sucesso na contenção do sangramento e devem ser aliviados de forma intermitente para evitar isquemia prolongada. Outra forma de sangramento grave é o associado à fratura de pelve, que pode ser atenuado a partir da estabilização da pelve com lençóis ou dispostivos específicos, seguido de avaliação imediata de equipe de cirurgia do trauma para fixação cirúrgica da fratura. Para sangramentos de sítios não compressíveis, a ferramenta diagnóstica de maior valor no atendimento inicial é o protocolo FAST de ultrassonografia, o qual visa detectar líquido livre na cavidade abdominal e pélvica, que, até que se prove o contrário, significa sangramento no contexto pós-trauma. Ele é realizado de forma sistemática com o transdutor convexo na região de flanco direito (espaço hepatorrenal), flanco esquerdo (espaço espleno-renal) e hipogástrio (espaço retro-vesical). Pacientes estáveis do ponto de vista hemodinâmico com exame FAST positivo devem ser submetidos a tomografia computadorizada de abdome total para confirmação diagnóstica, enquanto pacientes com FAST positivo sem condições de transporte para tomografia por instabilidade hemodinâmica devem ser prontamente abordados em centro cirúrgico para esclarecimento diagnóstico e possível terapêutica.

O acido tranexâmico deve ser utilizado imediatamente (janela máxima de até 8 horas após o trauma) nos pacientes com suspeita de hemorragia moderada a grave, com taquicardia ou hipotensão arterial, como adjuvante na hemostasia. Há uma redução de mortalidade tempo-dependente com essa indicação.[15] A dose utilizada é de 1 g em 10 minutos imediatamente, seguido de 1 g em infusão em 8 horas.

No que se refere a reanimação volêmica, a prioridade é reconhecer a necessidade de transfusão de hemoderivados, iniciar a sua transfusão e minimizar a infusão de cristaloides, pois sua utilização está associada à coagulopatia dilucional e hipotermia. Diretrizes recentes indicam 1 L de cristaloides como reanimação volêmica inicial e, se não houver resposta apropriada, considerar infusão de hemoderivados. Tal abordagem é conhecida como "ressucitação para controle de danos".

Hipocalcemia e acidose também devem ser prontamente diagnosticadas e corrigidas, pois são peças-chave para o adequado funcionamento do sistema de coagulação.

No choque hemorrágico grave, hemácias, plaquetas e plasma fresco congelado devem ser transfundidos em quantidades equivalentes (1 concentrado de hemácia: 1 unidade de plasma fresco congelado: 1 unidade de plaquetas), protocolo conhecido como transfusão maciça, também com o intuito de evitar coagulopatia por diluição. O acréscimo de fibrinogênio na forma de crioprecipitado não é consensual, mas pode ser realizado (1:1:1:1). Em centros especializados em trauma, sugere-se a existência de um fluxograma para desencadear o protocolo de transfusão maciça. Um escore disponível e de fácil aplicação é o ABC score. Ele baseia-se em quatro critérios de fácil avaliação para a tomada de decisão do médico no primeiro atendimento:

- Mecanismo penetrante.
- FAST positivo.
- PAS $\leq$ 90 mmHg.
- FC $\geq$ 120 bpm.

A presença de dois critérios ou mais prediz a necessidade de transfusão maciça com sensibilidade e especificidade de 75% e 86% respectivamente.[16]

Quando possível e disponível, o uso de tromboelastografia pode ser útil para auxiliar a reposição guiada de hemoderivados. Enquanto os hemoderivados são preparados, pode-se fazer uso de fluidos para restabelecimento da hemodinâmica e perfusão do paciente, sempre lembrando que a prioridade é a transfusão dos hemoderivados. Por isso, no paciente idoso sugerimos uma quantidade de cristaloides não maior que 2 L, dando preferência para soluções balanceadas se não houver trauma de crânio concomitante. O uso de coloides no cenário de choque hemorrágico após trauma deve ser evitado pois não foi demonstrada segurança em sua utilização até o momento.

Hipotensão permissiva

Pacientes vítimas de trauma penetrante em choque hemorrágico, sem lesões de sistema nervoso central ou medular, podem se beneficiar de hipotensão permissiva. O princípio baseia-se em ressuscitar o paciente de forma a manter a pressão arterial mínima para a perfusão adequada dos orgãos e sistemas até que a causa da hemorragia seja resolvida. Pressões arteriais mais elevadas podem aumentar a intensidade do sangramento e perpetuar o consumo de plaquetas e fatores de coagulação. Nesse caso, a renimação volêmica antes da chegada ao centro cirúrgico para controle da hemorragia pode ser realizada com pequenas alíquotas de fluido (250 mL), objetivando PA sistólica ao redor de 80 mmHg e pulso central palpável.

Reversão de anticoagulação

No paciente idoso, é comum o uso de anticoagulação oral contínua, seja por cumarínicos ou pelos novos anticoagulantes orais. Nos pacientes em uso de tais terapias em quadro de choque hemorrágico pós-trauma, deve ser realizada a reversão de emergência além da descontinuação imediata da medicação. Em pacientes em uso de cumarínicos (p. ex., varfarina), caso disponível, dá-se preferência para a infusão de complexo protrombínico na dose de 25 UI/kg endovenoso em 10 minutos. Repete-se o INR em 15 minutos após o término da infusão do complexo. Caso o INR permaneça acima de 1,5; pode ser realizada dose adicional de complexo protrombínico. Quando não há disponibilidade, é utilizado plasma fresco congelado em infusão rápida na dose de 15-20 mL/kg, até resolução da coagulopatia. No caso de pacientes que utilizem os novos anticoagulantes, situação cada vez mais comum na prática clínica, a reversão do sangramento pode ser mais desafiadora. Reversores droga-específicos são preferíveis, mas ainda não são amplamente disponíveis. Nesse caso, foca-se na terapia de suporte e transfusão de fatores de coagulação. Podemos lançar mão de agentes anti-fibrinolíticos (ácido tranexâmico), complexo protrombínico, carvão ativado (caso a última dose tenha ocorrido a menos de duas horas) e hemodiálise em casos selecionados. Os reversores específicos para dabigatrana (inibidor direto da trombina) e inibidores do fator Xa (Rivaroxabana, Apixabana, Edoxabana) são o Idarucizumab e Andexanet alfa respectivamente e têm disponibilidade limitada no Brasil no presente momento, sendo a terapia de escolha.

O uso da heparina em ambiente extra-hospitalar não é comum. Seu efeito pode ser revertido com o uso de protamina. Nos pacientes que fazem uso domiciliar de heparina de baixo peso molecular (enoxaparina), apesar de não ser totalmente eficaz para reversão do efeito, também é utilizada a protamina, com dose a depender da última dose de enoxaparina administrada. Se a última dose foi administrada há menos de 8 horas, deve-se administrar 1 mg de protamina para cada mg de enoxaparina recebida. No caso de a última dose ter sido administrada há mais de 8 horas, aplica-se 0,5 mg de protamina para cada mg de enoxaparina. Caso o efeito não tenha sido alcançado, pode-se repetir mais 0,5 mg de protamina para cada mg de enoxaparina independente do tempo desde a última dose.

Ressalta-se que, independentemente do mecanismo de sangramento ou coagulopatia, sangramentos que necessitam de correção cirúrgica devem ser imediatamente abordados para garantir o sucesso terapêutico.

Fatores contribuintes

Fatores sistêmicos podem ter uma contribuição importante na amplificação e perpetuação do choque e devem ser monitorizados e corrigidos durante todo o tratamento:

- Medicações com efeito hipotensor, em especial sedativos e analgésicos: no paciente idoso, há uma maior sensibilidade para os efeitos colaterais das medicações com efeitos hipotensores. Assim, no contexto de choque, a dose de sedação utilizada deve ser a menor possível para cumprir seus objetivos: manter o paciente sem dor e calmo. No caso de pacientes com hipertensão intracraniana, outros objetivos específicos podem ser demandados.
- Hipertermia ou hipotermia: no caso da hipertermia, há uma vasodilatação periférica específica com piora da hipotensão. No caso da hipotermia, há uma perpetuação da coagulopatia com piora dos sangramentos.
- Hipocalcemia: a hipocalcemia tem três efeitos adversos no paciente com choque: piora da coagulação, hipocontratilidade da musculatura cardíaca e hiporreatividade da musculatura lisa vascular. Assim, pode agravar o sangramento, mimetizar componente cardiogênico do choque e piorar a vasoplegia. Deve ser antecipada em casos de transfusão maciça (e corrigida de forma preemptiva nessa situação), monitorizada e prontamente corrigida nos demais casos.
- Acidemia: a acidemia agrava a coagulopatia, deprime a resposta vascular às catecolaminas e compromete a contratalidade cardíaca. Portanto, tanto em seu componente respiratório quanto metabólico, deve ser diagnosticada e corrigida.
- Hipofosfatemia: a hipofosfatemia pode reduzir a função ventricular e provocar hemólise quando em níveis críticos.

Após a correção do agente etiológico

Após a adequada correção do(s) agente(s) etiológico(s) do choque e dos fatores contribuintes, deve-se reavaliar se o paciente permanece em choque. Em caso positivo, devemos assegurar:

1. Ausência de novo fator agressor (novo sangramento, pneumotórax hipertensivo, tamponamento cardíaco, infarto agudo do miocárdio, embolia pulmonar, choque séptico, choque neurogênico etc.), que, quando presente, deve ser imediatamente tratado.
2. Reanimação volêmica ideal através das ferramentas já mencionadas nesse texto.

Se houver persistência do choque após checados os itens 1 e 2, então o padrão desse choque deve ser determinado:

- Padrão hipodinâmico: entrega de oxigênio insuficiente aos tecidos mesmo após reanimação volêmica ideal.

Características para o diagnóstico (geralmente três ou mais dos seguintes):

- Disfunção ventricular moderada a grave ou ↓ índice cardíaco.
- ↓ Saturação venosa central.
- *Gap* venoarterial alargado.
- Hiperlactatemia persistente ou depuração de lactato ineficiente.
- Perfusão ruim de extremidades ao exame físico.

Nesse caso, o tratamento envolve o uso de agentes inotrópicos, em especial a dobutamina. Se houver hipotensão importante, pode ser necessário associar agentes vasopressores aos inotrópicos, como a noradrenalina, para manter a pressão arterial média mínima adequada.

Padrão hiperdinâmico

Em geral, definido pela hipotensão persistente após o tratamento etiológico e reanimação volêmica adequada, na ausência de disfunção ventricular/índice cardíaco baixo, gap veno-arterial alargado e/ou ↓ saturação venosa central. Podem estar presentes hiperlactatemia e perfusão ruim de extremidades.

Na maior parte das vezes, é causado pela síndrome da resposta inflamatória sistêmica após o trauma, embora a possibilidade de infecção também deva ser investigada. Nesse caso, o agente vasopressor de escolha é a noradrenalina. Na **Figura 13.1**, sugerimos um algoritmo para o tratamento de choque no idoso.

Conclusão

Com o envelhecimento e a melhoria da qualidade de vida da população, o trauma do idoso tornou-se mais prevalente nos serviços de emergência e terapia intensiva em todo o mundo. O colapso circulatório é uma importante causa de óbito nesses pacientes, e seu diagnóstico e manejo precoces e assertivos são essenciais para um desfecho positivo. As comorbidades do idoso (ou seus tratamentos) bem como as alterações fisológicas podem mascarar sinais de choque ou piorar quadros de sangramento. Portanto, é imprescindível conhecer os antecedentes do paciente e o uso de medicações. O colapso hemodinâmico nessa população, independentemente

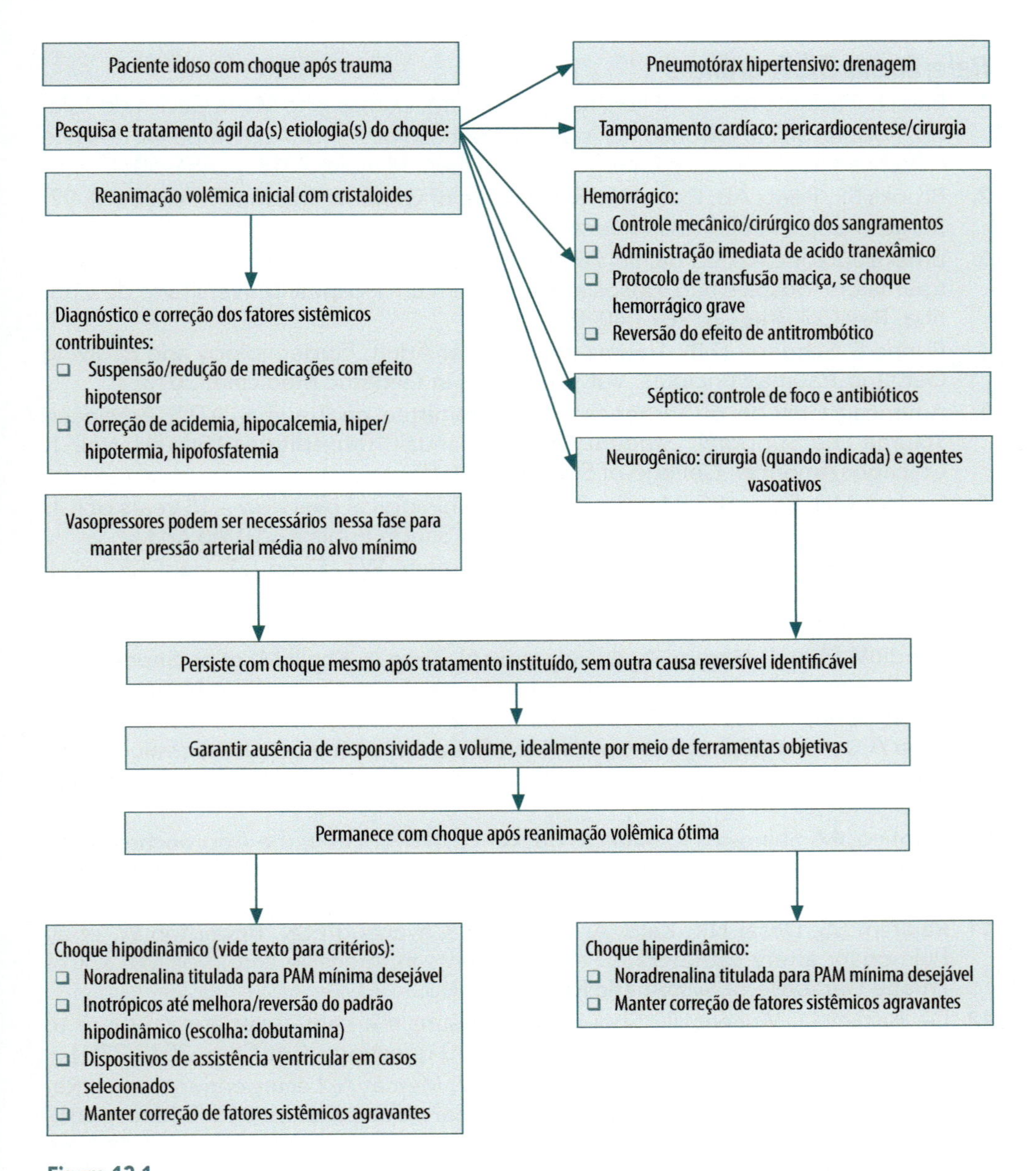

Figura 13.1.

de sua causa, é grave, e a forma mais eficaz de enfrentá-lo continua sendo a prevenção. O tratamento deve seguir a abordagem sistematizada do ATLS, com foco no controle do sangramento e na abordagem imediata nas causas de choque.

Referências Bibliográficas

1. Bassi E. Paciente Idoso. In: Feriani G, Ribera JM, Damasceno Maria Cecília de Toledo, Rozolen Jr. PJ, Cardoso RG, editors. Pré-hospitalar – GRAU (Grupo de Resgate e Atenção às Urgências e Emergências). Barueri: Manole; 2013. p. 454–60.
2. Brooks SE, Peetz AB. Evidence-Based Care of Geriatric Trauma Patients. Vol. 97, Surgical Clinics of North America. 2017.
3. Broska Júnior CA, de Folchini AB, de Ruediger RR. Estudo comparativo entre o trauma em idosos e não idosos atendidos em um Hospital Universitário de Curitiba. Rev Col Bras Cir. 2013;40(4).
4. Bonne S, Schuerer DJE. Trauma in the Older Adult. Epidemiology and Evolving Geriatric Trauma Principles. Vol. 29, Clinics in Geriatric Medicine. 2013.
5. American College of Surgeons. The Committee on Trauma. ATLS Advanced Trauma Life Support® Student Course Manual 10th edition. 10th ed. Vol. 1. Chicago: American College of Surgeons; 2018.
6. Lentsck MH, Sato APS, Mathias TAF. Epidemiological overview – 18 years of ICU hospitalization due to trauma in Brazil. Rev Saúde Pública. 2019;53:83.
7. Oyetunji TA, Chang DC, Crompton JG, Greene WR, Efron DT, Haut ER, et al. Redefining hypotension in the elderly: Normotension is not reassuring. Arch Surg. 2011;146(7).
8. Pandit V, Rhee P, Hashmi A, Kulvatunyou N, Tang A, Khalil M, et al. Shock index predicts mortality in geriatric trauma patients: An analysis of the National Trauma Data Bank. J Trauma Acute Care Surg. 2014;76(4).
9. Lima A, Jansen TC, Van Bommel J, Ince C, Bakker J. The prognostic value of the subjective assessment of peripheral perfusion in critically ill patients. Crit Care Med. 2009;37(3).
10. Falotico JM, Shinozaki K, Saeki K, Becker LB. Advances in the Approaches Using Peripheral Perfusion for Monitoring Hemodynamic Status. Vol. 7, Frontiers in Medicine. 2020.
11. Rajaram SS, Desai NK, Kalra A, Gajera M, Cavanaugh SK, Brampton W, et al. Pulmonary artery catheters for adult patients in intensive care. Vol. 2013, Cochrane Database of Systematic Reviews. 2013.
12. De Backer D, Vincent JL. Should we measure the central venous pressure to guide fluid management? Ten answers to 10 questions. Crit Care. 2018;22(1).
13. Michard F, Boussat S, Chemla D, Anguel N, Mercat A, Lecarpentier Y, et al. Relation between respiratory changes in arterial pulse pressure and fluid responsiveness in septic patients with acute circulatory failure. Am J Respir Crit Care Med. 2000;162(1).
14. Qi J, Bao L, Yang P, Chen D. Comparison of base excess, lactate and pH predicting 72-h mortality of multiple trauma. BMC Emerg Med. 2021;21(1).
15. Gayet-Ageron A, Prieto-Merino D, Ker K, Shakur H, Ageron FX, Roberts I, et al. Effect of treatment delay on the effectiveness and safety of antifibrinolytics in acute severe haemorrhage: a meta-analysis of individual patient-level data from 40 138 bleeding patients. Lancet. 2018;391(10116).
16. Cotton BA, Dossett LA, Haut ER, Shafi S, Nunez TC, Au BK, et al. Multicenter validation of a simplified score to predict massive transfusion in trauma. J Trauma – Inj Infect Crit Care. 2010;69(Suppl 1).

14

Suporte Nutricional no Idoso com Trauma

Danila Zanata Gomes
Abel Hiroshi Fernandes Murakami

Apesar de a população idosa ter uma probabilidade menor de ser vítima de trauma quando comparada à indivíduos mais jovens, ela é mais suscetível a desfechos desfavoráveis em decorrência das lesõesdevido à sua menor reserva fisiológica. Os idosos geralmente apresentam comorbidades, menor massa cerebral, diminuição da capacidade respiratória vital, diminuição da função renal, do volume de ejeção cardíaco e da frequência cardíaca, entre outras alterações fisiológicas que influenciam a resposta orgânica ao trauma. Além disso, os medicamentos de uso contínuo comuns a essa população podem influenciar na resposta ao trauma, como os betabloqueadores, que podem interferir na resposta hemodinâmica às perdas volêmicas.

As quedas são o principal mecanismo de trauma no idoso e são responsáveis por cerca de 40% das mortes nesse grupo etário. Em um estudo retrospectivo descritivo realizado em 2017 em um centro de trauma brasileiro, no qual foram analisados os registros de trauma de 861 pacientes atendidos entre janeiro de 2015 a junho de 2016, observou-se que 10,92% (94 pacientes) tinham idade superior a 60 anos, sendo 53 do sexo masculino e 42 do sexo feminino. Corroborando dados prévios da literatura, as quedas foram o mecanismo de trauma mais comum (52 pacientes, 55%), seguido de atropelamento (27 pacientes, 29%) e acidentes automotivos (11 pacientes, 12%). Traumatismo cranioencefálico foi a principal lesão sofrida, e dentre os 94 pacientes, 73 necessitaram de avaliação de um neurocirurgião. Desses, 31 apresentavam ECG menor ou igual a 13, e 24 pacientes necessitaram de intubação orotraqueal, na cena ou na chegada ao hospital. Dentre os pacientes da amostra, 11 apresentavam ISS entre 16 a 24, e 30 pacientes apresentavam ISS maior que 25, denotando a gravidade dos casos analisados. A mortalidade nessa amostra foi de 30,85% (29 pacientes), 11 óbitos ocorreram nas primeiras 24 horas do atendimento hospitalar e 23 tinham um ISS acima de 16. Dos pacientes que receberam alta hospitalar (65), o tempo médio de internação foi de 9 dias (1 a 92). Nessa amostra observamos que a mortalidade decorrente de trauma entre pacientes idosos é mais elevada que na população em geral.

O diagnóstico de desnutrição é eminentemente clínico; no entanto, no trauma, principalmente no trauma grave, o diagnóstico clínico pode não ser possível, quando deveremos lançar mão de outros meios diagnósticos. Além disso, o trauma é um evento agudo, que, por suas características, não permite planejamento e suporte nutricional prévios. Especialmente falando de idosos, sabemos que um alto percentual desta população está em risco nutricional. A perda da funcionalidade (que é relacionada com a desnutrição) inclusive pode ser a causa que ocasionou o trauma sofrido, por exemplo nas quedas da própria altura, que é um dos principais mecanismos de trauma sofridos por idosos.

Também consideramos que os idosos, principalmente os octogenários, tendem a ter uma ingesta calórica menor e o metabolismo reduzido, contribuindo para aumentar o risco nutricional. Acredita-se que as condições nutricionais dos idosos podem contribuir para desfechos desfavoráveis entre pacientes críticos e naqueles vítimas de trauma. Os idosos fazem parte de um grupo especificamente predisposto a má nutrição, o que também deve ser considerado durante o seu tratamento, já que a desnutrição está particularmente relacionada com o aumento da mortalidade, morbidade, tempo de internação hospitalar e gastos com saúde em pacientes hospitalizados. Quando esses pacientes precisam ser submetidos a cirurgia de emergência, a desnutrição é um preditor de eventos adversos graves.

Em estudo publicado em 2020 no *Journal of Trauma and Acute Care Medicine,* Gowing e Jai encontraram uma estimativa de mais de 60% de desnutrição em pacientes submetidos a cirurgia de urgência. Utilizando dados do American College of Surgeons National Surgical Quality Improvement Program de 2007 a 2016, eles avaliaram pacientes com mais de 65 anos submetidos a cirurgia de urgência e definiram o Geriatric Nutritional Risk Index (GNRI), estimado por um cálculo que envolve albumina sérica, peso e peso ideal (1.489 × albumina [g/L]) + (41,7 × [peso/ peso ideal]). A partir desse cálculo, os pacientes malnutridos foram divididos em quatro subgrupos de desnutrição: muito grave (GNRI < 73), grave (GNRI 73-82), moderada (GNRI 82-92) e leve (GNRI 92-98). *O GNRI* maior que 98 constitui o grupo normal, sem desnutrição.

Um total de 82.725 pacientes foram incluídos nas análises finais. Destes, 55.214 estavam desnutridos com GNRI inferior a 98 (66,74%). Análises multivariáveis ajustadas ao risco mostraram que, à medida que a desnutrição piorava de leve a muito grave, o risco de mortalidade, morbidade e tempo de internação aumentava progressivamente (todos $p < 0,05$). Pacientes com desnutrição muito grave tiveram uma probabilidade duas vezes maior de mortalidade (*odds ratio* [OR], 2,79; intervalo de confiança de 95% [IC], 2,57–3,03), trombose venosa profunda (OR, 2,07; IC 95%, 1,77–2,42) e insuficiência respiratória (OR, 1,95; IC 95%, 1,81-2,11). O Índice de Risco Nutricional Geriátrico previu a mortalidade de forma mais eficaz do que a albumina ou o índice de massa corporal sozinhos para procedimentos de urgência e emergência.

Identificando o risco nutricional no idoso

Existem diversas ferramentas para identificar risco nutricional, sugeridas pelas sociedades Americanas e Europeias de Nutrição Parenteral e Enteral. Essas ferramentas incluem o passo a passo de uma anamnese dirigida para a ingesta nutricional e hábitos alimentares, além de histórico de perda de peso, perda de massa muscular, perda de tecido subcutâneo, acúmulo de líquido localizado ou generalizado, redução do estado funcional etc. No contexto do trauma, por exemplo, em que testes de locomoção muitas vezes podem não ser aplicáveis, um teste de força de preensão palmar, realizado com um dinamômetro, pode fornecer informações validadas na literatura, à beira do leito, acerca da funcionalidade do seu paciente.

Para uma população tão específica quanto o idoso vítima de trauma, que é de alto risco para carências nutricionais e que pode se beneficiar de uma avaliação e suporte nutricional adequado, cabe a pergunta sobre como fazer a avaliação da melhor forma. Existem diversos protocolos para *screening* e avaliação, mas que não se prestarão à totalidade do perfil do idoso vítima de trauma. Podemos considerar as principais ferramentas elaboradas para o paciente crítico, considerando que ferramentas disponíveis dependerão do ambiente e sempre compreenderá:

- Anamnese: histórico nutricional, perda de peso prévia, hábitos alimentares, sintomas nutricionais (sinais de deficiência de micro e macronutrientes), inflamação, febre, hiperglicemia.
- Dados antropométricos: avaliação quanto à forma e medidas do corpo, peso e altura, IMC, pregas cutâneas (tricipital, subescapular), circunferência da cintura, circunferência muscular do braço e panturrilha, (esta muito utilizada em idosos, sabendo-se que aqueles que têm uma circunferência da panturrilha inferior a 31 cm possuem alto risco para desnutrição) *handgrip*, que é um dado fisiológico e funcional.
- Exame físico: perda de tecido subcutâneo, atrofia e perda de massa magra.

- Exames laboratoriais: como os reagentes de fase aguda, glicose, PCR, leucócitos, albumina (que não necessariamente está baixa por desnutrição, podendo ser secundária a outras causas, como síndrome nefrótica, insuficiência hepática), balanço nitrogenado (que, quando baixo, denota perda de proteínas).

Mas considerando que nem sempre todos esses itens estarão disponíveis e que um teste de *screening* precisa ser sensível, simples, prático e barato, podemos lançar mão de algumas ferramentas adicionais.

Uma ferramenta amplamente validada na literatura como preditora de risco nutricional é o Nutrition Risk Screening 2002 (NRS – 2002),[1] um instrumento de triagem nutricional para adultos e idosos no âmbito hospitalar, utilizado para detectar a desnutrição ou o risco de desenvolvê-la durante a internação hospitalar, classificando os pacientes segundo a deterioração do estado nutricional e a gravidade da doença, ajustado à idade, quando superior a 70 anos. Ao final, sugere a indicação de intervenção de nutrição para os pacientes desnutridos. O NRS é composto por uma avaliação nutricional que engloba quatro perguntas: se o IMC é menor que 20,5; se houve perda de peso nos últimos três meses; se o paciente diminuiu a ingestão alimentar na última semana; e se o paciente está com uma doença grave, por exemplo, internado em UTI. A seguir deve-se avaliar o comprometimento nutricional, a gravidade da doença em tratamento e se a idade é maior de 70 anos (Tabela 14.1). O teste deve ser repetido semanalmente e, na presença de alterações, indica a necessidade de um plano nutricional. Apesar da aplicabilidade desse teste, ele não é completamente adequado ao contexto de um paciente idoso vítima de trauma, como podemos observar pelas variáveis analisadas.

O NRS – 2002, que apesar de ser aplicado na avaliação do estado nutricional pré-operatório, correlaciona-se mal com a mortalidade em pacientes

Tabela 14.1.

	Comprometimento nutricional	Gravidade da doença
Zero	Estado nutricional normal	*Status* nutricional normal
Leve	Perda de peso > 5% em 3 meses ou ingestão alimentar < 50–75% do normal na semana anterior	Fratura de quadril em pacientes crônicos, especialmente com complicações agudas, como cirrose, DPOC
Moderado	Perda >5% em 2 meses ou IMC 18,5–20,5 mais insuficiência geral ou ingestão alimentar 25–60% do normal na semana passada	Cirurgia abdominal de grande porte, AVC pneumonia grave, malignidade hematológica
Grave	Perda de peso >5% em 1 mês (>15% em 3 meses) ou IMC <18,5 mais condição geral de insuficiência ou ingestão alimentar 0–25% do normal na semana passada	Lesão na cabeça, Transplante de medula óssea Pacientes em tratamento intensivo (APACHE > 10)

que necessitam de atendimento de emergência. Por isso, pode ser necessário utilizar outros índices de risco nutricional, como o Índice de Risco Nutricional Geriátrico (GNRI), já citado anteriormente, que é um preditor de desfecho adverso no paciente idoso submetido a cirurgia de emergência. Este índice foi validado em estudo publicado em 2020,[2] utilizando como variáveis peso, altura e albumina, demonstrando que pacientes idosos com desnutrição moderada a muito grave têm complicações em cerca de 66% dos casos. Os autores propõem utilizar o valor de corte do GNRI de 87 para avaliar o risco de mortalidade em pacientes idosos que precisam ser submetidos a cirurgia de urgência.

Outro escore utilizado para triagem de risco nutricional é o Nutric Score. A maioria das ferramentas utilizadas para avaliar risco nutricional incluem uma variedade de critérios para identificar o risco nutricional, tais como ingestão calórica e alimentar, exame físico, gravidade da doença de base e *status* funcional. Em pacientes criticamente enfermos alguns desses critérios podem ser de difícil mensuração, principalmente entre aqueles que requerem ventilação mecânica e sedação. Mudanças no peso podem ser influenciadas por reposição volêmica e retenção de fluidos, principalmente em pacientes que requeiram grandes volumes para manter estabilidade hemodinâmica. Além disso, muitas dessas ferramentas não contemplam informações acerca de *status* inflamatório, que é crucial para compreender os fenômenos metabólicos que levam ao hipercatabolismo e perda de massa magra observada em pacientes gravemente enfermos.

O *Nutrition Risk in Critically Ill (NUTRIC) Score* foi apresentado em 2011 por Heyland *et al.* e validado para pacientes críticos. Esse escore avalia risco de eventos adversos (mortalidade e mortalidade) modificáveis por intervenções nutricionais. As variáveis incorporadas são: idade, Acute Physiology and Chronic Health disease Classification System II (APACHE II) score, Sequential Organ Failure Assessment (SOFA) score, comorbidades, dias de internação hospitalar antes da admissão em unidade de terapia intensiva e dosagem de interleucina 6. Proposto em 2016, o NUTRIC modificado sem IL-6 pode ser usado considerando um ponto de corte de alto risco nutricional ≥ 5.

Apesar de ser uma ferramenta reconhecida, o NUTRIC score recebe algumas críticas e, aparentemente, é uma ferramenta que se presta mais à avaliação de gravidade dos doentes do que para o risco nutricional, isso porque, em sua publicação original, observa-se que a curva de mortalidade em 28 dias é indiretamente proporcional ao aumento da ingesta calórica, o que pode sugerir que pacientes que recebem menos calorias sobrevivem mais. No entanto, o que realmente se observa nesse estudo é que, conforme os pacientes se tornam menos graves, é possível aumentar sua oferta calórica e nutricional. Portanto, apesar de ser uma das ferramentas disponíveis, ainda não a consideramos como adequada para a avaliação global que esse grupo tão específico de doentes requer.

Um método que pode ser utilizado para investigação de perfil nutricional no paciente idoso vítima de trauma é a presença de sarcopenia identificada por meio da tomografia computadorizada da admissão inicial. Sarcopenia é descrita como a perda de massa muscular relacionada com a idade e a fragilidade e que resulta em diminuição de força, mobilidade e funcionalidade. Ela pode ser avaliada na tomografia de admissão que geralmente é realizada nos pacientes vítimas de trauma. Em 2015, Fairchild *et al.* realizaram estudo procurando investigar a correlação entre fragilidade e sarcopenia e desfechos adversos em idosos vítimas de trauma. Eles revisaram prontuários de 252 idosos vítimas de trauma fechado que foram submetidos à tomografia computadorizada de abdome na admissão hospitalar. Além disso, coletaram dados epidemiológicos e relacionados com a gravidade do trauma, que incluíam idade, sexo, alterações cognitivas, índice de massa corpórea, hematócrito, Injury Severity Score, presença de complicações hospitalares, entre outros. A sarcopenia foi mensurada pelas medidas calculadas pela área de secção transversal (CSA) do músculo psoas maior em cada paciente, utilizando um *software* específico (Slice-O-Matic®). Eles observaram que quanto menor a área de secção transversal do músculo psoas, menor a possibilidade de alta hospitalar após um evento traumático. Além disso, menores áreas de secção transversal do psoas eram relacionadas com maior perda de independência funcional após alta hospitalar.

Outra ferramenta que também pode ser utilizada para avaliação funcional e de força muscular dos idosos, mesmo no contexto do trauma, é a força de preensão manual, aferida por meio de um dinamômetro.

Necessidades nutricionais

Após a identificação do risco nutricional, para o cálculo das necessidades nutricionais, é preciso considerar a idade, o estado nutricional do indivíduo, a enfermidade de base e o estado metabólico, assim como os sintomas presentes. Para esses cálculos, idealmente deveríamos usar calorimetria indireta para cálculo das necessidades energéticas, o que é muito difícil devido a forma como o cálculo é realizado. Assim, geralmente são usados cálculos indiretos. Além disso, no doente crítico, a estimativa do cálculo de necessidade energética deve se ater às diferentes fases do processo de doença, principalmente no paciente idoso vítima de trauma:

- na fase aguda: inicial, muito inflamado e hipermetabólica (gasto energético mais alto), mas há mecanismos que aumentam a produção de energia endógena (aumento de cortisol, gliconeogênese etc.).

- fase crônica: o paciente tende a ficar mais imunossuprimido e o gasto energético tende a ser mais baixo.
- fase de recuperação: geralmente o doente já recebeu alta da UTI e o gasto energético volta a aumentar.

Devido a dificuldade de cálculo da calorimetria direta e mesmo da indireta, geralmente utilizamos fórmulas de bolso, que predizem que adultos requerem entre 25-30 calorias por quilo de peso ideal. Na fase aguda, o aporte deverá se iniciar de forma gradativa, com uma oferta de até 70% dessa necessidade energética, também considerando a via alimentar, tema que será discutido adiante. Na fase aguda também devemos considerar as calorias não nutricionais do propofol, do soro glicosado e do citrato da diálise, dependendo de quanto o paciente está recebendo de calorias não nutricionais e da fase em que ele se encontra.

Na fase de recuperação, muitas vezes será necessário ofertar um aporte maior do que o estimado pela calorimetria ou por métodos indiretos, por se tratar de uma fase hipermetabólica, de catabolismo acelerado mas sem a grande produção de hormônios da fase aguda. Estima-se um aumento de 30% nessa fase.

Na fase crônica, o aporte calórico deve girar em torno de 25 a 30 calorias por quilo e pode-se aumentar esse aporte na fase real de recuperação, de acordo com o ganho de peso do paciente. A síndrome de realimentação acontece em um terço dos pacientes críticos e evoluem com hipofosfatemia pós-início da terapia nutricional. Em muitos serviços, essa complicação não é diagnosticada. Esse é mais um motivo para iniciarmos a terapia nutricional de maneira mais lenta na fase aguda. Então, no paciente crítico, na fase aguda, nos primeiros 3-4 dias, devemos oferecer algo em torno de 15 a 20 kcal/kg/dia e aumentar esse aporte até a fase crônica e de reabilitação.

Para o aporte proteico: o ideal para idosos com trauma, principalmente trauma grave, é algo entre 1,2 g/kg de peso. Esse aporte deve ser diminuído em pacientes nefropatas e hepatopatas. Estudos mostram que o aporte proteico efetivamente recebido por pacientes em UTI gira em torno de 0,8 a 1 g/kg. Nosso alvo tem que ser se ater ao prescrito *versus* efetivamente recebido. Às vezes, estamos prescrevendo 1,5 a 2 g de proteínas quilo dia, mas o efetivamente recebido gira em torno de 0,8 a 1 g. No paciente idoso, teremos que tomar um cuidado ainda maior, porque o paciente idoso tem naturalmente uma resistência anabólica, há um catabolismo proteico elevado e o balanço nitrogenado tende a ficar negativado (o idoso sintetiza pouco e gasta muito); portanto, a reserva proteica desse paciente, que é o músculo, será depletada, o que leva a um impacto negativo na capacidade funcional e na qualidade de vida desses pacientes. Lembrar que esses pacientes não perdem apenas musculatura esquelética, mas também musculatura respiratória, tornando o desmame ventilatório mais difícil. Para tentar manter o balanço nitrogenado positivo, na tentativa de diminuir a perda de massa magra, é necessário que o aporte protéico ultrapasse 1,2 g/kg/dia.

Parece que a oferta de proteína elevada é protetor de mortalidade (ao contrário do excesso de calorias principalmente na fase aguda) – os que recebem uma oferta proteica baixa morrem mais do que aqueles que recebem uma oferta proteica alta e também tem uma proteção do ponto de vista funcional. Maior *handgrip* , espessura de músculo no ultrassom da coxa. Diversos estudos sugerem que maiores ofertas de proteína e um balanço proteico neutro ou levemente positivo se associam a diminuição de mortalidade. As perdas de proteínas corporais são inevitáveis em um cenário de trauma grave, mesmo em uma abordagem nutricional otimizada e resulta, principalmente, do catabolismo da fibra muscular esquelética.

Sobre suplementos; diversos suplementos forma estudados em pacientes críticos, como a glutamina (influência na cicatrização de feridas), a arginina, o ômega 3 e os nucleotídeos, todos eles com baixos níveis de evidência. A glutamina é o suplemento atualmente mais estudado, com o intuito de aumentar a resposta imunológica e diminuir risco de infecção hospitalar. O politraumtismo grave é caracterizado por alterações e depressão da resposta imune e alguns estudos têm se debruçado em estudar a suplementação de glutamina entre pacientes críticos. Em se tratando especificamente em pacientes vítimas de trauma, os estudos disponíveis não conseguiram comprovar este benefício.

Como discutido previamente, a resposta inflamatória e imunológica se inicia minutos após uma lesão traumática e é caracterizada pelo aumento de citocinas pró-inflamatórias. Paralelamente, há uma produção aumentada de citocinas anti-inflamatórias. Essa resposta é necessária para restaurar a homeostase. Em traumatismos leves, há um equilíbrio entre citocinas pró e anti-inflamatórias; no entanto, se houver um predomínio de mediadores pró-inflamatórios, como nas lesões graves, o resultado será a síndrome da resposta inflamatória sistêmica e uma maior dificuldade do organismo em recuperar a homeostase e esse desequilíbrio torna o organismo suscetível a complicações infecciosas, disfunção orgânica e falência de múltiplos órgãos, o que está associado a alta mortalidade. Além disso, durante a resposta inflamatória, como dito, há um aumento na produção de catalisadores e hormônios contrarregulatórios. Essas alterações neuroendócrinas são gatilhos para uma resposta metabólica caracterizada por hipermetabolismo, resistência à insulina e hiperglicemia (BALUSHI, 2013).

Essas primeiras alterações do metabolismo do paciente crítico devem ser manejadas com um início de aporte nutricional mais lento, não se visando o alcance da meta energética calculada para o paciente de forma imediata a sua admissão na unidade de terapia intensiva, mas sim, buscando-se alcançar a meta nutricional de forma graduada. Em conjunto com essa estratégia, advoga-se que a glutamina pode ter um papel importante na modulação da resposta imunológica, metabólica e neuroendócrina. Por isso, estudos foram realizados para tentar alcançar essa resposta. Em 2013, foi publicada uma revisão narrativa sobre o tema, na qual os autores procuraram investigar estudos que incluíssem suplementação enteral ou parenteral de glutamina em pacientes vítimas de trauma, a parenteral entre aqueles que não pudessem receber nutrição enteral. Concluíram que, apesar da suplementação com glutamina ser considerada como um potencial regime terapêutico em pacientes com politraumatismo, não há níveis de evidência com força suficiente que suportem essa indicação (BALUSHI, 2013).

Em 2014, Barcena et al. publicaram um estudo prospectivo, randomizado e multicêntrico em pacientes adultos e idosos, vítimas de trauma, com *Injury Severity Score (ISS)* superior a 10, admitidos em uma unidade de terapia intensiva, que receberam suplementação com glutamina por via endovenosa durante cinco dias, com intuito de avaliar o número de novas infecções nos primeiros 14 dias após randomização. Nesse estudo, não houve benefícios em suplementação com glutamina nos desfechos clínicos analisados (infecção, tempo de internação em unidade de terapia intensiva e tempo de internação hospitalar e mortalidade) (BARCENA, 2014).

Dada a heterogeneidade do traumatismo e a dificuldade inerente em se conduzir estudos específicos com esse grupo e, especialmente em se tratando de idosos, não parece haver benefício comprovado em se suplementar glutamina com intuito de diminuir risco de infecção, tempo de internação em unidade de terapia intensiva, tempo de internação hospitalar e mortalidade.

Referências Bibliográficas

1. Marchetti J. High nutritional risk is associated with unfavorable outcomes in patients admitted to an intensive care unit. Rev Bras Ter Intensiva. 2019;31(3). https://www.scielo.br/j/rbti/a/rSWVntQshftWPHpjnv6R6Qj/?lang=en
2. Zhenyi J, Mohamad EM, Ask N, Moo LJ, et al. The Geriatric Nutritional Risk Index is a powerful predictor of adverse outcome in the elderly emergency surgery patient. J Trauma and Acute Care Surgery: 2020;89(Issue 2):397-404.
3. Advanced trauma life support (ATLS®): the ninth edition. J Trauma Acute Care Surg. 2013;74(5):13636. doi: 10.1097/TA.0b013e31828b82f5.
4. Gowing R, Jain MK. Injury patterns and outcomes associated with elderly trauma victims in Kingston, Ontario. Canadian Journal of Surgery. 2007;50(6):437-44.
5. Gomes D et al. Perfil de Trauma no Idoso. Pôster apresentado no XXII CONGRESSO BRASILEIRO DE CIRURGIA, UM OLHAR SOBRE A EDUCAÇÃO – CBC 2017.

6. Pérez-Bárcena J, Marsé P, Zabalegui-Pérez A, Corral E, et al. A randomized trial of intravenous glutamine supplementation in trauma ICU patients. Intensive Care Med. 2014 Apr;40(4):539-47. doi: 10.1007/s00134-014-3230-y. Epub 2014 Feb 21.
7. Al Balushi RM, Cohen J, Banks M, Paratz JD. The clinical role of glutamine supplementation in patients with multiple trauma: a narrative review. Anaesth Intensive Care. 2013;41:24-34.
8. Al Balushi RM, Cohen J, Banks M, Paratz JD. Burns Trauma and Critical Care Research Centre, School of Medicine, University of Queensland, Brisbane, Queensland, Australia.
9. Reyland DK, Dhaliwal R, Jiang X, Day AG. Identifying critically ill patients who benefit the most from nutrition therapy: the development and initial validation of a novel risk assessment tool. Crit Care. 2011;15(6):R268.
10. Reis AM, Fructhenicht AVG, Moreira LF. NUTRIC score use around the world: a systematic review. Rev Bras Ter Intensiva. 2019;31(3). https://doi.org/10.5935/0103-507X.20190061 COPY
11. Fairchild 1 BB, Webb TP, Xiang Q, Tarima S, Brasel KJ. Sarcopenia and frailty in elderly trauma patients. World J Surg. 2015;39(2):373-9. doi: 10.1007/s00268-014-2785-7.

15

TCE × *Delirium*
Como Diferenciar e Tratar

João Gustavo Rocha Peixoto dos Santos
Welligson Silva Paiva

Destaques

O TCE pode afetar negativamente o funcionamento cognitivo tanto a curto quanto a longo prazo, acarretando uma carga comportamental e emocional significativa para os pacientes e seus familiares. O *delirium* pós-TCE (DPT) é um estupor caracterizado por flutuação no estado mental e na atenção, apresentando-se como pensamento desorganizado ou como nível alterado de consciência, fala arrastada e sinais motores de início agudo.

A primeira descrição do DPT como entidade isolada aconteceu em 1928. Mas a primeira publicação de impacto veio em 1943 e a denominação amnésia pós-TCE foi a utilizada para descrever o quadro.

O DPT provavelmente resulta de uma combinação de danos estruturais e distúrbios funcionais mediados por inflamação e desequilíbrio de neurotransmissores. As rupturas anatômicas e funcionais incluem: conectividade inter-regional alterada entre a rede de modo padrão, as regiões subcorticais relacionadas com acetilcolina/dopamina e as conexões córtico-corticais de longo alcance, que suportam redes cerebrais de grande escala, substrato de funções cognitivas superiores, como integração emocional, atenção e coerência comportamental.

As estratégias físicas e farmacológicas exploradas clinicamente no TCE incluem: Interrupção Diária de Sedação e Medicamentos Sedativos, Antiepilépticos, Antipsicóticos e Neurolépticos, Metilfenidato e Donepezil. Estudos mecanísticos adicionais são recomendados para entender a fisiopatologia do DPT e identificar alvos terapêuticos para sua prevenção e tratamento.

Introdução

O *delirium* é uma síndrome comportamental, causada por uma injúria transitória cerebral, secundária a distúrbios sistêmicos, em que há quebra da homeostase cerebral e da desorganização da atividade neural. O termo *delirium* vem do latim "*delirare*" ("fora do lugar").[1]

O traumatismo cranioencefálico (TCE) pode afetar adversamente tanto a curto quanto a longo prazo o funcionamento cognitivo, com subsequente carga comportamental e emocional para pacientes e seus familiares. Cerca de metade dos pacientes vítimas de TCE admitidos na Unidade de Terapia Intensiva apresentam *delirium*. Se considerarmos a população acima dos 50 anos, essa frequência atinge 75% dos pacientes.[1]

Após 1 ano do TCE, 21,3% dos pacientes podem ter pelo menos algum transtorno psiquiátrico. Um dos processos cognitivos iniciais mais comuns é a agitação pós-traumática e o *delirium*, caracterizados por um estado de estupor com flutuação do estado mental e da atenção, apresentando-se como pensamento desorganizado ou como nível de consciência alterado (hiperalerta/agitado/letárgico), fala arrastada e sinais motores precoces (tremor, mioclonia, asterixis).[2]

A entidade *delirium* pós-TCE (DPT) deve ser caracterizada de forma separada por uma fisiopatologia única. Alguns mecanismos têm sido sugeridos e serão discutidos ao longo do capítulo.

Histórico (epidemiologia)

O *delirium* é uma das doenças mais antigas já descritas. Há relatos de sua menção já em trabalhos de Hipócrates (460-366 a.C.). A expressão *delirium* foi introduzida na literatura médica por Celsus no Século I d.C. Entretanto, era utilizada para se referir tanto a estados de agitação quanto de sonolência excessiva decorrente de distúrbios mentais. A ambiguidade do termo, associado a ausência de descrição formal seguiu durante o século XIX, pois o termo *delirium* era referido em casos de insanidade e outras perturbações mentais agudas.[1]

Apesar dessa descrição tão antiga com mais de 2.500 anos, a definição mais próxima da atual começou somente em 1909, em que Bonhoeffer a descreveu como uma doença cognitivo-comportamental reversível associada à causa orgânica.[1]

Em 1928, tem-se o primeiro trabalho publicado na literatura médica por Symonds em que se descreve o estado de confusão após um TCE como "consciência nebulosa".[3]

Em meados do século XX (1940 a 1946), foram realizados os primeiros estudos sobre a sua fisiopatologia. Correlacionaram-se os dados clínico-psicológicos com os eletroencefalográficos. Com base nisso, foi possível compreender que o *delirium* era um transtorno da consciência, com baixos escores dos indivíduos em testes cognitivos e que a síndrome se evidenciava pela lentificação generalizada dos traçados eletroencefalográficos, ou seja, havia a quebra da homeostase cerebral.

Em 1943, foi descrito pela primeira vez a expressão *amnesia pós-TCE* para se referir ao estado de desorientação após o trauma que hoje é chamado de *delirium* pós-TCE.[3]

O termo *delirium* passou a ser utilizado categoricamente para o diagnóstico dessa entidade a partir de 1980, com a publicação do *Diagnostic and Statistical Manual of Mental Disorders* (DSM-III), pela Associação Psiquiátrica Americana (*American Psychiatric Association*, 1980).[1]

Conceito e etiologia

O *delirium* pode ser definido como uma síndrome neurocomportamental em que se tem uma alteração do nível de orientação em virtude de distúrbios sistêmicos metabólicos. Pode-se definir ainda a existência de uma entidade chamada *delirium* pós-TCE, em que o quadro comportamental com perda de orientação ocorra devido à injuria cerebral direta ou indireta causada pelo trauma de crânio.

Diferentes hipóteses têm sido levantadas para explicar o surgimento desses distúrbios neurocognitivos quando se trata de TCE. Uma das teorias mais aceitas é a da lesão axonal difusa ser a responsável pelo quadro. Entretanto, outros casos de lesões intracranianas, como isquemias, edemas e até dilatação ventricular podem levar ao quadro. Ao longo do capítulo, serão discutidas as relações fisiopatológicas que sustentam o quadro relacionado com o trauma de crânio.

Fisiopatologia

Etiologias de particular relevância para o *delirium* em pacientes com TCE incluem disfunção cerebral focal ou difusa resultante de lesão primária, bem como lesão secundária causada pelo aumento da pressão intracraniana (PIC) devido a hemorragias ou estados edematosos sustentados por inflamação grave e prolongada e edema vasogênico. Os mecanismos primários de lesão cerebral podem levar ao *delirium* por meio de processos difusos envolvendo edema e inflamação, ou por meio de efeitos focais associados à compressão ou lesão isquêmica de estruturas cerebrais envolvidas na excitação, atenção e cognição.[4]

A lesão primária ocorre devido à desaceleração abrupta do encéfalo dentro do crânio, lesão por contragolpe, ou mesmo por lesão penetrante com laceração dural e comprometimento do tecido cerebral. Isso gera dano à substância branca que por fim provoca uma reação inflamatória em cadeia. Além disso, pode acontecer edema difuso, primeiro pós-trauma e depois edema vasogênico relacionado com a gravidade da inflamação rica em macrófagos, com a expressão de altos níveis de citocinas e quimiocinas inflamatórias e lesão focal em estruturas cerebrais corticais e subcorticais individuais que suportam a excitação, atenção e cognição normais, aumentando suscetibilidade ao *delirium*.

A lesão secundária é uma cascata de eventos que ocorre em horas a dias após o TCE levando a um processo de indução molecular e bioquímica, gerando dano neuronal e morte celular no sistema nervoso central. Dentre algumas características estão a disfunção da barreira hematoencefálica, alteração da homeostase, desequilíbrio metabólico cerebral, disfunção mitocondrial e excitoxicidade. Os mecanismos primários também podem levar à lesão secundária. Eles podem resultar em aumento da pressão intracraniana devido à infiltração edematosa ou hematogênica do compartimento intracraniano. O aumento da pressão intracraniana resulta em diminuição da pressão de perfusão cerebral e, mais importante, do fluxo sanguíneo cerebral, o que pode resultar em comprometimento do nível de consciência, manifestando-se como *delirium* ou coma.[4]

Possíveis mecanismos etiológicos para o delírio pós-traumático incluem lesão primária às estruturas que responsáveis pela a excitação e atenção, bem como lesão secundária decorrente da destruição inflamatória progressiva do parênquima cerebral. Outros contribuintes etiológicos potenciais incluem desregulação da neurotransmissão induzida por sedativos intravenosos, convulsões, falência de órgãos, interrupção do ciclo do sono e outros fatores de risco associados ao *delirium*. A triagem do *delirium* pode ser realizada em pacientes com TCE e a presença de *delirium* prediz piores desfechos. Há evidências de que uma série de cuidados com vários componentes, incluindo um algoritmo de sedação com prioridade para analgesia, testes regulares de respiração e despertar espontâneo, avaliação de *delirium* protocolizada, mobilidade precoce e envolvimento da família, pode reduzir a carga do *delirium* na UTI.[4]

Anatomia patológica

Diversas lesões intracranianas são encontradas no TCE e podem se relacionar com o acontecimento do *delirium*. Dentro dos achados neuropatológicos estão os hematomas intracranianos, lesões isquêmicas secundárias, contusão cerebral, lesões do tronco encefálico.

Dados da literatura mostram que cerca de 40% dos pacientes haviam sido operados para remoção de hematoma intracraniano na fase aguda após o

TCE. Mais de 80% dos casos tiveram contusões cerebrais, 58% tiveram LAD (a maioria grau 3) e até 67% apresentam lesão cerebral isquêmica. Lesão do tronco cerebral estava presente em cerca de 10%. Dilatação simétrica dos ventrículos é encontrada em 70% dos pacientes. A evidência de elevação da PIC em vida foi identificada em mais de metade dos casos. Pacientes com LAD apresentaram uma sobrevida mediana menor do que aqueles sem LAD.[5]

Após o TCE, a degeneração axonal decorrente da LAD é convencionalmente reconhecida como uma progressão da interrupção no transporte axonal, levando ao inchaço axonal, seguido por desconexão secundária e, finalmente, degeneração walleriana.

Estudos trouxeram à tona aspectos da gênese mecânica da patologia axonal seletiva após trauma, que levou à falha e desconexão do citoesqueleto. Em última análise, acredita-se que os axônios desconectados sofrem degeneração walleriana. No entanto, a possibilidade de que muitos axônios inchados ou danificados possam sofrer reparo continua sendo um conceito intrigante. É concebível que o reparo axonal possa variar desde a restauração da homeostase iônica simples até a substituição direta do citoesqueleto danificado, como a renovação de microtúbulos ou neurofilamentos.

Por exemplo, foi demonstrado recentemente que os inchaços periódicos que compõem as varicosidades axonais representam uma forma de "interrupção parcial do transporte axonal" resultante de um escalonamento de pontos de ruptura entre os microtúbulos dentro dos axônios. Esse dano ao nível de microtúbulos individuais induz apenas descarrilamento limitado e acúmulo de cargas transportadas em regiões periódicas do axônio, criando assim a aparência varicosa. Assim, se nenhum dos inchaços crescer a ponto de induzir a desconexão, o reparo da rede de microtúbulos pode fornecer uma oportunidade para os axônios lesados lidarem com o acúmulo de proteína residual. O exame dos mecanismos de reparo axonal após o trauma será importante para futuras considerações de intervenções terapêuticas.[6]

Alterações e mecanismos específicos

Desequilíbrio dos neurotransmissores

Evidências experimentais e clínicas sugerem que distúrbios nos sistemas colinérgico, serotoninérgico e dopaminérgico podem contribuir para qualquer forma de *delirium*, incluindo DPT. Outros neurotransmissores, como epinefrina, norepinefrina, glutamato e GABA, provavelmente desempenham um papel, mas uma explicação mecânica detalhada de desequilíbrio de neurotransmissores levando a PTD permanece indefinida. Neurônios colinérgicos no hipocampo são essenciais para o processamento de atenção e memória e são comumente interrompidos por contusões na base temporal.

Deve-se notar que a deficiência colinérgica pode estar presente por inúmeras razões em pacientes de UTI sem histórico de lesões cerebrais (p. ex.,, opioides e anestésicos gerais). Além disso, existe uma relação cortical complexa entre norepinefrina, dopamina e vias colinérgicas. Distúrbios no equilíbrio nativo podem contribuir para a fisiopatologia do *delirium*. De acordo com a hipótese do eixo das monoaminas, o excesso de dopamina, norepinefrina e serotonina e seus respectivos precursores de aminoácidos estão associados à disfunção cognitiva.[2]

Dano cerebral anatômico

A lesão cerebral primária por trauma penetrante ou trauma de golpe/contragolpe pode afetar diferentes áreas anatômicas do cérebro. Os pacientes que se recuperam do coma secundário ao TCE invariavelmente manifestam algum grau de comprometimento cognitivo, com desfechos que vão desde a recuperação completa até o estado vegetativo ou minimamente responsivo. A maioria dos pacientes se recupera progressivamente de um estado confuso, mas fica com graus variados de comprometimento cognitivo persistente e/ou alterações comportamentais. Redes funcionais anormais em estado de repouso podem estar subjacentes à fisiopatologia do *delirium*. Interrupções na reciprocidade entre o córtex cingulado posterior e o córtex pré-frontal dorsolateral e interrupções na conectividade inter-regional entre as regiões subcorticais relacionadas com a acetilcolina/dopamina parecem desempenhar um papel patológico no *delirium*, enquanto a conectividade aprimorada na rede de modo padrão posteromedial pode estar relacionado. Além disso, qualquer dano ao sistema límbico (hipocampo, amígdala, córtex orbitofrontal e córtex entorrinal) e ao lobo frontal tende a afetar conexões córtico-corticais de longo alcance, que suportam redes cerebrais de grande escala, substrato de funções cognitivas superiores, como integração emocional, atenção e coerência comportamental. Lesões nessas áreas podem induzir irritabilidade, raiva, desinibição ou labilidade emocional. Evidências recentes que corroboram a vulnerabilidade anatômica específica demonstraram a alta incidência de sintomas agudos de DPT em pacientes com hematomas na região para-hipocampal direita e lobo parietal.[4]

Neuroinflamação

A neuroinflamação é atualmente uma das principais hipóteses para a fisiopatologia do DPT. Após lesão cerebral traumática, a ativação de astrócitos e micróglia resulta na liberação de múltiplas substâncias citotóxicas, incluindo citocinas pró-inflamatórias e metabólitos oxidativos (p. ex., óxido nítrico, oxigênio reativo e espécies de nitrogênio). A base dessa hipótese é a ativação glial e a morte por apoptose infiltrativa. O risco de desenvolver DPT varia significativamente entre diferentes populações de pacientes: pacientes com doença cognitiva prévia são os que provavelmente já tem alterações inflamatórias em curso, incluindo primer microglial, predispondo-os a DPT após insultos.

Níveis elevados de citocinas inflamatórias, incluindo IL-1β, IL-6 e IFN-γ, além de quimiocinas, coincidem com a gravidade dos macrófagos inflamatórios e fagocitantes (CD68+/CD163–) que infiltram a lesão inicial. O processo inflamatório grave contribui para o dano vascular e edema vasogênico no sistema nervoso central circundante por um longo tempo.2,4

Diagnóstico

O diagnóstico do *delirium* foi atualizado na última publicação do DSM-V. Nele, retirou-se o conceito de distúrbio da consciência, substituindo por alteração da atenção e vigília (reduzida orientação ao ambiente). Além disso, outros pontos foram modificados. Veja a comparação dos critérios do DSM-IV/V na **Tabela 15.1.**[7]

Tabela 15.1.

DSM-V	DSM-IV
A. Perturbação na atenção (ou seja, capacidade reduzida de direcionar, focar, sustentar e mudar a atenção) e consciência (orientação reduzida para o ambiente).	A. Perturbação de *consciência* (ou seja, clareza reduzida de percepção do ambiente) com capacidade reduzida de enfocar, manter ou desviar a atenção.
B. O distúrbio se desenvolve em um curto período (geralmente de horas a alguns dias), representa uma mudança aguda da atenção e consciência basais e tende a flutuar em gravidade ao longo do dia.	B. Uma mudança na cognição ou o desenvolvimento de um distúrbio perceptivo que não é mais bem explicado por uma demência preexistente, estabelecida ou em evolução.
C. Um distúrbio adicional na cognição (p. ex., déficit de memória, desorientação, linguagem, capacidade visuoespacial ou percepção).	C. O distúrbio se desenvolve em um curto período (geralmente de horas a dias) e tende a flutuar durante o dia.
D. Os distúrbios nos Critérios A e C não são mais bem explicados por um distúrbio neurocognitivo preexistente, estabelecido ou em evolução e não ocorrem no contexto de um nível severamente reduzido de excitação, como o coma.	D. Existem evidências na história, exame físico ou achados laboratoriais de que o distúrbio é causado pelas consequências fisiológicas diretas de uma condição médica geral.
E. Há evidências da história, exame físico ou achados laboratoriais de que o distúrbio é uma consequência fisiológica direta de outra condição médica, intoxicação ou abstinência de substância (ou seja, devido a uma droga de abuso ou medicamento) ou exposição a uma toxina, ou é devido a múltiplas etiologias.	

Atualmente, a avaliação das consequências neuropsiquiátricas agudas e crônicas em pacientes com TCE segue a classificação DSM-V. No entanto, relatórios anteriores baseados nos critérios do DSM IV mostraram que aproximadamente 70% dos pacientes com TCE preencheram os critérios diagnósticos para *delirium*, mesmo durante a reabilitação de pacientes internados. Esses critérios diagnósticos incluem sintomas como distúrbio do ciclo vigília-sono, comportamento motor anormal, comprometimento do humor, distúrbio da percepção, delírios e alucinações. Os sistemas de pontuação clínica da Unidade de Terapia Intensiva Geral (UTI) têm sido usados para rastrear pacientes em risco de *delirium* pós-traumático, e os biomarcadores de eletrofisiologia e neuroimagem identificados em estudos mecanísticos podem representar uma importante ferramenta de diagnóstico no futuro.[1]

O uso dessas ferramentas pode auxiliar na diferenciação do *delirium* pós-traumático daquele esperado em pacientes admitidos na UTI em que não há lesão cerebral propriamente dita. A **Tabela 15.2** ajuda a diferenciar essas duas entidades

Tratamento

Medidas gerais

Devem ser adotadas medidas para melhorar a orientação dos pacientes ao seu entorno, como comunicação clara e sucinta, sinalização e equipe consistente. O apoio emocional por meio do envolvimento da família e cuidadores, proporcionando um ambiente hospitalar inequívoco, melhorando o envolvimento do paciente no plano de tratamento e o *feedback* sobre seus sintomas também contribuem para a prevenção do *delirium*.

A interrupção diária de sedação e de medicamentos que possam gerar efeitos sedativos secundários é uma das estratégias para diminuir os conhecidos efeitos deletérios da sedação profunda em pacientes vítimas de TCE.

A sedação em pacientes neurocríticos também é indicada como medida neuroprotetora, com a impossibilidade de realizar uma avaliação neurológica precisa um tanto mitigada pela disponibilidade de neuromonitoração multimodal. Os riscos, benefícios e papel da interrupção da sedação ou testes de despertar para paciente vítimas de TCE devem ser analisados criticamente e ainda carecem de estudos. Se por um lado, a interrupção do propofol em pacientes com TCE pode resultar em aumento da pressão intracraniana, por outro, dada sua meia-vida, a eliminação completa dos sedativos nem sempre é possível em um curto intervalo de tempo, perpetuando os efeitos deletérios da sedação profunda. A análise dos sinais tomográficos de pressão intracraniana, utilização de medidor de pressão intracraniana com oximetria, entre outras medidas de neuromonitoração, podem auxiliar na decisão de retirada precoce da sedação.

Tabela 15.2. Ferramentas utilizadas no diagnóstico de *delirium* em paciente neurocríticos admitidos na UTI

Método	Ferramenta	Notas/biomarcadores
Clínica	Método de avaliação de confusão para a UTI (CAM-ICU*)	CAM-ICU e ICDSC têm sido usados em cuidados neurocríticos pacientes para diagnosticar *delirium*
	Checklist de Triagem de *Delirium* em Terapia Intensiva (ICDSC)	A sedação em pacientes neurocríticos é neuroprotetora, mas pode confundir a avaliação neurológica
	Escala de Sedação de Richmond Area (RASS)	
	Escala de Sedação-Agitação (SAS)	
Eletroencefalografia	Bruto	Desaceleração generalizada (ritmos teta e delta)
	Análise de espectro	Abandono do ritmo dominante posterior, má organização do ritmo de fundo, perda de reatividade
	Estudos do sono	Relação de potência de banda rápida para lenta reduzida, frequência média reduzida e frequência de pico occipital reduzida
		Diagnóstico diferencial com convulsões
		Associação entre privação de sono, ritmo circadiano perturbado e *delirium* na UTI
Neuroimagem	Imagem estrutural (TC, RM, DTI)	Lesão axonal difusa leve sem dano focal frequentemente associado a déficit de atenção
		Danos frontotemporais (contusões, hemorragias ou danos na substância branca) podem resultar em amnésia
		Déficit de atenção devido a conexões córtico-corticais de longo alcance que suportam redes cerebrais de grande escala
		Danos no sistema límbico com irritabilidade, rapidez de raiva, desinibição ou resposta emocional
		A região para-hipocampal direita e o dano do lobo parietal causam *delirium* agudo

Entretanto, para aqueles que precisam ser mantidos sedados e possuem risco de desenvolver *delirium*, a infusão de dexmedetomidina foi associada a uma menor prevalência de *delirium* em comparação com a infusão de benzodiazepínicos e opioides.[8]

Terapia farmacológica

Drogas antiepiléticas

A carbamazepina (CBZ) é amplamente utilizada como anticonvulsivante no manejo da agitação e agressividade no TCE. Um estudo descobriu que a CBZ em doses variando de 400 a 800 mg por dia reduz a irritabilidade e a desinibição. A literatura reforça a demonstração da prática clínica com a publicação de ensaios clínicos randomizados apoiando sua eficácia. O ácido valproico (VPA) é um medicamento antiepiléptico comumente prescrito que também é usado no tratamento e manejo do transtorno bipolar, mania aguda e enxaquecas. Ensaios clínicos mostraram resultados mistos: em uma revisão retrospectiva de prontuários, os sintomas de agitação após TCE responderam ao VPA em doses equivalentes à prática psiquiátrica convencional (1.250 mg/dia). Um ECR de grupo paralelo, duplamente mascarado, não encontrou efeitos adversos ou terapêuticos de VPA no funcionamento neuropsicológico em pacientes com TCE. As vantagens do VPA, além de sua possível eficácia única, incluem uma menor propensão à sedação e comprometimento cognitivo e, portanto, um potencial mais robusto para participação na reabilitação.[9]

Neurolépticos

Essa classe de medicações é sem dúvida a mais amplamente utilizada no tratamento de *delirium* relacionado com a UTI. A eficácia do haloperidol em auxiliar no controle da agitação é algo conhecido. Seus efeitos também se estendem aos pacientes com *delirium* e aqueles com agitação pós-TCE. Nos últimos anos, os antipsicóticos atípicos ganharam popularidade crescente. Estes incluem risperidona, olanzapina, quetiapina e ziprasidona, todos os quais demonstraram ser benéficos no tratamento do *delirium*.4,6 A quetiapina pode proporcionar resolução mais rápida dos sintomas relacionados com o PTD, menos episódios de agitação e maior taxa de transferência para casa ou à reabilitação.4,7 O uso de neurolépticos, principalmente os típicos, pode apresentar risco de sintomas extrapiramidais, inquietação, discinesia tardia e prolongamento do intervalo QT que pode precipitar arritmias fatais em indivíduos vulneráveis.[9]

Conclusão

O *delirium* pós-TCE é uma entidade específica com fisiopatologia em estudo que tem difícil diferenciação do estado de *delirium* dos pacientes admitidos em UTI. Alguns indícios, como a presença de lesões intracranianas, alterações eletroencefalográficas e um curso mais prolongado após a alta da UTI, podem sugerir essa entidade específica em detrimento de outros diagnósticos diferenciais.

O aprofundamento no conhecimento fisiopatológico possibilitará intervenções farmacológicas e medidas específicas para o tratamento. Atualmente, apesar de serem entidades diferentes, o manejo não apresenta diferenças significativas, independentemente do tipo de *delirium* tratado.

O trabalho de reabilitação deve ser iniciado na UTI, que deve se organizar para implementar o manejo não farmacológico com uso das medidas gerais, otimização da ambientação temporo-espacial do paciente, contato com familiares e alta precoce, sempre que possível. O suporte farmacológico também deve ser introduzido, com o objetivo de agilizar o processo de recuperação.

Referências Bibliográficas

1. Wacker P, Nunes PV, Forlenza OV. Delirium: uma perspectiva histórica. Rev Psiq Clín. 2005;32(3):97-103.
2. Ganau M, Lavinio A, Prisco L. Delirium and agitation in traumatic brain injury patients: an update on pathological hypotheses and treatment options. Minerva Anestesiol 2018;84:632-40. DOI: 10.23736/S0375-9393.18.12294-2
3. Symonds CP, Russell WR. Accidental Head Injuries. The Lancet. 1943;241(6227):7-10.
4. Roberson SW, Patel MB, Dabrowski W, Ely EW, Pakulski C, Kotfis K. Challenges of Delirium Management in Patients with Traumatic Brain Injury: From Pathophysiology to Clinical Practice. Curr Neuropharmacol. 2021;19(9):1519-44. doi: 10.2174/1570159X19666210119153839. PMID: 33463474.
5. Adams JH, Jennett B, Murray LS, Teasdale GM, Gennarelli TA, Graham DI. Neuropathological findings in disabled survivors of a head injury. J Neurotrauma. 2011;28:701-9. doi: 10.1089/neu.2010.1733.
6. Johnson VE, Stewart W, Smith DH. Axonal pathology in traumatic brain injury. Exp Neurol. 2013;246:35-43. doi:10.1016/j.expneurol.2012.01.013.
7. European Delirium Association; American Delirium Society. The DSM-5 criteria, level of arousal and delirium diagnosis: inclusiveness is safer. BMC Med. 2014 Oct 8;12:141. doi: 10.1186/s12916-014-0141-2. PMID: 25300023; PMCID: PMC4177077.
8. Luauté J, Plantier D, Wiart L, Tell L; SOFMER group. Care management of the agitation or aggressiveness crisis in patients with TBI. Systematic review of the literature and practice recommendations. Ann Phys Rehabil Med 2016;59:58-67.
9. Plantier D, Luauté J; SOFMER group. Drugs for behavior disorders after traumatic brain injury: Systematic review and expert consensus leading to French recommendations for good practice. Ann Phys Rehabil Med. 2016;59:42-57.

16

Trauma Torácico e Abordagem das Fraturas de Costelas no Idoso

Celso O. Bernini

Introdução

O tórax é segmento corpóreo altamente exposto a agentes, tanto penetrantes quanto contusos. Por ser sede de estruturas e órgãos vitais, a morbidade e a letalidade decorrentes das lesões traumáticas também são influenciadas pela faixa etária acometida. No geral, a mortalidade está próxima de 10%. É de amplo conhecimento que o trauma torácico é responsável por um quarto das mortes por trauma e contribui com mais um quarto indiretamente para levar a vítima ao óbito, ou seja em 50% dos casos as lesões torácicas foram causa direta ou contribuíram para o desfecho fatal.

Essas considerações são relevantes no contexto do idoso que foi vítima de algum mecanismo de trauma. A grande mobilidade e liberdade de ação dos idosos na atualidade os expõem a vários riscos. A principal causa de mecanismo de trauma torácico está relacionada com a queda da própria altura, especialmente ao cair de degraus de escadas. Apesar do mecanismo de trauma se configurar como de baixa energia cinética, o impacto direto do tórax sobre algum objeto é causa frequente de fraturas de costelas. Idosos que dirigem ou ocupam veículos motorizados estão suscetíveis a traumas torácicos, principalmente contusos, provocados pelo impacto na face anterior do tórax. Menos frequentes são os ferimentos penetrantes ocasionados por agressão interpessoal, mas que podem ser causados por autoagressão e tentativas de suicídio em situações de distúrbios do humor.

Os idosos, devido a fatores como declínio dos mecanismos homeostáticos e adaptativos associados a comorbidades, têm maiores riscos para se recuperarem do trauma. A presença de fraturas de costelas no idoso eleva a mortalidade para 22%, quando comparada com a população geral de traumatizados que é de 10%.[1] Esta é uma das razões para triagem e atendimento diferenciado ao idoso em qualquer serviço de emergência.

Para melhor entendimento da fragilidade do idoso perante o trauma torácico, vamos apresentar de forma sucinta as principais alterações na fisiologia cardiorrespiratória.[2]

Vias aéreas

1. Saúde oral: dentes em mal estado geral, uso de próteses dentárias, lesões da mucosa oral, flora bacteriana oral alterada.
2. Distúrbios da deglutição.
3. Redução dos reflexos de proteção das vias aéreas.
4. Alterações na atividade mucociliar traqueobrônquica.
5. Redução da eficiência do sistema imunológico local.

Arcabouço ósseo e muscular

1. Rigidez e redução da mobilidade da caixa torácica do idoso.
2. Redução da elasticidade e flexibilidade do gradeado costal.
3. Densidade óssea reduzida.
4. Redução da massa corpórea magra (sarcopenia) com perda de força muscular.

Pulmões

1. Redução da elasticidade pulmonar (alterações no tecido conjuntivo).
2. Capacidade residual funcional reduzida.
3. Trocas gasosas diminuídas.

Coração e vasos sanguíneos

1. Aumento progressivo na pressão sanguínea sistólica.
2. Aumento da massa ventricular esquerda.
3. Redução do enchimento diastólico inicial do ventrículo esquerdo.
4. Redução da frequência e do débito cardíacos máximos.
5. Redução do aumento da fração de ejeção induzida pelo exercício (redução da reserva funcional).
6. Redução das respostas reflexas e da variabilidade da frequência cardíaca.

Além dessas alterações do envelhecimento que levam a significante redução da reserva fisiológica funcional cardiorrespiratória, deve-se levar em consideração as doenças crônicas degenerativas, desajustes alimentares, tabagismo, abuso de fumo, ingestão de bebidas alcoólicas e a associação de vários fármacos utilizados pelos idosos.

Lesões torácicas traumáticas

Vias aéreas superiores: obstrução e ruptura

A fragilidade do idoso nos obriga a adotar medidas para garantir prontamente via aérea pérvia e segura. A de perda de força muscular, o risco de aspiração de vômitos, a iminente estafa muscular e o rebaixamento do nível de consciência tornam o controle das vias aéreas uma prioridade ainda maior em comparação a outras faixas etárias. A sequência rápida da intubação traqueal tem sua particularidade no uso de doses menores de sedativos, como barbitúricos, benzodiazepínicos e propofol, para minimizar o risco de depressão cardiovascular e, consequente, déficit circulatório e choque.

Além disso, a presença de próteses dentárias e a maior fragilidade dos dentes aumentam o risco durante as manobras de acesso às vias aéreas, podendo ocasionar fraturas e aspiração de fragmentos dentários.

Lesões pleuropulmonares

A reduzida reserva funcional respiratória e cardiocirculatória nos obriga a ficar mais atentos na identificação do pneumotórax e do hemotórax traumáticos, decorrentes de lesões pulmonares e da parede torácica. O uso frequente de medicamentos que alteram a coagulação sanguínea deve nos alertar para o aumento lento e progressivo do volume de hemotórax pouco perceptível logo após o trauma torácico. Essa é mais uma das razões de se manter o idoso em vigilância com monitorização em unidade de terapia intensiva após trauma torácico. O exame físico detalhado e a indicação de tomografia computadorizada tornam a avaliação do idoso traumatizado mais precisa e sensível para identificação de lesões traumáticas que são pouco evidentes ao exame físico e à radiografia do tórax.

A contusão pulmonar geralmente é uma lesão associada às fraturas de costelas, mas na população idosa a fratura de costelas por si só é fator desencadeante para morbidade e mortalidade elevadas. Bader *et al.*[3] estudaram a incidência e os resultados da contusão pulmonar no idoso após trauma contuso. Identificaram que 18,6% dos idosos com trauma torácico contuso apresentaram contusão pulmonar, mesmo em mecanismos de baixa energia. A presença de contusão pulmonar esteve associada a expressiva morbidade (46%) e mortalidade (14%).

Lesões de coração e grandes vasos

Os ferimentos penetrantes são causa frequente de morte na população jovem devido a lesões no coração, pulmões e nos grandes vasos, mas no idoso é a quarta causa de óbito por trauma.[2] Na chegada de paciente idoso à sala de emergência (SE) com sinais de trauma torácico contuso por acidente de veículo motorizado, é imperativo que se realize uma investigação direcionada para contusão cardíaca, utilizando eletrocardiograma e dosagem de enzimas cardíacas. O estado de choque no idoso pode ser secundário a infarto do miocárdio. No entanto, é igualmente importante considerar que o acidente pode ter sido precipitado por um infarto agudo do miocárdio sofrido pelo idoso enquanto conduzia o veículo.

Fraturas do arcabouço ósseo

A ocorrência de fraturas de costelas é reportada em cerca de 20% dos pacientes com trauma torácico. O arcabouço ósseo torácico do idoso se torna vulnerável a impactos de baixa energia principalmente devido à baixa densidade óssea e à consequente perda de flexibilidade. No trauma contuso em idosos, as fraturas de esterno e de costelas são lesões indicadoras importantes, que podem levantar suspeitas de outras lesões associadas.

Como consequência da dor, das lesões pleuropulmonares e, em menor frequência, da instabilidade da caixa torácica, as complicações mais comuns são pneumonia e insuficiência respiratória, as quais aumentam significativamente a mortalidade nessa faixa etária. A ocorrência de pneumonia é observada em até 31% dos idosos com fraturas de costelas, e a mortalidade aumenta em 19% para cada costela fraturada.[4]

Estudo realizado por Battle et al.[5] em 2012 identificou, em análise univariada como fatores de risco para o desenvolvimento de complicações após trauma torácico contuso, os seguintes fatores: idade igual ou maior que 65 anos, 3 ou mais fraturas costais, pneumopatia crônica ou doença cardiovascular, uso de anticoagulante pré-trauma e níveis de saturação de oxigênio sanguíneo menores que 90%. Com a análise multivariada, a idade igual ou maior que 65 anos e as doenças cardiovasculares não se confirmaram como fatores de risco.

Com base nesses fatores de risco foi desenvolvido no Reino Unido um modelo prognóstico (*STUMBL trial*)[6] para manejo de vítimas de trauma contuso da parede torácica (**Tabela 16.1**) que avalia a probabilidade de complicações. Mas, é ainda um modelo prognóstico que precisa ser validado por maior casuística em centros de trauma.

Outro estudo norte-americano[7] que tenta identificar as lesões na chegada à SE como fatores de risco para orientar a conduta, chegou à conclusão de que idade maior que 85 anos, pressão arterial sistólica inicial < 90 mmHg, hemotórax, pneumotórax, três ou mais fraturas de costela

Tabela 16.1. Escala de fatores de risco para fraturas de costelas

Variável	Escala
Idade	1 ponto para cada década (a partir da 2ª década)
Número de fraturas costais	3 pontos por costela fraturada
Anticoagulação	Não = 0; Sim = 4
Pneumopatia crônica	Não = 0; Sim = 5
Sat. O_2	100%–95% = 0 90%–94% = 2 85%–89% = 4 80%–84% = 6 75%–79% = 8 70%–74% = 10
Escala de risco	**Probabilidade de complicações**
0-10	13%
11-15	29%
16-20	52%
21-25	70%
26-30	80%
> 30	88%

Fonte: Battle *et al.* BMJ Open, 2017.

unilateral ou contusão pulmonar, foram adequados para prever o desenvolvimento das seguintes evoluções: pneumonia, SARA, intubação endotraqueal retardada, necessidade de transferência para UTI por hipoxemia e morte por complicação pulmonar.

Princípios básicos do tratamento

Assim como em qualquer paciente traumatizado, a abordagem inicial deve seguir um protocolo de atendimento, sendo o protocolo ATLS utilizado no Hospital das Clínicas da Faculdade de Medicina da Universidade de São Paulo – HCFMUSP. De acordo com os achados clínicos iniciais, baseados no ABCD do trauma, o tratamento deve priorizar as condições ventilatórias e circulatórias do paciente. Garantir as vias aéreas pérvias e mantê-las seguras é um princípio básico que merece atenção redobrada no cuidado com idosos. Devido aos riscos inerentes de complicações pulmonares após o trauma torácico com ou sem fraturas de costelas, torna-se prudente e imperioso que o idoso seja observado em regime de internação hospitalar. Conforme o grau de disfunções vitais, é recomendada a vigilância em unidade de terapia intensiva.

O manejo inicial do distúrbio ventilatório provocado pelo trauma torácico no idoso, além de ser assegurado com oferta de oxigênio suplementar e controle das vias aéreas, deve ter a avaliação precisa da necessidade de abordagem invasiva (intubação traqueal e ventilação mecânica) ou de tratamento conservador. A situação clássica é a presença de pneumotórax e/ou hemotórax que podem ser drenados na SE. Na dependência do volume de ar e de sangue drenados do espaço pleural, a presença de lesões de vias aéreas, pulmonares e vasculares devem ser investigadas com exames de imagem e endoscopia. A presença de comorbidades no idoso sem dúvida pode ser fator que reduz o limiar de tolerância de conduta expectante ou pouco invasiva nessas situações que reduzem a expansibilidade pulmonar. Como exemplo, podemos citar o paciente com doença pulmonar crônica que pouco vai tolerar o pneumotórax de pequeno volume (menor que 20%) e que, nessa condição, já tem indicação de drenagem pleural e não de conduta conservadora.

A persistência de grande fuga aérea pela drenagem pleural exige a manutenção da expansibilidade pulmonar com auxílio de aspiração contínua por pressão negativa controlada no frasco de drenagem, acompanhada de seguimento radiológico constante. Grandes lacerações pulmonares podem exigir abordagens mais invasivas por toracotomia convencional ou assistida por videocirurgia. O mesmo raciocínio deve ser aplicado no controle do sangramento pleural, considerando a instabilidade hemodinâmica associada à reposição volêmica, principalmente com hemoderivados e com medicações vasoativas. Essas condições extremas comprometem significativamente não apenas o índice de morbidade, mas também aumentam substancialmente a letalidade na população idosa.

Por outro lado, o estudo norte-americano anteriormente citado,[7] que identificou fatores de risco na chegada à SE, pode nos auxiliar na orientação de uma abordagem conservadora. A ausência de alguns desses fatores pode indicar pacientes com risco suficientemente menor de eventos adversos graves. No entanto, as condutasdevem sempre ser individualizadas, considerando o contexto de cada paciente.

Tratamento das fraturas de costelas e esterno

Com base no princípio de abordagem das etiopatogenias da atelectasia, pneumonia e insuficiência respiratória aguda, que são dor, contusão pulmonar e instabilidade da caixa torácica, o tratamento desses três componentes objetiva garantir ventilação, trocas gasosas e analgesia eficientes ao paciente. Nesse contexto, daremos foco ao tratamento da dor e das fraturas de costelas e esterno. Com essa abordagem, na dependência do grau de gravidade na avaliação primária, prioriza-se o manejo inicial com fisioterapia respiratória associada a ventilação mecânica não invasiva. Se essas medidas falharem, intubação traqueal e ventilação mecânica invasiva devem ser consideradas.

Analgesia

Independentemente da necessidade de suporte ventilatório invasivo (intubação traqueal ou traqueostomia) ou não invasivo, é essencial que se promova adequada analgesia. Existem várias táticas de analgesia para fraturas do arcabouço ósseo torácico que devem priorizar o conforto e a mobilidade do paciente e otimizar a dinâmica da caixa torácica com fisioterapia respiratória eficiente. Junte-se a isso a facilitação de eliminação de secreções pulmonares que reduzem o risco de pneumonia nos pacientes com fraturas múltiplas de costelas. A exclusão de lesões intratorácicas e abdominais deve ser realizada antes de se promover analgesia potente pelo risco de se retardar o diagnóstico de lesões traumáticas associadas (trauma raquimedular, lesões traqueobrônquicas, lesões cardiovasculares, ruptura de esôfago, rupturas hepática ou esplênica, hérnias diafragmáticas).

■ Opioides

A analgesia do idoso deve seguir princípios para se evitar a sedação exagerada, com redução do sensório e depressão respiratória. Apesar das condições próprias da senilidade, é seguro utilizar opioides no tratamento da dor aguda no doente idoso, desde que se fique atento às particularidades farmacocinéticas e farmacodinâmicas, e a variabilidade individual. O uso de opioides deve iniciar com doses baixas de até 50% da dose inicial recomendada para adultos, com titulação lenta e intervalos mais espaçados entre as administrações. O uso de fármacos de liberação imediata pode ser empregado no controle da dor aguda ou como fármaco de resgate. A tolerância aos opioides deve ser monitorada, com atenção à eficácia e segurança do tratamento. Também é necessário acompanhar a função renal e as alterações clínicas. Sonolência durante a conversa, fala arrastada e ataxia podem indicar sinais de sensibilidade à dose administrada.[8]

A morfina, numa fase inicial pós-traumática de dor aguda intensa, pode ser titulada utilizando-se a forma de *bolus* endovenosos intermitentes e, quando viável, pela analgesia controlada pelo paciente (PSA).

A analgesia multimodal deve ser utilizada associando-se opioides como codeína, tramadol e metadona a analgésicos comuns como dipirona ou paracetamol. Em pacientes acima de 75 anos, as doses iniciais devem ser administradas com intervalos mais espaçados. É essencial observar os efeitos colaterais no trato gastrintestinal, como náuseas, vômitos, distensão abdominal e retenção fecal.

Anti-inflamatórios não hormonais (AINH)

De modo geral, AINH não deve ser prescrito aos idosos pelo risco de comprometimento da função renal e de lesão ulcerosa do tubo digestivo, com consequente hemorragia e/ou perfuração.

Bloqueio de nervos torácicos

Mais comumente, a analgesia por bloqueio é realizada por três técnicas: bloqueio dos nervos intercostais, bloqueio paravertebral torácico e bloqueio peridural paravertebral contínuo. Estudos mostram que as três técnicas são eficazes para alívio da dor e com benefícios para a dinâmica ventilatória.[9,10]

Cada uma das técnicas tem suas próprias vantagens, contraindicações de uso e dosagens diferenciadas de anestésicos. De modo geral, o bloqueio dos nervos intercostais é realizado com anestésicos locais de ação prolongada, como bupivacaína 0,5% e ropivacaína 0,75%, com tempos de ação que podem variar de 4 a 8 horas. A preferência de qualquer uma das técnicas vai depender da disponibilidade de profissionais habilitados (grupo de dor) para realizar qualquer uma das técnicas de analgesia, levando-se em consideração a permanência do idoso em local com vigilância constante como em terapia intensiva ou semi-intensiva.

A infiltração dos nervos intercostais é a mais acessível e a de menor complexidade. Atualmente, a infiltração intercostal pode ser guiada por ultrassonografia, mas deve ser realizada por médico que conheça a anatomia do espaço intercostal. O bloqueio intercostal reduz também o espasmo da musculatura intercostal, o que potencializa a ação dos demais medicamentos analgésicos.

Descrevemos a seguir a técnica de bloqueio dos nervos intercostais:

1. O paciente deve estar sentado ou em decúbito lateral oposto ao do hemitórax a ser infiltrado. O membro superior deve estar estendido para a frente de modo a deslocar a escápula lateralmente e facilitar a exposição do gradeado costal na região posterior.
2. Faz-se a assepsia da região lateral à musculatura paravertebral e se identificam digitalmente ou por ultrassom as costelas fraturadas a serem infiltradas.
3. Introduz-se a agulha (30 X 7) acoplada à seringa (20 mL) com anestésico até se atingir a costela e, aos poucos, vai se deslocando a agulha até a sua borda inferior.
4. Nesse ponto não se deve introduzir a agulha mais do que 1 cm pelo risco de se atingir o espaço pleural. Aspira-se antes de se infiltrar para descartar punção vascular.
5. A infiltração é realizada com 2 a 3 mL do anestésico local (bupivacaína ou ropivacaína) na borda inferior das costelas.

6. Repete-se o mesmo procedimento em todos os espaços intercostais correspondentes às costelas fraturadas. Para melhor analgesia, a infiltração deve ser realizada em 1 a 2 espaços intercostais acima e abaixo das costelas fraturadas. No total pode ser utilizado até 30 mL de volume anestésico.

Fixação interna de costelas (FIC)

O tratamento das fraturas de costelas começou a despertar maior interesse nos anos 1950. Com o avanço da tecnologia da ventilação mecânica, esta se mostrou eficiente na chamada fixação pneumática do tórax instável e, desde então, tornou-se o tratamento padrão para o manejo de pacientes com fraturas de costelas e afundamento torácico com falência respiratória. Nos anos 1980, os dispositivos de fixação interna foram aprimorados e os cirurgiões renovaram o interesse na redução aberta e fixação interna de fraturas de costelas de maior gravidade. A partir dos anos 2000, a literatura médica sobre o tema tem crescido acentuadamente.[10]

Embora ainda haja controvérsia sobre o tema, estudos nos últimos anos buscam identificar grupos de pacientes com fraturas costais que apresentam alguns fatores precursores de complicações e mortalidade. Evidências indicam que, em casos de múltiplas fraturas de costelas e segmento instável, a redução interna e a fixação precoce das fraturas podem reduzir o risco de comprometimento respiratório, a dor e a pneumonia. No entanto, a evidência para estabilização cirúrgica em situações de múltiplas fraturas de costelas simples é menos clara. Uma metanálise demonstrou que pacientes com fraturas costais sem tórax flácido se beneficiam da estabilização cirúrgica em relação a dor, função respiratória e incapacidade laborativa. Outros estudos corroboram esses achados, indicando também menor tempo de internação hospitalar, redução de infecções respiratórias e retorno ao trabalho mais precoce.[11]

Deve ser enfatizado que a maioria dos estudos sobre a fixação de costelas foi realizada na população abaixo dos 60 anos. Há sugestão de benefício da FIC para pacientes com fraturas múltiplas de costelas sem tórax flácido, mas a evidência para isso está limitada a dados retrospectivos. É provável que possamos ter algumas respostas sobre a estabilização cirúrgica de fraturas costais severas em pacientes sem tórax flácido a partir de um estudo prospectivo, multicêntrico e randomizado que está em curso em Denver (EUA).

Um estudo retrospectivo realizado na Universidade de Massachusetts (EUA) analisou pacientes com mais de 65 anos submetidos à fixação interna de costelas (FIC) e constatou que esses apresentavam maior prevalência de doenças respiratórias e escores mais elevados de gravidade de lesões (ISS) maiores. Comparativamente com os pacientes que foram tratados sem fixação, não houve diferença no uso de ventilação mecânica, mas ocorreu redução significativa da mortalidade e pneumonia nos tratados com FIC. Como conclusão, esse estudo sugere que essa população de pacientes pode se beneficiar com o tratamento cirúrgico de fixação de costelas.

Alguns fatores limitam a experiência e a aplicabilidade desse método alternativo em nosso meio. Um deles, sem dúvida, é o custo elevado do material utilizado, como as placas e parafusos de titânio, além das ferramentas especiais para a osteossíntese costal e esternal. Além da necessidade da atuação de cirurgião habilitado para realizar a FIC, a longa experiência dos serviços de emergência com o tratamento clássico de analgesia e suporte ventilatório tem questionado a real necessidade do tratamento cirúrgico das fraturas costais. No Hospital das Clínicas, a prática de redução interna e fixação das fraturas do esterno (**Figura 16.1**) e das costelas (**Figura 16.2**) é reservada para casos especiais como grandes deformidades da caixa torácica. Nesse contexto, a experiência com a faixa etária de idosos é ainda mais limitada.

Como todo procedimento invasivo, a ocorrência de complicações inerentes à osteossíntese são esperadas. A dor crônica por compressão do feixe vasculonervoso intercostal está diretamente relacionada com o tipo de placa que abraça a costela. A proximidade do nervo intercostal à borda inferior da costela pode resultar em lesão iatrogênica devido à manipulação intraoperatória e à colocação dos dispositivos fixadores.[9] Alguns estudos relatam a infecção crônica da costela relacionada com o dispositivo de fixação costal em torno de 1 a 3% dos pacientes. A extrusão como também a saliência do material de fixação logo abaixo da pele são complicações relatadas na literatura. De modo geral, essas complicações exigem a remoção do material da osteossíntese.[10,11]

Apresentamos na **Figura 16.3** a proposta de fluxograma de tratamento de fraturas de costelas, adaptado de Lodhia et al. Apesar das técnicas multimodais contemplarem analgesiaadequada , a falha em se obter esse objetivo também pode ser levada em consideração para a indicação de FIC.[11]

Trabalhos recentes levam em consideração que a FIC estaria indicada precocemente dentro das primeiras 72 horas nos pacientes com necessidade de assistência ventilatória em que a contusão pulmonar e a respiração paradoxal do afundamento torácico estão associadas.[12,13] A FIC apresenta benefícios significativos, como a redução na incidência de pneumonia associada a ventilação, no tempo de permanência em terapia intensiva e no tempo de internação hospitalar. Como resultado, observa-se uma menor mortalidade de pacientes geriátricos com trauma torácico que são submetidos à redução interna e fixação das fraturas costais, sendo este o principal benefício identificado.

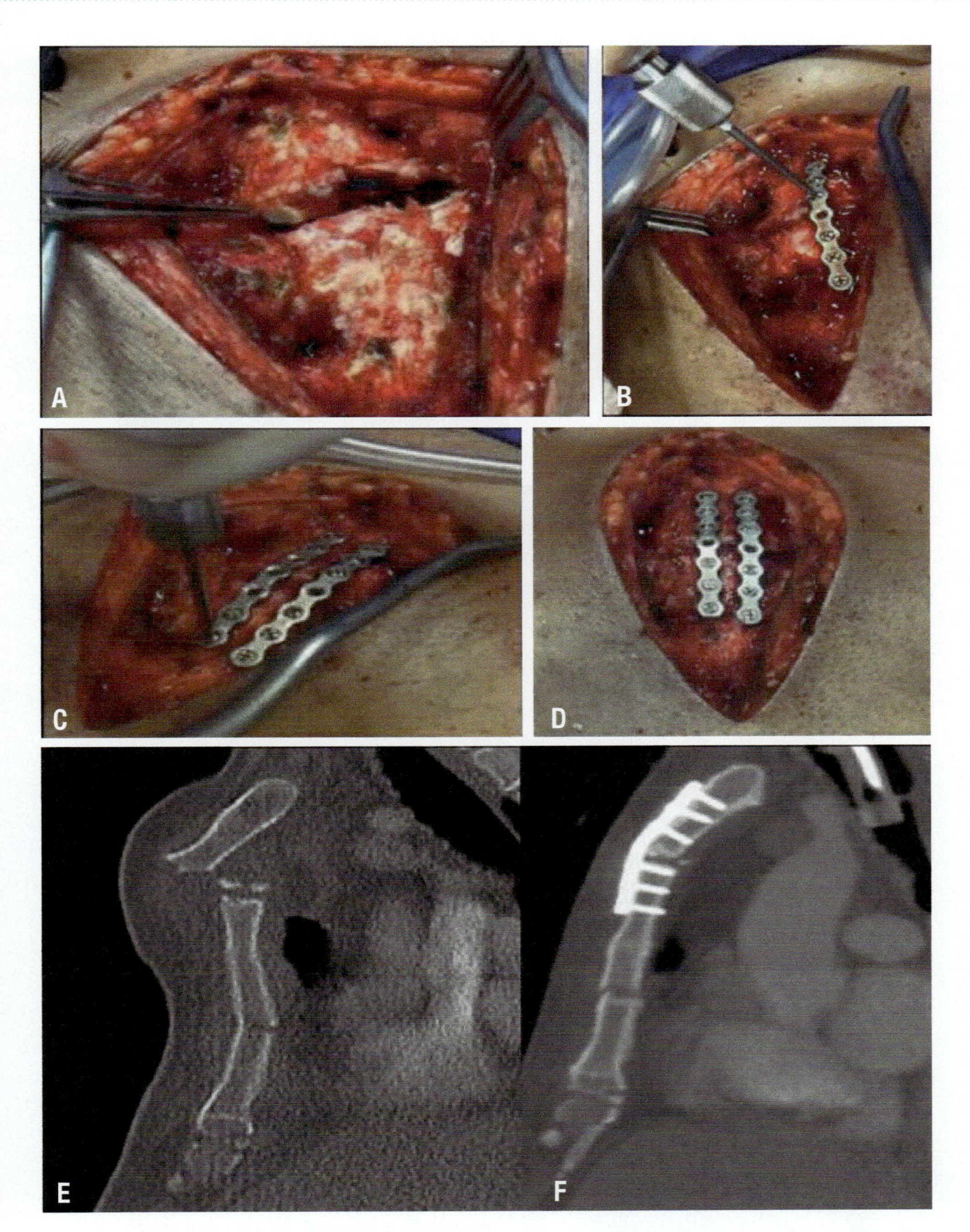

Figura 16.1. Fratura de esterno. **A**. Fratura com disjunção manúbrio esternal. **B** e **C**. Fixação de placa moldada com parafusos. **D**. Aspecto final da osteossíntese. **E**. Imagem (perfil) do esterno que mostra disjunção acentuada do manúbrio com o esterno, além de outra fratura do corpo esternal alinhada. **F**. Imagem final do esterno com a osteossíntese.

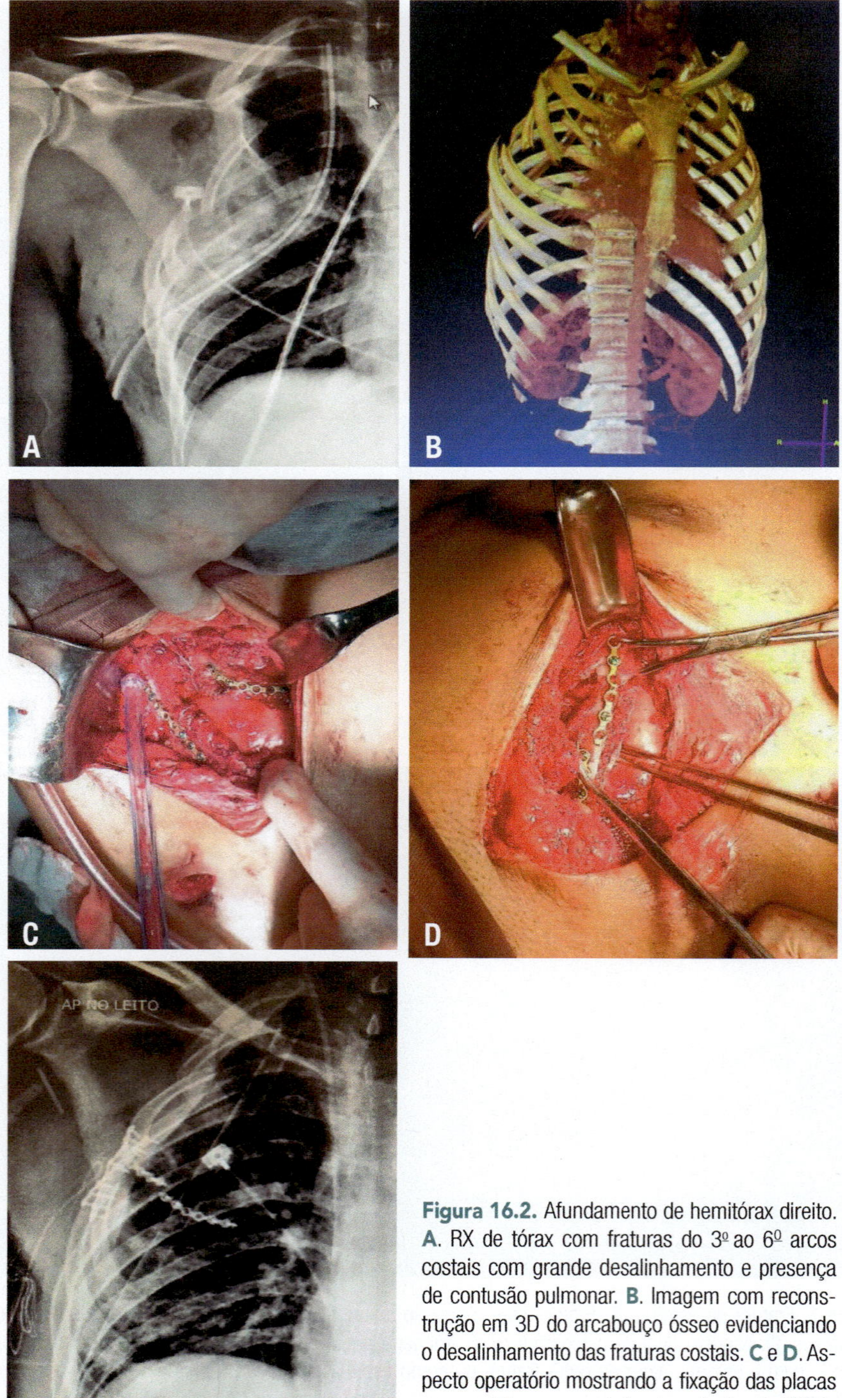

Figura 16.2. Afundamento de hemitórax direito. **A**. RX de tórax com fraturas do 3º ao 6º arcos costais com grande desalinhamento e presença de contusão pulmonar. **B**. Imagem com reconstrução em 3D do arcabouço ósseo evidenciando o desalinhamento das fraturas costais. **C** e **D**. Aspecto operatório mostrando a fixação das placas nas costelas e exposição do pulmão. **E**. RX de tórax após fixação costal.

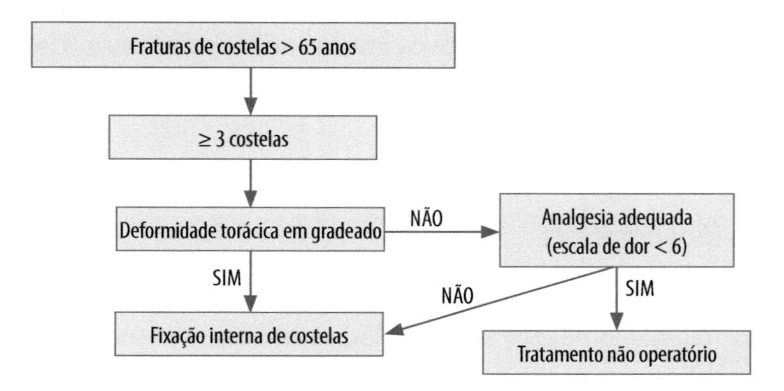

Figura 16.3. Fluxograma de orientação para tratamento de fraturas de costelas no idoso.

CONCLUSÃO

1. O mecanismo de trauma torácico no idoso, embora geralmente resulte de eventos de baixa energia cinética, provoca agressões severas em um arcabouço ósseo já comprometido por diminuição da densidade óssea, baixa flexibilidade e expansibilidade.
2. O idoso vítima de trauma torácico deve receber atenção equivalente à dispensada aos indivíduos mais jovens, com o devido enfoque nas limitações decorrentes da redução da reserva funcional em diversos sistemas, o que frequentemente demanda observação em regime de internação hospitalar. Além disso, a polifarmacoterapia do idoso traumatizado exige maior atenção para intercorrências clínicas.
3. As lesões pleuropulmonares, como contusão pulmonar, hemotórax e pneumotórax, podem se manifestar tardiamente após o trauma torácico, o que exige vigilância clínica e suporte de exames auxiliares.
4. Os pacientes com mais de 65 anos que apresentam fraturas de costelas devem receber tratamento intensivo com analgesia multimodal, fisioterapia respiratória e medidas que facilitem a eliminação de secreções das vias aéreas.
5. A fadiga ventilatória, acompanhada taquipneia e necessidade de maior incremento de oxigenoterapia, indica que a ventilação, seja invasiva ou não invasiva, não deve ser postergada.
6. Estudos recentes sugerem que a redução interna e a fixação de fraturas de costelas podem beneficiar pacientes idosos, desde que realizadas precocemente, contribuindo para a redução do tempo de internação e da mortalidade.

7. São necessários estudos prospectivos adicionais para determinar o momento ideal para o tratamento cirúrgico e confirmar os benefícios observados na população idosa.

Referências Bibliográficas

1. Stawicki SP, Grossman MD, Hoey BA, Miller DL, Reed JF III. Rib fractures in the elderly: a marker of injury severity. J Am Geriatr Soc 2004; 52:805–8.
2. Geriatric Trauma: in ATLS® Student Course Manual. American College of Surgeons. 2018.
3. Bader A, Rahman U, Morris M, McCormack JE, Huang EC, Zawin M, et al. Pulmonary contusions in the elderly after blunt trauma: incidence and outcomes. J Surg Res. 2018 Oct; 230:110-6. doi: 10.1016/j.jss.2018.04.049. Epub 2018 May 25.
4. Bulger E M, Ameson M A, Mock CN, Jurkovich G J. Rib fractures in the elderly. J Trauma 2000;48(6):1040-6. doi: 10.1097/00005373-200006000-00007.
5. Battle CE, Hutchings H, Evans PA. Risk factors that predict mortality in patients with blunt chest wall trauma: a systematic review and meta-analysis. Injury. 2012; 43:8–17.
6. Battle CE, Abbott Z, Hutchings HA, O'Neill C, Groves S, Watkins A, et al. Protocol for a multicenter randomized feasibility STUdy evaluating the impact of a prognostic model for Management of BLunt chest wall trauma patients: STUMBL trial. BMJ Open 2017;7:e015972. doi:10.1136/bmjopen-2017-015972.
7. Lotfipour S, Kaku SK, Vaca FE, Patel C, Anderson CL, Ahmed SS, et al. Factors Associated with Complications in Older Adults with Isolated Blunt Chest. Trauma WJEM. 2009;10:79-84.
8. Kraychete DC, Siqueira JTT, Garcia JBS. Recomendações para uso de opioides no Brasil: Parte II. Uso em crianças e idosos. Rev Dor. São Paulo. 2014 jan--mar;15(1):65-9.
9. Battle CE, Hutchings H, Evans PA. Blunt chest wall trauma: A review. Trauma published online 8 May 2013. http://tra.sagepub.com/content/early/2013/05/08/1460408613488480.
10. de Moya M, Nirula R, Biff W. Rib fixation: who, what, when? Trauma Surg Acute Care Open. 2017;2:1–4. doi:10.1136/tsaco-2016-000059.
11. Lodhia JV, Konstantinidis K, Papagiannopoulos K. Surgical management of multiple rib fractures/flail chest. J Thorac Dis 2019;11(4):1668-1675. http://dx.doi.org/10.21037/jtd.2019.03.54.
12. Kane ED, Jeremitsky E, Bittner KR, Kartiko S, Doben AR. Surgical Stabilization of Rib Fractures: A Single Institution Experience. J Am Coll Surg. 2018 Jun;226(6):961-6.doi: 10.1016/j.jamcollsurg.2017.11.008.
13. Zhu RC, de Roulet A, Ogami T, Khariton K. Rib fixation in geriatric trauma: Mortality benefits for the most vulnerable patients. J Trauma Acute Care Surg. 2020; 89(1):103-10. DOI: 10.1097/TA.0000000000002666.

17

Trauma da Coluna Vertebral no Idoso

Brian G. M. M. Coimbra
Alexandre Fogaça Cristante

O envelhecimento humano é acompanhado pelo declínio estrutural do sistema musculoesquelético. Há perda de massa muscular e redução da densidade óssea. Em conjunto, essas alterações, que podem ser mais precoces ou mais tardias mediante os processos de senescência ou senilidade, levam a perdas na capacidade de equilíbrio e marcha e, consequentemente, a aumento nos índices de queda ao solo. Esse contexto é responsável por explicar a principal fratura da coluna vertebral no idoso: a fratura em compressão de osso osteoporótico.

Nas últimas quatro décadas, o Brasil tem atravessado a transição epidemiológica, em que há queda na mortalidade infantil, redução da fecundidade, aumento da expectativa de vida e maior prevalência de doenças crônico-degenerativas. Dentre estas, destaca-se a osteoporose, por sua elevada frequência e impactos econômico e social, e, por sua principal consequência clínica: a fratura.[1] Em escala global, a população com idade superior a 65 anos saltou de 129 milhões em 1950 para 422 milhões em 2020.[2]

A osteoporose é um distúrbio do osteometabolismo em que há desequilíbrio entre acúmulo de osso (atividade osteoblástica) e perda de osso (atividade osteoclástica), com predominância desta última. O ser humano acumula estoque ósseo até os 30 anos de vida, e, após essa idade, perde progressivamente, ano após ano, massa óssea. A taxa de perda óssea encontra-se em torno de 0,3% ao ano, mas pode chegar a números 10 vezes maiores em mulheres brancas em período pós-menopausa.[3]

Além disso, a osteoporose é condição muito prevalente em nosso meio, atingindo um terço das mulheres brancas acima dos 65 anos. Apesar de ser comparativamente menos frequente em homens, ainda assim também é prevalente nesse gênero, de modo que se estima que um homem branco de 60 anos tenha 25% de chance de ter uma fratura osteoporótica.[4]

A osteoporose pode ser primária (idiopática) ou secundária. O tipo primário, subtipo 1, associa-se principalmente ao período pós-menopausa na mulher, em que há perda acelerada especialmente do tecido trabeculado ósseo. Já o tipo primário, subtipo 2, é conhecido como osteoporose senil e correlaciona-se com deficiência crônica de cálcio e diminuição da formação óssea. O tipo secundário é verificado como consequência de patologias como artrite reumatoide, mieloma múltiplo, desordens endócrinas, desuso, uso de medicamentos, como corticoides, e abuso de substâncias como o álcool.[5]

Os fatores de risco mais associados ao surgimento de osteoporose dividem-se em individuais e ambientais. Os fatores de ordem individual são, por exemplo, antecedente familiar positivo para osteoporose, sexo feminino, etnia caucasiana, biotipo magro, entre outros. Os fatores de ordem ambiental são álcool, tabagismo, má nutrição, baixa condição econômica, baixo nível de atividade motora, entre outros.

O diagnóstico de osteoporose é feito, à semelhança de outras patologias, com base em anamnese, exame físico e exames complementares. Destes, ganha destaque a densitometria óssea, cujos valores de *T score* inferiores a -2,5 desvios-padrão, em relação à população de referência, são indicativos de osteoporose. Além disso, a densitometria pode ser usada como exame seriado de acompanhamento, avaliação de eficácia de tratamentos e como preditor do risco de fraturas.[6]

O tratamento da osteoporose baseia-se, em linhas gerais, nos pilares da prevenção e do manejo. A prevenção consiste em reduzir o ritmo de perda óssea, e tem por base a realização de atividades físicas com exercícios de resistência muscular e também a ingestão de cálcio, vitamina D e reposições hormonais. O manejo medicamentoso da osteoporose instalada utiliza, principalmente, fármacos que inibem a reabsorção óssea e agentes que estimulam a formação óssea (anabólicos).[7] Importante destacar que a escolha do tipo de tratamento antifratura instituído envolve a estratificação do risco individual de nova fratura.[8]

As fraturas nos idosos devem-se, em sua quase totalidade, à fragilidade óssea que esse grupo etário apresenta. Por esse motivo, os traumas de baixa energia, como quedas da própria altura, são suficientes para gerar fraturas nessa população. Esse tipo de trauma é muito mais frequente em relação aos de alta energia, que predominantemente se associam às fraturas dos adultos e indivíduos mais jovens. Os acidentes automotivos entretanto, são a segunda causa de fratura em idosos.

As quedas são eventos frequentes para idosos que vivem na comunidade, e trazem morbidade para esse grupo populacional. Estimam-se incidências médias anuais de quedas em valores que partem de 30% ao ano para idosos com 65 anos ou mais, chegando a 50% ao ano para aqueles com 80 anos ou mais. As taxas de mortalidade de idosos devido a quedas aumentam com a progressão de idade. Em 50% dos casos em que há queda seguida de fratura, ocorre incapacidade funcional permanente que não havia antes do evento.[1]

Outro fator importante relativo às quedas é o impacto econômico e social que elas geram. Levantamento de dados do Sistema Único de Saúde, disponibilizados pelo Ministério da Saúde do Brasil, evidenciou que houve 1.746.097 internações por quedas de idosos (60 anos ou mais) entre os anos de 2000 e 2020. Essas hospitalizações geraram custos da ordem de R$ 2.315.395.702,75. Os maiores custos, proporcionalmente, foram identificados entre os pacientes com 80 anos ou mais (36,9%), do sexo feminino (60,4%) e da região Sudeste do país (57,3%). A média de duração das internações variou de 5,2 a 7,5 dias.[9]

Diversos fatores estão associados às quedas, e a combinação deles contribui mais para a ocorrência desses eventos do que a atuação isolada de cada um. Dentre os mais conhecidos, destacam-se fatores intrínsecos, como fraqueza muscular, doenças neurológicas e cardiovasculares e uso de medicamentos, principalmente hipotensores; e fatores extrínsecos, como presença de tapetes, escadas, superfícies lisas ou irregulares, iluminação precária, uso de calçados inadequados e objetos fora de alcance. A maior parte das quedas ocorre no período diurno, dentro de casa em cômodos frequentemente utilizados, como quarto e banheiro.[1]

Do ponto de vista biomecânico, as forças compressivas que atravessam a coluna se dissipam dos discos intervertebrais aos platôs vertebrais, e destes ao osso trabeculado no centro do corpo vertebral e à fina camada de osso maciço, cortical, que confere formato à vértebra. O principal elemento mecânico que resiste às forças de compressão é o osso trabeculado. A sua resistência é função direta da arquitetura trabecular, que é determinada pela orientação, comunicação, espessura, número e espaçamento entre trabéculas. Com a rarefação óssea que tipifica a osteoporose, a resistência mecânica diminui para tolerar forças compressivas, o que leva à falha óssea estrutural.[10] Isso explica porque o levantamento de objetos pesados e mesmo a realização de posturas cotidianas (como abaixar e levantar) podem também ocasionar fratura em osso osteoporótico.

Os ossos mais frequentemente acometidos pelas fraturas de fragilidade nos idosos são as costelas, o rádio, ossos do quadril e vértebras da coluna. Sempre que ocorre uma fratura, especialmente em se tratando de faixas etárias mais avançadas, é de suma importância a determinação da sua causa. Para isso, institui-se investigação etiológica a fim de excluir outros diagnósticos, como neoplasias, também mais frequentes em idosos.

O exame inicial de escolha para avaliação de idosos com dor aguda na coluna é a radiografia, que deve ser realizada em incidências frente e perfil. Uma vez detectada fratura, se houver encunhamento superior a 50% (redução na altura do corpo vertebral) ou redução de altura na coluna posterior, indica-se a realização de estudo tomográfico. Na presença de déficit neurológico, indica-se realização de tomografia ou ressonância magnética.

Na investigação etiológica de fraturas de coluna em idosos, ganham destaque as avaliações com imagens como radiografias, tomografia computadorizada e ressonância. As fraturas por osteoporose e as fraturas patológicas (por neoplasias) podem ser diferenciadas com biópsia e exame anatomopatológico, mas também podem ser comparadas considerando-se características radiológicas conhecidas.

As fraturas compressivas benignas não apresentam destruição óssea. Na ressonância magnética, o sinal gorduroso da medula óssea está preservado na ponderação em T1, e a linha de fratura apresenta baixo sinal tanto em T1 quanto em T2. Observa-se retropulsão do córtex vertebral posterossuperior (e não abaulamento), há ausência de massa epidural e, em geral, localizam-se evidências de fraturas similares em sítios adjacentes.[11]

Já as fraturas patológicas apresentam destruição óssea à TC, substituição do sinal ósseo habitual do corpo vertebral e elementos posteriores e pedículos, abaulamento convexo do muro vertebral posterior, massa epidural ou paraespinhal, e possível localização de massas metastáticas adjacentes. Importante destacar que o contraste pouco ajuda na diferenciação entre esses dois tipos de fraturas, pois ambas apresentam realces heterogêneos intensos.[11]

Confirmada por imagem a ocorrência da fratura, leva-se em conta o aspecto morfológico na decisão terapêutica. Não há consenso amplo sobre como determinadas morfologias de fraturas por insuficiência devem ser abordadas, mas Schnake et al. propuseram uma classificação morfológica de fraturas osteoporóticas que visa auxiliar na decisão de manejo de tratamento. Na **Figura 17.1**, reproduzimos a classificação.[12]

A partir desse sistema, e levando-se em conta também outras variáveis que participam do quadro clínico desses pacientes, os autores elaboraram um escore[13] (**Tabela 17.1**).

Quanto maior o escore, maior a chance de ser necessário o tratamento cirúrgico. Definiu-se como corte o valor 6. Abaixo desse resultado, favorece-se o tratamento conservador. Acima, favorece-se o tratamento cirúrgico. Se o escore for exatamente 6, a decisão é do cirurgião. O autor destaca que em 85% dos casos o resultado relaciona-se diretamente com a classificação morfológica do tipo de fratura osteoporótica presente.[13]

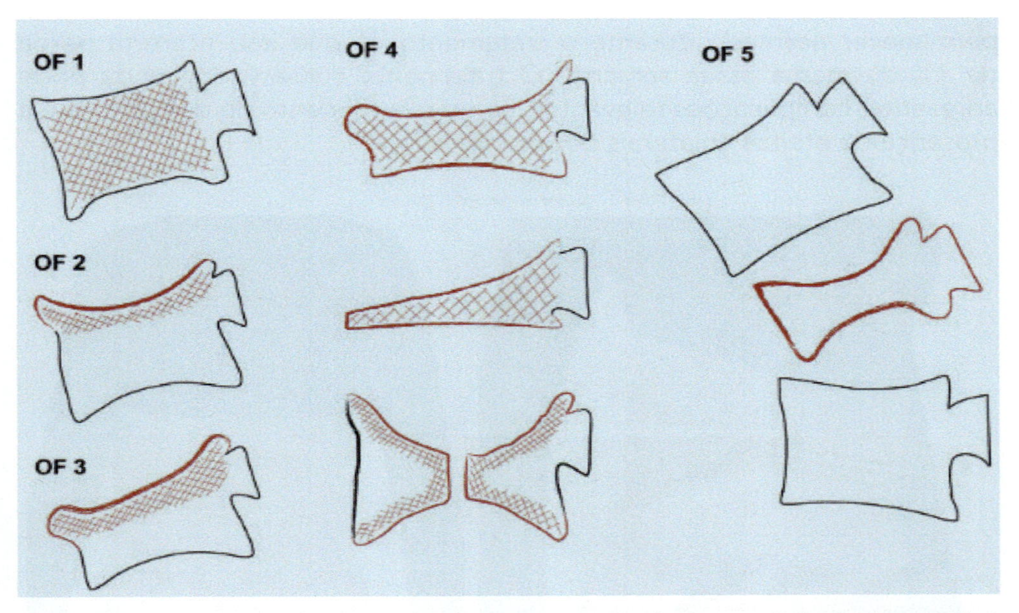

Figura 17.1. **OF1**, sem deformidade. **OF2**, deformidade com pouca/nenhuma redução da altura vertebral. **OF3**, deformidade com redução marcada da altura vertebral (maior que um quinto da altura original). **OF4**, perda do arcabouço estrutural, colapso. **OF5**, distração/rotação/luxação vertebral. Reprodução de Schnake *et al.*, 2014.[12]

Tabela 17.1.

Morfologia	1-5	2 a 10 pontos
Densitometria	< -3	1 ponto
Impacção após 1 semana	Sim Não	1 ponto 1 ponto
Dor	VAS > 4 VAS < 4	1 ponto -1 ponto
Déficit neurológico	Sim	2 pontos
Mobilização	Não Sim	1 ponto -1 ponto
Condição clínica	ASA > 3, demência IMC < 20, dependente, anticoagulado	mínimo -1 ponto e máximo -2 pontos

Reprodução de Schnake et al., 2017.[13]

Pela maior frequência de fraturas estáveis e não complexas, o tratamento de fraturas de fragilidade na coluna do idoso é majoritariamente conservador com uso de órteses que ajudam no controle analgésico. O controle álgico medicamentoso é complementado com uso de coletes como Putti baixo, Putti, Jewett ou colar Philadelphia, a depender do nível fraturado (**Figuras 17.2-17.5**). É importante estimular o paciente a não permanecer acamado durante o tratamento, já que isso acarreta perda de 1% de massa óssea semanal. O tratamento conservador ainda pode apresentar complicações relevantes, como o surgimento de dor crônica e a presença de efeitos colaterais dos opioides.[14]

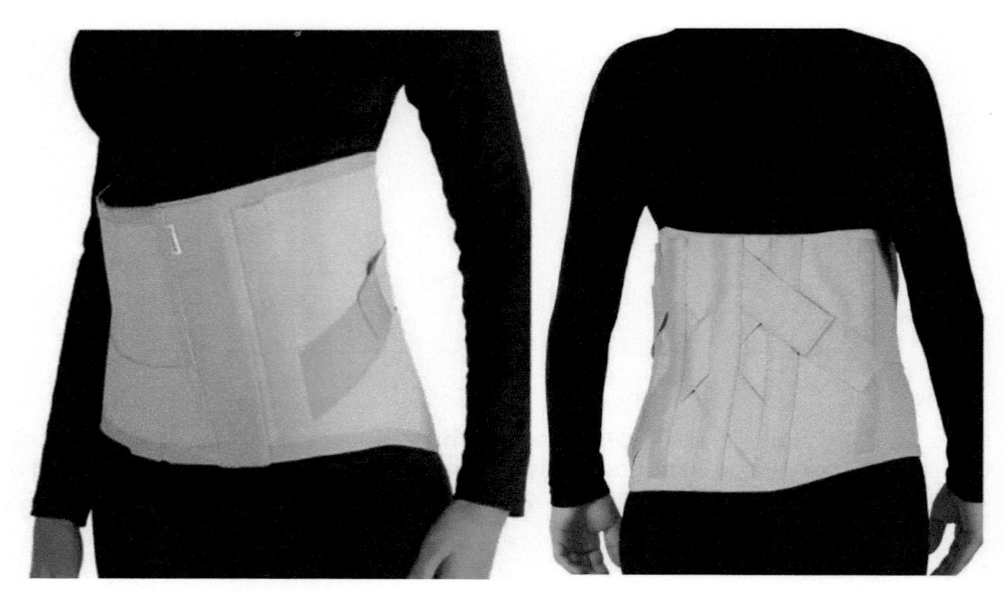

Figura 17.2. Colete Putti baixo.

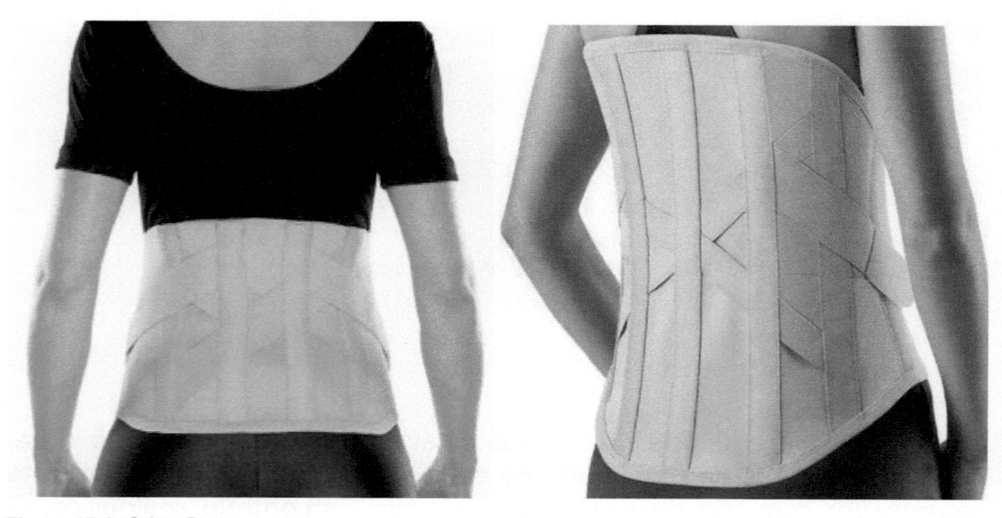

Figura 17.3. Colete Putti.

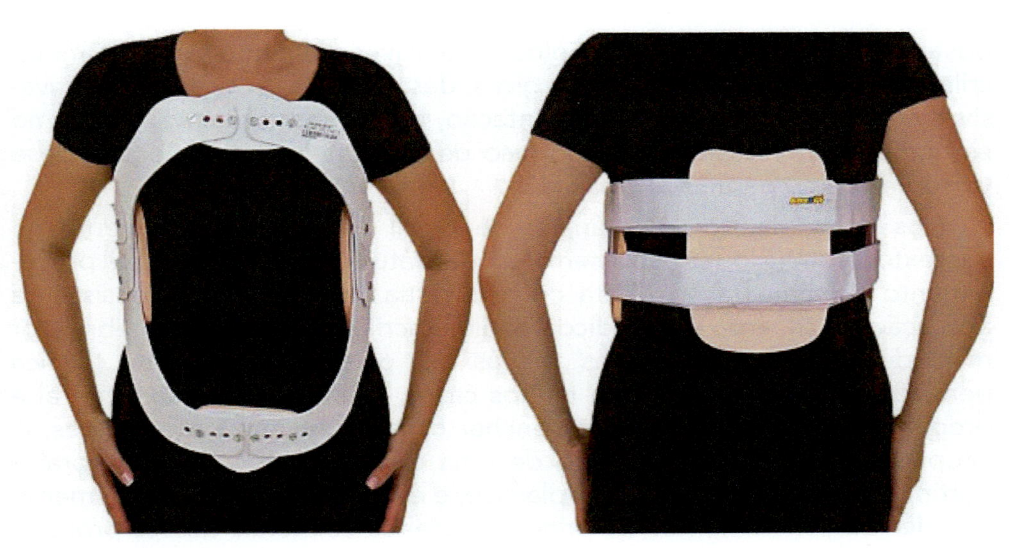

Figura 17.4. Colete Jewett.

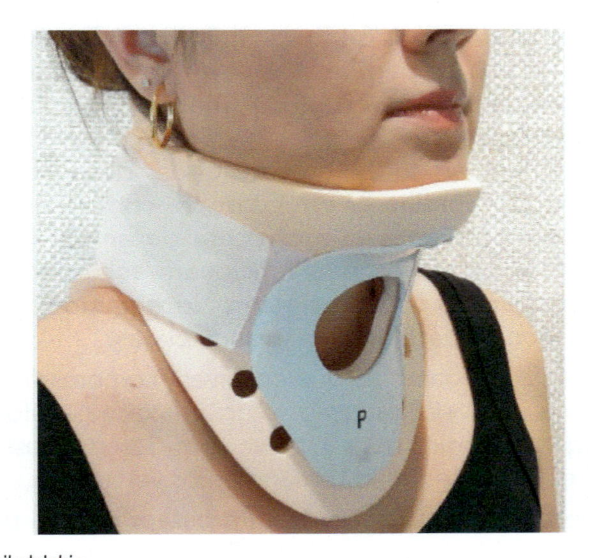

Figura 17.5. Colar Philadelphia.

O tratamento cirúrgico é favorecido nos casos de dor intensa, pacientes com demência, tossidores crônicos, colapso vertebral progressivo, deformidade acentuada (cifose), redução importante da capacidade pulmonar (consequência de duas ou mais fraturas torácicas, em geral), fraturas múltiplas, pseudoartrose, instabilidade persistente e necrose asséptica. As contraindicações incluem infecção, fragmentação ou recuo do muro posterior, coagulopatia, tumor epidural, alergia ao cimento (polimetilmetacrilato). Dentre as estratégias cirúrgicas, destacam-se técnicas menos invasivas como as que envolvem cimentação, até outras mais invasivas como as que envolvem instrumentação (uso de implantes de fixação/artrodese vertebral, como parafusos e hastes).

Nos casos de dor refratária e de difícil manejo, especialmente no contexto subagudo (até seis semanas da fratura), pode-se realizar procedimento de cimentação direta ou cifoplastia. A cimentação consiste na aplicação de cimento ortopédico (metilmetacrilato) no corpo vertebral por meio de cânulas posicionadas através dos pedículos, utilizando técnica percutânea. Esse método, em muitos casos, restaura a altura vertebral e proporciona alívio da dor ao preencher os espaços interfragmentares. A cifoplastia consiste na produção de uma cavidade no corpo vertebral a partir da insuflação de um balão plástico, e esta cavidade é posteriormente preenchida com cimento. Os principais efeitos colaterais desses procedimentos incluem o risco de extravasamento de cimento em direção ao canal vertebral ou forames neurais.

Nos casos de progressão importante de deformidade e instabilidade do segmento acometido, pode-se lançar mão do tratamento cirúrgico com fixação por meio do uso de parafusos, hastes e dispositivos intersomáticos (peças rígidas entre os corpos vertebrais), mas impõe-se a discussão sobre viabilidade de instalação e rigidez da fixação dos implantes em ossos de baixa densidade. Para amenizar esses efeitos, desenvolveu-se recentemente um conjunto de implantes em carbono, com resultados mecânicos supostamente superiores, mas que carecem de ampla validação prática. Além disso, existem parafusos que funcionam sob sistema de *augmentation*, com associação ao uso de cimentoNo entanto, as evidências dos benefícios dessa técnica permanecem pouco claras.

Cenários mais graves, como os que envolvem compressão medular, déficit neurológico, fraturas instáveis (distração, rotação, luxação) e cifose grave podem requerer abordagem cirúrgica mais invasiva com descompressão neural (laminectomia ampla) e artrodese (fusão de segmentos vertebrais).

Por fim, deve-se destacar que a fratura osteoporótica por compressão agrega elevada morbidade ao paciente. Estima-se que a mortalidade em 4 anos após o diagnóstico desse tipo de fratura alcance taxa de 50%, e após 10 anos do diagnóstico, a mortalidade alcance 85%. Frequentemente, o paciente que recebe esse diagnóstico é considerado idoso frágil e é portador de outras comorbidades, o que colabora para este cenário.

Pontos-chave

- A população global está envelhecendo, e o declínio estrutural do esqueleto humano envolve perda de massa óssea e osteoporose
- A osteoporose é a principal causa etiológica de fraturas em idosos. O principal mecanismo gerador dessas fraturas são as quedas
- A abordagem da osteoporose envolve medidas preventivas. O tratamento da osteoporose instalada envolve o uso de medicações antirreabsortivas e formadoras de osso
- O tratamento das fraturas por insuficiência em idosos é majoritariamente conservador, mas abordagens cirúrgicas podem ser indicadas em casos selecionados
- As quedas e as fraturas por osteoporose em idosos geram elevado impacto econômico e estão associadas a altas taxas de mortalidade

Referências Bibliográficas

1. Riera R, Trevisani VFM, Ribeiro JPN.
2. Osteoporose – a importância da prevenção de quedas. Rev Bras Reumatol. 2003;43(6):364-8.
3. Ouden LP, Smits AJ, Feller R, Deunk J, Bloemers FW,et al. Epidemiology of Spinal Fractures in a level one Trauma Center in the Netherlands; a 10 Years Review. SPINE. 2018;1.
4. Lane JM. Diagnosis and managment of orthopaedic problems commonly found in women: osteoporosis. American Academy of Orthopaedic Surgeons 65th Annual Meeting. New Orleans, 1998.
5. National Osteoporosis Foundation. Osteoporosis Report. 1999;15(2).
6. Riggs BL, Melton LJ III. Evidence for two distinct syndromes of involutional osteoporosis. Am J Med. 1983;75:899-901.
7. Einhorn TA. Osteoporosis in orthopaedic practice. American Academy of Orthopaedic Surgeons 65th Annual Meeting. New Orleans, 1998.
8. American College of Sports Medicine Position Stand on Osteoporosis and Exercise. Med Sci Sports Exerc. 1995;27:i-vii.
9. ShobackD, Esatell R, Rosen CJ, Black DM, Cheung AM, et al. Pharmacological Management of Osteoporosis in Postmenopausal Women: An Endocrine Society Clinical Practice Guideline. J Clinic Endocrinol Metabol. 2019;104(Issue 5):1595-622.
10. Lima JS, et al. Custos das autorizações de internação hospitalar por quedas de idosos no Sistema Único de Saúde, Brasil, 2000-2020: um estudo descritivo. Epidemiologia e Serviços de Saúde [online]. 2022;31(1).
11. Myers ER, Wilson SE. Biomechanics of osteoporosis and vertebral fracture. Spine. 1997;22(suppl):25S-31S.

12. Jung HS, Jee WH, McCauley TR, Ha KY, Choi KH. Discrimination of metastatic from acute osteoporotic compression spinal fractures with MR imaging. Radiographics. 2003;23(1):179-87.
13. Schnake KJ, et al. Validation of a classification system for osteoporotic thoracolumbar fractures (OF-classification).Eur Spine J. 2014;23:2511.
14. Schnake KJ, et al. Thorakolumbale Wirbelsäulenfrakturen beim alten Menschen. Der Unfallchirurg. 2017;120(12):1071-85.
15. Boden SD. Osteoporosis of the spine : operative and non-operative treatments. American Academy of Orthopaedic Surgeons 66th Annual Meeting, Anaheim, 1999.
16. Ong KL et al. Were VCF patients athigher risk of mortality following the 2009 publication of the vertebroplasty "sham" trials? Osteoporos Int. 2018;29:375-83.

18

Fraturas da Pelve no Idoso

Jorge dos Santos Silva
Kodi Edson Kojima
Marcos Leonhardt
Adelaide Miranda

Neste capítulo, nos dedicaremos às fraturas da pelve no idoso, compreendendo a anatomia, descrevendo os mecanismos de trauma, as lesões mais frequentes, os tratamentos possíveis e algumas atualizações sobre o tema.

As fraturas e lesões do anel pélvico não são consideradas fraturas frequentes, representando cerca de 2 a 8% de todas as fraturas. Em jovens, as fraturas da pelve são consequência de traumas de alta energia, lesões associadas de outros órgãos e altas taxas de morbimortalidade. No entanto, em idosos com baixa densidade óssea, mecanismos de trauma de baixa energia são suficientes para levar a fraturas da pelve.

A queda da própria altura é o mecanismo de trauma mais associado a esse tipo de lesão nos idosos, seguido de acidentes de trânsito e violência.[1]

No contexto do atendimento de emergência, a queda da própria altura nos idosos é uma queixa bastante comum e relevante. A última edição do Estudo Longitudinal da Saúde dos Idosos Brasileiros (ELSI-Brasil), realizada entre 2019 e 2021 e financiada pelo Ministério da Saúde, revelou que, no Brasil, a prevalência de quedas na população idosa residente em áreas urbanas foi de 25%.[2] Dadas as repercussões que uma queda pode levar no idoso e o índice de envelhecimento da população brasileira, podemos considerar as quedas nesse grupo populacional um problema de saúde pública.

No último censo realizado pelo IBGE, em 2022, o total de pessoas com 65 anos ou mais no país (22.169.101) correspondeu a 10,9% da população, apresentando um aumento de 57,4% em relação a 2010. A tendência ao envelhecimento populacional também pode ser vista a partir do índice de envelhecimento da população, que representa o número de pessoas com 65 anos ou mais em relação a um grupo de 100 pessoas de até 14 anos, que em 2022 foi de 55,2, o que evidencia o envelhecimento da população brasileira e a tendência a observamos maior número de quedas e de fraturas em nossos serviços.[3]

Além do envelhecimento populacional, o Brasil vem apresentando um aumento do índice de longevidade. Devemos compreender que os idosos não constituem um grupo homogêneo de indivíduos. Uma parte desses idosos pode ser saudável, fisicamente ativa e ter alta demanda funcional. Outra parte desses idosos pode ter múltiplas comorbidades, baixa demanda e até mesmo podem ser acamados. Porém, ambos os grupos podem sofrer fraturas da pelve por osteoporose ou insuficiência.[4]

A incidência das fraturas da pelve aumenta com a idade, sendo a sétima fratura mais comum em homens acima dos 65 anos, e a quinta nas mulheres na mesma faixa etária. Essas fraturas são mais prevalentes na população feminina.[5] Já entre indivíduos acima dos 80 anos, a fratura da pelve é a quarta fratura mais comum observada por ortopedistas.[6] A população geriátrica é responsável por 22% de todos os pacientes com lesão do anel pélvico.[7]

Nesse sentido, as tendências populacionais de envelhecimento e de aumento da expectativa de vida podem mudar não só o padrão de fraturas identificadas nos departamentos de emergência, como também o tipo de tratamento indicado para os diferentes perfis da população idosa. Assim, é fundamental atender às demandas específicas desse grupo de forma coerente, com diagnóstico precoce, tratamento adequado e, posteriormente, acompanhamento para osteoporose e prevenção de novas quedas.

Avaliação

Na avaliação inicial, esses pacientes costumam se queixar de dor de forte intensidade na região da virilha ou na região púbica, e frequentemente a dor os impossibilita de deambular. Alguns deles, podem se queixar de dor lombar baixa, o que, como veremos mais adiante, pode ser um sinal de lesão posterior. Nas fraturas menos desviadas, que são as mais comuns na população geriátrica, não é esperado alteração na rotação ou no comprimento dos membros; porém, em casos de maior desvio e maior gravidade do trauma, pode-se observar nas fraturas em compressão anteroposterior que os membros ficam membros "abertos" em abdução e rotação externa. Na compressão lateral instável, o membro pode estar em rotação interna e, nos casos de cisalhamento vertical com maior desnivelamento, o membro inferior pode estar encurtado.

A fratura da pelve no idoso não costuma se apresentar com instabilidade hemodinâmica, e o perfil de fratura também não requer imobilização de urgência na maioria dos casos.

Apesar de ambos os grupos populacionais apresentarem altas taxas de morbidade e mortalidade associadas às fraturas de pelve, nos pacientes idosos, diferentemente dos jovens, não há alta prevalência de associação a lesões de outros órgãos.

A idade avançada dos pacientes com fratura de pelve é um fator preditivo de mortalidade, junto com choque na apresentação ao atendimento médico, e escore de severidade da lesão (ISS) aumentado.

No entanto, um ponto a ser destacado é a possibilidade de múltiplas fraturas no idoso. Um estudo conduzido com pacientes acima de 65 anos que apresentaram fraturas em geral indicou que 5,1% deles tinham múltiplas fraturas. A idade média do paciente com mais de uma fratura foi de 78,7 anos e as mulheres eram significantemente mais idosas. Os pacientes com múltiplas fraturas tinham prevalência aumentada de fratura da pelve, rádio e do úmero proximal. A maioria dos pacientes com duas fraturas teve envolvimento da porção proximal do fêmur, da porção distal do rádio, do úmero proximal e da pelve.[8]

Outra questão a ser considerada é a associação de lesões anteriores e posteriores na pelve. A presença de dor lombar baixa ou dor a palpação nessa região é altamente sugestiva da presença de fraturas osteoporóticas do sacro. Existe uma elevada associação entre lesões sacrais e lesões dos ramos púbicos. Portanto, é importante questionar o idoso sobre dor na região lombar baixa e realizar exame físico da região, além de considerar um exame de imagem complementar ao raio X.[9]

O interesse em pesquisa científica sobre fratura da pelve no idoso é recente, tendo pouca informação disponível sobre a mortalidade associada. Um desses estudos mostrou que em pacientes entre 60 e 69 anos de idade, a mortalidade em um ano nas fraturas de pelve era de 6,4%. Nos pacientes acima de 90 anos, a mortalidade aumentou para 18,2%. [10] As altas taxas de morbimortalidade na população geriátrica estão mais associadas a presença de comorbidades do que a energia do trauma propriamente dita.

Anatomia

Compreender a anatomia do anel pélvico é importante pois facilita a classificação das fraturas e orienta o tratamento. As fraturas da pelve são divididas em lesões estáveis e instáveis.

A pelve é uma estrutura semirrígida que compreende três ossos, sacro e as duas hemipelves, as quais são conhecidas como osso inominado (ílio, ísquio, púbis). Devemos entender a pelve como uma estrutura em anel pouco flexível, na qual qualquer ruptura de parte dele pode levar à instabilidade. Geralmente, a ruptura em uma única parte do anel não leva à instabilidade, sendo as fraturas instáveis aquelas que rompem o anel em duas ou mais partes. Logo, quando for identificada uma única fratura nessa estrutura, é imperativo excluir uma segunda lesão.

O aspecto posterior do anel pélvico serve como parte da coluna e como pilar da estabilidade do anel, principalmente a articulação sacroilíaca e os ligamentos relacionados. Os elementos posteriores da pelve são responsáveis pela maior parte da estabilidade, enquanto atribuímos apenas 15% da estabilidade do anel à porção anterior, especialmente aos ligamentos da sínfise. A ruptura do anel é difícil justamente pela robustez da arquitetura ligamentar que provê estabilidade mecânica e limitada flexibilidade.

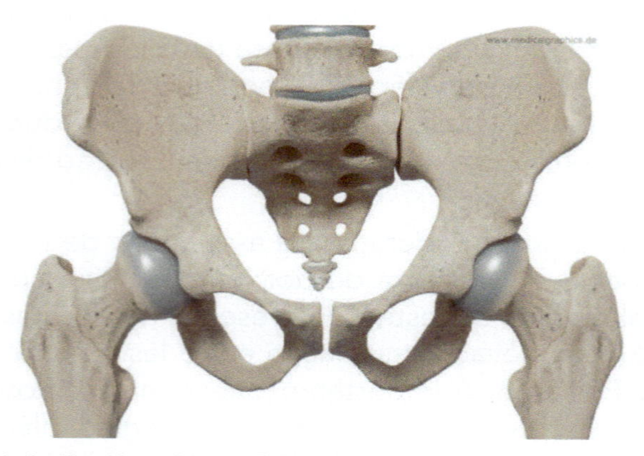

Figura 18.1. Fonte: "MedicalGraphics - Drawing Pelvis: anterior view - no labels" at AnatomyTOOL.org by www.MedicalGraphics.de, license: Creative Commons Attribution-NoDerivatives.

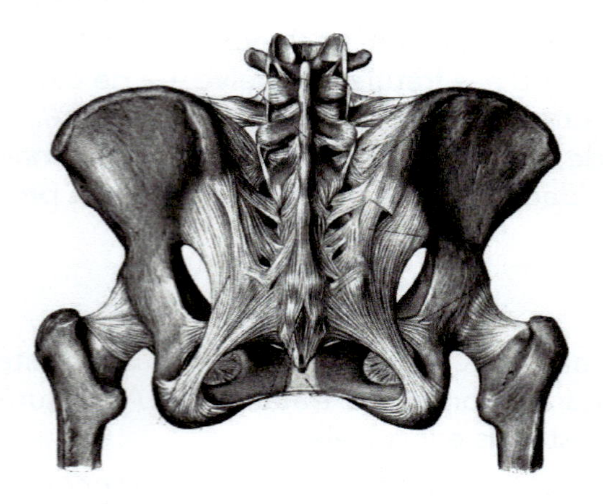

Figura 18.2. Fonte: "Sobotta 1909 fig.206 - female pelvis with ligaments, posterior view - English Labels" at AnatomyTOOL.org by Johannes Sobotta is in the Public Domain.

Um estudo conduzido em Ontário, Canadá, mostrou que a fratura mais comum na pelve devido a quedas da própria altura em idosos foi a do ramo púbico, seguida por múltiplos locais na pelve, fratura do sacro e, em quarto lugar, fratura do acetábulo.[11]

Diferentemente dos adultos jovens, as fraturas da pelve na população geriátrica não costumam apresentar lesões ligamentares, porque os ossos já não são tão fortes quanto os ligamentos.

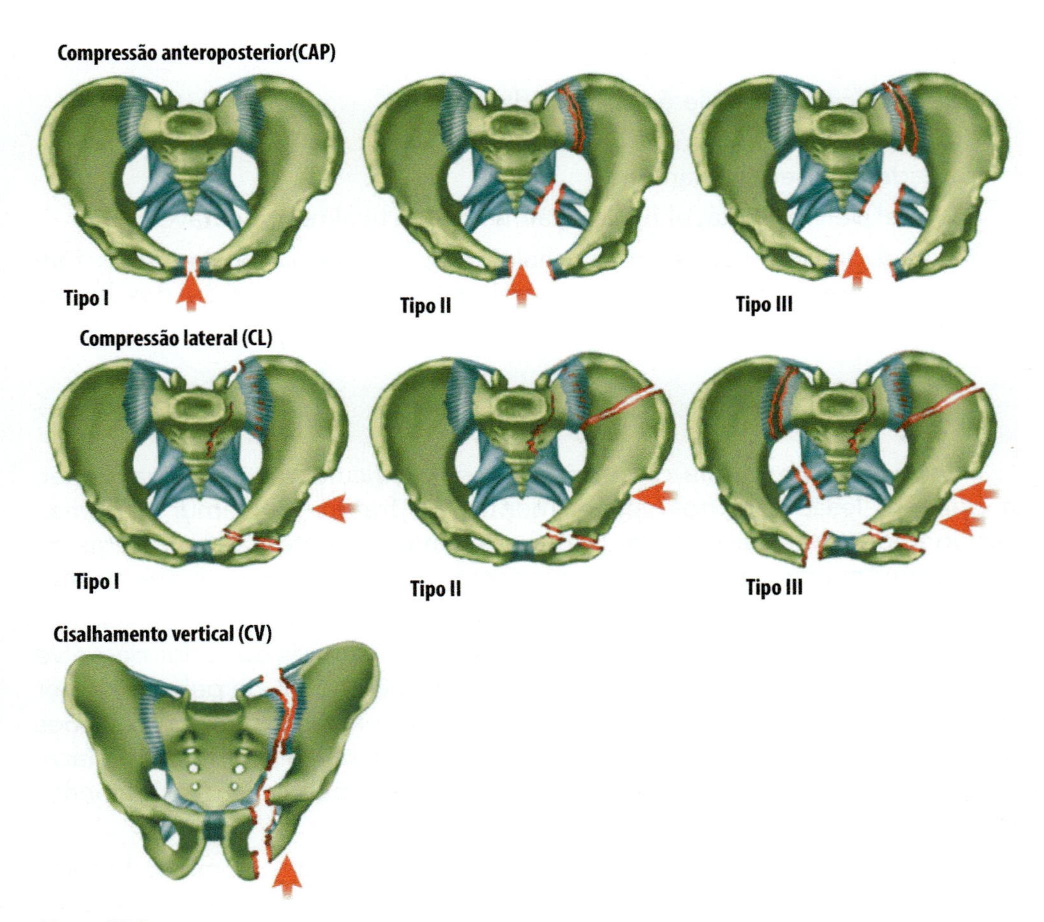

Figura 18.3.

Classificação

Existem duas classificações mais utilizadas: Young-Burgess, que é baseada no mecanismo de trauma e Tile, que se refere à estabilidade do anel posterior.

A classificação deYoung-Burgess é mais comumente usada, já que descreve as forças envolvidas no mecanismo de trauma, o que repercute nos padrões das lesões. É subdividida em:

- compressão anteroposterior;
- compressão lateral;
- cisalhamento vertical;
- mecanismo combinado de lesão.

A classificação de Tile é subdividida em

A. anel pélvico estável: fraturas estáveis e podem ser manejadas conservadoramente;

B. anel pélvico instável rotacionalmente, verticalmente estável;

C. anel pélvico instável rotacionalmente, instável verticalmente - têm os piores prognósticos, predominantemente por causa das lesões neurológicas associadas.

Imagenologia

No idoso com queda da própria altura e dificuldade para deambular, a primeira lesão que nos vem à mente é a fratura do fêmur proximal, sendo importante descartá-la. Porém, devemos nos atentar às fraturas da pelve, que muitas vezes podem apresentar desvios mínimos e até mesmo impacção, dificultando o diagnóstico.

As incidências iniciais para a investigação de fraturas ao redor da pelve incluem: AP da pelve, *inlet* e *outlet*. A avaliação do raio X da pelve deve ser feita por segmentos, para não ignorar nenhuma lesão: sacro, articulações sacroilíacas, as linhas arqueadas dos forames sacrais; ílio e a crista ilíaca; ísquio; acetábulo; fêmur proximal; pubis e a sínfise púbica, e o alinhamento dos forames obturatórios.

Algumas regiões são mais difíceis de serem avaliadas, como as fraturas do sacro, que podem ser subdiagnosticadas. A maioria das lesões do anel posterior acabam sendo diagnosticadas tardiamente, quando o paciente retorna ao pronto-socorro com dor lombar baixa.[12]

Se for observada diástase da sínfise púbica ou fratura desviada dos ramos púbicos, é imperativo investigar outras lesões na pelve, que são mais frequentes na porção posterior. O conhecimento sobre a prevalência de lesões isoladas do ramo púbico é de grande importância para planejar o tratamento, como carga parcial em um membro ou mesmo para considerar o tratamento cirúrgico de fixação percutânea do anel posterior. Um estudo publicado em 2012 mostrou que 96,8% dos pacientes com fratura dos ramos púbicos também apresentavam lesão do anel pélvico posterior, com predomínio de fraturas transforaminais do sacro, mas também fraturas por avulsões dos ligamentos posteriores e fraturas por compressão da massa lateral.[13]

A acurácia diagnóstica da radiografia simples pode ser prejudicada pela sobreposição de partes moles e de gás do intestino, a prevalência de osteoporose e as alterações degenerativas nos ossos dos idosos. As radiografias da pelve têm baixa sensibilidade para detectar as fraturas do anel pélvico. As fraturas com maior sensibilidade para serem identificadas na radiografia simples são as do púbis e do acetábulo, enquanto a taxa de detecção para fraturas do ílio, sacro e do ísquio tinham menor sensibilidade ao método. Essas radiografias podem ocultar fraturas que podem ser clinicamente significantes como causa de dor de longo prazo e podem até mesmo necessitar de tratamento cirúrgico. A sensibilidade para detecção de lesões posteriores é comparativamente menor do que as lesões anteriores.[14]

Isso exposto e considerando a disponibilidade de tomografia computadorizada de cada serviço, esse exame complementar auxilia o diagnóstico precoce de lesões ocultas.

Tratamento

O pilar do tratamento dos pacientes idosos com fratura da pelve é o de preservar a mobilidade prévia ou então de tratar as consequências do imobilismo de forma ativa. Para decidir entre o tratamento conservador ou cirúrgico, devemos considerar a estabilidade do anel e as condições clínicas do paciente, inclusive o metabolismo ósseo.

A maioria das fraturas da pelve no idoso podem ser tratadas conservadoramente, com analgesia e repouso, seguida de mobilização e carga parcial no membro lesado. A depender da disponibilidade do serviço, o ideal é realizar o diagnóstico de osteoporose e iniciar o tratamento medicamentoso. Assim que houver melhor controle da dor, a carga no membro afetado é aumentada até que se chegue à carga total. Se a dor persistir ou piorar, é imperativo repetir os exames de imagem com tomografia ou ressonância para excluir outras fraturas ou até mesmo aumento do desvio prévio da lesão. Alguns serviços preconizam a repetição dos exames de imagem em todos os pacientes após 10 a 12 dias do início da carga, para garantir que não houve piora do desvio. O paciente e os cuidadores devem ser informados que a dor pode persistir por seis a oito semanas após o trauma.

O *status* da deambulação desse perfil de paciente piora substancialmente após as lesões na pelve. Antes da queda, 38% deambulavam sem auxílio; após a fratura, apenas 16% voltam a andar sem aparelhos. Apenas 18% deles vivem independentemente após a lesão. Mais da metade dos pacientes necessitou de admissão em uma casa de repouso ou uma facilidade de saúde.[15]

Um dos focos do tratamento das fraturas da pelve é de evitar o imobilismo, já que ele é um fator de risco ao desenvolvimento de outras condições, como sarcopenia, úlcera de decúbito, atelectasia, trombose e outras complicações cardiopulmonares. Apesar de muitas fraturas estáveis serem elegíveis para o tratamento conservador, atualmente questiona-se se são realmente estáveis e quais delas poderiam ser efetivamente tratadas sem cirurgia. Podemos afirmar que nas últimas décadas o tratamento da população geriátrica evoluiu, surgiram novas técnicas percutâneas pouco invasivas, que permitem melhor controle da dor e assim deambulação mais precoce, para melhorar o desfecho funcional desses pacientes.

Fraturas instáveis na sínfise púbica são tratadas com osteossíntese com placa ponte, e deve se considerar a necessidade de dupla placa caso o paciente tenha IMC elevado (**Figura 18.4**). Nas fraturas do istmo do ramo púbico, que são fraturas mais laterais à sínfise, uma opção é o parafuso retrógrado "intramedular", cujo acesso é realizado pelo tubérculo púbico e o parafuso é progredido pelo corredor medular do ramo até alcançar a

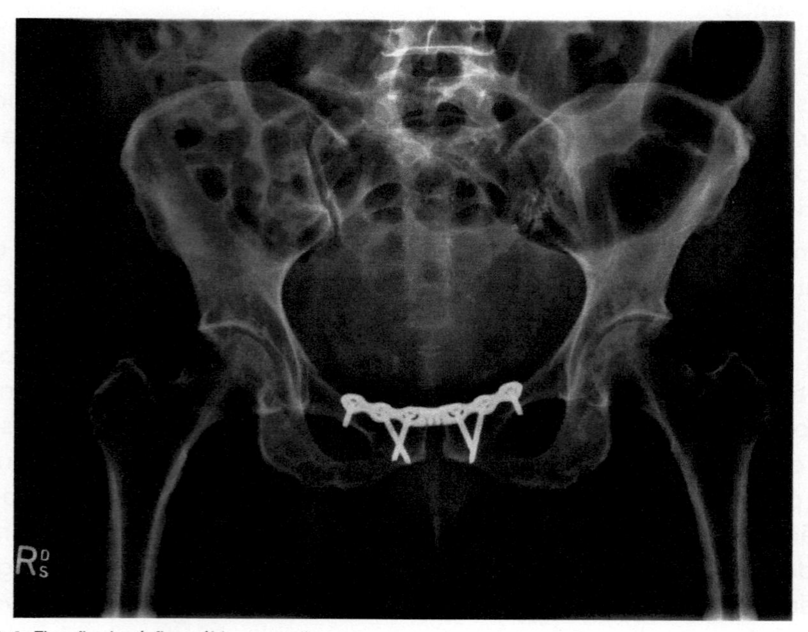

Figura 18.4. Fixação da sínfise púbica com placa.

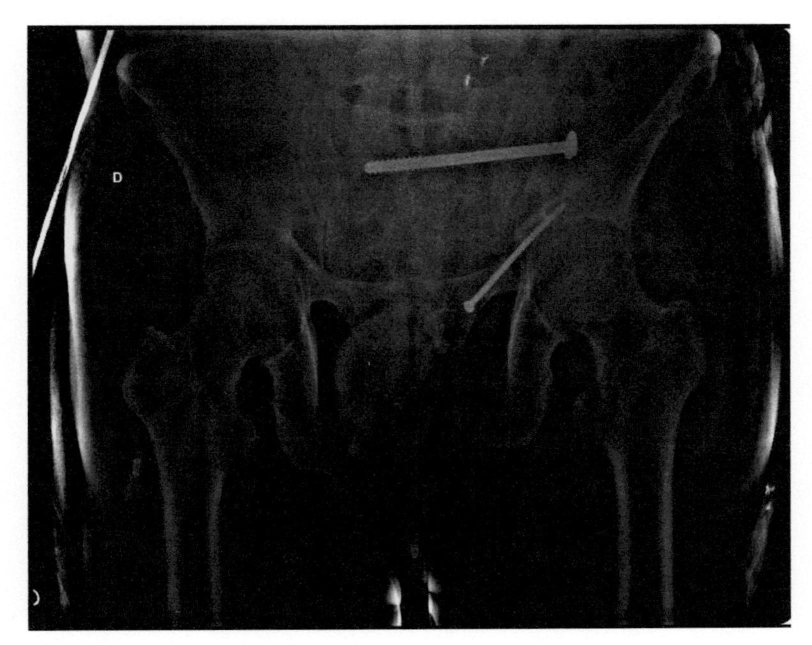

Figura 18.5. Fixação com parafuso retrógrado da coluna anterior e fixação posterior com parafuso iliossacral. Ambos os métodos são realizados de forma percutânea.

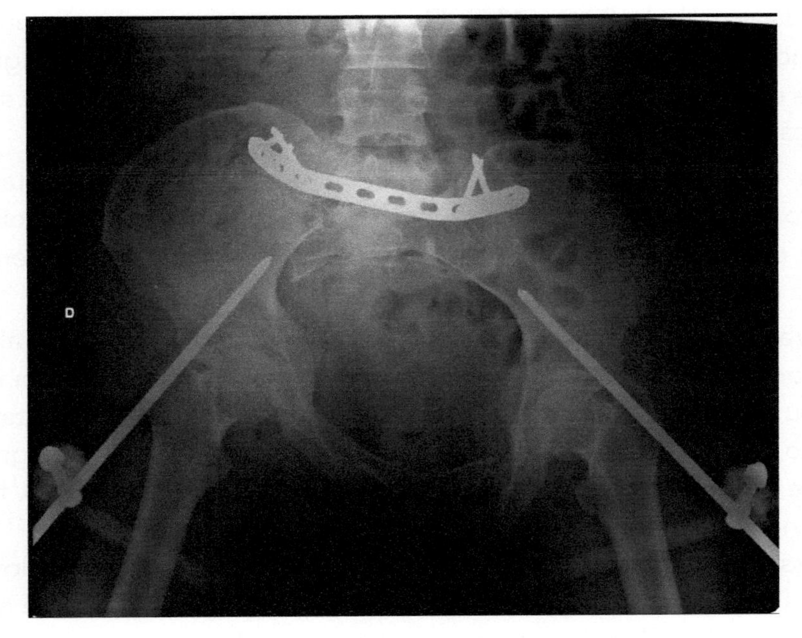

Figura 18.6. Note a conformação do fixador externo supra-acetabular comum. Nessa imagem vemos também um exemplo de fixação posterior com placa do tipo tirante.

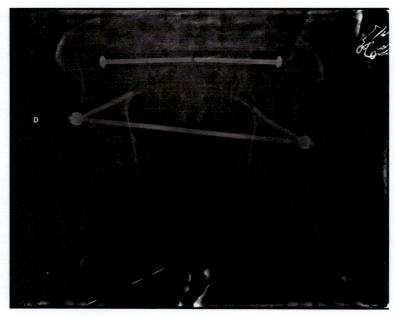

Figura 18.7. Fixação supra-acetabular "infix", que fica no subcutâneo. Além da fixação anterior, é possível notar a fixação posterior com parafuso iliossacral percutâneo

região do acetábulo (**Figura 18.5**). Os fixadores externos não são uma boa opção nos pacientes idosos, tanto pela baixa densidade óssea e fragilidade da pele quanto pelo desconforto causado (**Figura 18.6**). Existe um sistema de fixação interna que pode ser utilizado, "infix" (**Figura 18.7**).

Nos casos de fraturas posteriores muito desviadas, o tratamento cirúrgico é inevitável, pois apenas com repouso não haverá consolidação óssea e o paciente pode permanecer restrito ao leito por muito tempo, o que traz consequências deletérias.

As fraturas de ramo púbico e isquiático com desvios maiores geralmente são associadas à instabilidade na região posterior.[16] Se uma fratura incompleta ou completa não desviada do sacro for identificada, o tratamento cirúrgico deve ser considerado. A estabilização posterior diminui significantemente a intensidade da dor, permitindo mobilidade precoce. A fixação percutânea com parafuso iliossacral é possível na maioria dos casos[17] (**Figura 18.8**). Essa fixação pode ser realizada com paciente em decúbito dorsal ou ventral. Uma questão relacionada com esses parafusos é a de que a porosidade do osso pode aumentar o risco de soltura do parafuso, e, em alguns casos, pode-se complementar a fixação com a introdução de cimento através do parafuso para aumentar a rigidez da fixação.

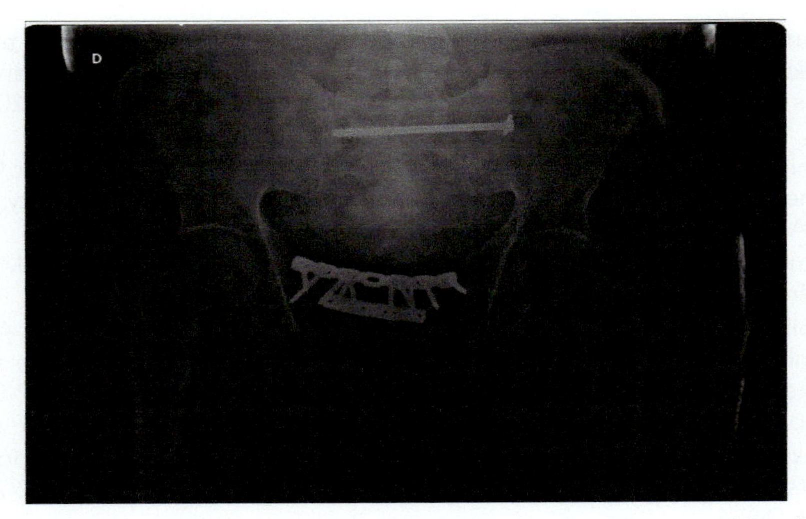

Figura 18.8. Fixação posterior com parafuso iliossacral e fixação anterior com dupla placa na sínfise púbica.

Para as fraturas da asa do sacro pouco desviadas, uma opção é a sacroplastia, que é a inserção de cimento na área da fratura, por meio da radiointervenção. Com a força da aplicação, o cimento fluido é distribuído através do osso esponjoso e do foco da fratura, e assim que o cimento enrijece, a fratura fica estabilizada. Esse método tem se mostrado efetivo na redução da dor e na abreviação do tempo de imobilização.[18]

No pós-operatório, mantém-se a necessidade de otimizar a analgesia, estimular a mobilidade e continuar o tratamento para osteoporose. Além disso, deve-se dar atenção à prevenção de trombose, com o uso de medicamentos adequados para as comorbidades clínicas.

Referências Bibliográficas

1. Biazin DT, Rodrigues RAP. Perfil dos idosos que sofreram trauma em Londrina – Paraná. Revista da Escola de Enfermagem da USP, 2009;43(3):602-8. Recuperado em 05 julho, 2018, de: http://www.scielo.br/pdf/reeusp/v43n3/a15v43n3.pdf.
2. Portal da Secretaria de Atenção Primária a Saúde (saude.gov.br)
3. Censo: número de idosos no Brasil cresceu 57,4% em 12 anos — Secretaria de Comunicação Social (www.gov.br)
4. lement ND, Aitken S, Duckworth AD, McQueen MM, CourtBrown CM. Multiple fractures in the elderly. J Bone Joint Surg Br. 2012;94:231–6.
5. Alnaib M, Waters S, Shanshal Y, Caplan N, Jones S, Gibson A, et al. Combined pubic rami and sacral osteoporotic fractures: a prospective study. J OrthopTraumatol. 2012;13(2):97–103. 17.

6. Court-Brown CM, Aitken SA, Forward D, et al. The epidemiology of fractures. In: Heckman JD, Court-Brown CM, Tornetta P, (eds.). Rockwood and Green's Fractures in Adults. 7th ed. Philadelphia, PA: Lippincott Williams & Wilkins; 2010:95–113.
7. Yoshihara H, Yoneoka D. Demographic epidemiology of unstable pelvic fracture in the United States from 2000 to 2009: trends and in-hospital mortality. J Trauma Acute Care Surg. 2014;76(2):380–5.
8. Clement ND, Aitken S, Duckworth AD, McQueen MM, Court-Brown CM. Multiple fractures in the elderly. J Bone Joint Surg Br. 2012 Feb;94(2):231-6.
9. Alnaib M, Waters S, Shanshal Y, Caplan N, Jones S, St Clair Gibson A, et al. Combined pubic rami and sacral osteoporotic fractures: a prospective study. J Orthop Traumatol. 2012 Jun;13(2):97-103. doi: 10.1007/s10195-012-0182-2. Epub 2012 Mar 6. PMID: 22391943; PMCID: PMC3349020.
10. Deakin DE, Boulton C, Moran CG. Mortality and causes of death among patients with isolated limb and pelvic fractures. Injury. 2007 Mar;38(3):312-7. Epub 2006 Dec 4.
11. Dodge G, Brison R. Low-impact pelvic fractures in the emergency department. CJEM. 2010;12(6):509–13.
12. Gertzbein SD, Chenoweth DR. Occult injuries of the pelvic ring. Clinical Orthopaedics and Related Research. 1977;128:2.
13. Scheyerer MJ, Osterhoff G, Wehrle S, Wanner GA, Simmen HP, Werner CM. Detection of posterior pelvic injuries in fractures of the pubic rami. Injury. 2012 Aug;43(8):1326-9. doi: 10.1016/j.injury.2012.05.016. Epub 2012 Jun 6. PMID: 22682148.
14. Ma Y, Mandell JC, Rocha T, Mendicuti MA, Weaver MJ, Khurana B. Diagnostic accuracy of pelvic radiographs for the detection of traumatic pelvic fractures in the elderly. Emerg Radiol. 2022 Dec;29(6):1009-18. doi: 10.1007/s10140-022-02090-w. Epub 2022 Oct 3. PMID: 36190583.
15. Dodge G, Brison R. Low-impact pelvic fractures in the emergency department. CJEM. 2010;12(6):509–13.
16. Lau TW, Leung F. Occult posterior pelvic ring fractures in elderly patients with osteoporotic pubic rami fractures. J Orthop Surg (Hong Kong). 2010;18:153–7.
17. Culemann U, Scola A, Tosounidis G, Pohlemann T, Gebhard F. Concept for treatment of pelvic ring injuries in elderly patients. A challenge. Unfallchirurg. 2010;113:258–71.
18. Rommens PM, Wagner D, Hofmann A. Surgical management of osteoporotic pelvic fractures: a new challenge. Eur J Trauma Emerg Surg. 2012;38(5):499–509.

19

Trauma de Membros e Utilização do MESS no Idoso

Kodi Edson Kojima
Jorge dos Santos Silva

Introdução

A população de pessoas com 65 anos ou mais no Brasil apresentou um aumento significativo em 2012, representava 11,3% do total da população, e segundo um levantamento realizado pelo Instituto Brasileiro de Geografia e Estatística (IBGE) em 2021, passou a representar 14,7%, o que equivale, em números absolutos, a 31,2 milhões de pessoas.[1]

Com o crescimento da população, o número de pacientes idosos vítimas de trauma das extremidades aumenta de maneira proporcional. Pacientes idosos diferem de maneira significativa dos jovens na resposta aos tipos e mecanismos de lesão e na resposta fisiológica ao trauma. Geralmente, são associados a piores desfechos clínicos e presentam um risco de morte de 2 a 5 vezes maior.[2]

As fraturas mais frequentes em idosos são as fraturas por fragilidade, sendo a mais comum a da região proximal do fêmur (fratura do colo do fêmur e fratura transtrocantérica do fêmur), seguida da fratura distal do rádio e proximal do úmero.[3] Essas, no entanto, não serão abordadas neste capítulo.

O que se tem observado é um aumento na gravidade das fraturas em idosos, que têm sido acometidos por traumas de maior energia, mimetizando as fraturas dos jovens causadas por trauma de alta energia. Mas, diferentemente do paciente jovem, o idoso tem reserva fisiológica diminuída e frequentemente convivem com comorbidades que influenciam sua resposta ao trauma e os desfechos clínicos. Esses fatores resultam em maiores taxas de morbidade, com redução da função e da mobilidade, além de aumento.[4]

O trauma da extremidade no idoso tende a ter lesões mais significativas por causa da sarcopenia, osteoporose e reduzido tecido celular subcutâneo.[5]

O trauma grave da extremidade pode fazer parte do quadro de múltiplas lesões (politraumatismo), que provoca altos níveis inflamatórios e pode progredir para desregulação da resposta imune, e risco de falha múltipla de órgãos.[6] Como o aspecto sistêmico do politraumatismo no idoso será abordado em outro capítulo, neste abordaremos somente os aspectos relacionados com a lesão da extremidade.

Fratura exposta dos ossos da perna no idoso

A fratura exposta dos ossos da perna em idosos ocorre geralmente em decorrência de traumas de baixa energia, mas a lesão de partes moles é similar à do paciente jovem vítima de trauma de alta energia.[7]

A fratura exposta pode ser classificada segundo Gustilo, de acordo com sua gravidade. Para uma classificação adequada, quatro fatores devem ser avaliados: estensão da lesão cutânea, grau de contaminação, quantidade de necrose muscular e grau de desvitalização óssea. A lesão será classificada como fratura exposta Gustilo tipo I se a lesão cutânea for menor que 1 cm, apresentar pouca contaminação, mínima necrose muscular e limitada desvitalização óssea. Por outro lado, as fraturas tipo III apresentam lesão cutânea maior que 10 cm, contaminação importante, necrose muscular ao redor da fratura e desvitalização óssea. As lesões tipo III ainda podem ser subclassificadas em IIIA, IIIB e IIIC. Nas lesões IIIA, o osso é coberto por partes moles viáveis e adequadas, no tipo IIIB, não é possível realizar a cobertura óssea, deixando o osso exposto e no tipo IIIC, há lesão arterial que necessita de reparo cirúrgico.[8]

Os cuidados no pronto-socorro são importantes para reduzir o risco de infecção na fratura exposta. O primeiro cuidado é iniciar a antibioticoterapia endovenosa o mais precoce possível, preferencialmente entre 1 e 3 horas do acidente. Nas lesões Gustilo I, a recomendação é monoterapia com cefalosporina de primeira geração (cefazolina) e nas tipo II e III, a adição de aminoglicosídeo (amicacina). O início precoce está relacionado fortemente com redução nas taxas de infecção.[9] Deve ser feita também a profilaxia antitetânica de acordo com o estado vacinal prévio do paciente.

O ferimento deve ser avaliado, classificado, fotografado e coberto com curativo estéril e não aberto. A abertura frequente da ferida aumenta o risco de infecção. O estudo radiográfico da perna deve incluir duas incidências ortogonais (anteroposterior e perfil) e incluir as articulações adjacentes (joelho e tornozelo). Depois da radiografia o membro deve ser provisoriamente imobilizado com uma tala gessada inguino-podálica.[10]

Dois aspectos que merecem ser discutidos separadamente são: o que fazer com contaminantes que estejam no membro, e se é válido fazer uma lavagem do membro ainda no pronto-socorro. Muitos dizem que os contaminantes grosseiros devem ser retirados, mas é difícil a definição do que é grosseiro e o que não é. O melhor conceito a ser usado não é o tamanho do contaminante, mas sim, a sua localização. Se ele estiver ao redor da lesão cutânea e a sua retirada puder ser feita facilmente com uma pinça sem a manipulação do ferimento, ele pode ser retirado. Entretanto, se estiver dentro do ferimento e sua retirada exigir manipulação, ele não deve ser retirado, independentemente do tamanho. Qualquer manipulação do ferimento no ambiente do pronto-socorro aumenta o risco de infecção. Quanto à lavagem do membro, também está contraindicada de ser feita no pronto-socorro, mesmo tendo um membro com muita sujidade. Parte do líquido usado para a lavagem pode escorrer para dentro do ferimento e aumentar a contaminação. Além disso, existe o risco de contaminação por germes hospitalares presentes na sala de urgência. A lavagem deve ser feita no centro cirúrgico, em condições estéreis.

O tratamento cirúrgico da fratura exposta no idoso deve seguir protocolo similar ao do paciente jovem. Inicia-se com a lavagem do membro com a proteção do ferimento, para evitar a entrada de líquido dentro da ferida. Fazer a tricotomia do membro, e, se necessária, nova lavagem. Fazer a assepsia e antissepsia do membro e colocação de campos estéreis. Ampliar o ferimento o necessário para uma boa avaliação da lesão, grau de contaminação e grau de necrose muscular. Realizar a lavagem da ferida abundantemente com soro fisiológico, incluindo todos os recessos profundos, até ter uma ferida que possa ser considerada limpa. O passo seguinte é o desbridamento de todo tecido necrótico ou muito contaminado. Faz-se a lavagem mais uma vez, protegendo o ferimento, e toda a paramentação deve ser trocada. É feita nova assepsia e antissepsia do membro, troca dos campos estéreis e toda paramentação da equipe cirúrgica. Somente após esse procedimento é que se faz a fixação da fratura e fechamento da lesão. Fraturas expostas até Gustilo IIIA podem ser fixadas imediatamente com haste intramedular bloqueada. Nos casos de fraturas Gustilo IIIB ou IIIC indica-se o tratamento estagiado, com a fixação externa seguida da fixação interna quando houver melhora do quadro local. Nos casos de lesões Gustilo IIIB a recomendação é a cobertura final de partes moles até o quarto dia.[11]

Os resultados clínicos das fraturas expostas dos ossos da perna em idosos não mostram maiores taxas de infecção, nãounião ou amputação, mostrando que a idade e a presença de comorbidades não impactam o resultado final; portanto, todo esforço deve ser feito para a reconstrução e preservação do membro[12] (**Figura 19.1**).

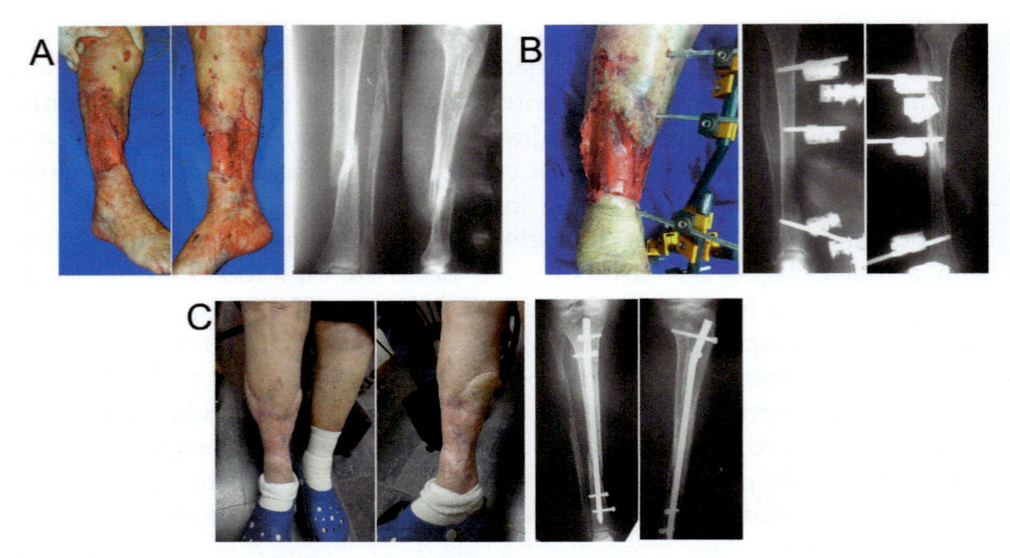

Figura 19.1. Paciente do sexo feminino, 82 anos, vítima de queda em sua casa. **A**. Fratura exposta Gustilo IIIB nos ossos da perna direita. **B**. Tratamento estagiado com desbridamento e fixação externa. **C**. Resultado final depois da fixação definitiva da fratura e reconstrução das partes moles.

Membro mutilado (esmagado) no idoso

Define-se membro mutilado aquele que apresenta lesão em vários componentes anatômicos da extremidade, isto é, partes moles, osso, nervos e vasos[13] (**Figura 19.2**). É uma lesão complexa da extremidade, que coloca tanto o paciente quanto o membro em risco e necessita atenção imediata e multidisciplinar.

Diferentemente do paciente jovem, cujo membro mutilado é causado por traumas de alta energia, como acidente de trânsito, atropelamentos ou quedas de altura, no idoso, a causa pode ser tanto esses mecanismos quanto acidentes de menor energia. Nesse caso, a atenção ao paciente é muito semelhante à descrita anteriormente para a fratura exposta. Já no caso de trauma de alta energia, o atendimento ao idoso com o membro mutilado deve seguir o protocolo de atendimento do ATLS, priorizando a"vida antes do membro".

No atendimento ao paciente jovem com múltiplas lesões, existem vários fatores que se relacionam com aumento da mortalidade: coagulopatia, acidose, baixa pontuação de Glasgow e gravidade das lesões. No idoso, além desses fatores, dois outros se destacam como especialmente relevantes: trauma cranioencefálico e exsanguinação[14]. O membro mutilado provoca grande perda sanguínea, que deve ser controlada o mais precocemente possível para evitar uma hemorragia catastrófica e instabilidade hemodinâmica do paciente. Obter a hemostasia é essencial e pode ser

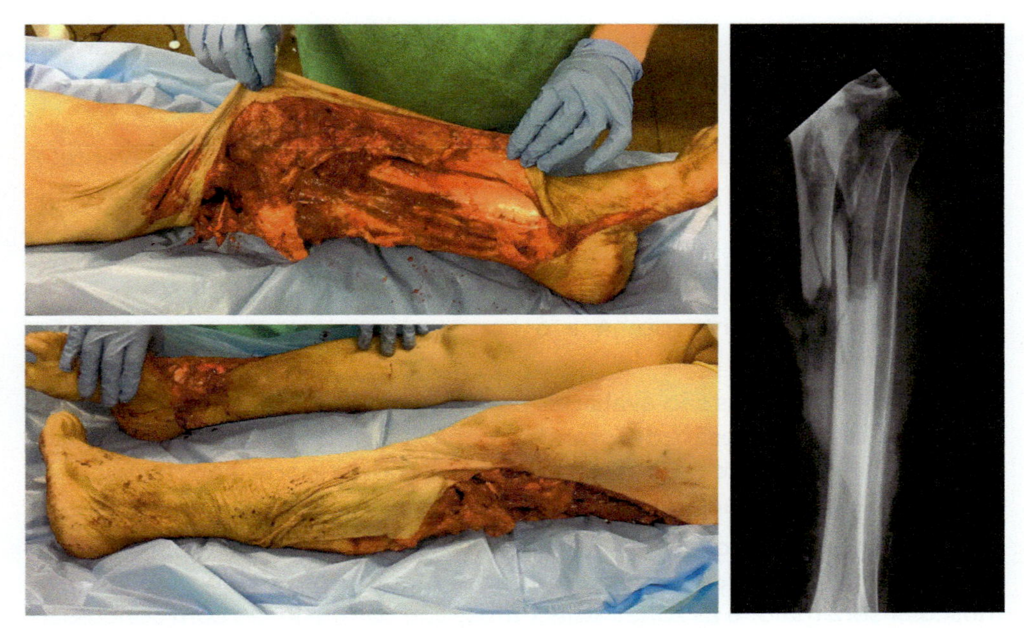

Figura 19.2. Paciente de 77 anos vítima de atropelamento apresenta grave lesão do membro inferior esquerdo com lesão cutânea extensa , comprometimento grave da musculatura, lesão arterial e nervosa, além de fratura multifragmentada da tíbia.

inicialmente conseguida com aplicação direta de pressão sobre os vasos sangrantes ou com o uso do garrote (torniquete). Este deve ser feito logo acima da lesão, para evitar a produção de mais tecido necrótico e deve ter aproximadamente 3 cm de largura.[15] O tratamento do idoso politraumatizado e do choque hipovolêmico será abordado em outro capítulo.

Em pacientes extremos e nos persistentemente instáveis, apesar das medidas de ressuscitação, a amputação primária pode ser o procedimento de salvação da vida. Isso passa ser mais importante em pacientes acima de 75 anos, que já tem elevada taxa de mortalidade quando vítima de acidentes graves.[16]

Nos pacientes fisiologicamente estáveis, suficientes para suportar múltiplos procedimentos, o procedimento de preservação do membro pode ser considerado.

O mecanismo de lesão pode ser um preditor que influencie a decisão, pois lesões proximais, em tração ou torção, e esmagamentos têm pior prognóstico que lesões distais, cortantes e limpas.

Importante fazer um exame vascular do membro que inclui avaliar os pulsos periféricos e enchimento capilar. Lesões que levam à suspeição de lesão vascular são: fratura supracondilar do fêmur, luxação do joelho, fratura do planalto tibial Schatzker VI e lesões penetrantes medial e posterior da coxa. Os sinais mais relevantes para o diagnóstico da lesão arterial são: ausência de pulso periférico, isquemia distal, hemorragia contínua e grande hematoma.[17]

A duração da isquemia deve ser calculada pois é um fator relevante. A isquemia prolongada leva a alterações metabólicas celulares no músculo e pode ter importante repercussão sistêmica, como insuficiência renal, após a revascularização. E, quando associada a contaminação e tecido desvitalizado, a isquemia é associada a altas taxas de infecção[18]. O músculo tolera isquemia quente por 4 a 6 horas, além desse tempo, as lesões são irreversíveis.

As lesões nervosas são avaliadas por meio do exame da função sensitiva e motora distal. A lesão de grandes nervos é frequentemente evidente, mas a a avaliação de lesões em nervos menores pode ser desafiadora, especialmente em pacientes politraumatizados ou inconscientes.

A lesão muscular deve ser avaliada na sua estensão longitudinal e transversal. Lembrando que existe a zona de impacto principal, onde o dano muscular será maior e as zonas adjacentes, que sofrem lesão com concussão.

As lesões esqueléticas são avaliadas clinicamente e documentadas com radiografias simples em projeções ortogonais. A tomografia computadorizada tem preferência em lesões da pelve e articulares.

O grande dilema no tratamento do membro mutiladoé decidir entre a amputação e a preservação do membro. É essencial evitar tanto amputar membros que poderiam ser preservados quanto preservar membros que deveriam ser amputados.

Para oauxiliar nessa decisão, diversos escores de avaliação foram criados. Dentre eles, um dos mais usados é o MESS "Mangled Extremity Severity Score"[19] (Tabela 19.1).

O MESS foi descrito em 1990 em Seattle após uma avaliação retrospectiva de 25 pacientes com lesão do membro inferior. Os membros salvos tinham pontuação de 3 a 6, enquanto 7 ou mais foi preditivo de amputação em 100% dos casos. A partir desse resultado aceita-se o corte de 7 pontos ou mais para a amputação.

Entretanto, a utilidade do MESS tem sido questionada por causa dos avanços no tratamento dos traumas graves das extremidades, que inclui aumento no uso do garrote, novos agentes hemostáticos, ressuscitação balanceada, avanço nas técnicas de reconstrução dos tecidos moles e novas intervenções vasculares (*shunt* vascular), que possibilita a indicação da preservação do membro.

Menakuru et al.[20] observaram, em um estudo com 148 pacientes, que um MESS > 7 apresentou sensibilidade de apenas 44% e especificidade de 70% em prever amputação. Fodor et al.[21] constataram que o MESS

Tabela 19.1. MESS – Mangled Extremity Severity Score

Lesão esquelética e de partes moles	Pontos
Baixa energia	1
Média energia	2
Alta energia	3
Altíssima energia	4
Isquemia do membro	
Pulso reduzido, mas perfusão normal	1*
Sem pulso, parestesia, diminuição enchimento capilar	2*
Frio, paralisado, insensível, dormente	3*
Choque	
Pressão sistólica > 90 mmHg	0
Hipotensão transitória	1
Hipotensão persistente	2
Idade	
< 30 anos	0
30-50 anos	1
> 50 anos	2

* A pontuação dobra se a isquemia for mais longa que 6 horas.

identificou corretamente a necessidade de amputação em apenas 25% dos casos. Loja MN et al.22 relataram que o MESS foi preditivo em apenas 43% das amputações.

O estudo de Bosse et al. para avaliar o valor preditivo dos sistemas de escore em 556 pacientes, mostrou que os escores são altamente específicos para prever o salvamento do membro com pontuações baixas, mas falhou na previsão da amputação. O MESS foi preditivo de salvamento em 93%, mas preditivo de amputação em apenas 45%.[23]

A tentativa de atribuir valores numéricos a dados objetivos leva a considerável variabilidade interobservador e, consequentemente, baixa confiabilidade.

O melhor seria seguir o conselho do "National Institute for Health and Clinical Excellence (NICE) do Reino Unido: não baseie sua decisão de amputar ou preservar em um escore de pontuação.

Segundo Bosse et al. os indicadores de amputação precoce são a presença de lesão óssea e/ou de partes moles não passíveis de reconstrução, lesão vascular irreparável, grande perda de cobertura cutânea, perda da pele plantar do pé, amputação quase completa, lesão por esmagamento maciça, lesão neurovascular estensa e consenso no time Multidisciplinar.[23]

de Mestral *et al.* identificaram a associação da presença de trauma craniano e choque na sala de emergência com amputação precoce[24]. Para Loja MN *et al.*[22] os fatores relacionados com a necessidade de amputação foram transecção de vasos, lesão poplítea com concomitante lesão de nervo e lesões ortopédicas associadas.

O MESS e outros escores falham em levar em consideração fatores relacionados com a qualidade de vida do paciente, dor, ocupação, desejos e estado socioeconômico. Outras importantes variáveis incluem estado de saúde antes da lesão, nível de amputação proposto, estado psicológico do paciente.

Se decidido pela preservação do membro, os cuidados no pronto-socorro são similares aos descritos anteriormente para a fratura exposta da perna. Os cuidados ao membro seguem o protocolo de tratamento estagiado, iniciando com lavagem copiosa da lesão, seguida de minucioso desbridamento das partes moles. A estabilização esquelética é geralmente feita com fixador externo. Vasos maiores devem ser reparados, iniciando pela artéria. Sempre que possível, realizar a tenorrafia agudamente. Devido à gravidade da lesão de partes moles geralmente não é possível o fechamento, por isso usa-se o curativo com pressão negativa como tratamento provisório até a revisão cirúrgica para o fechamento da cobertura cutânea. O tratamento é seguido da reconstrução precoce da cobertura do membro e a reconstrução óssea.

No caso da indicação de amputação do membro, mais uma vez deve-se ressaltar a importância do controle do sangramento para evitar a exsanguinação do paciente. A amputação tipo guilhotina só tem indicação nos casos extremos, em pacientes que não respondem às medidas de ressuscitação e com mutilação grave que esteja piorando a perda sanguínea.

Nos casos de pacientes estabilizados que tenham indicação de amputação, todo o membro deve ser preparado no campo operatório e não somente o nível que vai ser feita a amputação. Iniciar com a lavagem e desbridamento da lesão e então definir o nível a ser amputado. Esse será definido pela lesão de partes moles e óssea, tendo como objetivo ser o mais econômico possível, isto é, manter o coto mais longo possível, mas sem deixar tecido necrótico. Não deve ser feito o fechamento definitivo nesse momento, pois é obrigatória a revisão cirúrgica após 48 horas, porque músculos que nesse momento possam parecer viáveis podem estar na zona de impacto e evoluir para necrose. O fechamento é feito com a aproximação da musculatura e da pele, seguido da aplicação de um curativo com pressão negativa. Na revisão após 48 horas, caso haja pouca contaminação e mínimo tecido desvitalizado, pode-se proceder ao fechamento definitivo do coto (**Figura 19.3**).

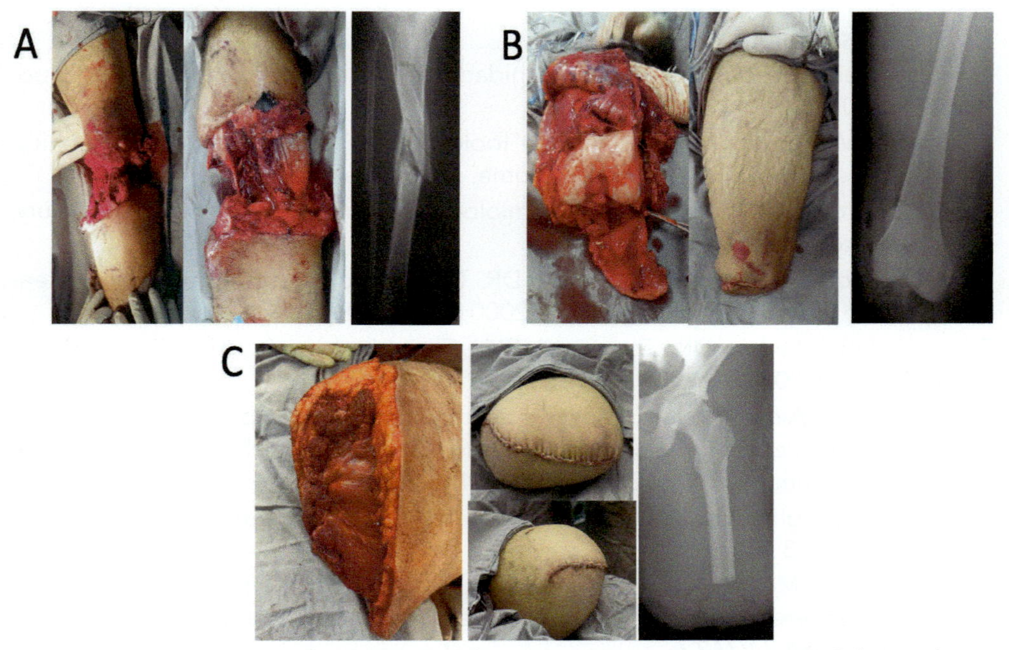

Figura 19.3. Paciente do sexo masculino, 68 anos, vítima de atropelamento. A. Membro mutilado à esquerda com lesão circunferencial cutânea e muscular, fratura multifragmentada e lesão arterial. B. Desarticulação do joelho como tratamento estagiado inicial. C. Coto definitivo transfemoral.

Pontos-chave

- Pacientes idosos podem apresentar lesões graves nas extremidades, mesmo em traumas de baixa anergia
- A presença de comorbidades e a reserva fisiológica diminuída influenciam na resposta ao trauma e nos resultados clínicos
- Devido à sarcopenia, ao reduzido tecido subcutâneo e à osteoporose, as fraturas expostas tendem a ser graves
- O tratamento da fratura exposta no idoso segue o mesmo protocolo do paciente jovem
- Membro mutilado é aquele que apresenta lesão complexa em todos os componentes anatômicos: partes moles, osso, nervo e vasos
- O atendimento do idoso com membro mutilado deve inicialmente seguir o protocolo ATLS
- Em pacientes idosos que permanecem instáveis, apesar das medidas de ressuscitação, a amputação do membro mutilado está indicada
- O MESS auxilia na tomada de decisão entre amputar e preservar, mas não deve ser usado de maneira isolada
- Na decisão sobre amputação do membro mutilado em idosos, considere outros fatores: capacidade de reconstrução de partes moles ou óssea, perda de pele plantar do pé, extensa lesão muscular, e associação com choque e/ou trauma cranioencefálico

Referências Bibliográficas

1. Projeções da população. Brasil de unidades da Federação. Revisão 2018. 2. ed. IBGE, 2018.
2. Keller JM, Sciadini MF, Sinclair E, O'Toole RV. Geriatric trauma: demographics, injuries, and mortality, J Orthop Trauma. 2012;26:e161-e165.
3. Court-Brown CM, Caesar B. Epidemiology of adult fractures. A review. Injury. 2006;37:691-7.
4. MCMahon DJ, Shapiro MB, Kauder DR. The injured elderly in the trauma intensive care unit. Surg Clin North Am. 2000;80:1005-19.
5. Levy DB, Hanlon DP, Townsend RN. Geriatric trauma. Clin Geriatr Med. 1993;9:601-20.
6. Namas RA, Almahmoud K, Mi Q, et al. Individual-specific principal component analysis of circulating inflammatory mediators predicts early organ dysfunction in trauma patients. J Crit Care. 2016;36:146-53.
7. Lee A, Geoghegan L, Nolan G, Cooper K, Super J, Pearse M, et al. JPRAS Open. 2022;31:1-9.
8. Gustilo RB, Mendoza RM, Williams DN. Problems in the management of the type III (severe) open fractures: a new classification of type III open fractures. J Trauma. 1984;24:742-6.
9. Wordsworth M, Lawton G, Nathwani D, Pearse M, Naique S, Dodds A, et al. Improving the care of patients with severe open fractures of the tibia. Bone Joint J. 2016;98:420-4.
10. Zalavras C. Prevention of infection in open fractures. Infec Dis Clin N Am. 2017;31:339-52.
11. Duyos OA, Beaton-Comulada D, Davila-Parrilla A, Perez-Lopez JC, Ortiz K, Foy--Parrilla C, et al. Management of open tibial shaft fractures: does the timing of surgery affect outcomes? J Am Acad Orthop Surg 2017;25:230-8.
12. Lancaster P, Kocialkowski C, Pearce O, Khan U, Riddick A, Kelly M. Open lower limb fractures in the elderly. Injury. 2022;53:2268-73.
13. Bumbasirevic M, Matic S, Palibrk T, Jovanovic JG, Mitkovic M, Lesic A. Mangled extremity – modern concepts in treatment. Injury. 2021;52:3555-60.
14. El Mestoui Z, Jalalzadeh H, Giannakopoulos GF, Zuidema WP. Incidence and etiology of mortality in polytrauma patients in a Dutch level I trauma center. Eur J Emerg Med. 2017;24:49–54.
15. Inaba K, Siboni S, Resnick S, Zhu J, Wong MD, Haltmeier T, et al. Tourniquet use for civilian extremity trauma. J Trauma. 2015;79:232-7.
16. Vries R, Reininga HF, Graaf MW, Heineman E, Moumni ME, Wendt KW. Older polytrauma: mortality and complications. Injury. 2019;50:1440-7.
17. Frykberg ER. Arteriography of the injured extremity: are we in proximity to an answer? J Trauma. 1992;32:551-2.
18. McKinley TO, Alleyrand SC, Valerio I, Tetsworth K, Elster EA. Management of the mangled extremities and orthopedic war injury. J Orthop Trauma. 2018;32:S37-42.

19. Johansen K, Daines M, Howey T, Helfet D, Hansen Jr ST. Objective criteria accurately predict amputation following lower extremity trauma. J Trauma. 1990;30:568-72.
20. Menakuru SR, Behera A, Jindal R, Kaman I, Doley R, Venkatesan R. Extremity vascular trauma in civilian population: a seven-year review from North India. Injury. 2005;36:400-6.
21. Fodor L, Sobec R, Sita-Alb L, Fodor M, Ciuce C. Mangled lower extremity: can we trust the amputation scores? Int J Burns Trauma. 2012;2:51-8.
22. Loja MN, Sammann A, DuBose J, Li CS, Liu Y, Savage S, et al. The mangled extremity score and amputation: time for a revision. J Trauma. 2017;82:518-23.
23. Bosse MJ, MacKenzie EJ, Kellam JF, et al. A prospective evaluation of the clinical utility of the lower extremity injury-severity scores. J Bone Joint Surg Am. 2001;83:3-14.
24. de Mestral C, Sharma S, Haas B, Gomez D, Nathens AB. A contemporary analysis of the management of the mangled lower extremity. J Trauma. 2013;74:597-603.

20

Cirurgia de Controle de Dano no Idoso

Francisco de Salles Collet e Silva
Adriano Ribeiro Meyer-Pflug

Introdução

A estratégia de controle de danos pode ser utilizada em pacientes com trauma exsanguinante. A tríade hipotermia, acidose e coagulopatia não permite uma cirurgia com tratamento cirúrgico definitivo na primeira abordagem. A abreviação da cirurgia em paciente metabolicamente depletado permite a reanimação hemodinâmica adequada na UTI, como correção da coagulopatia, possibilitando uma condição melhor para o tratamento definitivo posterior.[1]

A mortalidade dos pacientes traumatizados graves, apesar do uso da cirurgia de controle de dano, é alta. Apresenta um custo elevado devido ao uso de hemotransfusões maciças, tempo de UTI prolongado, hemodiálise, dentre outros fatores.[1]

Os pacientes idosos, vítimas de trauma, apresentam desfechos piores que os adultos jovens. Traumas considerados leves em adultos jovens podem, nessa faixa etária, ser considerados graves. Muitas vezes, a indicação da cirurgia de controle de danos é discutida. A utilização ou não dessa estratégia em idosos é um tema debatido, devido à reserva fisiológica mais limitada dessa população, sendo frequentemente necessário adaptá-la, utilizando-a precocemente em pacientes com traumas de energia menor.

Epidemiologia

Observa-se que menos de 22% de todos os pacientes com trauma grave, que demandam controle de danos, têm idade acima de 55 anos. Nos jovens, o tipo de trauma mais frequente é o ferimento penetrante (60%) e, no idoso, esse tipo de ferimento é de 14%.[1]

A gravidade dos ferimentos medida pelo o AIS *(abdominal injury severity)* abdominal é semelhante em ambos os grupos. Por outro lado, o AIS torácico é maior nos idosos (85% deles com AIS > 2) que nos jovens (50% com AIS > 2).[1]

A taxa de mortalidade de politraumatizados que foram submetidos a controle de danos abdominais é três vezes maior no paciente idoso. A maioria morre na primeira semana e um quarto nas primeiras 24 horas. Isso não é explicado pela retirada precoce de assistência (paliação), mas sim pela rápida deterioração fisiológica observada no paciente idoso.[1,2]

A mortalidade do grupo dos octogenários é de 77%, comparada conatra 26% nos pacientes entre 40 e 50 anos. A fragilidade é um fator determinante. Não se conseguiu reduzir a mortalidade, mesmo em centros de tratamento de doentes geriátricos.[1]

A prevalência de morbidades em pacientes politraumatizados oscila entre 8,8% e 19,3%. Em pacientes acima de 65 anos a incidência sobe para 30%, e em pacientes acima de 75 anos, ultrapassa 69%. Em média, pacientes acima de 75 anos apresentam no mínimo duas comorbidades.[3-5]

> *Cerca de 22% dos pacientes submetidos a cirurgia de controle de danos são idosos. A mortalidade nesse grupo é três vezes maior, devido à rápida deterioração fisiológica, fragilidade e presença de comorbidades.*

Conceito

Não há consenso sobre qual idade o politraumatizado é considerado idoso. A mortalidade em pacientes acima de 55 anos é três vexes maior e pode-se usar essa idade como referência.[6] De fato, já se observa aumento de mortalidade em pacientes acima de 40 anos devido à diminuição de reserva fisiológica.[7] A idade acima de 55 anos é definida como fator independente de mortalidade em traumas com *ISS (injury severity score)* > 16[8]. No entanto, vale ressaltar que a idade cronológica nem sempre condiz com a idade fisiológica, cabendo uma crítica aos estudos que realizam comparações apenas valendo-se da idade.

A cirurgia de controle de danos cirúrgico, com reoperação programada, deve ser realizada em qualquer paciente com deterioramento fisiológico importante, independentemente de ser trauma penetrante ou fechado, ou mesmo da idade. Os fatores utilizados para indicar esse procedimento são: o grau de lesão, a utilização de politransfusão e de medicações vasoativas.

O controle de danos cirúrgicos em trauma é divido em cinco passos:[9]

1. Identificação do paciente crítico baseado na condição hemodinâmica e secundariamente no padrão de lesão.
2. Cirurgia abreviada para controlar sangramento e contaminação.
3. Reavaliação dos parâmetros fisiológicos durante o procedimento cirúrgico.
4. Reanimação volêmica, compensação metabólica e da coagulação em UTI.
5. Reparo cirúrgico definitivo após compensação hemodinâmica.

A cirurgia de controle de danos é caracterizada por abordagem em etapas. Incialmente, o doente traumatizado com indicação de tratamento cirúrgico é levado para a sala operatória. A decisão de realizar um procedimento abreviado (cirurgia de controle de dano) é indicada neste momento, com base nas condições hemodinâmicas, metabólicas e de coagulação do paciente e também pelos achados operatórios. Uma vez optado pelo procedimento abreviado, os procedimentos intra-operatórios pertinentes são avaliados e, nesse momento, se indica o controle de sangramento e dos focos de infecção. Os procedimentos de controle de sangramento mais frequentemente utilizados são: tamponamento hepático, esplenectomia, ligaduras vasculares ou aplicação de *clamps* vasculares em vasos maiores e tamponamento pélvico (**Figura 20.1**). Os procedimentos de controle de infecçãoincluem o grampeamento ou sutura de vísceras ocas (estômago, intestino, cólon, bexiga) sem anastomose primária e/ou a realização de ostomias, com o intuito de reduzir a contaminação. O fechamento da parede abdominal é realizado de modo temporário, como a peritoniostomia.

O objetivo da cirurgia de controle de danos, ao abreviar o procedimento cirúrgico, é possibilitar condições mínimas para o paciente melhorar suas condições metabólicas, como acidose, hipotermia e coagulopatia. Desse modo, é possível reanimar o paciente fisiologicamente exaurido, devido a gravidade das lesões e de sua reanimação inicial, possibilitando a transferência para um ambiente com mais controle (UTI) e proporcionando tempo para melhorar a condição fisiológica do paciente, de modo que, em um momento mais favorável, seja possível realizar o reparo definitivo.[10]

A cirurgia de controle de danos deve ser indicada com base em critérios fisiológicos, e pela gravidade das lesões, independentemente da idade ou tipo de trauma. A abordagem é baseada em cinco etapas: Identificação do candidato, cirurgia abreviada (controle hemostático e de contaminação), reavaliação dos parâmetros hemodinâmicos, ressuscitação agressiva e reparo definitivo retardado.

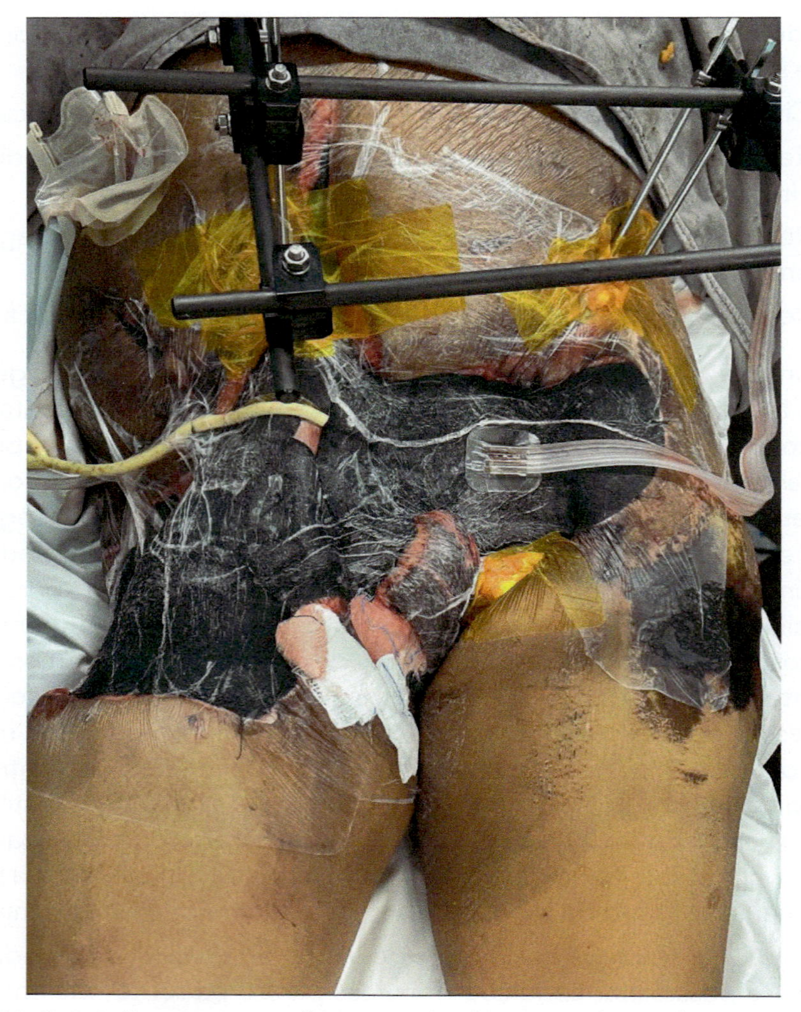

Figura 20.1. Paciente idoso com trauma pélvico grave submetido a tamponamento pélvico extraperitonial com compressas, fixação externa de bacia e curativo a vácuo devido a perda importante de partes moles.

Fisiopatologia

A cirurgia abreviada deve ser seguida da reanimação volêmica adequada, possibilitando o ajuste:[11]

1. Coagulação. A correção dos distúrbios da coagulação deve ser preferencialmente guiada por tromboelastograma. Desse modo, realiza-se a reposição mais adequada com base no fator que esteja em falta. Pode-se utilizar: a transfusão de plasma fresco, fibrinogênio, crioprecipitado, fatores de coagulação ou plaquetas (**Figura 20.2**).
2. Reanimação volêmica. A reposição volêmica atualmente é realizada por protocolo de transfusão maciça. Alguns indicadores facilitam a

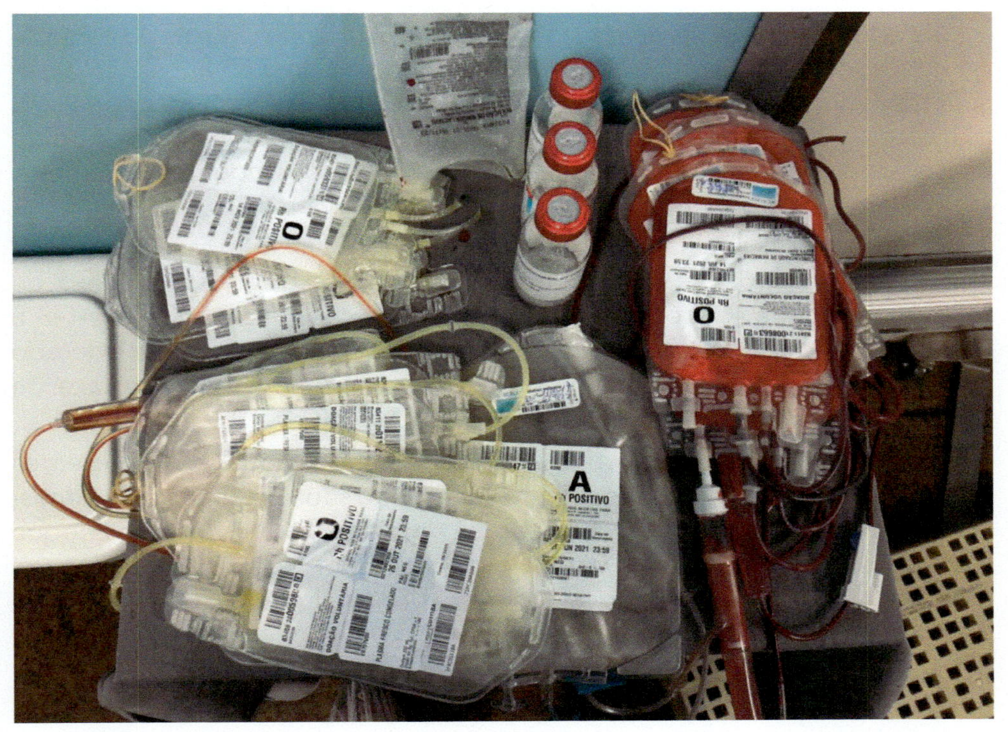

Figura 20.2. Uma foto da quantidade de hemocomponentes utilizados em um protocolo de transfusão maçica.

sua indicação como: *shock index* > 1,4 e ABC score > 2 pontos. A cada duas bolsas de hemácias transfundidas, preconiza-se a administração de cloreto de cálcio para se evitar hipocalcemia e, assim, coagulopatia associada. Não há evidência que suporte a aplicação de PTM em pacientes acima de 80 anos, mas não existe uma contraindicação absoluta. A utilização do acido tranexâmico deve ser iniciado precocemente, na própria cena do trauma.

3. Temperatura. O aquecimento do paciente pode ser realizado utilizando mantas térmicas, soluções aquecidas e controle de temperatura da sala emergência bem como na sala cirúrgica. Objetivo é manter a temperatura entre 35,7 e 37°C.
4. Acidose. Deve-se manter o pH arterial entre 7,35 e 7,45. O tratamento inicial é a melhora dos parâmetros hemodinâmicos com reposição hidroeletrolítica e sanguínea. A reposição com bicarbonato de sódio deve ser feita somente se o pH ficar menor que 7,1.

Apesar da maior quantidade de hemotransfusão nos pacientes idosos, a tromboelastografia não evidenciou mais coagulopatia nos idosos, sendo ainda alvo de pesquisa e dúvidas crescentes.[12] De qualquer modo, recomenda-se seu emprego em todo paciente em controle de danos.

Na admissão, os politraumatizados que demandaram cirurgia de controle de danos, com idade entre 40-55 anos e doentes acima 55 anos, não apresentaram diferenças nos sinais vitais, na dosagem de lactato arterial, no pH, nem no excesso de base na gasometria arterial. O fibrinogênio medido nesses dois grupos foi semelhante. Por outro lado, os doentes geriátricos receberam maior quantidade de concentrados de hemácias.[2]

A gasometria arterial obtida em até 1 hora da admissão hospitalar é um fator preditor de tempo de permanência na UTI, além de taxa de morbimortalidade. O déficit de base pode ser classificado em leve (–3 a –5), moderado (–6 a –10) e grave (< –11). O déficit de base considerado grave (< –11) em pacientes acima de 55 anos demonstra uma taxa de mortalidade de 80%.[13]

Os principais fatores de risco associados à mortalidade de pacientes idosos submetidos a cirurgia de controle de dano são: lactato arterial admissional, ISS, idade e choque observado na admissão. A presença de choque (pressão sistólica abaixo de 90 mmHg na admissão) é o fator preditor mais relacionado com desfecho desfavorável, principalmente se associado a excesso de base menor que –6.[13,14]

A idade é um fator de acréscimo de mortalidade para todos os mecanismos de lesões em qualquer região do corpo. O ISS é um indicador de gravidade, e valores maiores que 15 indicam mortalidade elevada. Quando se avalia esse índice associado a idade, observa-se que, com *ISS* entre 9 e 25 a mortalidade aumenta a partir dos 45 anos. Em pacientes com idade superior a 65 anos e ISS menor que 9, a mortalidade já está aumentada.[7] De qualquer modo, o ISS não deve ser utilizado com indicador único para prever o desfecho clínico.[16]

> *A cirurgia abreviada gera tempo para que os parâmetros fisiológicos sejam compensados, permitindo um reparo definitivo mais assertivo. A tríade letal de acidose, hipotermia e coagulopatia é abordada por meio de protocolos de transfusão, aquecimento do paciente e correção de distúrbios ácido-base ou hidroeletrolíticos.*

Alterações e mecanismos específicos

A mortalidade precoce (< 24 horas) e tardia (> 24 horas) é maior no grupo de pacientes politraumatizados com idade superior a 65 anos.[17,18] Os pacientes com índice Trauma Score (TS) > 9 com idade acima de 65 anos apresentam mortalidade de 100%.[19] Ao comparar os mecanismos de trauma observa-se que os pacientes idosos apresentam mais traumas fechados. O ISS em idosos costuma ser mais alto.

As lesões vasculares são mais comuns nos idosos. Tal fenômeno, contribui para maior sangramento intraoperatório durante a cirurgia de controle de danos, assim como a mortalidade subjacente. A maior vulnerabilidade vascular geriátrica decorre da característica dos vasos: calcificação vascular e aterosclerose típica da faixa etária.[20]

As paredes miocárdicas se tornam menos complacentes e o débito cardíaco reduz 1% ao ano, enquanto a resistência vascular aumenta 1% no mesmo período. A frequência cardíaca máxima é reduzida com a idade. O coração é menos capaz de responder a agressão inflamatória do trauma, por haver uma diminuição da eficiência da estimulação adrenérgica.[21,22]

A parede torácica se torna menos complacente e a elasticidade pulmonar é reduzida com a idade, acarretando uma maior dependência diafragmática da mecânica respiratória. A osteoporose predispõe a fraturas, facilitando a formação de hemotórax com menores energias de trauma. A dor proveniente das fraturas, pode intensificar as complicações respiratórias por prejudicar a mecânica ventilatória.[21]

A massa renal rapidamente se reduz após os 50 anos, uma queda da filtração glomerular se intensifica após os 60 anos, por perda de néfrons. Alterações vasculares reduzem o influxo arterial renal com o avançar da idade.[21] A hipóxia, hipovolemia e uso de contraste pertinente aos exames radiológicos do politrauma grave de contexto de controle de danos é inevitável, e a insuficiência renal aguda é praticamente certa em todos os pacientes.

A produção de hormônio tireoidiano, assim como a sensibilidade tissular a esse hormônio, é reduzida com a idade, mimetizando um hipotireoidismo e, assim, reduzindo a capacidade de resposta à agressão inflamatória proveniente do trauma.[23]

A incidência de complicações cardíacas, respiratórias ou sépticas é maior nos traumas em idosos que não sobreviveram, em comparação com os sobreviventes.[24] Essas complicações são consideradas fatores independentes de mortalidade no trauma geriátrico.

A idade cronológica tem valor limitado para se predizer a mortalidade do trauma. A presença de comorbidades pode aumentar em até 8 vezes o risco de mortalidade, e sua influência é maior na faixa etária entre 45 e 65 anos, provavelmente porque acima de 65 anos, a idade, por si só, tem um peso maior no desfecho.[25]

Apesar de todos esses agravantes observados nos idosos, em se tratando de cirurgia de controle de danos, não se observa diferenças no tempo de permanência em UTI, ou tempo de uso de ventilador mecânico em pacientes acima de 55 anos, assim como não se observa diferenças na incidência de insuficiência renal, insuficiência respiratória aguda, pneumonia, sepse ou acidente vascular cerebral.[2] Por outro lado, a chance de infarto do miocárdio é 21% maior no idoso e de tromboembolismo é maior nos mais jovens (11% contra 5% nos idosos).[1] Em relação a sobrevida tardia, após 6 meses do trauma, não é influenciada pela idade. Ressalta-se que não há estudos em idosos submetidos a controle de danos.[26]

> *A análise dos pacientes submetidos a controle de danos não revela uma taxa de complicação maior, que é esperada*
>
> *para esse grupo mais frágil de pacientes, exceto na chance de evento cardíaco. Por outro lado, caso haja comorbidades e a idade seja mais extrema (> 65 anos), a taxa aumenta expressivamente.*

Tratamento

Devido ao envelhecimento populacional e ao aumento de traumas graves em idosos, protocolos geriátricos de atendimento ao trauma têm sido implementados. Na maioria, os critérios são menos rigorosos para se indicar exames radiológicos ou laboratoriais.[2]

Nos centros de trauma nível 1 (nos EUA) ou nível 3 (Brasil), os protocolos geriátricos são capazes de reduzir a taxa de mortalidade de 57% para 34% em pacientes idosos politraumatizados que foram submetidos a controle de danos.[2] O subgrupo de octogenários, mesmo em centros de referência de trauma geriátrico, não apresenta mortalidade menor. Para aprimorar o atendimento desse grupo mais frágil, há necessidade de expandir e aprimorar os protocolos geriátricos.[27]

A estrutura de atendimento deve ser multidisciplinar e liderada por um cirurgião com experiência em casos geriátricos. Ortopedistas, neurocirurgiões, geriatras, terapeutas ocupacionais, assistente sociais e nutricionistas devem estar integrados, e os protocolos devem ser estabelecidos para cada instituição, com os resultados sendo reavaliados e auditados para a implementação de melhorias periódicas no programa multidisciplinar padronizado.[2]

Nos pacientes idosos a investigação diagnóstica deve ser ativa, a reanimação volêmica mais agressiva e as intervenções, mais precoces. Vencido o período agudo, a reabilitação deve ser iniciada o mais cedo possível. Por outro lado, o tratamento intensivo e dispendioso deve ser restrito a pacientes com lesões passíveis de salvamento ou, ao menos, compatíveis com uma qualidade aceitável de vida.[28]

Em relação à triagem, pacientes acima de 55 anos devem ser priorizados para atendimento em centros de trauma, principalmente se houver comorbidades associadas, independentemente da intensidade do trauma. Na admissão hospitalar, caso se observe excesso de base menor de 6, eles devem ser encaminhados para uma unidade de terapia intensiva. De modo geral, uma abordagem intervencionista agressiva deve ser utilizada, pois mais de 85% dos idosos serão completamente recuperados. No contexto de controle de danos, cerca de 58% dos idosos ainda podem ser recuperados.[1,28]

Pacientes politraumatizados acima de 65 anos com Trauma Score menor que 7, ou frequência respiratória abaixo de 10, ou Glasgow abaixo de 8 possuem taxa de mortalidade próxima a 100%. A reanimação volêmica inicial agressiva deve ser instaurada e, caso não apresente resposta após algumas horas, deve-se considerar a condução paliativa, a qual deve ser discutida com a família.

A menor eficiência da dinâmica muscular torácica no idoso, associada à maior fragilidade do arcabouço ósseo torácico e muscular, justifica a maior gravidade do trauma torácico nesta faixa etária. O suporte ventilatório prolongado é uma das causas de evento adversos e mortalidade. As intervenções específicas no idoso em controle de danos envolve fisioterapia intensiva, traqueostomia precoce, analgesia adequada (preferencialmente com protocolos de analgesia orientados por grupos de dor, a fim de reduzir a dor associada a fraturas de costelas). Em caso de hemotórax, a toracoscopia precoce é indicada para o esvaziamento de coágulos que podem comprometer a dinâmica respiratória.

A monitorização cardíaca invasiva e o uso precoce de medicações vasoativas são recomendados nesta faixa etária devido a incapacidade de resposta rápida e adequada para aumentar o débito cardíaco eficientemente em situações de choque hemorrágico.[29] Nos pacientes idosos politraumatizados, a monitorização cardíaca invasiva determina uma redução de 29% para 2,9% a mortalidade,[30] principalmente em pacientes com ISS > 18.[31] A monitorização cardíaca nessa faixa etária tem como alvo alcançar um débito cardíaco > 4 $L/min/m^2$.[28]

A cirurgia de controle de danos, detalhada em etapas, deve ser aplicada da mesma maneira nos pacientes idosos, do ponto de vista técnico. Contudo, deve ser realizada de forma mais precoce e liberal, pois os idosos apresentam mecanismos de compensação do choque menos eficientes que os pacientes jovens. Mesmo no contexto crítico do controle de danos, observa-se uma sobrevida expressiva em pacientes geriátricos.

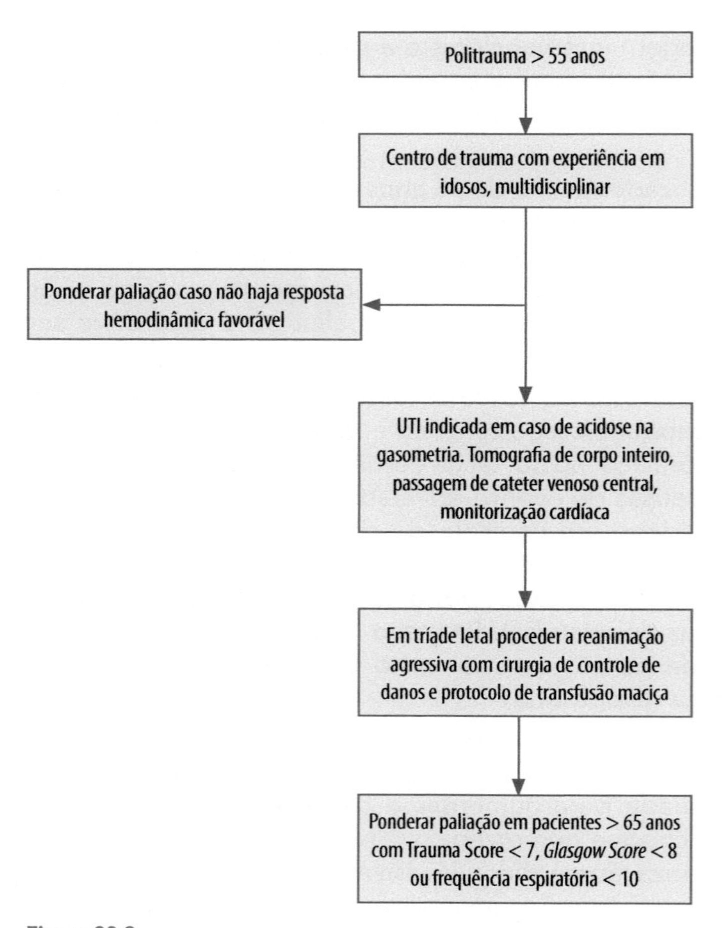

Figura 20.3.

> *Os pacientes idosos devem ser triados prontamente para centros de trauma com experiência no atendimento a idosos. Por haver uma dissociação clínica entre os parâmetros hemodinâmicos e a disfunção fisiológica, tanto a investigação diagnóstica quanto as intervenções devem ser mais agressivas, ao menos inicialmente, independentemente da gravidade. Caso haja resposta hemodinâmica positiva, a assistência tem mais suporte para ser seguida, envolvendo os mesmos princípios de cirurgia de controle de danos aplicados a pacientes mais jovens.*

Conclusão

Os fatores responsáveis pelo aumento da morbimortalidade geriátrica no trauma não são claros. Assume-se que a presença e a intensidade das comorbidades têm mais valor que a idade cronológica em si.[32] A fragilidade é outro ponto importante. A falta de consenso na literatura entre idade e desfecho no trauma decorre de diversos fatores como: diferentes classificações de faixa etária, critérios de inclusão heterogêneos, divergências em extensão de seguimento para se definir o desfecho como positivo ou negativo, além de métodos estatísticos não uniformes.[28]

O trauma geriátrico impõe uma combinação desfavorável de redução da reserva fisiológica associada a comorbidades agravantes. Embora múltiplos fatores, como o ISS e o TS, possam ser utilizados como preditores de gravidade em trauma geriátrico, nenhum deles, isoladamente ou em combinação, é capaz de prever de forma absoluta o desfecho do trauma.[33]

Mesmo pacientes idosos estáveis hemodinamicamente, apresentam comprometimento fisiológico importante em traumas múltiplos. Entende-se que apenas aparentam estabilidade, pois nota-se um baixo débito cardíaco em grande parte dos idosos politraumatizados,[29] assim sendo a instabilidade no idoso deve ser supervalorizada.

Uma abordagem inicial agressiva é aconselhável, independentemente da idade ou gravidade da lesão, mesmo em lesões que demandem controle de danos. Caso a resposta à reanimação seja desfavorável, deve-se considerar a redução do ritmo de intervenção. No entanto, se houver resposta, o prognóstico não se limita à sobrevida, mas também inclui um retorno funcional razoável, o que justifica o esforço empreendido.[28]

Pontos-chave

- Cirurgia de controle de danos.
- Tríade letal.
- Fragilidade senil.
- Índice de trauma.
- Centro de trauma geriátrico.
- Cirurgia abreviada.
- Protocolo de transfusão maciça.

Referências Bibliográficas

1. Newell MA, Schlitzkus LL, Waibel BH, White MA, Schenarts PJ, Rotondo MF. "Damage control" in the elderly: futile endeavor or fruitful enterprise? Trauma. 2010 Nov;69(5):1049-53.
2. Smith A, Onyiego A, Duchesne J, Tatum D, Harris C, Moreno-Ponte OI, et al. Multi-Institutional Analysis of Damage Control Laparotomy in Elderly Trauma Patients: Do Geriatric Trauma Protocols Matter? Am Surg. 2020 Sep;86(9):1135-43.

3. Milzman DP, Boulanger BR, Rodriguez A, Soderstrom CA, Mitchell KA, Magnant CM. Pre-existing disease in trauma patients: a predictor of fate independent of age and injury severity score. J Trauma. 1992;32:236–43.
4. McMahon DJ, Schwab CW, Kauder D. Comorbidity and the elderly trauma patient. World J Surg. 1996;20:1113–20. .
5. Schwab CW, Kauder DR. Geriatric trauma. In: Moore EE, Ducker TB, Edlich FR, et al., eds. Early Care of the Injured Patient. Toronto: BD Decker; 1990:328–34.
6. Champion HR, Copes WS, Sacco WJ, et al. The Major Trauma Outcome Study: establishing national norms for trauma care. J Trauma. 1990;30:1356 –65.
7. Morris JA, MacKenzie EJ, Damiano AM, Bass SM. Mortality in trauma patients: the interaction between host factors and severity. J Trauma. 1990;30:1476 –82.
8. Kuhne CA, Rucholtz S, Kaiser GM, Nast-Kolb D; Working Group on Multiple Trauma of the German Society of Trauma. Mortality in severely injured elderly trauma patients—when does age become a risk factor? World J Surg. 2005;29:1476-82.
9. Moore EE. Thomas G. Orr Memorial Lecture. Staged laparotomy for the hypothermia, acidosis, and coagulopathy syndrome. Am J Surg. 1996;172:405–10.
10. Cirocchi R, Montedori A, Farinella E, Bonacini I, Tagliabue L, Abraha I. Damage control surgery for abdominal trauma. Cochrane Database Syst Rev. 2013 Mar 28;2013(3):CD007438.
11. Beuran M, Iordache FM. Damage control surgery--new concept or reenacting of a classical idea? J Med Life. 2008 Jul-Sep;1(3):247-53.
12. Mador B, Nascimento B, Hollands S, Rizoli S. Blood transfusion and coagulopathy in geriatric trauma patients. Scand J Trauma Resusc Emerg Med. 2017;25(1):33.
13. Davis JW, Kaups KL. Base deficit in the elderly: a marker of severe injury and death. J Trauma. 1998;45:873–7.
14. van Aalst JA, Morris JAJ, Yates HK, Miller RS, Bass SM. Severely injured geriatric patients return to independent living: a study of factors influencing function and independence. J Trauma. 1991;31:1096–101.
15. Champion HR, Copes WS, Buyer D, Flanagan ME, Bain L, Sacco WJ. Major trauma in geriatric patients. Am J Public Health. 1989;79:1278–82.
16. Van der Sluis CK, Klasen HJ, Eisma WH, ten Duis HJ. Major trauma in young and old: what is the difference? J Trauma. 1996;40:78-82.
17. Pellicane JV, Byrne K, DeMaria EJ. Preventable complications and death from multiple organ failure among geriatric trauma victims. J Trauma. 1992;33:440–4.
18. Perdue PW, Watts DD, Kaufmann CR, Trask AL. Differences in mortality between elderly and younger adult trauma patients: geriatric status increases risk of delayed death. J Trauma. 1998;45:805–10.
19. Osler T, Hales K, Baack B, et al. Trauma in the elderly. Am J Surg. 1988;156:537–43.
20. Jani B, Rajkumar C. Ageing and vascular ageing. Postgrad Med J. 2006;82(968):357-62. doi:10.1136/pgmj.2005. 036053

21. Fairman R, Rombeau JL. Physiologic problems in the elderly surgical patient. In: Miller TA, Rowlands BJ, eds. Physiologic Basis of Modern Surgical Care. St. Lois:CV Mosby; 1988:1108–17.
22. Lakatta EG. Age-related alterations in the cardiovascular response to adrenergic mediated stress. Fed Proc. 1980;39:3173–7.
23. Mooradian AD. Normal age-related changes in thyroid hormone economy. Clin Geriatr Med. 1995;11:159–69.
24. DeMaria EJ, Kenney PR, Merriam MA, Casanova LA, Gann DS. Survival after trauma in geriatric patients. Ann Surg. 1987;206:738+43.
25. Gubler KD, Davis R, Koepsell T, Soderberg R, Maier RV, Rivara FP. Long-term survival of elderly trauma patients. Arch Surg. 1997;132:1010–4.
26. Battistella FD, Din AM, Perez L. Trauma patients 75 years and older: long-term follow-up results justify aggressive management. J Trauma. 1998;44:618–23.
27. Reske-Nielsen C, Medzon R. Geriatric trauma. Emerg Med Clin North Am. 2016;34(3):483-500. doi:10.1016/j.emc.
28. Jacobs DG, Plaisier BR, Barie PS, Hammond JS, Holevar MR, Sinclair KE, et al Practice management guidelines for geriatric trauma: the EAST Practice Management Guidelines Work GroupJ Trauma. 2003 Feb;54(2):391-416.
29. Scalea TM, Simon HM, Duncan AO, et al. Geriatric blunt multiple trauma: improved survival with invasive monitoring. J Trauma. 1990;30:129–36.
30. Schultz RJ, Whitfield GF, LaMura JJ, et al. The role of physiologic monitoring in patients with fractures of the hip. J Trauma. 1985;25:309–16.
31. Tornetta P, Mostafavi H, Riina J, et al. Morbidity and mortality in elderly trauma patients. J Trauma. 1999;46:702–6.
32. Morris JAJ, MacKenzie EJ, Edelstein SL. The effect of preexisting conditions on mortality in trauma patients. JAMA. 1990;263:1942–6.
33. Egglestone R, Sparkes D, Dushianthan A. Prediction of mortality in critically-ill elderly trauma patients: a single centre retrospective observational study and comparison of the performance of trauma scores. Scand J Trauma Resusc Emerg Med. 2020 Sep 23;28(1):95.

21

Parada Cardíaca no Trauma no Idoso

Toracotomia de Reanimação. Tem Indicação no Idoso?

Pedro Henrique Ferreira Alves
Danila Zanata Gomes
Masahiko Akamine

Destaques

- A população idosa está aumentando em número e proporção na maioria dos países
- Idosos nem sempre são frágeis
- A abordagem da parada cardíaca traumática é diferente da abordagem da parada cardíaca clínica
- Há pouquíssima literatura específica para parada cardíaca traumática (PCT) no idoso
- Centros de Trauma atendem melhor a parada cardíaca traumática
- Os médicos não devem ser desencorajados a reanimar a PCT por causa da idade do paciente, especialmente quando houver lesões aparentes mínimas
- Protocolos institucionais devem ser elaborados para guiar condutas na sala de trauma

Considerações iniciais

Departamentos de emergência que não são designados centros de trauma

Para Departamentos de Emergência (DE) que não são designados centros de trauma, uma parada cardíaca traumática (PCT) pode ser um evento infrequente que requer uma modificação no protocolo de parada cardíaca "de causa clínica" e um "modelo mental" diferente para toda a equipe de trabalho. A evidência base para a gestão da PCT ainda está evoluindo e permanecem áreas de significativa controvérsia.

Causas de parada cardíaca traumática

As causas da PCT são diferentes das paradas cardíacas "clínicas" e, portanto, uma abordagem diferente para gerenciar essa situação é necessária. O significado de apresentar ritmo é diferente de paradas cardíacas "clínicas". As prioridades iniciais do manejo da PCT são diferentes daquelas de uma parada cardíaca clínica. A sobrevivência da PCT está melhorando e agora é semelhante à sobrevivência de uma parada cardíaca clínica.

Levando em consideração essas diferenças, é importante que todos os membros da equipe de trauma tenham um entendimento compartilhado das prioridades específicas ao gerenciar uma PCT, e como eles diferem do gerenciamento de paradas cardíacas "clínicas". Idealmente, o líder de trauma deve estar presente ou ser convocado para todos os pacientes em PCT. O líder de trauma deve garantir que toda a equipe compartilhe um entendimento e expectativas em relação à PCT.

Sem indicação para a reanimação

Não iniciar a reanimação na PCT devido à provável futilidade é uma decisão importante e as indicações a seguirpodem ser úteis: traumatismo incompatível com a vida (p. ex., decapitação, hemicorporectomia, matéria cerebral exposta); nenhum sinal de vida nos últimos 15 minutos (considerando sinais de vida como reatividade de pupilas, movimento espontâneo, esforços respiratórios agônicos, atividade eletrocardiográfica organizada); ou sinais de parada cardíaca prolongada (livedo corpóreo, rigidez cadavérica).

Sinais de prognóstico favorável

Os sinais de prognóstico favorável relativo na PCT podem incluir um mecanismo penetrante de lesão, particularmente torácica; sinais vitais a qualquer momento desde o primeiro contato médico; sinais de vida (qualquer movimento espontâneo, esforços respiratórios, atividade elétrica organizada em eletrocardiograma, pupilas reativas) a qualquer momento desde o primeiro contato médico; curta duração de parada cardíaca (< 10 minutos); contratilidade cardíaca na ultrassonografia no local de atendimento.

Ritmo de apresentação inicial

No que diz respeito ao ritmo inicial de apresentação, a atividade elétrica sem pulso (PEA) pode ser indicativo de um estado de débito cardíaco baixo ou muito baixo, em vez de "parada cardíaca verdadeira" ('pseudo – parada cardíaca').

Prioridades iniciais de manejo

As prioridades iniciaisde manejo durante a PCT incluem interromper hemorragias catastróficas externas (p. ex., torniquete, curativos hemostáticos), garantir oxigenação adequada e ventilação (intubação orotraqueal, uso de máscara laríngea, descompressão pleural com o dedo), minimizar a hemorragia interna (p. ex., cinta pélvica) e transfusão de sangue de acordo com um protocolo de transfusão (Protocolo de transfusão maciça).

Há algumas evidências que sugerem que as seguintes intervenções, que são consideradas padrão em uma parada cardíaca "clínica", podem ser omitidas ou postergadas durante as fases iniciais de uma PCT (por um tomador de decisão clínico sênior, o líder do atendimento): compressões torácicas externas (podem tornar o estado de baixo débito ainda mais baixo e causar mais trauma torácico), vasopressores (p. ex., adrenalina) e desfibrilação.

Ultrassonografia *point of care*

A ultrassonografia no local de atendimento tem um papel importante em determinar se qualquer contratilidade cardíaca está presente, a presença ou ausência de tamponamento cardíaco e avaliação do grau de enchimento cardíaco.

Protocolos claros para toracotomia de reanimação

Centros de Trauma devem contar com protocolos bem definidos para determinar quando e sob quais circunstâncias a toracotomia de reanimação é apropriada, considerando as competências individuais da equipe e os recursos institucionais disponíveis.

Reanimação bem-sucedida e retorno da circulação espontânea (ROSC)

Em casos de reanimação bem-sucedida e ROSC, a determinação prévia da instituição e sua capacidade de realizar cirurgia de controle de danos (para interromper hemorragia interna) é essencial.

Indicações para interromper a reanimação na PCT

As indicações para interromper a reanimação na PCT podem incluir: ausência de atividade contrátil na ultrassonografia (excluído tamponamento, sem retorno da circulação espontânea), falta de resposta às intervenções de reanimação, $ETCO_2$ persistentemente baixo e longa duração da parada cardíaca.

Introdução

Como resultado do efeito combinado de diminuição da fertilidade e aumento da expectativa de vida, a população mundial está envelhecendo rapidamente, um processo que se intensificou nas últimas três décadas. Pela primeira vez na história registrada, os idosos estão superando o número de crianças. Consistentemente com o envelhecimento progressivo da população mundial, espera-se que o envolvimento em situações traumáticas e o número de paradas cardíacas traumáticas em pessoas mais velhas aumente nas próximas décadas. Esse cenário levantará uma série de questões sociais, éticas e econômicas.[1,2]

Dada a fragilidade inerente dos pacientes idosos e as altas taxas de óbito ou incapacidade persistente associada à parada cardíaca, a reanimação de muitos pacientes idosos pode ser considerada inadequada.

A maioria dos estudos descrevendo a epidemiologia e eficácia dos procedimentos de reanimação em PCT envolve predominantemente pacientes adultos jovens, e muitas diretrizes de trauma são pautadas nos resultados desses estudos.

No entanto, ao contrário do consenso comum que acreditava que o manobras de ressuscitação em PCT secundária a trauma contuso são fúteis, estudos recentes têm demonstrado que a sobrevida após PCT aumentou nas últimas décadas. Contudo, como já mencionado, muitos desses estudos são pautados em pacientes jovens. Quando se questiona sobre o benefício em iniciar manobras de ressuscitação em pacientes idosos, encontra-se respaldo em estudos favoráveis à aplicação dessas medidas mesmo nesse grupo. Em um estudo japonês a respeito da parada cardíaca em idosos observou-se que muitos deles sofriam PCT mesmo com lesões mais leves, provavelmente por associação com suas condições clínicas. Este estudo incluiu pacientes vítimas de parada cardíaca traumática não idosos (com idade inferior a 60 anos) e idosos (com idade superior a 60 anos), atendidos no serviço pré-hospitalar entre os anos 2004 a 2015, totalizando 8.347 pacientes vítimas de trauma contuso. Desses, 3.547 (42,5%) eram idosos. Houve uma diferença significativa de sobrevida de acordo com a idade (3,4% entre os jovens e 5,3% entre os idosos, com intervalo de confiança $p < 0,001$). Foram realizados procedimentos de reanimação como obtenção de acessos venosos, toracotomia de reanimação e passagem de balão endovascular oclusivo da aorta (REBOA). O estudo revelou um menor *Injury Severity Score* (ISS) entre os pacientes idosos em comparação aos pacientes jovens, denotando um trauma de menor intensidade e inferindo causas clínicas associadas à parada cardíaca entre os idosos. Juntas, essas conclusões nos levam a deduzir que não devemos seguir os mesmos protocolos para PCT em jovens e em idosos e que a idade, isoladamente, não deve ser o único parâmetro para cessar ou mesmo não iniciar medidas de reanimação em pacientes idosos.[3]

Essa relação inesperada pode ser parcialmente explicada pela incapacidade de distinguir entre parada cardíaca traumática e parada cardíaca clínica (precedente ou concomitante ao trauma) na coorte de pacientes mais velhos. Este é um motivo possível pelo qual vários pacientes nesse estudo, particularmente pacientes mais velhos que sobreviveram, tinham valores de ISS relativamente baixos. Diversos estudos mostraram que a PCT está associada a uma menor sobrevida quando comparada com parada cardíaca clínica, portanto, as estratégias de tratamento devem ser diferentes entre os dois grupos.

Médicos de emergência e cirurgiões de trauma ocasionalmente encontram desafios em distinguir pacientes em parada cardíaca que sofreram trauma daqueles com parada cardíaca causada por um problema clínico subjacente. Síncope é um contribuinte comum para inexplicáveis acidentes entre motoristas idosos. Eventos médicos, como arritmias e convulsões, acontecem com mais frequência em pacientes idosos em comparação com pacientes não idosos.

As compressões torácicas, independentemente de serem mecânicas ou manuais, com frequência causam fraturas de costelas e, ocasionalmente, laceração do fígado e lesões de laceração esplênica. Isso poderia confundir ainda mais o diagnóstico de parada traumática *versus* parada clínica.

Em um estudo publicado no Reino Unido em 2017, os autores levantaram uma preocupação sobre a possibilidade de se relatar incorretamente uma parada cardíaca médica como PCT em um registro de parada cardíaca no ambiente extra-hospitalar e também alertaram para a necessidade de diferenciar-se os protocolos de gerenciamento de PCT aplicados sob medida para pacientes idosos. Embora existam recomendações sobre como distinguir pacientes vítimas de trauma ocasionado por um problema clínico subjacente daqueles com verdadeira PCT, como o ritmo cardíaco inicial, há evidências limitadas sobre a melhor abordagem para distinguir esses casos em pacientes idosos vítimas de trauma que se apresentam em parada cardíaca. A estratégia ideal para reanimação inicial em idosos com PCT, particularmente para diferenciar parada clínica por causas traumáticas verdadeiras, deve ser investigada em estudos futuros.[4]

A prevalência de doenças cardiovasculares em pacientes idosos vítimas de trauma é alta. Existem muitos cenários clínicos potenciais onde lesões com ISS relativamente baixo podem causar parada cardíaca em pacientes idosos com comorbidades significativas. Por exemplo, uma hemorragia de extremidades sem aparente risco de vida. São lesões que geralmente não são um problema crítico em adultos jovens saudáveis, mas a mesma lesão pode ser uma preocupação séria se o paciente estiver anticoagulado ou tiver reserva cardiopulmonar limitada. Hipóxia e hipotensão após qualquer trauma nesses pacientes podem causar infarto do miocárdio, disritmia e colapso hemodinâmico, incluindo parada cardíaca. Esses pacientes ainda iriam atender aos critérios de ativação da equipe de trauma e apresentar-se no DE como um paciente de trauma. Para esses pacientes, a abordagem tradicional para PCT incluindo compressões torácicas, pode causar danos e deve-se ser extremamente cauteloso ao aplicar a diretriz de trauma atual para pacientes idosos. Deve-se suspeitar de uma parada clínica anterior ou simultânea quando houver mínima lesão externa, baixa energia cinética no mecanismo de lesão ou um mecanismo inexplicável.

Ainda que medidas de reanimação possam ser realizadas em pacientes idosos, deve-se refletir sobre a realização de manobras críticas, como a toracotomia de reanimação (TR) em pacientes idosos e frágeis. Um procedimento extremamente invasivo, realizado em um ambiente hostil, que pode ser considerado fútil a depender do mecanismo de trauma envolvido e das condições clínicas do paciente idoso ao ser admitido no DE. Ao se questionar se pacientes idosos se beneficiariam de toracotomia de emergência, Gil et al. analisaram o banco de dados americano e observaram que a maioria dos pacientes idosos submetidos a TR não sobreviveu até a alta hospitalar. Em sua análise eles observaram que a TR não ofereceu nenhum benefício de sobrevivência para pacientes com mais de 57 anos de idade e concluíram que a TR pode ser fútil em idosos vítimas de trauma.[5]

Ainda sobre medidas de reanimação, o *Resuscitative Endovascular Balloon Occlusion of the Aorta* (REBOA) ganhou popularidade como uma alternativa para a oclusão aberta da aorta em pacientes com sangramento maciço abaixo do diafragma. No entanto, a maior parte das séries de casos disponíveis na literatura abrange pacientes não idosos. Há poucas evidências do uso do REBOA em pacientes idosos.

Há pouca evidência, se houver, do impacto da idade na PCT em comparação com a clínica. Os resultados de um estudo envolvendo 36.605 idosos evidenciou uma correlação entre a idade e a sobrevida pós-parada cardíaca clínica. Nesse estudo, a sobrevida em 30 dias foi significativamente menor (2,4%) em pacientes com parada cardíaca médica com mais de 90 anos em comparação com aqueles com idade entre 70-79 anos (6,7%). No entanto, o mesmo estudo também mostrou que mesmo em pacientes muito idosos (90 anos ou mais), alguns subconjuntos tiveram um bom resultado de sobrevivência e os autores concluíram que nenhum limite superior de idade para iniciar a RCP deve ser introduzido. Em estudos anteriores, os pesquisadores identificaram vários preditores de resultados favoráveis para pacientes com PCT, como menor tempo a procedimentos de reanimação, lesão penetrante como causa de PCT e presença de sinais de vida. Esses fatores devem ser considerados quando pacientes idosos com PCT chegam ao PS e apenas a idade não deve desencorajar os médicos a iniciar ou continuar os esforços de reanimação.[6]

As comorbidades médicas e o estado físico anteriores ao trauma, em vez da idade em si, têm impacto significativo nos resultados para pacientes idosos com trauma e isso também pode ser verdadeiro em pacientes idosos gravemente feridos. Muitas vezes, o tempo é muito limitado para considerar quaisquer comorbidades preexistentes ou estado funcional quando pacientes com PCT chegam ao departamento de emergência. Mesmo quando essa informação é fornecida, ela pode muitas vezes ser imprecisa, portanto, as informações sobre as comorbidades do paciente e o estado funcional provavelmente têm um papel limitado nessas circunstâncias.[7]

Protocolo para parada cardíaca traumática

Propósito

O objetivo desta diretriz é auxiliar a equipe na avaliação e gestão de pacientes com trauma em PCT, ou naqueles que param logo após a chegada ao departamento de emergência devido a trauma. Exclui aqueles que têm lesões incompatíveis com a vida em quem as tentativas de reanimação seriam fúteis ou aqueles que não tiveram nenhum sinal de vida nos últimos 10 minutos.[8]

Situação

A maioria das mortes devido ao trauma ocorre nos primeiros cinco minutos após o evento traumático real, e a maioria dessas mortes não podem ser evitada, mesmo com tratamento qualificado e oportuno. As causas comuns de morte precoce evitável em trauma são:[9,10]

- 60% de hemorragia.
- 33% de pneumotórax hipertensivo.
- 10% de tamponamento cardíaco.
- 7% de obstrução das vias aéreas.

Reanimação cardiopulmonar imediata (RCP) e adrenalina não aumentam a sobrevida em parada cardíaca traumática e podem dificultar tratamentos baseados em evidências, portanto, nesse contexto, são considerados prioridades secundárias.

A parada do trauma está associada a um pior prognóstico, no entanto, vários estudos recentes mostraram uma sobrevida de 5,1 a 7,5%,[11-13] embora a recuperação neurológica tenha variado (2% a 6,6%).[12,14]

Definições

- **Parada Cardíaca Traumática:** coma, respiração espontânea agônica ou ausente e ausência de pulso carotídeo.

- **Pré-Parada Cardíaca por Trauma:** hipotensão, deterioração do estado de consciência; a progressão para parada cardíaca total é iminente.

Diretriz

Na parada cardíaca traumática as prioridades no manejo são diferentes da parada cardíaca convencional devido a causas clínicas.

Controle de hemorragia, restauração do volume de sangue circulante, gerenciamento das vias aéreas e alívio da tensão em pneumotórax têm prioridade sobre a RCP convencional (a menos que haja suspeita de causa clínica para parada cardíaca precedendo o trauma). No entanto, se houver recursos suficientes (como uma equipe de trauma completa), essas prioridades podem ser atendidas rapidamente e a RCP pode prosseguir em breve ou de forma concomitante. Não iniciar reanimação se:

- Lesões incompatíveis com a vida.
- Ausência de sinais de vida por mais do que 10 minutos.

Prioridades de tratamento na parada cardíaca por trauma

Qualquer parada cardíaca por trauma deve ser abordada com os seguintes itens em mente:

- interromper sangramentos;
- abrir as vias aéreas e auxiliar a ventilação;
- descomprimir o tórax (toracostomia com dedo);
- garantir acesso intravenoso (IV) ou intraósseo (IO) adequado e reanimação com fluidos com objetivo de pressão sistólica (PAS) > 90 mmHg (110 mmHg em traumatismo cranioencefálico) e/ou retorno à consciência (reanimação de controle de danos).

O objetivo é abordar simultaneamente as causas reversíveis de parada por trauma:

- **Pare o sangramento:** avaliação rápida de fontes externas de sangramento e tratamento, incluindo imobilização, compressão ou torniquete, se necessário.
- **Pressão direta:** esta é a maneira mais rápida e eficaz de parar o sangramento, aplique uma pressão firme usando as mãos/gaze/compressa. Não remova objetos encravados.[15,16]
- **Torniquete:** deve ser usado apenas em casos de sangramento com risco de vida de um membro que não pode ser controlado por pressão direta. Aplique o torniquete (ou bandagem larga de 5 cm) 5-7 cm acima do ponto de sangramento. Aperte até que a circulação para o membro lesado pare. Observe o tempo de aplicação.[15,16]

- **Abra as vias aéreas e descomprima o tórax:** pacientes com PCT com suspeita de trauma torácico, que não estão respondendo às manobras das vias aéreas e à restauração do volume, devem passar por descompressão torácica. Toracostomia digital bilateral deve ser realizada (inicialmente no lado mais afetado do tórax). Faça uma incisão de 3-4 cm no 4° espaço intercostal anterior à linha axilar média, seguido por dissecção romba da pleura para permitir a introdução do dedo no espaço pleural. Não há urgência para inserir drenos de tórax, pois o paciente está em ventilação com pressão positiva (via BVM, ETT ou LMA). Uma vez que o retorno da circulação espontânea (ROSC) é estabelecido, os drenos intercostais podem ser inseridos e conectados.[8,17]
- **Acesso IV:** a reanimação de controle de danos deve ser iniciada rapidamente; portanto, o acesso IV deve ser estabelecido o mais breve possível. Se o acesso periférico for difícil devido ao estado de choque, a inserção de cateteres de infusão rápida deve ser realizado.[8]
- **Acesso IO: acesso**intraósseo é uma medida temporária se não for possível obter outro acesso IV. A primeira preferência de sítio de inserção é a cabeça do úmero, que pode atingir uma administração de fluidos mais rápida do que a tíbia.
- **Reanimação com fluidos:** a hipovolemia decorrente de perda de sangue é uma das principais causas de parada cardíaca traumática. A reanimação com fluidos deve ser realizada com20 mL/kg de cristaloide, administrados o mais rapidamente possível, seguida, de forma imediata, pela transfusão de sangue em uma proporção de 1:1:1. É essencial estabelecer protocolo institucional
- de transfusão maciça.[8,18]

Toracotomia do departamento de emergência

Toracotomia do Departamento de Emergência (TDE) deve ser considerada apenas se houver uma causa reversível de parada cardíaca, por exemplo, para tratar tamponamento cardíaco.[19] Todas as outras indicações devem ser discutidas com a equipe cirúrgica e elaborada uma diretriz para indicações de TDE.

RCP convencional

Suporte Básico de Vida (BLS)/Suporte Avançado de Vida (ALS) podem ocorrer simultaneamente com as intervenções sugeridas, mas apenas se não interferir com a sua aplicação e não desviar o pessoal de outras funções mais eficazes. Na parada cardíaca traumática, as compressões torácicas podem não ser eficazes em um paciente hipovolêmico; portanto elas têm menor prioridade do que outras manobras que podem auxiliar a reverter a PCT mais facilmente (p. ex., tensão, tamponamento, hipóxia, hipovolemia). A RCP não será benéfica até que o volume de circulação seja restaurado. As compressões torácicas externas podem exacerbar a hemorragia e o tamponamento cardíaco. As compressões torácicas devem ser iniciadas como uma prioridade secundária após a abertura das vias aéreas, descompressão e avaliação torácica e correção de tamponamento. No cenário de um grande serviço de trauma com uma equipe de trauma treinada, essas prioridades provavelmente ocorrerão simultaneamente e a RCP pode ocorrer imediatamente.

Interrupção da reanimação

A interrupção deve ser considerada em pacientes que não estão respondendo às intervenções:

- nenhum sinal de ROSC após as causas reversíveis terem sido tratadas;
- nenhuma atividade cardíaca detectável no FAST extendido (eFAST).

Pontos-chave

- A idade, isoladamente, não é suficiente para determinar a interrupção ou não início das manobras de reanimação e condução de uma parada cardíaca
- Deve-se identificar causas clínicas de parada cardíaca
- Atentar para traumas de baixa energia

Referências Bibliográficas

1. National Institute on Aging (NIA)US Department of Health andHuman Services – (2011) Globalhealth and aging. Disponível em: https://www.nia.nih.gov/research/publication/global-health-and-aging/assessing-costs-aging-and-health-care.
2. National Institute on Aging(NIA)United Nations – Department of Economic and Social Affairs – Population Division (2015) World Population Prospects – The 2015 Revision. Working Paper No ESA/P/WP241. Disponível em: http://esa.un.org/unpd/wpp/
3. Norii T, Matsushima K, Miskimins RJ, et al. Should we resuscitate elderly patients with blunt traumatic cardiac arrest? Analysis of National Trauma Registry Data in Japan Emergency Medicine Journal. 2019;36:670-7.

4. Barnard E, Yates D, Edwards A, Fragoso-Iñiguez M, Jenks T, Smith JE. Epidemiology and aetiology of traumatic cardiac arrest in England and Wales – A retrospective database analysis. Resuscitation. 2017;110:90-4..
5. Gil LA et al. The National Trauma Data Bank story for emergency department thoracotomy: How old is too old? Surgery. Elsevier, March 2018.
6. Libungan B et at. Out-of-hospital cardiac arrest in the elderly: A large-scale population-based study. Clinical Paper. Resuscitation. Volume 94, September 2015, Pages 28-32.
7. Eichinger M, Robb HDP, Scurr C, et al. Challenges in the PREHOSPITAL emergency management of geriatric trauma patients – a scoping review. Scand J Trauma Resusc Emerg Med. 2021;29:100. https://doi.org/10.1186/s13049-021-00922-1.
8. ANZCOR. Management of Cardiac Arrest due to Trauma; ANZCOR Guideline 11.10.1: Australian and New Zealand Council of Resusitaiton. April 2016.
9. Kleber C, Giesecke M, Linder T, Haas NCB. Requirement for structured algorithm in cardiac arrest following major trauma: Epidemiology, management errors, and preventability of traumatic deaths in Berlin Resuscitation. 2014;85:405-10.
10. Champion H, Bellamy R, Roberts P, Leppaniemi A. A Profile of Combat Injury. Journal of Trauma and Acute Care Surgery. 2003;54(5):S13-S19.
11. Lockey D, Crewdson K, Davies G. Traumatic Cardiac Arrest: Who Are the Survivors? Annals of Emergency Medicine. 2004 Oct;48(3):240-4.
12. Leis C. Traumatic cardiac arrest: should advanced life support be initiated? Journal of Acute Care Surgery. 2013;74:634-8.
13. Deasy C, Bray J, Smith K, et al. Traumatic out of hospital Cardiac Arrests in Melbourne, Australia Resusitation. 2014;83(4):465-70.
14. Gräsner J, Wnent J, Seewald S, et al. Cardiopulmonary resuscitation traumatic cardiac arrest – there are survivors. An analysis of two national emergency registries. Critical Care. 2011;15.
15. Victoria A. Haemorrhage control using the combat application torniquet (CAT). 2016 Aug 2616.
16. ANZCOR. Principle for the Control of Bleeding for First Aiders: ANZCOR Guideline 9.1.1 Australian and New Zealand Council of Resusitaiton. 2016 Jan.
17. Camberra Health Services. Guideline Traumatic Cardiac Arrest (Adults and Children). Camberra: ACT Government; 2024. 11p.
18. Rossaint R, Afshari A, Bouillon B, et al. The European guideline on management of major bleeding and coagulopathy following trauma. 6th ed. Crit Care. 2023;27:80. https://doi.org/10.1186/s13054-023-04327-7.
19. Gumm K, Liersch K, Judson R, et al. TRM04.02 Emgerency Department Thoracotomy Guideline Melbourne: The Royal Melbourne Hospital. 2015 June.

22

Queda da Própria Altura
Avaliação, Diagnóstico, Tratamento e Prevenção

Octacílio Martins Junior
Elias Aissar Sallum

Introdução

A população de idosos – definida como pessoas com mais de 65 anos em países do primeiro mundo e acima de 60 anos nos países em desenvolvimento — tem crescido significativamente em todo o mundo. Estatísticas americanas mostram que, em 1960, 4,1% da população dos Estados Unidos tinham 65 anos ou mais (3,1 milhões); em 1990, esse percentual aumentou para 9,2% (16,7 milhões). Dados mais recentes, coletados após 2010, mostram que 12% da população americana tinham 65 anos ou mais, com previsão de aumento para 20% até 2030.

No Brasil, o quadro não é diferente. S proporção de pessoas com 60 anos de idade ou mais aumentou de 6,7% em 1990 para 8,1% em 2000. No ano de 2020, aproximadamente 29,9 milhões de brasileiros (14,2% da população) tinham mais de 60 anos. As projeções do Instituto Brasileiro de Geografia e Estatística (IBGE) indicam que essa população poderá ultrapassar 64 milhões de pessoas em 2050, o que corresponderia a cerca de 24,6% do total de habitantes.[1,2]

A população com mais de 60 anos apresenta crescimento de cerca de 13 vezes no período de 1950 a 2020, enquanto a população total conta com elevação de apenas 5 vezes.[3] Segundo a Organização Mundial da Saúde, o Brasil deverá ter a quinta população mais idosa do mundo em 2030.

Com o aumento progressivo da população idosa, ocorre também o aumento dos traumas nesse segmento, particularmente as quedas, atropelamentos e acidentes automotivos.[4]

Epidemiologia

Com a elevação do envelhecimento populacional, a prevalência de trauma em idosos tem aumentado de forma significativa nos últimos anos, especialmente nos grandes centros urbanos.[5] Idoso quando traumatizado apresenta maior índice de complicações e de mortalidade quando comparado com o jovem, e vários fatores podem explicar essa diferença, sendo os principais: baixa reserva fisiológica, presença de doenças associadas, maior número de medicamentos em uso contínuo e alterações típicas dos idosos, como o aparecimento de *delirium*.[6] O idoso tem a mortalidade seis vezes maior quando comparado com o jovem com mesmo tipo de trauma.[7]

O trauma muitas vezes está associado a sequelas, incapacidades, deficiências e diminuição da capacidade funcional, e consequente prejuízo na qualidade de vida das vítimas e de suas famílias devido à perda de autonomia e independência, gerando importante questão social, econômica e de saúde.[5]

O trauma representa uma das cinco principais causas de morte. Em relação à população geral, os idosos são mais suscetíveis à doença e ao trauma. Assim, o envelhecimento interfere diretamente no aumento das taxas de mortalidade e morbidade relacionadas com o trauma.[8,9]

A queda da própria altura constitui a principal causa de trauma nos pacientes idosos acima de 60 anos de idade nas estatísticas nacionais e internacionais.[10-12] Ela ocorre em mais de 70% dos casos, seguida pelo acidente automotivo, atropelamento, ferimento por arma de fogo e arma branca, entre outros, como os decorrentes de maus-tratos ou negligência praticada por familiares ou por cuidadores.[13,14] Cerca de um terço dos adultos com idade $\geq$ 65 anos apresenta queda anual que aumenta com a idade.

Em idosos com mais de 65 anos a estimativa de queda é de 28% a 35% e de 32% a 42% naqueles com mais de 75 anos.[15-17] Cerca de 30% a 60% da população com mais de 65 anos de idade cai anualmente e metade apresenta quedas múltiplas.[18,19] Sessenta a setenta por cento dos idosos que já apresentaram queda correm o risco de cair novamente. Idosos mais saudáveis caem menos (cerca de 15% em um ano) em comparação com aqueles que residem em asilos, cujo percentual sobe para 50%. Entre 20% e 30% dos idosos que sofrem mais de uma queda por ano e apresentam alguma lesão terão redução na mobilidade, na independência, e aumento no risco de morte prematura.[20]

Embora a maioria das quedas não resulte em lesões graves, aproximadamente 5% das quedas em idosos residentes na comunidade resultam em fraturas ou hospitalização.[21] Entretanto, muitos idosos relatam episódios de queda apenas quando ela lhes traz sérias consequências, ignorando as quedas que não lhes provocaram lesões, por acreditarem que estas são inerentes ao envelhecimento.[22]

A queda leva a consequências sérias para o idoso, como perda de confiança na capacidade de deambular com segurança, declínio funcional, depressão, baixa autoestima e até isolamento social. Muitas vezes, a reabilitação pós-queda pode ser demorada e, no caso de imobilidade prolongada, levar a complicações como tromboembolismo venoso, úlceras de pressão e incontinência urinária.

Apenas metade dos idosos que caem são capazes de se levantar sem ajuda. Os que não conseguem se levantar são mais propensos a sofrer declínios mais duradouros nas atividades de vida diária do que aqueles que são capazes de se levantar (35% *versus* 26% em uma série).[23]

A queda significa muito mais do que um evento isolado de perda de equilíbrio ou um tropeço. Significa que algo não vai bem e deve ser considerado como um evento sentinela de deterioração da capacidade funcional do idoso. Além disso, é um marcador de fragilidade e que aumenta a morbidade e mortalidade do idoso que cai.[24]

Fatores de risco para queda

Existem alguns fatores que são classificados como fatores de risco para quedas. Eles são divididos em fatores intrínsecos, extrínsecos e comportamentais (**Tabela 22.1** e **Figura 22.1**).[25]

Tabela 22.1. Fatores de risco para queda em idosos

Fatores intrínsecos	Fatores extrínsecos	Fatores comportamentais
❑ História prévia de quedas ❑ Idade ❑ Sexo feminino ❑ Medicamento e polifarmácia ❑ Condição clínica (DM, HAS, doenças neurológicas ou osteoarticulares) ❑ Distúrbio da marcha e do equilíbrio ❑ Sedentarismo ❑ Estado psicológico ❑ Deficiência nutricional ❑ Declínio cognitivo ❑ Deficiência visual ❑ Doenças ortopédicas ❑ Estado funcional	❑ Iluminação inadequada ❑ Superfícies escorregadias ❑ Tapetes soltos ou com dobras ❑ Degraus altos ou estreitos ❑ Obstáculos no caminho (móveis baixos, pequenos objetos, animais de estimação, fios) ❑ Ausência de corrimão ❑ Prateleiras excessivamente baixas ou elevadas ❑ Roupas e sapatos inadequados ❑ Via pública malconservada ❑ Órteses inapropriadas	❑ Grau de exposição ao risco ❑ Pessoas inativas = mais frágeis ❑ Pessoas ativas = maior grau de exposição ao risco

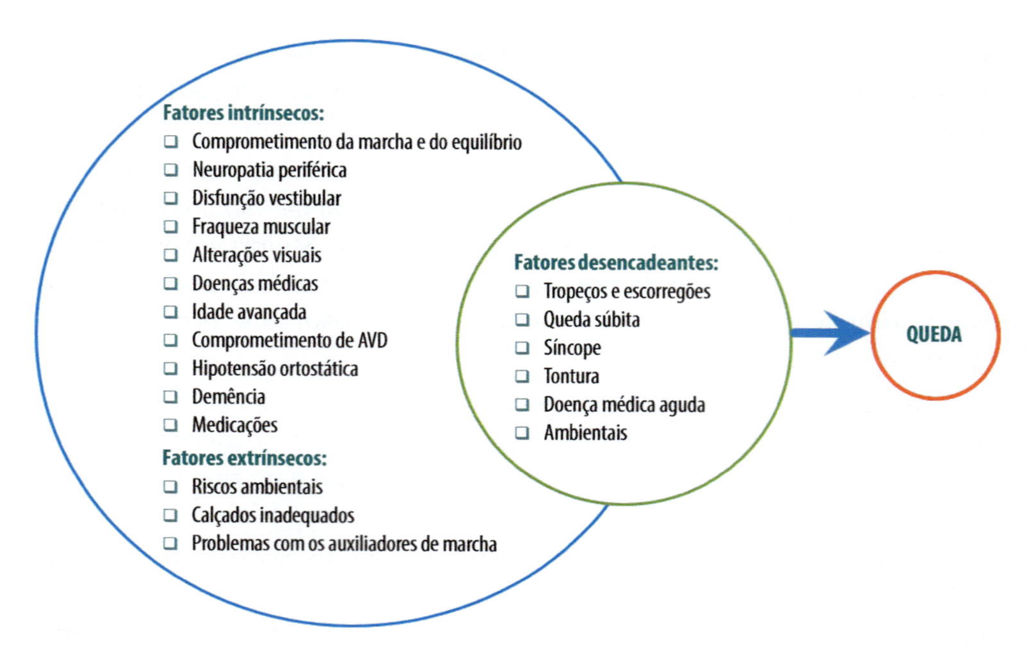

Figura 22.1. Correlação dos fatores intrínsecos, extrínsecos e desencadeantes de queda no idoso. *Fonte:* Med Clin North America 2006; 90:807 (modificado).

Em relação aos fatores intrínsecos alguns dados estatísticos merecem ser citados.

1. Uma ou mais quedas no ano anterior aumentam o risco de novas quedas no ano subsequente.[25]
2. A prevalência das quedas aumenta com o envelhecimento, porém uma revisão demonstrou que, de 11 estudos apenas quatro encontraram associação positiva entre aumento de idade e futuras quedas.[26]
3. Nas faixas etárias mais velhas da população, a proporção de mulheres caidoras é maior que a de homens e com maior risco de fraturas.[27]
4. São fatores predisponentes: as medicações psicoativas,[28] as de uso cardiológico, como diuréticos, antiarrítmicos, vasodilatadores e glicosídeo cardíaco, e a polifarmácia (uso de quatro ou mais medicamentos simultaneamente).[29]

Condição clínica

A condição clínica do idoso possui um papel fundamental no aparecimento das quedas. As condições médicas que podem interferir nas quedas podem ser classificadas em crônicas e agudas (**Tabela 22.2**).[11]

Tabela 22.2. Condições clínicas predisponentes para queda em idosos

Condições médicas crônicas	Condições médicas agudas
❑ Osteoartrite	❑ Síncope
❑ Osteoporose	❑ Arritmias
❑ AVC	❑ AVC/AIT
❑ Coronariopatia	❑ IAM
❑ Anemia	❑ Tonturas
❑ Diabetes melito	❑ IRA
❑ HAS	❑ Infecção
❑ Distúrbios da marcha	❑ Hipoglicemia
❑ Alterações visuais	❑ AAA
❑ Depressão	❑ Novas medicações
❑ Polifarmácia	❑ Desidratação
❑ Doença de Parkinson	❑ Fraturas
❑ Demência	❑ Tentativa de suicídio
	❑ Álcool/Drogas

AVC = acidente vascular cerebral, AIT = ataque isquêmico transitório, IAM = infarto agudo do miocárdio, IRA = insuficiência renal aguda, HAS = hipertensão arterial sistêmica, AAA = aneurisma de aorta abdominal.

Adaptada de Sattin RW. Falls among older persons a public health perspective. Annu Rev Public Health 1992; 13:489-508.

Como podemos melhorar?

Algumas medidas podem ser tomadas para se prevenir ou diminuir o risco de quedas, assim como suas consequências. Dentre elas podemos citar:

1. Acompanhamento médico das diversas condições clínicas que podem levar o idoso a apresentar quedas.
2. Otimização medicamentosa de todas as medicações que o idoso faz uso.
3. Implementação de um programa de exercícios físicos específicos para o idoso visando aumentar a capacidade vital, melhorar a força muscular e o equilíbrio. É sabido que o Tai Chi Chuan pode prevenir quedas em idosos saudáveis e sedentários com a melhora do equilíbrio.[30,31]
4. Correção de fatores ambientais em casa e nos locais frequentados pelo idoso. Em casa é importante o cuidado com os tapetes, iluminação adequada, colocação de barras de sustentação nos banheiros e na área do chuveiro (**Figura 22.2**). Em locais públicos, arrumar calçadas desniveladas e esburacadas, melhorar a iluminação e adaptação dos banheiros públicos com barras de sustentação.
5. Correção de distúrbios visuais melhorando óculos já utilizados pelo idoso ou corrigindo alterações como catarata e glaucoma.

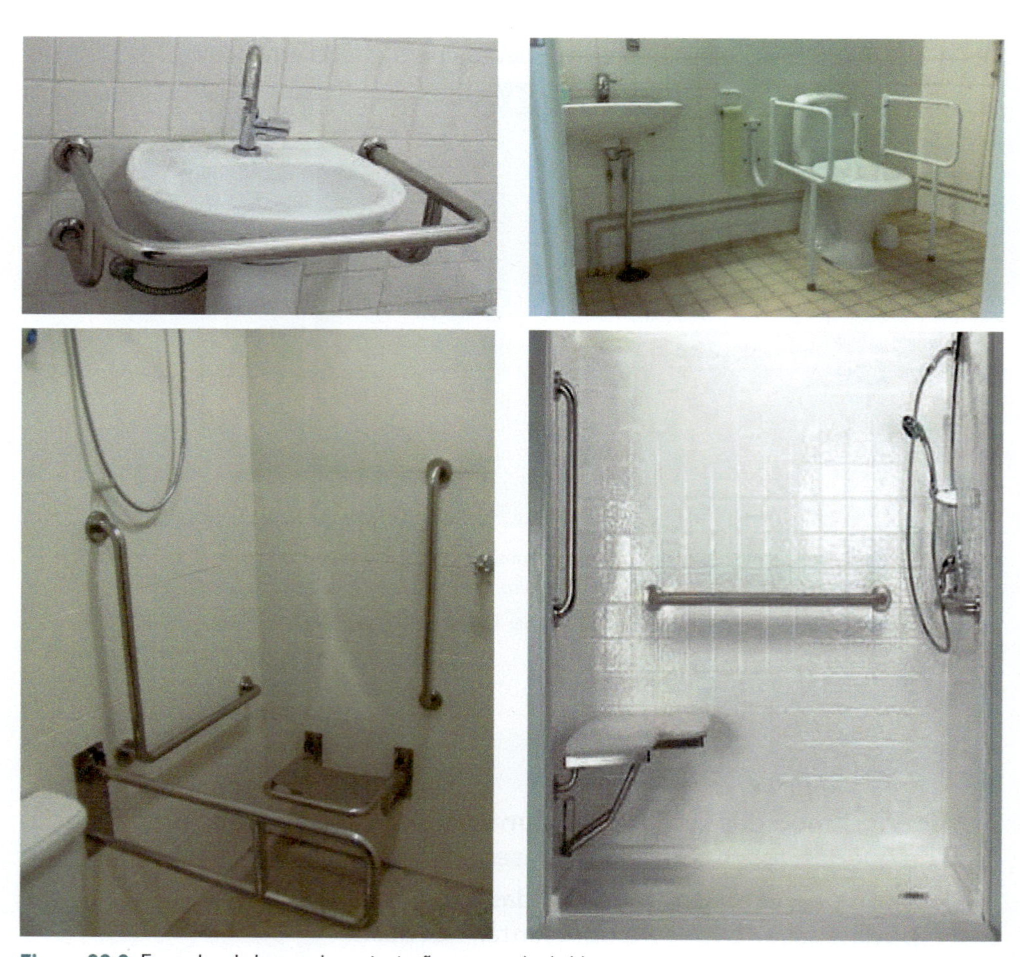

Figura 22.2. Exemplos de barras de sustentação para apoio do idoso.

Estatística da disciplina de cirurgia geral e do trauma do HCFMUSP

No pronto-socorro do Hospital das Clínicas da Faculdade de Medicina da Universidade de São Paulo (HCFMUSP), no período de outubro de 2014 a maio de 2016 foram atendidos 1.117 pacientes na sala de trauma. Desse total, 107 pacientes (9,6%) possuíam idade superior a 60 anos (idade média de 72,2 anos), sendo 59 homens (55%) e 48 mulheres (45%). A principal causa de trauma foi queda, com 47 casos (44%), seguida por atropelamentos, com 34 casos (32%), acidentes automotivos, com 13 casos (12%), queimaduras, com 4 casos (3%), queda de objetos sobre o paciente, com 3 casos (3%), acidentes com bicicleta, com 2 casos (2%), ferimentos por arma branca, com 2 casos (2%), ferimentos por projétil de arma de fogo com 1 caso (1%) e agressão, com 1 caso (1%) (Figura 22.3).

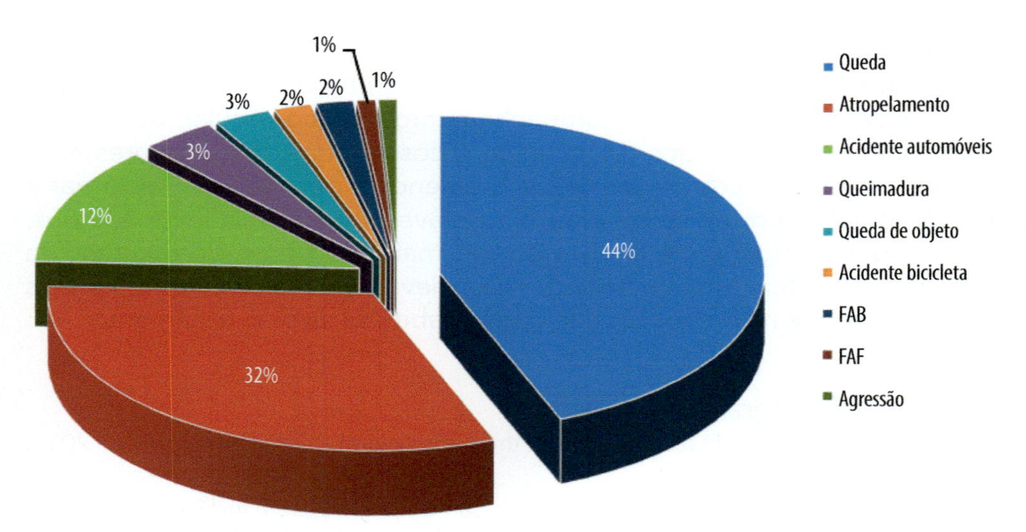

Figura 22.3. Causas de trauma em idosos. HCFMUSP (out 2014-maio 2016).

As regiões mais acometidas nos idosos que caíram foram cabeça e face (37 casos), tórax (21 casos), membros inferiores (8 casos), abdome (6 casos), pelve (6 casos), cervical (3 casos), membros superiores (3 casos) e lombar (2 casos).

Dos 47 idosos que caíram e foram atendidos na sala de trauma do HCFMUSP, 40 (85,1%) receberam alta hospitalar ou foram transferidos para outro serviço e 7 (14,9%) evoluíram para óbito.

Todos os idosos que caíram e foram atendidos na sala de emergência apresentavam algum trauma craniano (TCE). O TCE foi leve (Escala de coma de Glasgow entre 13 e 15) em 32 casos (68,8%), moderado (Glasgow entre 9 e 12) em 4 casos (8,51%) e grave (Glasgow entre 3 e 8) em 11 casos (23,41%).

Dos 32 idosos com TCE leve, 2 (6,25%) evoluíram para óbito. Com TCE moderado, 1 (25%) evoluiu para óbito e com TCE grave, 5 (36,36%) evoluíram para óbito. Seis dos sete óbitos ocorreram nos três primeiros dias de internação.

Conclusão

O tratamento inicial do idoso traumatizado deve seguir os mesmos princípios do tratamento do jovem conforme as orientações do ATLS *(Advanced Trauma Life Support)*. No entanto, é preferível que esses pacientes sejam tratados em hospitais com infraestrutura avançada, incluindo Unidade de Terapia Intensiva e equipes multidisciplinares. A queda é o tipo de trauma mais prevalente na população de idosos acima de 60 anos. Fatores intrínsecos, extrínsecos e fatores comportamentais contribuem para essa grande prevalência. Medidas como acompanhamento médico regular, otimização medicamentosa, exercícios físicos específicos e correção de fatores relacionados com os riscos ambientais são essenciais para prevenir e tornar a queda no idoso um episódio mais controlável. Apesar das complicações, do tempo prolongado de internação, do maior consumo de recursos da instituição e da taxa de mortalidade mais elevada, a maioria dos pacientes idosos consegue retomar suas atividades habituais após o tratamento.

Referências Bibliográficas

1. Bonne S, Schuerer DJE. Trauma in the older adult. Clin Geriatr Med. 2013; 29:137-50.
2. IBGE – Diretoria de pesquisas. Coordenação de população e indicadores sociais. Gerência de estudos e análises da dinâmica demográfica. Projeção da população do Brasil por sexo e idade para o período 1980 – 2050. Revisão 2004.
3. Veras R. Novos paradigmas do modelo assistencial no setor saúde: consequências da explosão populacional dos idosos no Brasil. São Paulo: ABRAMGE, 2001.
4. Trauma Geriátrico. In: American College of Surgeons. Advanced Trauma Life Support Student Course Manual (ATLS). 9th ed. Chicago; 2012. p. 272-84.
5. Monteiro CR, Faro ACME. Avaliação funcional de idoso vítima de fraturas na hospitalização e no domicílio. Rev Esc Enferm USP. 2010;44(3):719-24.
6. Perdue PW, Watts DD, Kaufmann CR, Trask AL. Differences in mortality between elderly and younger adult trauma patients: geriatric status increases risk of delayed death. J Trauma. 1998;45(4):805-10.
7. Osler T, Hales K, Baack B, Bear K, His K, Pathak D, et al. Trauma im elderly. Am J Surg. 1988;156(6):537-43.
8. Lima RS, Campos MLP. Perfil do idoso vítima de trauma atendido em uma Unidade de Urgência e Emergência. Rev Esc Enferm USP. 2011;45(3):659-64.
9. Fernández BU, Trevigno AB, Luna FG, Fernández FB. Relación entre mortalidad hospitalaria y edad en pacientes con trauma encéfalo craneano moderado y grave. Rev Anacem. 2012;6(1):18-22.
10. Pires PWA. Trauma no idoso. In: Poggetti R, Fontes B, Birolini DB. (eds.).
11. Cirurgia do Trauma. São Paulo: Roca; 2007. p. 417-20..
12. Aschkenasy MT, Rothenhaus TC. Trauma and Falls in Elderly. Emerg Med Clin N Am. 2006;24:413-32.
13. Kiel DP. Falls in older persons: Risk factors and patient evaluation. Disponível em: https://www.uptodate.com/contents/falls-in-older-persons-risk-factors-and-patient-evaluation
14. Souza JAG, Iglesias ACRG. Trauma no idoso. Rev Assoc Med Bras. 2002;48(1):79-86.
15. Katz M, Okuma MAA, Santos ALG, Guglielmetti CLB, Sakaki MH, Zumiotti AV. Epidemiologia das lesões traumáticas de alta energia em idosos. Acta Ortop Bras. 2008;16(5):279-83.

16. Campbell AJ, Borrie MJ, Spears GF, Jackson SL, Brown JS, Fitzgerald JL. Circumstances and consequences of falls experienced by a community population 70 years and over during a prospective study. Age Ageing. 1990;19:136-41.
17. Campbell AJ, Borrie MJ, Spears GF. Risk factors for falls in a community-based prospective study of people 70 years and older. J Gerontol. 1989;44:M112-7.
18. Tinetti ME, Speechley M. Prevention of falls amongst the elderly. N Eng J Med. 1989;320:1055-9.
19. Perracini MR, Ramos LR. Fall-related factors in a cohort of elderly community residents. Rev Saude Pública. 2002;36:709-16.
20. Reyes-Ortiz CA, Al Snith S, Markides KS. Falls among elderly persons in Latin America and the Caribbean and among elderly Mexicans-Americans. Rev Panam Salud Publica. 2005;17.
21. King MB, Tinnetti ME. A multifactorial approach to reducing injurious falls. Clin Geriatr Med. 1996:12:745-59.
22. Rubenstein LZ. Falls in older people: epidemiology, risk factors and strategies for preventions. Age Ageing. 2006;35(Suppl 2):ii37-41.
23. Zecevic AA, Salmoni AW, Speechley M, Vandervoort AA. Defining a fall and reasons for falling: comparisons among the views of seniors, health care providers, and the research literature. Gerontologist. 2006;46(3):367-76.
24. Tinetti ME, Liu WL, Claus EB. Predictors and prognosis of inability to get up after falls among elderly persons. JAMA. 1993;269:65.
25. Ensrud KE, Ewing SK, Taylor BC, Fink HA, Stone KL, Cauley JA, et al. Frailty and risk of falls, fracture, and mortality in older women: the study of osteoporotic fractures. J Gerontol Ser A Biol Sci Med Sci. 2007;62(7):744-51.
26. Buskman S, Vilela ALS, Pereira SEM, Lino VS e Santos VH. Queda em Idosos: Prevenção. Sociedade Brasileira de Geriatria e Gerontologia. Projeto Diretrizes, Associação Médica Brasileira (AMB)/Conselho Federal de Medicina (CFM). Outubro 2008.
27. Ganz DA, Bao Y, Shekelle PG, Rubenstein LZ. Will my patient fall? JAMA. 2007;297:77-86.
28. Campbell AJ, Spears GF, Borrie MJ. Examination by logistic regression modelling of the variables which increase the relative risk of elderly women falling compared to elderly men. J Clin Epidemiol. 1990;43:1415-20.
29. Campbell AJ, Robertson MC, Gardner MM, Norton RN, Buchner DM. Psychotropic medication withdrawal and a home-based exercise program to prevent falls: a randomized, controlled trial. J Am Geriatr Soc. 1999;47:850-3.
30. Bueno-Cavanillas A, Padilla-Ruiz F, Jiménez-Moleón JJ, Peinado-Alonso CA, Galvez-Vargas R. Risk factors in falls among the elderly according to extrinsic and intrinsic precipitating causes. Eur J Epidemiol. 2000;16:849-59.
31. Voukelatos A, Cumming RG, Lord SR, Rissel C. A randomized, controlled trial of tai chi for the prevention of falls: The Central Sydney tai chi trial. J Am Geriatr Soc. 2007;55:1185-91.
32. Li F, Harmer P, Fisher KJ, McAuley E. Tai Chi: improving functional balance and predicting subsequent falls in older persons. Med Sci Sports Exerc .2004;36:2046-52.

23

Queimadura no Idoso

David de Souza Gomez
Rolf Gemperli

Introdução, epidemiologia e fisiopatologia

As queimaduras extensas são consideradas, pela grande maioria dos autores afeitos à área, possivelmente o maior trauma ao qual o organismo humano pode se expor. Tal afirmação decorre das intensas alterações hemodinâmicas, metabólicas, hormonais e infecciosasque essas lesões provocam, acarretando prejuízos significativos à homeostase, frequentemente resultando em sepse, falência de múltiplos órgãos e sistemas, e, em muitos casos, óbito.

O paciente idoso, especificamente, devido às características próprias do envelhecimento, como a progressiva diminuição das funções orgânicas, a presença frequente de comorbidades e a deterioração da capacidade de resposta às agressões sofridas, apresenta um agravamento substancial do quadro clínico. Isso contribui para um aumento significativo da morbidade e da mortalidade[1].

Com o aumento progressivo da longevidade, decorrente dos avanços da medicina e da melhoria nos cuidados individuais, o problema das queimaduras em idosos tem ganhado relevância crescente. Nos países mais desenvolvidos, as queimaduras nessa faixa etária ocorrem com maior frequência do que nos países em desenvolvimento,2 o que pode ser explicado pelos fatores mencionados. Em nosso contexto, as escaldadurassão a principal causa de queimaduras em idosos, diferentemente do que ocorre, por exemplo, na China, onde predominam as queimaduras causadas por chamas.3 No Ocidente, as queimaduras por escaldaduras nessa população geralmente ocorrem no ambiente doméstico, especialmente na cozinha.4

Deve-se considerar ainda que as pessoas idosas geralmente têm, em graus variados, diminuídas tanto sua capacidade de mobilidade quanto a rapidez de reflexos e de resposta frente aos traumas. Frequentemente moram sozinhas; podem ter alguma hipossensibilidade cutânea e, por vezes, podem ainda apresentar algum grau de deterioração cognitiva, que em conjunto acarretam mais problemas para o rápido atendimento a essas emergências.[1] Essa população tem, ainda, maior propensão a desenvolver, em queimaduras extensas, complicações pelo próprio tratamento, como edema pulmonar, pneumonias e insuficiência cardíaca congestiva, especialmente devido à reposição volêmica de grandes volumes, que muitas vezes acontece nesses casos.[2]

Com o envelhecimento, várias alterações vão ocorrendo progressivamente no organismo humano – a pele vai se tornando mais fina, com redução na microcirculação e na capacidade de proliferação das células epidérmicas, acarretando maiores proporções corpóreas de queimaduras de terceiro grau, se comparado aos adultos jovens, e com maior dificuldade de reparação tecidual.[4,5] Também o relevo da transição dermoepidérmica, normalmente ondulado pela alternância entre as papilas dérmicas e as cristas epidérmicas, fica mais achatado e planificado pelo comprometimento estrutural das papilas dérmicas.[6] Com isso, há uma redução de cerca de 30% na superfície de contato entre as papilas e as cristas epidérmicas, diminuindo a resistência cutânea e favorecendo o descolamento dermo-epidérmico devido às forças de atrito impostas à pele senil. Além disso, observa-se uma diminuição das glicosaminoglicanas, do ácido hialurônico e das fibras elásticas, comprometendo a estrutura da matriz dérmica e tornando a pele mais fina, menos elástica e mais frágil, o que aumenta a suscetibilidade a lesões cutâneas causadas por agressões externas.[2,6]

Com o envelhecimento, o estresse oxidativo aumenta as taxas de destruição celular, ao mesmo tempo em que diminui a capacidade de reparação aos danos do DNA. Esses fatos fazem com que aumente a taxa de apoptose celular, prejudicando a reparação tecidual como um todo e predispondo o paciente a manter úlceras crônicas.[6]

A taxa metabólica nos pacientes com queimaduras aumenta consideravelmente, e a resposta pró-inflamatória da fase aguda aumenta a degradação proteica, podendo levar à disfunção orgânica e sepse. A gravidade dessa resposta catabólica é ainda maior com o avanço da idade. Outro componente importante dessa resposta ao trauma é a hiperglicemia, cujo controle já está naturalmente prejudicado pelo envelhecimento, interferindo negativamente na reparação tecidual.[4] Essas alterações no metabolismo predispõem à resistência à insulina, aumentando assim a incidência de diabetes melito tipo 2 que, com seu inerente efeito imunossupressor, ainda aliado à natural predisposição à imunossupressão acarretada pela queimadura extensa, piora significativamente o quadro sistêmico e as respostas do idoso diante dessas agressões.[2]

A função renal sofre os efeitos de um fluxo sanguíneo diminuído nos rins, com a consequente redução na filtração glomerular e no *clearence* de creatinina. Mesmo assim, as medidas dos níveis séricos da creatinina podem se mostrar dentro dos níveis normais devido à inerente perda de massa muscular do idoso.[4]

Quanto ao sistema pulmonar, a potência dos músculos respiratórios diminui, prejudicando o tossir e, com isso, diminuindo a capacidade de "limpeza" das vias aéreas e aumentando o risco do desenvolvimento de pneumonia.[4]

A redução da elasticidade da caixa torácica e a possível presença de deformidades na coluna vertebral também podem contribuir para o prejuízo da função pulmonar. Todos esses fatores em conjunto fazem também com que os idosos que sobrevivem tenham um tempo de hospitalização mais prolongado, e a recuperação pós-alta mais lenta, com um maior número de sequelas decorrentes.[2]

Tratamento

Sistêmico

A priori, o tratamento sistêmico das queimaduras nos pacientes idosos seria basicamente o mesmo dos outros adultos, mas diante do que já foi comentado, pelas características inerentes a essa faixa etária, com as peculiaridades advindas com a senescência em todos os sistemas orgânicos do paciente, impõem-se alguns cuidados individuais. Assim é que, já na fase aguda da queimadura, com relação à quantidade e à qualidade da reposição volêmica, a literatura por vezes mostra-se conflitante: ao mesmo tempo em que há a preocupação em não sobrecarregar a volemia do idoso, a fim de evitar edema pulmonar, sobrecarga hídrica ou *fluid creep*, e hipertensão intra-abdominal, há que se ter também os cuidados para evitar hipo-hidratação, com perfusão tecidual insuficiente, falência renal e de outros órgãos e sepse[4,2]. Percebe-se assim que a "faixa de segurança" terapêutica no idoso queimado, quanto à hidratação na fase aguda da queimadura, é significativamente mais estreita do que nos adultos jovens, o que demanda maiores cuidados e acompanhamento mais próximo nesse paciente. Devido a esses fatos, prevalece atualmente uma tendência de se internar sempre o paciente idoso, assim como a criança pequena, pelo menos durante a fase aguda das queimaduras – nas primeiras 48 horas – independentemente de outros critérios de gravidade, como extensão corpórea queimada, para assegurar um controle mais próximo desse paciente.

Se o caso apresentar maior gravidade, será importante o acompanhamento pelo intensivista durante todo o período, devido à maior instabilidade desse paciente.

A reposição volêmica representa etapa crítica e fundamental no tratamento inicial do grande queimado. Para que os resultados sejam satisfatórios, é importante que se estabeleça adequadamente a quantidade, a qualidade e a velocidade de administração do volume líquido a ser infundido.

A velocidade da reposição deve ser proporcional à taxa de perda líquida pós-queimadura, que é mais intensa nas primeiras horas subsequentes à queimadura e vai decrescendo ao longo do tempo, exigindo um ajuste correspondente no ritmo de reposição.

Existem várias fórmulas para se calcular o volume a ser infundido, porém, com o paciente internado em uma UTI, a rigor nem seria necessário prender-se à rigidez de nenhuma fórmula. O mais importante é o paciente apresentar uma resposta orgânica adequada à terapêutica instituída.

Independentemente da fórmula utilizada, é necessário conhecer o peso do paciente e a extensão de sua superfície corpórea queimada para realizar o cálculo do volume a ser infundido. Para o correto cálculo desta, a porcentagem de superfície corpórea deverá ser avaliada preferencialmente pelo esquema de Lund-Browder (Figura 23.1).

Das fórmulas tradicionais para a reposição volêmica, atualmente existe a ideia de se padronizar, por parte das sociedades especializadas em queimaduras, incluindo a International Society for Burn Injuries (ISBI) e a Sociedade Brasileira de Queimaduras (SBQ) , o uso de uma quantidade de volume embasada na fórmula do Brooke Army Hospital, modificada. A orientação da reposição volêmica por essa fórmula faz parte, inclusive, do

DIAGNÓSTICO TOPOGRÁFICO

EXTENSÕES VARIÁVEIS				EXTENSÃO QUEIMADA	
Idade	A	B	C	Cabeça	,
0	9,5	2,75	2,5	Pescoço	,
1	8,5	3,25	2,5	Tronco	,
5	6,5	4,0	2,75	Braço	,
10	5,5	4,5	3,0	Antebraço	,
15	4,5	4,5	3,25	Mão	,
Adulto	3,5	4,5	3,5	Nádega	,
OUTRAS LESÕES				Genitais	,
				Coxa	,
				Perna	,
				Pé	,
				Total	,
				Peso corpóreo	,

DIAGNÓSTICO INICIAL Queimadura em ________% da SC,

Conforme topografia causada por

DIAGNÓSTICO (S) SECUNDÁRIO (S)

Figura 23.1. Gráfico de Lund-Browder para o cálculo da superfície corpórea queimada.

Curso Nacional de Normatização do Atendimento ao Queimado(CNNAQ), ministrado no Brasil sob a tutela da SBQ. Tal orientação preconiza o seguintepara os três períodos considerados no pós-queimadura – as primeiras 8 horas, as 16 horas seguintes e as 24 horas subsequentes –, totalizando as 48 horas do chamado período de urgência das queimaduras:

- Administrar o volume total calculado para as primeiras 24 horas apenas em cristaloide (Ringer lactato, preferencialmente) na quantidade de 1 a 2 mL x peso corpóreo x % de área queimada em cada um dos dois períodos do primeiro dia, ou seja, as primeiras 8 e as seguintes 16 horas.
- Administrar no terceiro período (24 horas subsequentes) soluções coloides (preferencialmente albumina à concentração plasmática normal) na dose de 0,3 a 0,5 mL x peso corpóreo x % de área queimada. Caso necessário, em função de baixa diurese, associar solução glicosada a 5% até alcançar uma diurese adequada. A diurese esperada como boa resposta do paciente está entre 30 e 50 mL/hora.

Nas primeiras 24 horas, portanto, usa-se essa fórmula:

$$VR = 1 \text{ a } 2 \text{ mL} \times \text{peso corpóreo} \times \% \text{ AQ}$$

em que: VR = Volume de reposição; AQ = Superfície corpórea queimada

Administrar metade do volume nas primeiras 8 horas, e o restante nas seguintes 16 horas, sendo que: como comentado anteriormente, é fundamental a individualização da hidratação na fase aguda da queimadura para o paciente idoso, existindo na literatura, inclusive, vários trabalhos preconizando a reposição volêmica desde o início com soluções contendo coloides, objetivando diminuir o *fluid creep*, a hipertensão intra-abdominal e melhorar a evolução pulmonar.

Obviamente, para que se possa realizar de maneira adequada a reposição líquida, que às vezes impõe grandes volumes em curtos períodos de tempo, é crucial que se puncione no paciente uma ou mais veias calibrosas, dependendo da situação.

Também para se obter o rigoroso controle da eficácia terapêutica, por meio da diurese, nesses pacientes grandes queimados é fundamental a sondagem vesical de demora (Sonda de Foley).

Situações específicas, como os casos de trauma elétricoassociados à mioglobinúria, impõem também condutas direcionadas ao problema, como maior volume de reposição volêmica para "clarear a urina" e prevenir a insuficiência renal. Na impossibilidade de alcançar esse objetivo, pode-se recorrer ao uso de diurético osmótico.

Se, em condições normais, a diurese for excessiva, provavelmente será por excesso de volume administrado ao paciente. Para minimizar os riscos de sobrecarga, com consequente edema nos vários territórios orgânicos, deve-se reduzir a velocidade de infusão, caso contrário aumentam as chances de ocorrerem efeitos deletérios para o paciente, como os descritos a seguir.

O edema cutâneo comprime vasos sanguíneos e capilares, diminuindo a perfusão tecidual, comprometendo assim a nutrição e a oxigenação periférica, acarretando a redução das defesas teciduais e favorecendo a infecção.

Além disso pode ocorrer edema pulmonar que, mesmo antes da instalação de um eventual quadro de edema agudo de pulmão, é o suficiente para comprometer a relação ventilação/perfusão, também colaborando para a redução da oxigenação tecidual periférica, exacerbando os problemas já descritos.

Se ocorrer edema cerebral, haverá piora do estado de consciência à custa de comprometimento neurológico associado ao grande volume infundido, portanto evitável.

Em um paciente grave como o grande queimado, o quadro de intenso catabolismo justifica a administração de dieta *a priori* hiperproteica, hipervitamínica, com oligoelementos e calorias definidas por calorimetria individual, para contrabalançar esse quadro. O edema nas vilosidades intestinais, se instalado, irá prejudicar a absorção alimentar.

Ainda relacionada com os cuidados no controle dos pacientes críticos, merece destaque a monitorização da pressão intra-abdominal, principalmente naqueles com extensas queimaduras que recebem líquidos em grande quantidade e têm tendência à formação de edemas sistêmicos acentuados. A pressão intra-abdominal deve ser monitorizada ao longo das horas ou dos dias subsequentes ao trauma, utilizando um transdutor conectado à extremidade da sonda vesical de Foley. Valores superiores a 16 mmHg indicam alteração no quadro do paciente, enquanto valores acima de 30 mmHg caracterizam síndrome compartimental abdominal, que pode evoluir para necrose de vísceras e, consequentemente, requer intervenção cirúrgica imediata (laparotomia descompressiva) para prevenir essa complicação (Figura 23.2).

Alguns sugerem que o uso exclusivo de cristaloides na reposição volêmica pode aumentar a probabilidade de hipertensão intra-abdominal, pois o volume total necessário para eficácia é maior em comparação com a reposição combinada com coloides.

Com a reposição volêmica já em andamento, principal componente terapêutico nessa fase inicial, deve-se proceder à terapia medicamentosa associada:

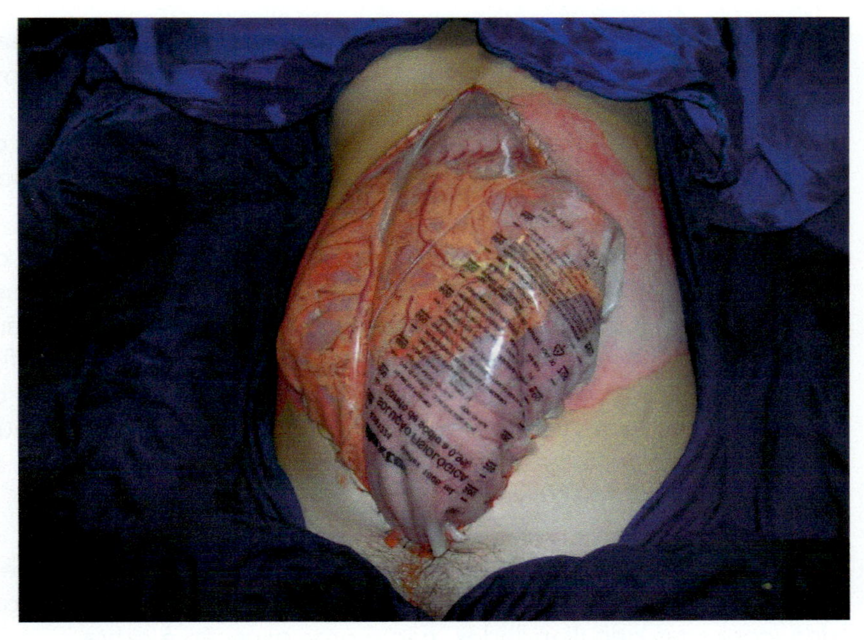

Figura 23.2. Cobertura do conteúdo abdominal com bolsa plástica aberta (Bogotá) após laparotomia descompressiva por hipertensão intra-abdominal.

- Profilaxia da doença erosiva gastroduodenal do paciente queimado: pela fisiopatologia da úlcera de estresse é comum o grande queimado apresentar essa doença erosiva gastroduodenal, também denominada úlcera de Curling, já nas primeiras horas pós-queimadura, que pode levar a deletérios sangramentos digestivos. A profilaxia deve ser realizada, portanto, também precocemente, preferencialmente utilizando-se inibidores da bomba de prótons.
- Profilaxia da infecção: deve-se basear na adequada manutenção das condições gerais do paciente, juntamente ao correto tratamento local das áreas atingidas. Existe consenso de que não se devem utilizar antibióticos sistêmicos profiláticos, já que o antibiótico sistêmico só chega aos tecidos irrigados, não atingindo, portanto, a escara, que é um tecido morto, desprovido de circulação. A administração de antibióticos sistêmicos profiláticos, além de não atingir o objetivo, daria, dessa forma, margem ao aparecimento de cepas resistentes e infecções oportunistas, inclusive por vírus e fungos. A exceção a essa regra fica por conta do uso profilático de antibióticos nos procedimentos cirúrgicos, que são realizados rotineiramente – exceção devida não à escara da queimadura, mas sim pela manipulação dos tecidos viáveis que devem ser protegidos, como os tecidos vivos subescara ou as

áreas doadoras de enxertos de pele. Tal uso submete-se às normas da indicação de antibióticos profiláticos em operações, que incluem administração, no mais tardar, no momento da indução anestésica, com posologia de dose única durante o transoperatório. Repete-se a dose do medicamento nas situações de tempo operatório prolongado

- e/ou de curta meia-vida da medicação utilizada.
- Tétano: é essencial prevenir essa doença, que pode ocorrer em qualquer situação de trauma. Se o paciente já foi adequadamente vacinado, deve-se aplicar apenas uma dose de reforço do toxoide tetânico, caso contrário, inicia-se o esquema de vacinação, além da profilaxia passiva, preferencialmente com gamaglobulina hiperimune, na dose de 250 a 500 UI por via intramuscular. Na ausência da gamaglobulina, pode-se utilizar soro antitetânico, na dose de 5.000 a 20.000 UI, também por via intramuscular.
- Profilaxia de fenômenos tromboembólicos: de maneira geral, essa preocupação deve estar presente na terapêutica do paciente queimado, principalmente naqueles com risco aumentado. O paciente geriátrico, com suas peculiaridades, não é uma exceção à regra.

A incidência de trombose venosa profunda (TVP) no queimado é de aproximadamente 5% a 10%. Essa incidência é similar à observada em pacientes cirúrgicos classificados como de risco moderado a alto.

O risco de TVP foi constatado como elevado quando a soma da idade do paciente (em anos) com a sua superfície corpórea queimada (SCQ, em %) ultrapassa 80. De acordo com o American College of Chest Physicians, pacientes queimados idosos, com imobilidade prolongada — especialmente se forem obesos, apresentarem extensa SCQ, trauma concomitante em membros inferiores ou cateter na veia femoral — devem sempre receber tromboprofilaxia, seja com heparina de baixo peso molecular ou heparina convencional.[7]

Local

As queimaduras de espessura parcial finas, ou superficiais, não requerem procedimentos cirúrgicos para sua resolução, mas apenas cuidados tópicos com o uso das diversas coberturas existentes para os curativos aplicados sobre as queimaduras, trocados de acordo com suas periodicidades individuais. Atualmente, existe uma ampla gama desses materiais de curativos, com ou sem antimicrobianos associados, desde os tradicionais como *rayon*, gaze de queimados e faixa crepe, até os modernos, à base de hidrofibra, hidrocoloide, hidrogel, silicone, membranas plásticas ou de poliuretano, desbridantes como papaína, e biológicos como pele de peixe, âmnio ou pele de cadáver, cada qual com suas principais indicações.

De maneira geral, no grande queimado – aquele com mais de 15% a 20% de superfície corpórea atingida, mesmo que só com queimaduras superficiais-, está indicado o uso de antimicrobianos tópicos profiláticos até que sua área queimada se reduza significativamente.

Os antimicrobianos tópicos, normalmente à base de prata, agirão diretamente sobre os germes colonizantes, impedindo sua disseminação. Cabe ressaltar a importância do uso do nitrato de cério (atualmente utilizado em associação à sulfadiazina de prata), que deverá ser utilizado precocemente, isto é, desde o dia da queimadura a até, pelo menos, o segundo ou terceiro dia pós-queimadura. Com isso evita-se a formação e absorção dos complexos lipoproteicos na superfície da queimadura (LPCs, na sigla inglesa), com a resultante imunossupressão do grande queimado.

Já na presença de queimaduras profundas (2° grau profundo e/ou 3° grau) está indicado o tratamento cirúrgico, ou seja, a ressecção da escara e a autoenxertia de pele. Só que, mesmo antes de se chegar a esse ponto da enxertia, quando o paciente apresentar uma queimadura de 3° grau circular em uma extremidade, ou no tronco, frequentemente faz-se necessário um procedimento cirúrgico descompressivo – a escarotomia – para evitar a síndrome compartimental na extremidade ou a limitação da expansibilidade da caixa torácica na inspiração, favorecendo atelectasias e outros problemas pulmonares. Para isso incisa-se, com a lâmina fria do bisturi, a escara longitudinalmente, ao longo do maior eixo afetado]se atingir tórax e abdome, faz-se também uma escarotomia toracoabdominal , além da(s) longitudinal(is)], na maca ou no leito, sem anestesia já que a escara é tecido morto, desprovido de sensibilidade, com isso desgarroteando-se o segmento afetado (Figura 23.3).

Como evolução na terapêutica dos pacientes queimados, a utilização de células-tronco, especialmente as mesenquimais (CTM), tem sido recentemente explorada na literatura para o tratamento das queimaduras. Nos pacientes idosos, busca-se promover aumento na secreção de fatores de crescimento, na proliferação celular, na angiogênese, além de melhorar o potencial de reepitelização das queimaduras, estimulando a formação de matriz extracelular por deposição de colágeno, a neovascularização e o desenvolvimento dos queratinócitos[6]. A queimadura grave provoca a liberação de várias citocinas inflamatórias, como as interleucinas (IL) 1, 6, 8, 12 e 17, além do fator de necrose tumoral (TNF), que causam inflamação sistêmica, hipercatabolismo e perda proteica, podendo desencadear falência de múltiplos órgãos e morte. As células-tronco mesenquimais podem modular e diminuir essa resposta inflamatória, reduzindo as citocinas inflamatórias e o afluxo de macrófagos e do infiltrado neutrofílico nas

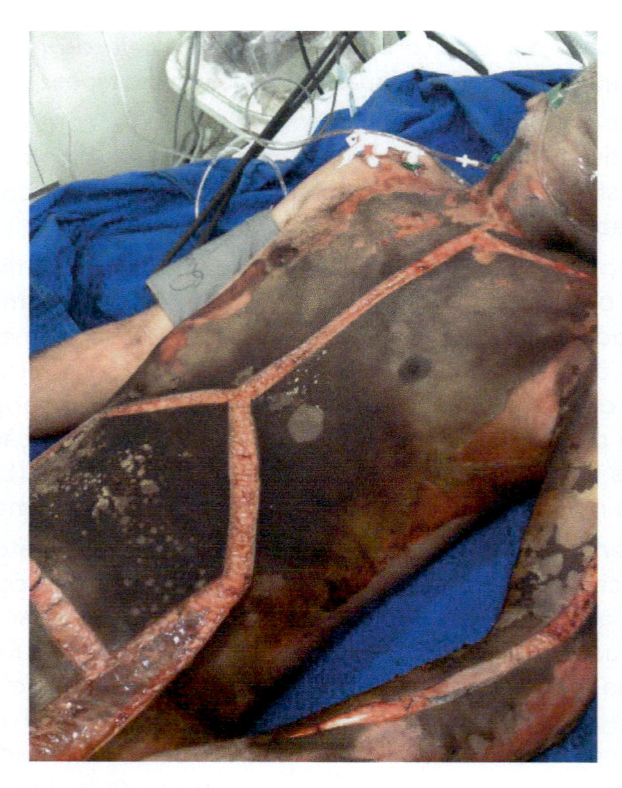

Figura 23.3. Escarotomias em tronco e MSE.

áreas queimadas, além de aumentar o nível das citocinas anti-inflamatórias, como a IL-10[6].

As CTMs ajudariam, ainda, na melhora da resposta imune do idoso, comprometida pela imunossenescência, além de apressar a cura nas queimaduras de espessura parcial e nas áreas doadoras de enxerto de pele, e também na integração dos próprios enxertos.

Ainda quanto ao uso de células-tronco mesenquimais, um artigo interessante de 2018 relata a extração dessas células-tronco viáveis de pele, a partir do próprio tecido queimado desbridado – que seria desprezado no lixo – em camundongos e porcos, que na sequência são expandidas *in vitro* e incorporadas em substitutos dermoepidérmicos para promover a reparação cutânea nas queimaduras com mais velocidade.[8] Esse método apresenta a vantagem de utilizar como fonte doadora de células-tronco mesenquimais, o próprio tecido queimado de terceiro grau que seria descartado após o desbridamento da escara. Dessa forma, evita-se a agressão a áreas sãs do paciente e elimina-se quaisquer conflitos de natureza ética ou de imunogenicidade, configurando-se como uma abordagem bastante promissora.

Referências Bibliográficas

1. Desai MH. Care of Geriatric Patients. In: Herndon DN. Total Burn Care. W. B. Saunders Company Ltd, London, England, 3rd ed, 1997:357-9.
2. Abu-Sittah GS, Chahine FM, Janom H. Management of burns in the elderly. Ann Burns Fire Disasters. 2016 Dec 31;29(4):249-5..
3. Qian W, Wang S, Wang Y, Zhang X, Liu M, Zhan R, et al. Epidemiological and clinical characteristics of burns in the older person: a seven-year retrospective analysis of 693 cases at a burn center in south-west China. Burns & Trauma, 2020;8:1-12.
4. Keck M, Lumenta DB, Andel H, Kamolz LP, Frey M. Burn treatment in the elderly. Burns. 2009;35:1071-9.
5. Tracy LM, Singer Y, Schrale R, Gong J, Darton A, Wood F, et al. Epidemiology of burn injury in older adults: An Australian and New Zealand perspective. Scars, Burns & Healing. 2020;6:1-11. DOI: 10.1177/2059513120952336.
6. Elloso M, Kambli A., Aijaz A, Van de Kamp A, Jeschke MG. Burns in the Elderly: Potential Role of Stem Cells. Int J Mol Sci. 2020;21(4604):1-17. doi:10.3390/ijms211346042020.
7. Geerts WH, Pineo GF, Heit JA, et al, Chest 2004, APUD Aranha, MA., Florio, CRSS., Videira, RLR. Anestesia no paciente queimado. In: Ferreira, MC., Gomez, DS, eds. Tratado de Cirurgia Plástica V.2: Queimaduras. Atheneu – São Paulo, Rio de Janeiro, Belo Horizonte, 2014:225-36.
8. Amini-Nik S, Dolp R, Eylert G, Datu AK, Parousis A, Blakeley C, et al. Stem cells derived from burned skin -The future of burn care. EBioMedicine. 2018;37:509-20. doi: 10.1016/j.ebiom.2018.10.014.

24

Atentado Contra a Própria Vida

Suicídio em idosos

Silvia Stahl Merlin

Introdução

Comportamento suicida é uma expressão que cobre uma série de fenômenos ligados ao suicídio, dos quais os mais relevantes são o suicídio propriamente dito (óbito) e a tentativa de suicídio. Segundo a Organização Mundial de Saúde (OMS), o suicídio é um óbito que resulta de uma ação com a intenção de causar a morte e com a expectativa desse desfecho.[1]

O comportamento suicida é descrito na literatura médica como comportamento com determinantes multifatoriais e resultado de uma complexa interação de fatores psicológicos e biológicos, inclusive genéticos, culturais e socioambientais. Dessa forma, o suicídio não pode ser considerado resultado de acontecimentos pontuais da vida do ser humano, e sim como o desfecho de uma série de eventos que se acumulam ao longo de sua história.[2,3]

No Brasil, em 2012 foram registradas 11.821 mortes por suicídio, cerca de 30 por dia, sendo 9.198 entre homens e 2.623 entre mulheres. Entre 2000 e 2012, houve aumento de 10,4% na quantidade total de mortes. No entanto, os números brasileiros devem ser analisados com cautela pois há uma grande variabilidade regional nas taxas.[4]

Epidemiologia

A OMS estimou que 80% dos suicídios ocorrem em países de rendas baixa e média e que as taxas de suicídio variam de acordo com a idade e o sexo.[2] A mortalidade anual estimada é de 14,5 mortes por 100.000 pessoas, o que equivale a uma morte a cada 40 segundos. A morte autoinfligida é responsável por 1,5% de todas as mortes e é a décima causa de morte em todo o mundo.[3]

As taxas também variam de acordo com a origem étnica, a ocupação, a educação, a exposição a comportamento suicida por terceiros e a disponibilidade de meios letais. Alguns autores apontam que a maioria das pessoas que morrer por suicídio tem algum transtorno psiquiátrico associado.[5]

A mortalidade após uma tentativa cresce exponencialmente com a faixa etária, de modo que as tentativas são mais letais entre os idosos, especialmente acima dos 80 anos. No entanto, as tentativas continuam a ser mais comuns entre adultos jovens, de forma que a maior parte dos atendimentos no serviço de emergência é formada por essa parcela da população. Estima-se que, para cada suicídio consumado, ocorram entre 10 e 30 tentativas. Sendo uma queixa constante nos serviços de emergência, é essencial ao médico o conhecimento sobre o assunto, assim como a valorização das queixas do paciente, a fim de evitar a negligência em relação ao seu sofrimento.[6]

No Brasil, a maior parte dos suicídios ocorre entre homens, que representam 79% dos casos registrados entre 2011 e 2016, contra 21% das mulheres. Essa estatística, contudo, não reflete o número de tentativas. No mesmo período, 69% das tentativas foram executadas por mulheres. Isso é explicado pela letalidade dos métodos utilizados. Os homens utilizam mais frequentemente métodos como enforcamento, arma de fogo ou pular de grandes alturas, enquanto as mulheres tentam mais frequentemente por intoxicação medicamentosa ou envenenamento.[5,7,8]

Tabela 24.1.

Suicídio	Morte autoprovocada, acompanhada de intenções implícitas ou explícitas de morrer.
Tentativa de suicídio	Qualquer comportamento autolesivo não fatal, com evidências de que a pessoa tinha intenção de morrer. Ressalta-se que nem toda violência autoprovocada seria uma tentativa de suicídio, pois também podem ser apenas formas de aliviar sofrimentos.
Ideação suicida	Pensamentos, imagens, crenças, vozes ou outras cognições relatadas pelo indivíduo sobre terminar intencionalmente com sua própria vida.
Pensamentos autolesivos não suicidas	Pensamentos de envolvimento em comportamento autolesivo caracterizado pela destruição deliberada de tecido corporal na ausência de qualquer intenção de morrer e para fins que não são socialmente aceitos.
Ameaça de suicídio	Pensamentos de envolvimento em comportamentos autolesivos que são verbalizados com a intenção de levar os outros a pensar que alguém deseja morrer, apesar de não ter intenção de morrer.

Fonte: Adaptada de Terapia Cognitiva e o tratamento para Suicídio.[9]

Conceito

Pensamento e comportamento autolesivo intencional podem ser suicidas ou não suicidas. Algumas definições do comportamento suicida encontram-se na Tabela 24.1.

Excluir do grupo que cometeram atentado à própria vida os pacientes que não tiverem consciência de que estão se machucando, como em deficiência intelectual profunda ou demência avançada.

Fisiopatologia

As causas do suicídio são complexas e envolvem predisposições biológicas, cognitivas e sociais. Existe uma interação entre vulnerabilidade (predisposição genética, traços de impulsividade ou adversidade na infância) e fatores precipitantes (ruptura de relacionamento, crise financeira e isolamento social). Quando um estressor é experimentado por um indivíduo vulnerável, o sofrimento experimentado pode ocultar as esperanças futuras e o suicídio passa a ser um meio de fuga. Essa ideação pode ser um desejo passivo de morte ou um plano concreto. Muitos dos indivíduos com pensamentos de morte possuem característica de impulsividade (desencadeado por eventos negativos) e rigidez de pensamentos e comportamentos (não percebem outras maneiras de sair do problema). Mas o suicídio também pode ser o início ou agravamento de um transtorno psiquiátrico.[10]

O comportamento suicida não é específico de nenhum transtorno mental, e, algumas vezes, nem mesmo um transtorno mental é identificado. No entanto, em cerca de 60% de todos os suicídios podem ser diagnosticados algum tipo de doença mental.[11] Dos transtornos mentais identificados, os mais prevalentes são transtornos de humor (cerca de 30%), transtorno por uso de substâncias (cerca de 18%), esquizofrenia (cerca de 14%) e transtornos de personalidade (cerca de 13%).[12]

Achados bioquímicos de cérebros de vítimas de suicídio encontrou um decréscimo de serotonina nas áreas do tronco cerebral (núcleos da rafe) e em outros núcleos subcorticais. Níveis baixos dessa substância neuroquímica estão relacionadas também com sintomas depressivos e um descontrole geral do impulso.[9]

Mecanismos específicos em idoso

Os índices de suicídio na população idosa são maiores do que na população geral, apesar de as taxas de tentativas de suicídios serem mais altas em jovens. A taxa de letalidade das tentativas de suicídio em idosos é de cerca de 25%, número significantemente maior do que o observado em jovens, com letalidade de 0,5%.[7] Os altos índices de suicidalidade nos idosos pode ser explicada pelas limitações físicas, adoecimento, incapacidade funcional, luto e declínio socioeconômico típicos da idade. Os idosos do sexo masculino compõem o grupo de maior risco pois possuem laços familiares frágeis , pouca religiosidade e perda de projetos e planos para o futuro de maneira mais intensa.[7]

Diagnóstico

A avaliação de suicídio pode ser auxiliada, mas não dependente, exclusivamente da administração de escalas como escala de Beck para ideação suicida e inventário de gravidade de suicídio de Colúmbia. No entanto, alguns questionamentos aos indivíduos que se apresentam no hospital com comportamento autolesivo deve ser feito para verificação da condição de suicídio:

- Esse ferimento foi autoinfligido? Se sim, foi intencional ou acidental?
- O método utilizado para a autoagressão exigiu planejamento e/ou esforço?
- Foram tomadas precauções para evitar a descoberta do ato?
- Em caso de ideação suicida, os pensamentos são novos ou aumentaram de intensidade e frequência?
- A pessoa se recusa a cooperar com as informações?

Na positividade dessas perguntas deve-se avaliar de forma mais cuidadosa o risco de suicídio, principalmente com a detecção de fatores de risco e proteção para o autoextermínio, como indicado na **Tabela 24.2.**

Tabela 24.2.

Fatores de risco	Fatores de proteção
❑ Tentativa de suicídio prévia	❑ Ausência de transtorno mental
❑ Transtorno psiquiátrico atual	❑ Gestação atual
❑ Internação psiquiátrica prévia	❑ Ausência de doenças crônicas
❑ Doença crônica	❑ Capacidade de adaptação
❑ Desesperança	❑ Senso de responsabilidade para com a família
❑ Falta de ambivalência	❑ Ausência de alteração de juízo e crítica
❑ Maiores de 45 anos	❑ Idade inferior a 45 anos
❑ Homem	❑ Mulher
❑ Divorciado ou viúvo	❑ Casado
❑ Desempregado	❑ Emprego
❑ Acesso a meios letais	❑ Limitado acesso aos meios letais
❑ Baixo suporte social e familiar	❑ Bom suporte social e familiar
❑ Baixo status econômico	❑ Religiosidade

Adaptada de Beraldi GH, Tokeshi L, Tung TC. Manejo do risco de suicídio e dos transtornos do humor no pronto-socorro.[7]

Tratamento

O manejo inicial inclui estabilização clínica e cirúrgica e somente após esses procedimentos deve-se avaliar o comportamento suicida. O manejo do risco de suicídio não é tarefa que compete apenas ao psiquiatra, mas principalmente ao emergencista. Academicamente, a decisão terapêutica depende da ponderação dos fatores de risco e de proteção em uma análise subjetiva do indivíduo. Nem todo paciente que apresenta um comportamento suicida precisa ser internado ou ser avaliado por especialista no pronto-socorro. Porém, em todas as circunstâncias, a presença de um acompanhante responsável é fundamental para que as orientações sejam compreendidas e assumidas pelo grupo de suporte social do paciente, como aderência ao tratamento e vigilância com os medicamentos.[13]

Os profissionais que atendem pacientes que cometeram atentado contra a vida devem:

1. Oferecer apoio emocional ao paciente.
2. Trabalhar sobre os sentimentos suicidas. Quanto mais esse processo de reflexão ocorre, mais o próprio indivíduo pode revogar a decisão de morrer e tomar a decisão de viver.
3. Focar nos aspectos positivos da pessoa, fazendo-a falar sobre como problemas anteriores foram resolvidos sem recorrer ao suicídio. Essa abordagem visa motivá-la e, ao mesmo tempo, recuperar a confiança em si mesma.
4. Entrar em contato com a família, os amigos e/ou colegas e reforçar seu apoio. Antes de fazer esse contato, peça autorização ao paciente, para deixá-lo ciente sobre quais informações serão dadas, preservando seu direito ao sigilo. Orientar os familiares, amigos ou colegas-sobre medidas de prevenção ao suicídio que poderão ser adotadas, como esconder armas, facas, cordas, deixar medicamentos em local que a pessoa não tenha acesso, de preferência trancados, e com alguém responsável em administrá-los. Todas essas medidas devem ser esclarecidas também ao paciente, solicitando sua autorização. Explicar que essas medidas são temporárias, até que ele esteja melhor e possa reassumir o controle.
5. Encaminhar a pessoa ao psiquiatra da equipe ou agendar uma consulta o mais breve possível dentro do período em que foi feito o contrato.
6. Se não for possível conseguir identificar uma condição tratável, se a pessoa não demonstrar melhora ou apresentar risco grave de suicídio, encaminhe-a com urgênciapara um profissional de saúde mental.

Quando internado, ainda que aguarde vaga no pronto-socorro, o paciente deve estar preferencialmente acompanhado em tempo integral por um familiar ou cuidador. Deve ser colocado preferencialmente em local calmo e passível de observação a partir do posto de enfermagem. A depender do histórico de automutilação, pode-se solicitar que sejam fornecidos apenas talheres plásticos e sem corte.[7]

As evidências científicas do tratamento farmacológico são limitadas. No entanto, sabe-se que antipsicóticos reduzem as taxas de suicídio em paciente com psicose e impulsividade. O lítio demostra uma redução de 14% na incidência de atos suicidas. Já os antidepressivos podem ser utilizados em pacientes com desesperança e humor deprimido, porém com cautela adicional pelo risco de virada maníaca em bipolares.[7,14]

No momento da alta não há uma regra de qual medicação deve-se prescrever. A decisão deve ser caso a caso. Se o paciente já estiver em tratamento psiquiátrico e em uso de medicação, o ideal é manter a medicação e orientar que o paciente solicite um retorno ambulatorial mais precoce. Para os pacientes que estiverem pela primeira vez na situação de comportamento suicida deve-se evitar prescrever medicações antes da avaliação especializada, que deve ser antecipada da forma mais breve possível. Em situações específicas, é necessário iniciar um tratamento para evitar que o paciente fique sem tratamento após a alta do pronto-socorro, porém essa conduta deve ser considerada de exceção.[15]

Por fim, é útil orientar os familiares e pessoas próximas de que se o paciente descompensar deve retornar ao pronto-socorro e, se houver recusa, chamar assistência médica móvel.[9]

Conclusão

Pensamentos e comportamentos suicidas precisam ser avaliados quanto à intencionalidade do ato, as circunstâncias em que ocorreram e os fatores de risco e proteção de cada indivíduo. Os principais fatores de risco de suicídio são os transtornos psiquiátricos, a desesperança e a alta impulsividade. Após garantir a segurança imediata dos pacientes, é essencial assegurar que o indivíduo receba o suporte adequado de acompanhamento, com fortalecimento dos vínculos familiares e sociais.

Pontos-chave/destaques

- O número de suicídios está em crescimento e são mais letais entre os idosos, apesar de as tentativas mais frequentes serem entre jovens
- O comportamento suicida possui diferentes categorias, que vão desde pensamentos de morte até o suicídio consumado
- É fundamental observar os fatores de risco e de proteção de cada paciente que apresentou comportamento autolesivo
- A estratégia essencial para o manejo dos comportamentos suicidas está em aproximar o paciente de seus familiares e amigos, além de articular uma assistência adequada da saúde mental do paciente

Referências Bibliográficas

1. Bertolote JM, Mello-Santos Cd, Botega NJ. Detecção do risco de suicídio nos serviços de emergência psiquiátrica [Detecting suicide risk at psychiatric emergency services]. Braz J Psychiatry. 2010 Oct;32 Suppl 2:S87-95. Portuguese. doi: 10.1590/s1516-44462010000600005. PMID: 21140076.
2. Bender E. Suicide-Awareness Project Targets M.D.s, Med Students. Psychiatry News. 2008 April;43:8:14.
3. Gold KJ, Sen A, Schwenk TL. Details on suicide among US physicians: data from the National Violent Death Reporting System. Gen Hosp Psychiatry. 2013 Jan--Feb;35(1):45-9. doi: 10.1016/j.genhosppsych.2012.08.005. Epub 2012 Nov 2. PMID: 23123101; PMCID: PMC3549025.
4. Bando DH, Brunoni AR, Fernandes TG, Benseñor IM, Lotufo PA. Suicide rates and trends in São Paulo, Brazil, according to gender, age and demographic aspects: a joinpoint regression analysis. Braz J Psychiatry. 2012 Oct;34(3):286-93. doi: 10.1016/j.rbp.2012.02.001. PMID: 23429774.
5. Mello-Santos CD, Bertolote JM, Wang YP. Epidemiology of suicide in Brazil (1980-2000): characterization of age and gender rates of suicide. Braz J Psychiatry. 2005 Jun;27(2):131-4. doi: 10.1590/s1516-44462005000200011. Epub 2005 Jun 13. PMID: 15962138.
6. Harmer B, Lee S, Duong TVH, Saadabadi A. Suicidal Ideation. 2021 Aug 6. In: StatPearls [Internet]. Treasure Island (FL): StatPearls Publishing; 2021 Jan–. PMID: 33351435.
7. Beraldi GH, Tokeshi L, Tung TC.
8. Manejo do risco de suicídio e dos transtornos do humor no pronto-socorro in Medicina de emergência : abordagem prática / editores Irineu Tadeu Velasco ... [et al.]. - 14. ed., rev., atual. e ampl. -Barueri [SP] : Manole, 2020. p. 265-81..
9. Suicide worldwide in 2019: global health estimates. Geneva: World Health Organization; 2021. Licence: CC BY-NC-SA 3.0 IGO
10. Damiano RF, Luciano AC, Cruz IAG, Tavares H.Compreendendo o suicídio. Manole; 202,1

11. Statham DJ, Heath AC, Madden PA, Bucholz KK, Bierut L, Dinwiddie SH, et al. Suicidal behaviour: an epidemiological and genetic study. Psychol Med. 1998 Jul;28(4):839-55. doi: 10.1017/s0033291798006916. PMID: 9723140.
12. Bachmann S. Epidemiology of Suicide and the Psychiatric Perspective. Int J Environ Res Public Health. 2018 Jul 6;15(7):1425. doi: 10.3390/ijerph15071425. PMID: 29986446; PMCID: PMC6068947.
13. Bertolote JM, Fleischmann A, De Leo D, Wasserman D. Psychiatric diagnoses and suicide: revisiting the evidence. Crisis. 2004;25(4):147-55. doi: 10.1027/0227-5910.25.4.147. PMID: 15580849.
14. Fazel S, Runeson B. Suicide. N Engl J Med. 2020 Jan 16;382(3):266-74. doi: 10.1056/NEJMra1902944. Erratum in: N Engl J Med. 2020 Mar 12;382(11):1078. PMID: 31940700; PMCID: PMC7116087.
15. Hawton K, van Heeringen K. Suicide. Lancet. 2009 Apr 18;373(9672):1372-81. doi: 10.1016/S0140-6736(09)60372-X. PMID: 19376453.
16. Prevenção do suicídio: manual dirigido a profissionais das equipes de saúde mental Brasil. Ministério da Saúde. Secretaria de Atenção à Saúde. Departamento de Ações Programáticas Estratégicas. Área Técnica de Saúde Mental; Organização Pan-Americana da Saúde; Universidade Estadual de Campinas. Faculdade de Ciências Médicas. Departamento de Psicologia Médica e Psiquiatria. Brasilia; Ministério da Saúde; out. 2006. 76 p.

25

Antimicrobianos na Cirurgia de Emergência no Idoso

Thaís Guimarães

Introdução

A Organização Mundial da Saúde (OMS) define o idoso a partir da idade cronológica, portanto, idosa é aquela pessoa com 60 anos ou mais, em países em desenvolvimento e com 65 anos ou mais em países desenvolvidos.[1] Em nosso país, o "Estatuto do Idoso", traz o conceito de idoso como a pessoa com idade igual ou superior a 60 anos.[2]

A população brasileira manteve a tendência de envelhecimento dos últimos anos e ganhou 4,8 milhões de idosos desde 2012, superando a marca dos 30,2 milhões em 2017, segundo a pesquisa nacional por amostra de domicílios contínua, divulgada pelo Instituto Brasileiro de Geografia e Estatística (IBGE).[3]

Em 2012, a população com 60 anos ou mais era de 25,4 milhões. Os 4,8 milhões de novos idosos em cinco anos correspondem a um crescimento de 18% desse grupo etário, que tem se tornado cada vez mais representativo no Brasil. As mulheres são maioria expressiva nesse grupo, com 16,9 milhões (56% dos idosos), enquanto os homens idosos são 13,3 milhões (44% do grupo).[3]

Entre 2012 e 2017, a quantidade de idosos cresceu em todas as unidades da federação, sendo os estados com maior proporção de idosos o Rio de Janeiro e o Rio Grande do Sul, ambas com 18,6% de suas populações dentro do grupo de 60 anos ou mais. O Amapá, por sua vez, é o estado com menor percentual de idosos, com apenas 7,2% da população.[3]

Nesse sentido, com o aumento da nossa população idosa, devemos assegurar o acesso universal e igualitário à prevenção, promoção e recuperação da saúde dos idosos, incluindo atenção especial às doenças que os afetam.[2]

Dentre as doenças que afetam os idosos encontram-se as infecções que são a maior causa de hospitalização nesta faixa etária e ocorrem mais frequentemente devido a deficiência da imunidade celular e humoral (imunossenescência), redução das funções fisiológicas e maior prevalência de doenças crônicas (morbidades). As topografias mais comuns são infecção do trato urinário, pneumonia, infecções de pele (úlceras de pressão), bacteremia, endocardite, meningite e diarreias.[3]

Além disso, observa-se uma maior tendência de quedas levando a fraturas patológicas que necessitam de cirurgias e também os quadros obstrutivos decorrentes da presença de neoplasias que também demandam cirurgias de emergência.

Essas infecções exigem diagnóstico precoce e tratamento com antimicrobianos apropriados. Vale ressaltar que os antimicrobianos correspondem a classe de medicamentos mais prescrita aos idosos. Contudo, o risco de eventos adversos e de interações medicamentosas, devido à polifarmácia torna, torna sua prescrição um desafio, necessitando de monitoramento contínuo e de conhecimento específico.[4]

Abordaremos, a seguir, alguns princípios gerais que merecem destaque na prescrição de antimicrobianos aos idosos e também as principais classes prescritas e indicações de uso nas cirurgias de emergência.

Farmacocinética

As alterações fisiológicas decorrentes da idade levam as mudanças nos parâmetros farmacocinéticos (absorção, distribuição, ligação as proteínas plasmáticas, metabolismo e eliminação) dos antimicrobianos[5]. A magnitude dessas alterações pode variar individualmente e estão listadas na **Tabela 25.1**.

Eliminação renal

Os parâmetros que avaliam a função renal, como a taxa de filtração glomerular, o fluxo sanguíneo renal e a depuração de creatinina, diminuem para aproximadamente metade a um terço aos 90 anos de idade.[6] Em pacientes jovens com função renal normal, a creatinina é um indicador confiável da função renal. Contudo, em idosos, esse parâmetro torna-se ineficaz, pois a creatinina é um produto de degradação muscular e como os idosos possuem menor massa muscular, os níveis séricos de creatinina podem estar subestimados.

Tabela 25.1. Principais mudanças fisiológicas e farmacocinéticas encontradas nos idosos.

Mudança fisiológica	Efeito farmacocinético
Absorção	
❑ Aumento do pH gástrico	❑ Diminuição absorção de ATM pH dependentes
❑ Diminuição da superfície intestinal	❑ Diminuição absorção
❑ Diminuição do fluxo sanguíneo intestinal	❑ Diminuição ou retardo absorção
❑ Diminuição da motilidade intestinal	❑ Diminuição absorção
Distribuição	
❑ Aumento da proporção tecido adiposo	❑ Aumento meia vida ATM solúveis em lipídios
❑ Diminuição da água corpórea total	❑ Aumento da concentração ATM solúveis água
❑ Diminuição da albumina sérica	❑ Aumento da concentração de ATM livres
Metabolismo	❑ Aumento da meia vida ATM metabolizados via citocromo P-450
❑ Diminuição da atividade citocromo P-450	❑ Diminuição do metabolismo
❑ Diminuição do fluxo sanguíneo hepático	
Eliminação	
❑ Diminuição do fluxo sanguíneo renal e da filtração glomerular	❑ Aumento da meia vida de ATM eliminados por via renal

ATM = antimicrobiano.

A equação de Cockcroft e Gault é uma das mais utilizadas para o cálculo da depuração da creatinina, entretanto, em pacientes idosos essa fórmula pode estar superestimada.[7,8] Recentemente, a equação desenvolvida pelo grupo MDRD (Modification of Diet in Renal Disease) demonstrou ser mais precisa do que a equação de Cockcroft e Gault, pois utiliza-se de mais parâmetros, como a ureia e a albumina, porém, devido a sua grande complexidade, não é fácil de ser utilizada rotineiramente.[9] Os cálculos das duas equações encontram-se descritos a seguir:

Equações utilizadas para estimativa da função renal.

Cockcroft e Gault:

$$\text{Depuração de Creatinina} = \frac{(140 - \text{Idade}) \times \text{Peso (kg)}}{72 \times \text{Creatinina}} \times 0{,}85 \text{ Feminino}$$

MDRD

$$\text{Filtração Glomerular} = 170 \times \text{Creatinina}^{-0{,}999} \times \text{Idade}^{-0{,}176} \times 0{,}762 \text{ Feminino} \times 1{,}18 \text{ Negro} \times \text{Ureia}^{-0{,}170} \times \text{Albumina}^{+0{,}318}$$

Por exemplo, um homem branco, com 70 anos de idade admitido no hospital com pneumonia e peso = 78 kg; creatinina = 1,4 mg/dL; ureia = 68 mg/dL e albumina = 2,3 mg/dL possuiria depuração de creatinina calculada pelo Cockcroft e pelo MDRD de 54 mL/min e 37 mL/min, respectivamente.

A diferença nos cálculos poderia não gerar correções de doses, dependendo do antimicrobiano prescrito.

Independentemente da equação utilizada, o importante é que ajustes de doses com redução ou aumento dos intervalos de tempo devem sempre serem considerados em pacientes idosos, quando da prescrição de antimicrobianos eliminados por via renal.

Polifarmácia

A polifarmácia é definida como a administração diária de cinco ou mais medicamentos. Baseado nesta definição, a polifarmácia tem sido documentada em cerca de 39% dos idosos na comunidade.[10]

A polifarmácia leva a algumas consequências indesejáveis como uma maior incidência de eventos adversos e um risco maior de interações medicamentosas e será abordada em outro capítulo.

Eventos adversos

Os eventos adversos ocorrem mais frequentemente entre os idosos, devido ao impacto da polifarmácia, a presença de morbidades e a dificuldade de aderência à terapia, bem como as mudanças na farmacocinética e farmacodinâmica dos antimicrobianos prescritos. Os antimicrobianos são responsáveis por 16,7% dos eventos adversos em idosos, nos EUA.[10]

Os eventos adversos mais comuns estão listados na **Tabela 25.2**

e alguns merecem especial atenção, como as disglicemias e alterações cardiológicas causadas pelas fluorquinolonas, a hepatotoxicidade causada pelos tuberculostáticos e azólicos, a nefrotoxicidade e toxicidade vestibular causada pelos aminoglicosídeos, polimixinas e anfotericina B convencional[11-13]. Vale ressaltar a importância e o reconhecimento da diarreia associada ao uso de antimicrobianos e pelo *Clostridioides difficile* que qualquer antimicrobiano pode causar.

Uma classe de antimicrobianos que merece atenção especial com relação a população idosa, são as quinolonas. As quinolonas representam uma classe de antimicrobianos com amplo espectro de ação, boa absorção pelo trato gastrintestinal, mecanismo único de ação (atuam impedindo a síntese de ácidos nucléicos por inibição da DNA-girase) e farmacocinética favorável. Desde a descoberta do ácido nalidíxico em 1962, muitos análogos foram testados e descobertos, evoluindo modernamente para as fluorquinolonas (FQ), cuja adição de átomo de flúor na posição 6 deu origem aos cinco medicamentos utilizados em nossa prática diária (norfloxacina, ciprofloxacina, ofloxacina, levofloxacina e moxifloxacina). Apesar desses cinco medicamentos serem considerados fluorquinolonas existem diferenças

Tabela 25.2. Eventos adversos mais comuns causados pelos antimicrobianos nos idosos

Antimicrobiano	Evento adverso
Aminoglicosídeos	Nefrotoxicidade e ototoxicidade
Isoniazida	Hepatoxicidade, neuropatia periférica
Rifampicina	Hepatoxicidade
Penicilinas e cefalosporinas	Diarreia, nefrite, pancitopenia
Carbapenêmicos	Convulsões
Clindamicina	Diarreia, colite
Quinolonas	Náuseas/vômitos, alterações sistema nervoso central, prolongamento intervalo QT, tendinopatias
Linezolida	Trombocitopenia, anemia
Macrolídeos	Alterações do trato gastrintestinal, , prolongamento intervalo QT, ototoxicidade
Tetracilinas	Náuseas/vômitos, fotossensibilidade, vertigem
Glicopeptídeos	Reações cutâneas
Itraconazol	Alterações do trato gastrintestinal, , hepatotoxicidade
Voriconazol	Fotossensibilidade, distúrbios visuais, hepatotoxicidade
Fluconazol	Hepatotoxicidade
Anfotericina B	Nefrotoxicidade
Sulfas	Discrasia sanguínea, hiperpotassemia, *rash* cutâneo

de estrutura química entre eles, o que obviamente produz mudanças de espectro de ação e também toxicidade podendo ser classificados em antigas e novas FQ.

As antigas FQ compreendem norfloxacina, ciprofloxacina e ofloxacina cuja atividade é contra bacilos Gram-negativos e as novas FQ compreendem a levofloxacina e a moxifloxacina cuja atividade foi ampliada para cocos Gram-positivos (particularmente, *S. pneumoniae*).

Recentemente, em 2018, tanto o Food and Drug Adminstration (FDA) quanto a European Medicines Agency (EMA) recomendaram restrições ao uso das FQ devido a ocorrência de eventos adversos graves relatados a esses dois órgãos oriundos de vigilância pós-comercialização.[14-17]

Especificamente foram analisados os seguintes eventos adversos cujas incidências encontram-se entre parênteses:

1. Arritmias cardíacas: prolongamento do intervalo QT (5,1 a 8,3%) e Torsade de Pointes (1,4% a 5,4%).
2. Tendinopatias e ruptura de tendão (23% com ciprofloxacina; 61% com levofloxacina e 9% com moxifloxacina).

3. Eventos neuropsiquiátricos: alucinações e psicoses (3,7%).
4. Ruptura e dissecção de aneurisma de aorta (1,1%).
5. Eventos oculares: descolamento de retina (0,2%).

O risco dos eventos adversos 2, 3 e 4 é significativamente maior na população idosa, a ocorrência foi observada nas formulações orais e injetáveis e não há dados correlacionando duração da exposição com a ocorrência dos eventos adversos. Neste cenário, vale ressaltar que as fluorquinolonas não devem ser utilizadas como tratamento empírico de infecções intra-abdominais.

Uso profilático de antimicrobianos em cirurgia

As cirurgias de emergência ou de urgência necessitam de rápido atendimento e, obviamente, irão necessitar de antibioticoprofilaxia cirúrgica.

Um dos mais importantes princípios da prescrição de profilaxia antimicrobiana em cirurgias é o momento em que a primeira dose é iniciada. Antimicrobiano iniciado incorretamente pode comprometer a sua eficácia, independentemente da dose ou duração do esquema. A contaminação da ferida operatória ocorre quando há exposição de órgãos e tecidos internos. Portanto, é importante ressaltar que o antimicrobiano deve estar presente nos tecidos manipulados no momento em que há exposição aos micror ganismos. Recomenda-se o início da profilaxia no momento da indução anestésica, o que garante o pico da concentração do antimicrobiano no momento em que há exposição dos tecidos.[18]

Outro parâmetro importante é a concentração tecidual do antimicrobiano. Durante a cirurgia, devido ao traumatismo, ocorrem diversas alterações hemodinâmicas locais no sítio operatório. Por essa razão, o antimicrobiano pode ainda estar presente no soro, mas não nos tecidos manipulados. Assim, a dinâmica da concentração tecidual dos antimicrobianos é diferente daquela observada no soro e, pelo menos em teoria, essa concentração deve ser a mais alta possível. Estudos que aplicam essa metodologia sugerem a administração de uma nova dose do antimicrobiano durante a cirurgia ou em caso de perda maciça de sangue, quando da utilização de cefalosporinas, que são a classe de antimicrobianos mais empregada na profilaxia cirúrgica.[19]

Após o término da cirurgia, a contaminação do sítio operatório é rara. Sistematicamente, estudos vêm mostrando a ausência de justificativa para o uso prolongado de antimicrobianos profiláticos. A literatura que corrobora essa ideia é hoje abundante, indicando preferência pelo uso de cefalosporinas com meia-vida sérica mais prolongada (cefazolina, cefuroxima e cefoxitina).[19]

As cefalosporinas de primeira e de segunda geração são os antimicrobianos mais adequados para a profilaxia cirúrgica. São pouco tóxicos, não são caros e possuem ampla literatura respaldando seu uso, incluindo pacientes idosos.[19]

Em nosso meio, estão disponíveis quatro cefalosporinas com ação sobre a microbiota da pele (estafilococos, estreptococos) e ação contra bacilos Gram-negativos, principais causadores de infecções de sítio cirúrgico em cirurgias limpas ou potencialmente contaminadas. São elas: cefalotina e a cefazolina, de primeira geração, e cefuroxima e a cefoxitina, de segunda geração.

A cefalotina é pouco utilizada em profilaxia cirúrgica devido às suas características farmacológicas, que exigem repetição a cada hora no intra-operatório. A cefazolina e a cefuroxima são mais utilizadas e possuem poucas diferenças. A cefazolina possui a vantagem do custo e a cefuroxima possui a vantagem de uma ação melhor sobre bactérias Gram-negativas e concentração em sistema nervoso central, que pode servir de grande utilidade em cirurgias neurológicas. A cefoxitina, por sua vez, possui excelente ação contra bacilos Gram-negativos e anaeróbios e, por essa razão, é indicada em cirurgias do trato gastrintestinal.[19]

Uso terapêutico de antimicrobianos em cirurgia abdominais

Infecções intra-abdominais compreendem toda infecção de vísceras localizadas dentro da cavidade peritoneal ou associadas a formação de abscessos ou peritonite. Essas infecções necessitam intervenções cirúrgicas e uso de antimicrobianos para tratamento.

A microbiota colonizante é responsável pelas infecções, dependente da localização das vísceras. Esôfago, estômago, duodeno, jejuno e íleo proximal são colonizados por microrganismos Gram-negativos aeróbicos, sobretudo enterobactérias. Já íleo distal, apêndice e cólons são colonizados por microrganismos Gram-negativos aeróbicos (*enterobactérias*) e também por microrganismos anaeróbicos, sobretudo espécies de *Bacteroides*.[20]

As espécies de *Enterococos* sp. têm sua patogenicidade controversa, sendo a terapêutica dirigida para esse patógeno somente nos casos de infecções pós-operatórias ou como parte da terapêutica empírica nos casos de pacientes imunocomprometidos, sepse grave de origem abdominal em pacientes com uso prévio de cefalosporinas e peritonites em pacientes com doença cardíaca valvular ou material prostético.

Culturas de espécimes coletados no intra-operatório devem ser realizadas de um único local de espécime representativo (fluido ou tecido) somente nos casos de complicações pós-operatórias ou casos de coleções, abscessos ou relaparotomias para adequar a terapia nos casos de falha ou má evolução.

Para alcançar a cobertura empírica dos patógenos prováveis, regimes potentes que incluam agentes com espectro de atividade contra bacilos Gram-negativos e anaeróbios devem ser administrados. Esses agentes incluem ceftriaxone, cefepime ou aminoglicosídeos em combinação com metronidazol, ampicilina-sulbactam, piperacilina-tazobactam, meropenem ou imipenem-cilastatina. Outros agentes antimicrobianos, como ertapenem, tigeciclina, ceftazidima-avibactam e polimixinas, devem ser reservados para infecções nosocomiais onde a prevalência de patógenos resistentes é importante.[20]

A terapêutica antimicrobiana da infecção intra-abdominal deve ser estabelecida e limitada a 7-14 dias, a menos que seja difícil de alcançar adequado controle do foco. Terapias de maior duração não foram associadas a melhores resultados.[21]

Para perfurações agudas do estômago e jejuno proximal, na ausência de terapia com antiácidos ou malignidade e quando o controle do foco é atingido dentro de 24 horas, a profilaxia anti-infecciosa por 24 horas é adequada.[21]

Lesões intestinais por penetração, trauma ou iatrogênicas, que são reparadas no prazo de 12 horas ou por contaminação intraoperatória do campo operatório por conteúdos entéricos, devem ser tratadas com antibióticos por 3-5 dias.[21]

Porém, o tempo para os casos de peritonite difusa deve ser guiado de acordo com o quadro clínico e evolução do paciente. Para a suspensão dos antimicrobianos o paciente deve preencher os seguintes critérios: estar em bom estado geral, ausência de dor abdominal, apetite preservado, diurese espontânea, ruídos hidroaéreos presentes, ausência de distensão abdominal, frequência cardíaca normal e temperatura axilar < 37, 8 ° C por 48 horas.[21]

A administração de antibiótico profilático para pacientes com pancreatite grave antes do diagnóstico de infecção não é recomendada.[20]

Uso de antimicrobianos no trauma

O uso de antimicrobianos nos casos de trauma é assunto vasto e bastante controverso. Depende do tipo de trauma, se aberto ou fechado, do grau de contaminação e do tempo para reconstrução das áreas lesadas. Abordaremos a seguir algumas situações.

A profilaxia da meningite após traumatismo de crânio com fístula liquórica e/ou pneumoencéfalo não possui eficácia estabelecida. Como não há consenso quanto ao uso de profilaxia ou terapia pré-emptiva, cefuroxima por 1 a 5 dias pode ser utilizada[22].

A profilaxia após fratura exposta está indicada de acordo com o grau da fratura. Se houver suspeita de infecção, antimicrobiano com finalidade terapêutica deve ser iniciado. Nas fraturas, classificadas como grau I ou II, uso de cefazolina por 24 a 72 horas é suficiente. Nas fraturas classificadas como grau III, um esquema mais amplo, consistindo em clindamicina associada à gentamicina está indicada. O tempo de profilaxia nesses casos é controverso, mas habitualmente recomenda-se período de 5 dias, com reavaliação após. Se o paciente tiver mais de 60 anos ou apresentar choque ou mioglobinúria, deverá ser utilizada clindamicina associada à ceftriaxona, pois o uso de aminoglicosídeo pode contribuir para deterioração da função renal[23].

O traumatismo abdominal é de abordagem complexa. Devem ser analisados o tipo de órgão envolvido, a perfuração de vísceras ocas, o tempo entre o trauma e a operação e o tipo de ferimento. Em caso de traumatismo fechado, sem perfuração de vísceras ocas, há tendência de uso curto de antimicrobianos, com finalidades profiláticas e priorizando-se a lavagem da cavidade. Em caso de perfuração de vísceras ocas, com atraso de tratamento, terapêutica e não profilaxia deve ser cogitada, conforme mencionado acima.[20]

Destaques

Muitos fatores relacionados com o paciente ou o medicamento prescrito contribuem para o perigo da prescrição de antimicrobianos nos idosos. A fisiologia alterada, que leva a modificações nos parâmetros farmacocinéticos, o risco da polifarmácia, com aumento do potencial de interações medicamentosas, e o risco de efeitos adversos (principalmente a nefrotoxicidade) tornam a prescrição de antimicrobianos nesse grupo populacional algo que exige cautela e prudência (atenção às fluorquinolonas), além de monitorização frequente, principalmente em situações de estresse, como cirurgias de emergência e trauma. De acordo com o achado cirúrgico, definir se o uso de antimicrobianos será somente profilático, pré-emptivo ou terapêutico. O uso de antimicrobianos com finalidade terapêutica pode e deve ter sua duração reduzida, desde que o foco tenha sido controlado.

Referências Bibliográficas

1. World Health Organization – WHO. Elderly definition. Disponível em Ageing and health (who.int). Acesso em: 11/06/2021
2. Presidência da República Federativa do Brasil. Estatuto do Idoso. Lei 8.842 de 4 de janeiro de 1994. https://www.planalto.gov.br/ccivil_03/Leis/L8842.html. Acessado em 11/06/2021.
3. Instituto Brasileiro de Geografia e Estatística – IBGE. Disponível em www.ibge.gov.br. Acesso em: 11/06/2021.
4. Rodriguez-Julbe MC, Ramirez-Ronda CH, Arroyo E, Maldonado G, Saavedra S, Melendez B, et al. Antibiotics in older adults. P R Health Sci J. 2004;23(1):25-33.
5. Faulkner CM, Cox HL, Williamson JC. Unique aspects of antimicrobial use in older adults. Clin Infect Dis. 2005;40:997-1004.
6. Rowe JW, Andres R, Tobin JD, Norris AH, Shock NW. The effect of age on creatinine clearance in men: a cross-sectional and longitudinal study. J Gerontol 1976;31:155-63.
7. Cockcroft DW, Gault MH. Prediction of creatinine clearance from serum creatinine. Nephron. 1976;16:31-41.
8. Drusano GL, Muncie HL, Hoopes JM, Damron DJ, Warren JW. Commonly used methods of estimating creatinine clearance are inadequate for elderly debilitated nursing home patients. J Am Geriatr Soc. 1988;36:437-41.
9. Levey AS, Bosch JP, Lewis JB, Greene T, Rogers N, Roth D. A more accurate method to estimate glomerular filtration rate from serum creatinine: a new prediction equation. Ann Intern Med. 1999;130:461-70.
10. Hohl CM, Dankoff J, Colacone A, Afilalo M. Polypharmacy, adverse drug-related events, and potential adverse drug interactions in elderly patients presenting to an emergency department. Ann Emerg Med. 2001;38:666-71.
11. Biggs WG. Hypoglicemia and hyperglycemia associated with gatifloxacin use in elderly patients. J Am Board Farm Pract. 2003;16:455-7.
12. Van den Brande P, Van Stennbergen W, Vervoort G, et al. Aging and hepatotoxicity of isoniazid and rifampin in pulmonary tuberculosis. Am J Respir Crit Care Med. 1995;152:1705-8.
13. Baciewicz AM, Sokos DR, Cowan RI. Aminoglycoside-associated nephrotoxicity in the elderly. Ann Pharmacother 2003;37:182-6.
14. Gorelik E, Masarwa R, Perlman A, Rotshild V, Abbasi M, Muszkat M, et al. Fluoroquinolones and Cardiovascular Risk: A Systematic Review, Meta-analysis and Network Meta-analysis. Drug Saf. 2018 Oct 27.
15. Arabyat RM, Raisch DW, McKoy JM, Bennett CL. Fluoroquinolone-associated tendon-rupture: a summary of reports in the Food and Drug Administration's adverse event reporting system. Expert Opin Drug Saf. 2015;14(11):1653-60.
16. Sellick J, Mergenhagen K, Morris L, Feuz L, Horey A, Risbood V, et al. Fluoroquinolone-Related Neuropsychiatric Events in Hospitalized Veterans. Psychosomatics. 2018 May-Jun;59(3):259-66.
17. Lee CC, Lee MT, Chen YS, Lee SH, Chen YS, Chen SC, et al Risk of Aortic Dissection and Aortic Aneurysm in Patients Taking Oral Fluoroquinolone. JAMA Intern Med. 2015 Nov;175(11):1839-47

18. Classen DC, Evans RS, Pestotnik SL, Horn SD, Menlove RL, Burke JP. The timing of prophylactic administration of antibiotics and the risk of surgical-wond infection. N Engl J Med. 1992;326(5):281-6.

19. Mwita JC, Ogunleye OO, Olalekan A, Kalungia AC, Kurdi A, Saleem Z, et al. Key Issues Surrounding Appropriate Antibiotic Use for Prevention of Surgical Site Infections in Low – and Middle-Income Countries: A Narrative Review and the Implications. Int J Gen Med. 2021 Feb 18;14:515-30.

20. Solomkin JS, Mazuski JE, Bradley JS, et al. Diagnosis and management of complicated intra-abdominal infection in adults and children: Guidelines by the Surgical Infection Society and the Infectious Diseases Society of America. Clin Infect Dis. 2010;50:133-64.

21. Grunau G, Heemken R, Hau T. Predictors of outcome in patients with postoperative intra-abdominal infection. Eur J Surg. 1996;162(8):619-25.

22. Villalobos T, Arango C, Kubilis P, Rathore M. Antibiotic prophylaxis after basilar skull fractures: a meta-analysis. Clin Infect Dis. 1998;27(2):364-9.

23. Moehring, HD, Gravel, C, Chapman, MW, Olson, SA. Comparison of antibiotic beads and intravenous antibiotics in open fractures. Clin Orthop. 2000 (372):254-61.

26

Anestesia
Manejo do Idoso Traumatizado

Gabriela Tognini Saba
Roseny dos Reis Rodrigues
Maria José Carvalho Carmona

Introdução

Procedimentos anestésicos em idosos vítimas de trauma são frequentes no cotidiano do anestesiologista, tendo em vista o aumento da expectativa de vida, a independência funcional e o maior risco de traumas nessa população. As múltiplas comorbidades e a menor reserva fisiológica, entre outros fatores, aumentam o risco de trauma e o risco de procedimento anestésico cirúrgico nessa faixa etária. O envelhecimento da população[1-7] aumenta a proporção de idosos entre ad vítimas de trauma, e esses pacientes respondem diferentemente ao trauma em comparação aos jovens, uma vez que apresentam recuperação mais lenta e maior morbimortalidade.

A anestesia individualizada e a analgesia adequada do paciente idoso são importantes para prevenir complicações cardiológicas e pulmonares, além de de favorecer uma recuperação mais rápida. O manejo adequado da dor permite deambulação precoce, diminuição da incidência de fenômenos tromboembólicos, prevenção de complicações respiratórias, diminuição da liberação de catecolaminas (menor incidências de fenômenos cardiovasculares isquêmicos) e prevenção de disfunção cognitiva pós-operatória. Além de um bom controle álgico, hidratação adequada, aporte nutricional adequado, intervenção cirúrgica precoce, mobilização e reabilitação precoces são os princípios no manejo do paciente idoso traumatizado.[3]

Após cirurgias abdominais de grande porte, a maioria dos idosos necessita de pelo menos três meses para retorno às atividades básicas de vida diária de forma independente.[8] E podem apresentar limitações persistentes até com seis meses de pós-operatório (até 9% dos pacientes podem permanecer com déficits permanentes, 19% têm dificuldade de realizar as atividades da vida diária de forma independente e 52% apresentam redução da força), evidenciando a necessidade do cuidado perioperatório criterioso com pacientes geriátricos.

Alterações fisiológicas do idoso que impactam nas condutas anestésicas

O envelhecimento envolve um processo de diminuição funcional orgânica progressiva, que deve ser considerado nas condutas perioperatórias.

Reserva funcional e fragilidade

A reserva funcional corresponde à capacidade de um órgão aumentar sua atividade além do nível basal. O anestesiologista deve estar sempre atento à reserva do paciente, avaliando, por exemplo, sua capacidade de atingir 4 equivalentes metabólicos, bem como sua fragilidade, utilizando o índice SOF[3] (derivado do Study of Ostepororotic Fractures)[32]: 0 critério = não frágil/1 critério = pré-frágil/2-3 critérios = frágil.

Tabela 26.1.

Critério	Como avaliar
Perda de peso	❑ Perda ≥ 4,5 kg em 2 anos, intencional ou não.
Teste senta-levanta da cadeira	❑ É realizado em uma cadeira sem braço ❑ Levantar e sentar-se da cadeira cinco vezes consecutivas, o mais rápido possível e sem o auxílio dos braços. O cronometro é acionado no momento em que o participante inicia o movimento de levantar e é parado quando se levanta pela quinta vez ❑ Esperado: realizar abaixo de 11,1 segundos. ❑ SOF: Incapacidade de realizar o teste – Critério +
Exaustão	❑ Pergunta: O senhor(a) sente-se cheio de energia? ❑ Resposta – Não – critério +

Sistema nervoso central

Ocorre a diminuição do volume de massa encefálica e de líquido cefalorraquidiano; redução do espaço peridural; redução da distância entre as células de Schwann em nervos periféricos, alterações que levam ao aumento da sensibilidade a anestésicos.

Sistema cardiovascular

Ocorrência de aterosclerose arterial, aumento de calcificação e rigidez vascular, além de alterações autonômicas com redução da resposta à estimulação beta, aumento da atividade simpática, diminuição da complacência ventricular (disfunção diastólica) e coronariopatias, levando a isquemia.

Todas essas alterações causam maior suscetibilidade à isquemia cardíaca e menor resposta às drogas vasopressoras.

Sistema respiratório

Há diminuição da pressão parcial de oxigênio, aumento do volume residual, aumento da capacidade de fechamento e atenuação da resposta a hipóxia e hipercarbia, gerando depressão respiratória excessiva a anestésicos.

Sistema renal

Diminuição do fluxo sanguíneo renal, diminuição da taxa de filtração glomerular e alterações funcionais que levam a dificuldade na manutenção do balanço eletrólitos e de fluidos, além de alteração da excreção renal de medicações.

Sistema hepático

A diminuição do fluxo sanguíneo hepático altera o metabolismo de drogas, levando ao maior tempo de recuperação e maior meia-vida das medicações.

Sistema termorregulador

A diminuição da gordura corporal aumenta a perda de calor, elevando o risco de hipotermia.

Alterações farmacocinéticas e farmacodinâmicas do idoso

Maior sensibilidade às drogas, pelo menor número de receptores, necessitando de menor quantidade de medicamentos para atingir o efeito clínico desejado, além de maior afinidade das medicações aos receptores.

Avaliação pré-anestésica

É essencial realizar uma visita pré-anestésica, adaptada à condição de urgência do caso, contendo dados da história, mecanismo de trauma, comorbidades, exame físico completo e exames complementares disponíveis. Além disso, devemos avaliar o *status* funcional do paciente e nos atentar para a sua capacidade de recuperação.

Via aérea e respiração

Avaliação cuidadosa da via aérea, com identificação de anormalidades como limitação da abertura bucal (artrose temporomandibular), próteses dentárias e condição dentária. A ventilação com máscara facial pode ser mais difícil em paciente sem dentes e a intubação mais difícil naqueles com limitação da abertura bucal. A baixa reserva pulmonar sugere administração precoce de oxigênio suplementar e manejo invasivo da via aérea, com intubação traqueal, mais frequentes nos traumas torácicos. Quando utilizada indução em sequência rápida, deve-se ter cuidado com medicações que deprimem o sistema cardiovascular, como é o caso dos barbitúricos, propofol, benzodiazepínicos e até mesmo etomidato.

Circulação

Atenção especial à hipotensão arterial e ao reconhecimento do choque em suas fases iniciais, principalmente nos pacientes que são hipertensos de base e mascaram a hipotensão arterial. O ideal é avaliar a tendência dos sinais vitais, e não apenas seus valores absolutos, em comparação com o padrão individual. O uso rotineiro de betabloqueadores e anti-hipertensivos pode prejudicar a resposta hemodinâmica normal ao choque hemorrágico, impedindo a taquicardia e dificultando o diagnóstico. Além disso, menores alterações de pressão arterial, em relação aos jovens, podem produzir hipoperfusão tecidual e se traduzirem em complicações perioperatórias. Portanto, sinais como confusão mental, sonolência ou agitação, taquipneia, perfusão tecidual e débito urinário são tão importantes na avaliação global do doente. O uso de ultrassonografia à beira do leito permite o reconhecimento precoce do sangramento abdominal e/ou torácico, do pneumotórax e da disfunção cardíaca do trauma, e pode ser utilizado nos casos de dúvida diagnóstica. A reposição volêmica agressiva pode ser empregada nos casos de hipotensão arterial/hipoperfusão tecidual, entretanto, com cuidado nos pacientes portadores de doença cardíaca isquêmica, insuficiência cardíaca ou doença renal. Nesses casos, a transfusão de hemocomponentes fornece melhor manejo da instabilidade hemodinâmica sem sobrecarga volêmica com cristaloides.

Neurocognitivo

O exame neurológico detalhado nem sempre é possível no idoso, em especial naqueles vítimas de traumatismo cranioencefálico ou portadores de doenças neuropsiquiátricas prévias, podendo fornecer impressão diagnóstica falseada.

Monitorização

A monitorização desses casos é realizada pelo exame seriado envolvendo sinais vitais, *status* mental e áreas de provável trauma. O intervalo dessas reavaliações pode ser variável, mas, em geral, se faz a cada 5 a 15 minutos na primeira hora da admissão hospitalar e a cada hora a partir de então. Cardioscopia contínua, oximetria de pulso e pressão arterial não invasiva são indispensáveis, assim como capnografia nos casos de acometimento da via aérea.

Avaliação secundária

Pela percepção dolorosa diminuída e dificuldade de anamnese, a avaliação secundária deve contemplar o exame físico detalhado para o diagnóstico de possíveis lesões ocultas. Devemos lembrar também que estamos lidando com paciente em uso de polifarmácia e as interações medicamentosas podem ser frequentes e prejudiciais. Outro ponto importante, é indagar o paciente e a família quanto às expectativas em relação ao procedimento cirúrgico e os níveis de esforços que serão utilizados em uma situação de emergência. Desidratação, desnutrição e descuido com paciente idoso também são de suma importância, principalmente entre os institucionalizados. Eles podem apresentar importantes déficits, como deficiência de vitaminas B12 e D e hipoalbuminemia, que pode, por si só, ser utilizada como preditor de morbimortalidade.[9] Outro ponto de avaliação importante é a higiene bucal, que muitas vezes pode ser precária e facilitar o desenvolvimento de infecções ou traumas dentários.

Exames complementares

Em geral, todos os idosos vítimas de trauma com risco de lesões de grande porte devem possuir: tipagem sanguínea, lactato venoso, gasometria arterial ou venosa, hemoglobina sérica e hematócrito, creatinina sérica, glicemia, eletrólitos séricos (potássio, sódio, cloro, bicarbonato), tempo de protrombina e índice internacional normatizado (INR) e eletrocardiograma. Outros exames laboratoriais podem ser úteis na suspeita de lesões específicas ou de comorbidades diversas, como a dosagem do peptídio natriurético cerebral nos cardiopatas, creatinofosfoquinase na suspeita de rabdomiólise, entre outros. A dosagem de lactato venoso e deficiência de bases é fundamental para o diagnóstico de hipoperfusão tecidual e pode ser repetida a cada 1 a 2 horas para adequação da ressuscitação volêmica e manejo de medicações vasoativas, além de fornecer critérios para internação em unidade de terapia intensiva e previsão de mortalidade associada. Já a solicitação de exames de imagem deve ser mais liberal, visto a incidência de traumas graves ocultos e exame físico menos confiável (demência, trauma cranioencefálico, intubação prévia).

■ NT pro BNP (N-terminal peptídeo natriurético cerebral)

A dosagem plasmática de NT pro BNP pré-operatória é um importante marcador cardiovascular disponível para estratificação de risco de idosos.

Esse peptídio é capaz de predizer complicações cardiovasculares após cirurgias nãocardíacas.[33] O BNP é liberado para a circulação a partir dos miócitos, em resposta à isquemia e ao estiramento muscular miocárdico. Níveis plasmáticos aumentados, portanto, se correlacionam com a probabilidade de o paciente desenvolver episódios isquêmicos e também refletem a gravidade da falência miocárdica.

■ Proteína C Reativa

Níveis elevados de proteína C reativa na avaliação pré-operatória se correlacionam positivamente com o risco de desenvolvimento de *delirium* em pacientes idosos após cirurgias de grande porte. Além disso, a relação entre os níveis plasmáticos de proteína C reativa e albumina também conseguem predizer o risco de pacientes idosos desenvolverem *delirium* no pós-operatório. A explicação desses achados se dá pela resposta neuroinflamatória ao trauma cirúrgico e também ao *status* nutricional (níveis de albumina) como fatores participantes do processo patogênico.

■ Troponina T

A dosagem sérica pré-operatória de troponina T ultrassensível é uma ferramenta disponível para diagnóstico de infarto agudo do miocárdio e insuficiência cardíaca. Sua dosagem periódica no pós-operatório permite rápido diagnóstico desses eventos e tratamento precoce, mudando prognóstico.

Intraoperatório

Monitorização

A monitorização básica de todo procedimento anestésico cirúrgico inclui a utilização do monitor multiparamétrico (pressão arterial não invasiva, oximetria de pulso e cardioscopia contínua de 5 pontos), além da capnografia e analisador de gases, quando estes forem utilizados. Podemos ainda individualizar a monitorização dos pacientes, a depender do risco pré-cirúrgico determinado tanto pela cirurgia realizada (potencial de sangramento, cavidades acessadas, entre outros) como pelo perfil do paciente (cardiopatias, pneumopatias, neuropatias, vasculopatias). Alguns monitores disponíveis são: eletroencefalograma processado, oximetria cerebral, entropia cerebral, monitores de nocicepção, monitorização hemodinâmica minimamente invasiva, Swan-Ganz, pressão venosa central, pressão arterial invasiva, monitores de débito cardíaco e *status* volêmico, termômetros, monitores de hemoglobina, potenciais evocados, entre outros.

Acessos vasculares

Assim como a monitorização deve ser individualizada, a escolha dos acessos vasculares também depende da análise do risco hemorrágico inerente do procedimento e do *status* basal do paciente. Podemos lançar mão apenas de acessos venosos periféricos, bem como de acessos arteriais para monitorização da pressão invasiva e coleta seriada de exames, acessos venosos profundos para monitorizar pressão venosa central e ser via para infusão de medicações vasoativas, até acessos de artéria pulmonar.

Exames intraoperatórios

Mais uma vez, depende da cirurgia e do paciente. Em geral, recorre-se a gasometrias arteriais e venosas seriadas, testes de coagulação ativada quando em uso de anticoagulantes, eletrólitos, glicemia e hematócrito/hemoglobina, entre outros.

Técnica anestésica

A indução da anestesia geral em pacientes idosos pode gerar resultados variados. Em geral, necessitam de menor dose em comparação com pacientes mais jovens e essas doses podem produzir efeito mais proeminente no órgão-alvo. Uma das principais metas é evitar hipotensão, como com a redução da dose de propofol e/ou combinação do propofol com etomidato.[10] Por outro lado, a desatenção quanto à subdose pode levar a uma resposta simpática excessiva durante a intubação. De maneira geral, é fundamental reconhecer precocemente as variações pressóricas e tratá-las com medicações de curta duração, devido às grandes oscilações que podem ocorrer.

Bloqueios de neuroeixo são frequentemente utilizados nas cirurgias de trauma, porém podem causar bloqueio simpático e redução da pré-carga, pós-carga e débito cardíaco, principalmente em pacientes hipovolêmicos. Como consequência do uso de vasopressores ou resposta hemodinâmica fisiológica à queda da pressão arterial (liberação de catecolaminas pela medula, aumento da contratilidade cardíaca, taquicardia), há maior risco para desenvolvimento de isquemias coronarianas e arritmias. Além disso, os pacientes idosos possuem menor complacência do espaço peridural e menores volumes de anestésico local utilizados na peridural podem resultar em bloqueios mais altos, portanto o bolus deve ser titulados. Uma boa alternativa é a realização de bloqueios de nervos periféricos, lembrando que podem apresentar maior tempo de bloqueio motor e sensitivo pela maior sensibilidade do nervo ao anestésico local (menor velocidade de condução das fibras nervosas e menor taxa de mielinização dos nervos).[30]

Em relação a analgesia, o controle álgico adequado é fundamental para o bom manejo em todo perioperatório, visando redução da incidência de *delirium*, melhora do manejo hemodinâmico pela redução da ativação simpática e recuperação precoce com menor tempo de internação hospitalar. Opioides, apesar de serem capazes de produzir sedação, retenção urinária e náusea como efeitos colaterais, são a principal classe de medicações analgésicas utilizadas: fentanil (ótimo pelo curto início de ação, curta duração de efeito e mínima liberação histamínica), oxicodona, morfina (cuidado nos pacientes com alteração da função renal pelo metabólito tóxico com potencial convulsivo e maior risco de depressão respiratória), codeína e tramadol. As doses necessárias geralmente são menores em comparação com as de pacientes mais jovens, pela diminuição da função renal/hepática e pela alteração da distribuição de gordura, portanto é recomendável reduzir a dose habitual em 30% a 50% para melhor titulação do efeito, conforme demonstrado na Tabela 26.2.

Tabela 26.2. Orientação para alteração da dosagem de anestésicos utilizadas para intubação orotraqueal em pacientes geriátricos[29]

Classe de medicação	Mudança da dosagem nos idosos
Sedativos	Redução de 30% a 50% da dose
Bloqueadores neuromusculares despolarizantes	Sem alteração da dose
Bloqueadores neuromusculares adespolarizantes	Sem alteração da dose
Opioides	Redução de 30% a 50 % da dose

Pós-operatório

O cuidado no pós-operatório dos pacientes idosos vítimas de trauma abdominal muitas vezes é realizado em ambiente de terapia intensiva. Os principais objetivos estão relacionados com: analgesia pós-operatória adequada, estabilidade hemodinâmica, recuperação funcional precoce, evitar disfunção cognitiva pós-operatória, evitar infecções e pneumonia, além de encurtamento do tempo de permanência hospitalar.[13]

Apesar de os idosos não necessitarem da mesma quantidade de analgésicos para controle da dor, a severidade desta não difere em relação aos pacientes mais jovens. Alguns desafios no cuidado desses pacientes incluem:[11] menor frequência de queixas de dor, presença de dor crônica preexistente, dificuldade em compreender as escalas álgicas utilizadas, possibilidade de agravamento de alterações cognitivas e dificuldade de comunicação sobre a dor. A analgesia ineficaz gera uma série de complicações: alteração do padrão de sono, alteração da função respiratória, íleo paralítico, redução da mobilização, taquicardia, hipertensão e outros eventos cardiovasculares, além do aumento da resistência insulínica. Por outro lado, analgésicos opioides em excesso também podem provocar algumas dessas complicações (íleo paralítico, alteração respiratória e alteração do padrão de sono).[12] Nesse cenário, o importante é a adequação frequente das doses de analgésicos necessários, associação de medicações não opioides e adjuvantes não farmacológicos, além do diagnóstico precoce de eventuais complicações. Uma alternativa que tem conquistado progressivamente mais espaço nesses casos é a associação de bloqueios de neuroeixo e/ou bloqueios de nervos periféricos, pois permitem melhor qualidade de analgesia quando comparado à terapia endovenosa, retorno precoce da atividade gastrintestinal , mobilização precoce e melhor *status* nutricional.

Em relação a estabilidade hemodinâmica, especial atenção à manutenção do ritmo cardíaco sinusal e pressão arterial média adequada aos níveis pré-operatórios. As reposições volêmicas agressivas utilizadas no intraoperatório também podem causar hipervolemia e sintomas pulmonares associados, como dispneia, ortopneia ou taquipneia, indicando a necessidade da terapia com diuréticos. Assim como a reposição volêmica excessiva está associada a aumento da mortalidade, a hipovolemia está relacionada com o risco de instabilidade hemodinâmica e de insuficiência renal aguda.

Disfunções cognitivas pós-operatórias e *delirium* devem ser ativamente evitados. Sinais de desatenção, flutuação da consciência, distração, discurso incoerente e desorientação temporoespacial podem ser facilmente reconhecidos na entrevista clínica.

Complicações perioperatórias

O paciente idoso tem maior risco de evoluir com complicações no perioperatório, isso decorre tanto de agravamentos das comorbidades associadas quanto da redução da reserva funcional em diferentes sistemas, característicos do envelhecimento.[14] Sabendo que o manejo anestésico pode influenciar resultados a longo prazo, a manutenção do "triplo baixo" durante anestesia pode ser extremamente prejudicial por aumentar o tempo de permanência hospitalar e mortalidade em até 1 mês.[15] O "triplo baixo" é caracterizado por baixas concentrações de anestésicos inalatórios, hipotensão arterial e hipnose profunda evidenciada no eletroencefalograma processado. Além disso, a hipotensão arterial sustentada no intraoperatório, por si só, é capaz de aumentar o risco de eventos cardiovasculares, disfunção renal, acidente vascular encefálico e até mortalidade no curto-prazo. Outros fatores independentes de maior mortalidade incluem: idade superior a 68 anos, hipotensão intraoperatória sustentada e fraturas graves.

Possíveis complicações cardiovasculares e pulmonares incluem: infarto do miocárdio, parada cardíaca, pneumonia, intubação orotraqueal prolongada e pneumonia aspirativa.

Em relação ao sistema nervoso central, os pacientes podem evoluir com acidente vascular encefálico (AVE), *delirium* ou disfunção cognitiva pós-operatória, que podem impactar na qualidade de vida, grau de independência e tempo de permanência hospitalar. A incidência de AVE no perioperatório de idosos gira ao redor de 0,5%[31] e os fatores de risco são: idade, fibrilação atrial, AVE prévio, infarto agudo do miocárdio recente, tabagismo, doença renal, doença cardíaca e diabetes. Os sintomas em geral podem ter início no pós-operatório imediato até o sétimo dia de pós-operatório, e podem resultar do desprendimento de trombos cardíacos ou arteriais, associados ou não à hipoperfusão cerebral. A mortalidade associada ao AVE perioperatório é o dobro do que na população idosa geral, podendo chegar a 20%.

Já o *delirium* é caracterizado pelo estado confusional agudo, desorientação, distúrbios de percepção, desorganização do pensamento ou problemas de memória. O diagnóstico é realizado pela escala de CAM (método de avaliação confusional) e Miniexame do estado mental (MiniMental).

Manejo de lesões específicas

O paciente idoso que necessita de cirurgia abdominal de urgência pode apresentar outras lesões associadas, que devem ser consideradas durante a assistência anestésica. O manejo anestésico do idoso vítima de trauma deve considerar o mecanismo de trauma.[16-18] Como exemplo, a fratura de costelas é o trauma torácico mais comum entre idosos e está associada a múltiplas complicações,[24,25] e a dor associada pode comprometer a evolução pós-operatória. No trauma abdominal a perda volêmica pode ser de difícil avaliação pelo anestesiologista, e o envolvimento antecipado do cirurgião garante intervenção cirúrgica precoce e melhor prognóstico nas lesões de órgãos sólidos.[26] Casos de fratura de quadril, pelve e extremidades, a realização precoce da cirurgia pode prevenir complicações respiratórias que podem comprometer o desfecho de curto e longo prazo.[19,20] Os pacientes acima de 55 anos apresentam uma chance quatro vezes maior de morrer de complicações decorrentes do trauma pélvico, em comparação aos pacientes mais jovens, devendo ser considerados hemodinamicamente instáveis até que se prove o contrário.[27] Por outro lado, a idade avançada por si só é fator de risco para maior morbidade e mortalidade em pacientes vítimas de traumatismo cranioencefálico,[21-23] principalmente nos casos grave (Escala de Coma de Glasgow menor que 9), em que a mortalidade pode superar 80% e há risco elevado de evolução para disfunções pós-operatórias. Geralmente, são decorrentes de quedas e o diagnóstico precoce é essencial na evolução do quadro para redução das complicações associadas aos sangramentos intracranianos. Vale ressaltar que pacientes idosos podem apresentar traumatismos cranioencefálicos graves mesmo com escala de coma de Glasgow relativamente normal, uma vez que ela é menos acurada na população geriátrica, o que implica em técnica anestésica visando a proteção cerebral em qualquer caso de trauma cranioencefálico no idoso. E, considerando que a incidência de trauma de coluna cervical em idosos é maior do que aquela vista entre os jovens além de apresentar maior complexidade para diagnóstico, devido às limitações do exame físico e da história clínica, esses traumas podem ocorrer mesmo em situações de menor impacto, como quedas da própria altura.28 Tal condição implica maior cuidado no acesso à via aérea e no posicionamento cirúrgico durante o manejo intraoperatório do paciente idoso vítima de trauma.

Referências Bibliográficas

1. IBGE – Diretoria de pesquisas. Coordenação de população e indicadores sociais. gerência de estudos e análises da dinâmica demográfica. Projeção da população do Brasil por sexo e idade para o período 2010-2060. Revisão 2018.
2. Bonne S, Schuerer DJE. Trauma in the older adult. Clin Geriatr Med. 2013; 29:137-50.
3. Rosen T, Mack KA, Noonan RK. Slipping and tripping: fall injuries in adults associated with rugs and carpets. J Inj Violence Res. 2013;5(1):61-9.
4. Lewis MC, Abouelenin K, Panigua M. Geriatric trauma: Special Considerations in the Anesthetic Management of the Injured Eldery Patient. Anesthesiology Clin. 2007;25:75-90
5. .
6. Number, rate, and average length of stay for discharges from short-stay hospitals, by age, region, and sex: United States. http://www.cdc.gov/nchs/data/nhds/1general/2010gen1_agesexalos.pdf. Acesso em: 30 de dezembro de 2015.
7. Buie VC, Owings MF, DeFrances CJ, et al. National hospital discharge survey: 2006 annual summary. Vital Health Stat. 2010(168):1–79.
8. Cullen KA, Hall MJ, Golosinskiy A, Statistics NCfH. Ambulatory surgery in the United States, 2006. US Department of Health and Human Services, Centers for Disease Control and Prevention, National Center for Health Statistics; 2009.
9. Lawrence VA, Hazuda HP, Cornell JE, et al. Functional independence after major abdominal surgery in the elderly. J Am Coll Surg. 2004;199(5):762–72.
10. Gibbs J, Cull W, Henderson W, et al. Preoperative serum albumin level as a predictor of operative mortality and morbidity: results from the National VA Surgical Risk Study. Arch Surg. 1999;134(1):36–42.

11. Reich DL, Hossain S, Krol M, et al. Predictors of hypotension after induction of general anesthesia. Anesth Analg. 2005;101(3):622–8.
12. Aubrun F. Management of postoperative analgesia in elderly patients. Region Anesth Pain Med. 2005;30(4):363–79.
13. Mann C, Pouzeratte Y, Boccara G, et al. Comparison of intravenous or epidural patient-controlled analgesia in the elderly after major abdominal surgery. Anesthesiology. 2000;92(2):433–41.
14. Harari D, Hopper A, Dhesi J, et al. Proactive care of older people undergoing surgery ('POPS'): designing, embedding, evaluating and funding a comprehensive geriatric assessment service for older elective surgical patients. Age Ageing. 2007;36(2):190–6.
15. Bentov I, Reed MJ. Anesthesia, microcirculation, and wound repair in aging. Anesthesiology. 2014;120(3):760–72.
16. Sessler DI, Sigl JC, Kelley SD, et al. Hospital stay and mortality are increased in patients having a "triple low" of low blood pressure, low bispectral index, and low minimum alveolar concentration of volatile anesthesia. Anesthesiology. 2012;116(6):1195–203.
17. Pudelek B. Geriatric trauma: special needs for a special population. AACN Clin Issues. 2002;13:61–72.
18. Velmahos GC, Jindal A, Chan LS. "Insignificant" mechanism of injury: not to be taken lightly. J Am Coll Surg. 2001;192:147–52.
19. Tieves KS, Yang H, Layde PM. The epidemiology of traumatic brain injury in Wisconsin, 2001. WMJ. 2005;104:22–5.
20. Khasraghi FA, Christmas C, Lee EJ, et al. Effectiveness of a multidisciplinary team approach to hip fracture management. J Surg Orthop Adv. 2005;14:27–31.
21. Kamel HK, Iqbal MA, Mogallapu R, et al. Time to ambulation after hip fracture surgery: relation to hospitalization outcomes. J Gerontol A Biol Sci Med Sci. 2003;58:1042–5.
22. Calland JF, Ingraham AM, Martin N, et al. Evaluation and management of geriatric trauma: an Eastern Association for the Surgery of Trauma practice management guideline. J Trauma Acute Care Surg. 2012;73:S345.
23. Mack LR, Chan SB, Silva JC, Hogan TM. The use of head computed tomography in elderly patients sustaining minor head trauma. J Emerg Med. 2003;24:157.
24. Alrajhi KN, Perry JJ, Forster AJ. Intracranial bleeds after minor and minimal head injury in patients on warfarin. J Emerg Med. 2015;48:137.
25. Battle CE, Hutchings H, Evans PA. Risk factors that predict mortality in patients with blunt chest wall trauma: a systematic review and meta-analysis. Injury. 2012; 43:8.
26. Bulger EM, Arneson MA, Mock CN, Jurkovich GJ. Rib fractures in the elderly. J Trauma. 2000;48:1040.
27. Harbrecht BG, Peitzman AB, Rivera L, et al. Contribution of age and gender to outcome of blunt splenic injury in adults: multicenter study of the eastern association for the surgery of trauma. J Trauma. 2001;51:887.

28. Demetriades D, Murray J, Martin M, et al. Pedestrians injured by automobiles: relationship of age to injury type and severity. J Am Coll Surg. 2004;199:382.
29. Touger M, Gennis P, Nathanson N, et al. Validity of a decision rule to reduce cervical spine radiography in elderly patients with blunt trauma. Ann Emerg Med. 2002;40:287.
30. Lewis M, Abouelenin K, Paniagua M. Geriatric Trauma: Special
31. considerations in the anesthestic management of the injuried elderly patient. Anesthesiology Clin. 2007;25:75-90.
32. Potocnik I, Novak-Jankivic V. Intraoperative problems and management in geriatric trauma patients. Biomed J Sci Tech
33. Res. 2018;5532-34.
34. Ng JL, Chan MT, Gelb AW. Perioperative stroke in noncardiac, nonneurosurgical surgery. Anesthesiology. 2011;115(4):879–90.
35. Ensrud K, Ewing SK, Taylor BC, Fink HA, Cawthon PM, Stone KL, et al. Study of Osteoporotic Fractures. Comparison of 2 Frailty Indexes for Prediction of Falls, Disability, Fractures, and Death in Older Women. Arch Intern Med. 2008;168(4):382-9.
36. Farzi S, Stojakovic T, Marko T, Sankin C, Rehak P, Gumpert R, et al. Role of N-terminal pro B-type natriuretic peptide in identifying patients at high risk for adverse outcome after emergent non-cardiac surgery. Br J Anaesth. 2013;110: 554–60. 10.1093/bja/aes454

27

Analgesia e Anestesia no Idoso Traumatizado

Milton Gotardo
Marcos Haruki Yokayama
Felipe Chiodini Machado

Introdução

Com o aumento da longevidade humana e o envelhecimento das pessoas nascidas entre 1946 e 1964 (*baby-boomers*), o número e a proporção de idosos com idade acima de 65 anos vêm crescendo constantemente. Nessa faixa etária, 73% dos casos dos traumas são devidos a queda, e a maior parte dos outros 27% devem-se a acidentes de trânsito, o que impacta significativamente a saúde pública e a economia.[1-4]

Degani CD *et al.* efetuaram um estudo retrospectivo sobre idosos vítima de trauma, entre 2008 e 2010, evidenciando que 31,3% dos traumas foram por queda, 28,2% por atropelamento, sendo a cabeça e/ou o pescoço a região mais acometida em 59,5% dos casos.[5]

A senescência resulta em um declínio progressivo da função celular, resultando em uma perda de desempenho de órgãos e sistemas. O envelhecimento é um processo progressivo no qual os mecanismos adaptativos e homeostáticos estão prejudicados pela redução da reserva fisiológica, resultando em uma maior suscetibilidade do idoso ao trauma, principalmente quando se associa o uso medicamentos e a presença de comorbidades.[6-9]

O trauma no paciente geriátrico agrava-se com o avançar da idade, em consequência do declínio funcional imunobiológico, o que pode levar à institucionalização prolongada, com aumento da morbidade e mortalidade.[9,10]

Definição

Historicamente, o termo "idoso" foi aplicado a indivíduos com mais de 65 anos de idade. No entanto, o envelhecimento é agora visto como uma evolução fisiológica, não havendo uma correlação direta com a idade cronológica.[7,11,12]

Pode ser mais útil dividir a população geriátrica em "jovens idosos, " que incluem indivíduos com idades entre 65 e 80 anos, e "idosos mais velhos", que incluem indivíduos com mais de 80 anos de idade. Nos pacientes geriátricos com trauma, o prognóstico no grupo octogenário é significativamente pior.[7]

Tabela 27.1. Mudanças fisiológicas na população idosa

Vias aéreas	
❑ Aumento da incidência de: 1. Perda da dentição 2. Artrite nas articulações temporomandibular e/ou coluna cervical	**Implicações clínicas** 1. Antecipe o potencial para via aérea difícil 2. Avalie a abertura da boca (pode estar reduzida) 3. Avalie a mobilidade do pescoço 4. Caso tenha dificuldade na ventilação com bolsa válvula-máscara em pacientes com perda de dentição, utilize dispositivos supraglóticos 5. Remova próteses dentárias para efetuar a laringoscopia
Sistema respiratório	
1. Diminuição do surfactante 2. Limpeza ciliar diminuída 3. Tosse menos eficaz 4. Aumento do trabalho respiratório 5. Rigidez da parede torácica/elasticidade reduzida 6. Atrofia dos músculos respiratórios 7. Resposta diminuída aos quimiorreceptores 8. Diminuição do FEVa* 9. Diminuição do número de alvéolos 10. Incompatibilidade V/Q* *A Reserva respiratória está reduzida por diminuição da força dos músculos respiratórios, da capacidade vital, da conformação da parede torácica e do aumento do volume residual.* ** FEV: volume expiratório forçado, o volume de ar expelido durante uma respiração forçada V/Q, relação ventilação (V) – perfusão (Q)*	**Implicações clínicas** 1. Instalação de oxigênio suplementar precoce e suporte respiratório 2. Quando indicado, efetue oxigenação apneica para intubação 3. Deve-se realizar fisioterapia precoce (se não houver contraindicações) para reduzir atelectasia 4. Garantir analgesia ideal para reduzir imobilização nas incursões respiratórias *A função respiratória está comprometida na população idosa. Há uma perda da elasticidade pulmonar com redução significativa da capacidade vital. Essas alterações resultam na dependência da respiração diafragmática, com diminuição da depuração mucociliar de bactérias e redução da capacidade de tossir. Ocorre um desiquilíbrio na relação ventilação/perfusão.*
Sistema neurológico	
1. Diminuição do tamanho do cérebro 2. Redução dos neurônios funcionais 3 Atrofia cortical levando a maior suscetibilidade ao cisalhamento das veias e consequente hemorragia subdural	**Implicações clínicas** 1. Aumento da incidência de hemorragia intracraniana, mesmo em pequenos traumas (p. ex., queda da própria altura) 2. Avaliação por GCS contínuo e TC

Sistema cardiovascular	
1. Endurecimento da aorta e artérias periféricas 2. Aumento da resistência vascular periférica 3. Aumento da espessura do ventrículo esquerdo 4. Diminuição do débito cardíaco 5. Anormalidades de condução 6. Menor capacidade de elevação da frequência cardíaca 7. Aumento da resistência vascular periférica 8. Diminuição da sensibilidade cardíaca para estímulos beta-adrenérgicos (intrínseco e/ou por meio de medicamentos, como betabloqueadores) 9. Redução da sensibilidade dos barorreceptores, com piora da resposta a taquicardia normal a hipovolemia 10. Maior dependência do volume sistólico para manutenção do débito cardíaco 11. Aumento da incidência de isquemia cardíaca (primária ou secundária) 12. Aumento da morbidade quando em uso de medicamentos hipotensores, agentes antiplaquetários e/ou agentes anticoagulantes	**Implicações clínicas** ❑ Identificação precoce do choque, por meio de: 1. Exame físico cuidadoso 2. Marcadores metabólicos de tecido com hipoperfusão (por exemplo, Hb/Ht, pH, lactato) 3. Fontes de hemorragia através de varredura FAST estendida e TC 4. Controle hemostático precoce de sangramentos externos 5. Reposição volêmica adequada, associada a/ou infusão de drogas vasoativas, para aumentar o enchimento ventricular, guiando-se por parâmetros laboratoriais e hemodinâmicos
Sistema gastrintestinal (GI)	
1. Redução da mobilidade intestinal 2. Diminuição da absorção intestinal 3. Baixo estado nutricional 4. Diminuição da massa corporal	
Sistema renal	
1. Diminuição da taxa de filtração glomerular 2. Diminuição do tempo de liberação do medicamento 3. Controle diminuído do equilíbrio ácido-base 4. Concentração e diluição ineficientes 5. Fraca resposta renina-angiotensina	**Implicações clínicas** ❑ Acima dos 50 anos, a massa renal é perdida, com uma queda correspondente na taxa de filtração glomerular
Sistema imunológico	
1. Diminuição da imunidade humoral e celular	**Implicações clínicas** ❑ A imunossenescência se refere à deterioração natural do sistema imunológico produzido pelo envelhecimento. Envolve a perda de capacidade do corpo para responder a infecções e à memória imunológica, especialmente a vacinação. E é considerada um fator de mortalidade entre os idosos.
Sistema musculoesquelético	
1. Diminuição da massa e densidade óssea 2. Endurecimento dos ligamentos e articulações 3. Degeneração articular e afinamento da cartilagem 4. Perda de massa muscular e sarcopenia 5. Degeneração do disco	**Implicações clínicas** ❑ A osteoporose e a suscetibilidade a quedas do idoso aumentam a incidência de fraturas de quadril no grupo geriátrico, principalmente nas mulheres. A fratura de quadril pode ocorrer isolada ou estar associada a traumas neurológicos, torácicos, intra-abdominais podendo estar associados a grandes perdas volêmicas

Exposição ao meio ambiente Pré-morbidade por: 1-Desnutrição; 2-Sedentarismo; 3-Perda da memória imunológica (especialmente vacinação)	**Implicações Clínicas** Risco aumentado de: 1-Hipotermia; 2-Lesões por pressão; 3-Infecção
Função endócrina A responsividade do tecido à tiroxina e sua produção é reduzida com o envelhecimento. A secreção de cortisol não parece mudar com o envelhecimento	

Fonte: Referências: 2, 3 e 7.

Sedação no paciente geriátrico

Na sedação do paciente adulto, assim como no paciente geriátrico, os agentes anestésicos são normalmente administrados em dose bolus, com doses adicionais sendo aplicadas, caso necessário, mediante titulação do nível de sedação. Durante o procedimento, é essencial monitorar os parâmetros hemodinâmicos e ventilatórios para identificar possíveis efeitos adversos. Na população idosa, recomenda-se iniciar a administração da maioria dos medicamentos com 50-75% da dose habitual para adultos, ajustando-se conforme as condições clínicas do paciente e a duração da sedação.[13-15]

Tabela 27.2. Dose de medicamentos não opioides

Medicamento	Dose de sedação (intravenosa)	Dose de indução em bolus	Dose de manutenção em infusão	Redução (%) para adultos idosos
Dexmedetomidina	0,5-1 µg/kg/h (a)*	0,5µ3 µg/kg/h (a)*	0,1-2,5 µg/kg/h	30-50
Etomidato	—	0,2-0,4 mg/kg	—	20-50
Cetamina	0,2-0,5 mg/kg	1-2 mg/kg	10-20 µg/kg/min	0-desconhecido
Midazolam	0,02 mg/kg	0,025-0,1 mg/kg	0,3-1,5 µg/kg/min	20
Propofol	25-50 µg/kg/min	1,0-1,5 mg/kg	75-150 µg/kg/min	20
Tiopental	—	2-5 mg/kg	1-5 mg/kg/h	20

*(a): de 10 a 20 minutos.

Fonte: referências: 14 e 15.

Anestesia no trauma geriátrico

O paciente que é submetido a um ato sedativo ou anestésico na emergência, deve passar por uma avaliação de seu estado clínico, começando por possíveis comorbidades, passando por exames laboratoriais e de imagem, até o exame físico. A monitorização contínua dos parâmetros hemodinâmicos é indispensável. É essencial estar preparado para reações adversas a medicações, depressão respiratória, necessidade de proteção das vias aéreas e efeitos colaterais cardiovasculares dos medicamentos.

Tabela 27.3. Medicamentos para sedação e anestesia de adultos e aquela sugerida para população idosa

Medicamento	Adulto: dose inicial e dose adicional	Idoso: dose inicial e dose adicional
Fentanil	1-2 µg/kg Seguido de 0,5-1 µg/kg	1 µg/kg Seguido de 0,5 µg/kg
Midazolam	0,02-0,03 mg/kg Seguido de 0,01-0,02 mg/kg	0,02 mg/kg Seguido de 0,01 mg/kg
Propofol	0,5-1 mg/kg em 1 minuto Seguido de 0,5 mg/kg	0,5 mg/kg em 3 minutos Seguido de 0,25 mg/kg
Cetamina	1-2 mg/kg Seguido de 0,25-0,5 mg/kg	1 mg/kg Seguido de 0,25 mg/kg
Etomidato	0,1-0,15 mg/kg em 1 minuto Seguido de 0,1 mg/kg, se necessário (*)	0,1 mg/kg Seguido de 0,1 mg/kg*
Associação Cetamina e Propofol	0,5 mg/kg de Cetamina e 0,5 mg/kg de Propofol**	0,3-0,5 mg/kg de Cetamina e 0,3-0,5 mg/kg de Propofol**

Fonte: Referências: 16 a 18.

* Etomidato: Inibe o eixo hipotálamo hipofisário, produzindo supressão severa da suprarrenal, com redução da síntese de corticoides. Contraindicado em choque séptico.

** A Associação Cetamina e Propofol (Ketofol) necessita de maiores estudos clínicos.

Intubação orotraqueal no paciente geriátrico

A intubação em sequência rápida é particularmente útil em pacientes com reflexo de tosse intacto, apresentando "estômago cheio", com lesão ou doença potencialmente fatal, que requer controle imediato das vias aéreas (Tabela 27.4).

Posicionamento do paciente para intubação em sequência rápida

Paciente em proclive

O paciente em proclive possibilita a diminuição da pressão aérea intra-gástrica, reduzindo o refluxo de conteúdo gástrico, evitando uma possível broncoaspiração, principalmente quando se necessita utilizar ventilação com pressão positiva (Figura 27.1).

Cabeceira elevada

Elevação da cabeceira do paciente entre 25° e 30° (Figura 27.2).

Paciente obeso

Se o paciente for obeso, ele deve ser colocado em uma "rampa", com a utilização de coxins em região retroescapular e occipital, sendo está mais elevada que a primeira; alinhar o ouvido-esterno no mesmo plano; a face do paciente deve estar paralela ao teto da sala (Figura 27.3).

Tabela 27.4.

Checklist para IOT de emergência	*Checklist* para IOT de emergência	*Checklist* para IOT de emergência	Realizar *briefing*
Preparar paciente	**Preparar equipamentos**	**Preparar para dificuldades**	**Preparar grupo**
❑ Monitorização – ECG – Oxímetro de pulso – PA (cada 2 min) – Capnografia ❑ Posicionamento ideal – Posição em rampa em pacientes obesos – Elevação da cabeceira em 30° se trauma cranioencefálico – Imobilização cervical na suspeita de lesão de medula espinhal ❑ Bom acesso IV pérvio ❑ Pré-oxigenação adequada	❑ Fornecimento adequado de oxigênio ❑ Equipamentos para via aérea – Máscara facial – Adjuvantes de via aérea (p. ex., "Guedel") – Balão autoinflável – Dois laringoscópios – Tubos endotraqueais apropriados – "Bougie" ou estilete – Fita para fixar tubo ou cadarço ❑ Aspirador ❑ Medicações – Medicações para ISR – Vasopressor – Medicações para manutenção da sedação e paralisia	❑ Preparação para via aérea difícil – Videolaringoscópio – Máscara laríngea – *Kit* para cricotireoidostomia ❑ Presença do carrinho de via aérea difícil ❑ Plano de oxigenação em caso de falha na intubação (p. ex., ventilar com volume baixo e frequência alta) ❑ Outros problemas específicos previstos? (p. ex., falha de material)	❑ Confirmar funções – Intubação – Drogas – Pressão cricoide – Estabilização e alinhamento (lesão de medula espinal) ❑ Ajuda sênior disponível
Confirmar *checklist*	**Confirmar *checklist***	**Confirmar *checklist***	***Briefing* realizado**

Fonte: referência: 19.

PROCLIVE

Posicionamento plano: o gás insuflado no estômago empurra o fluido para o esôfago, levando à aspiração.

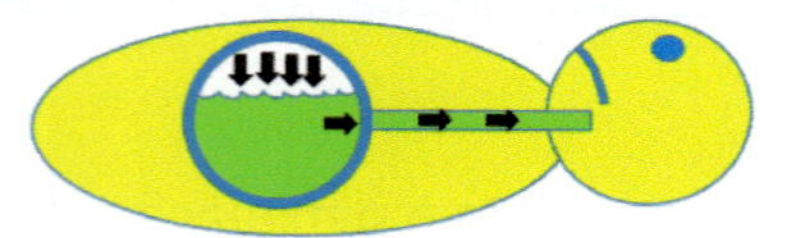

Posicionamento de cabeça erguida: o gás insuflado passa inofensivamente para trás, levando a um arroto.

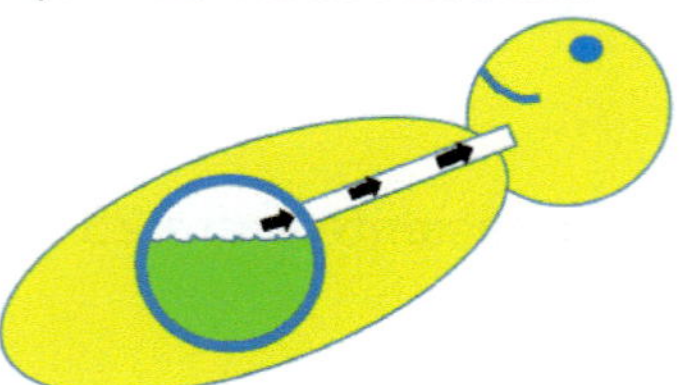

Figura 27.1. A anatomia da regurgitação passiva: O gás insuflado distende o estômago. Se houver conteúdo suficiente no estômago, o gás pressurizado pode impulsionar esse fluido retrogradamente para o esôfago.

Fonte: referência 20.

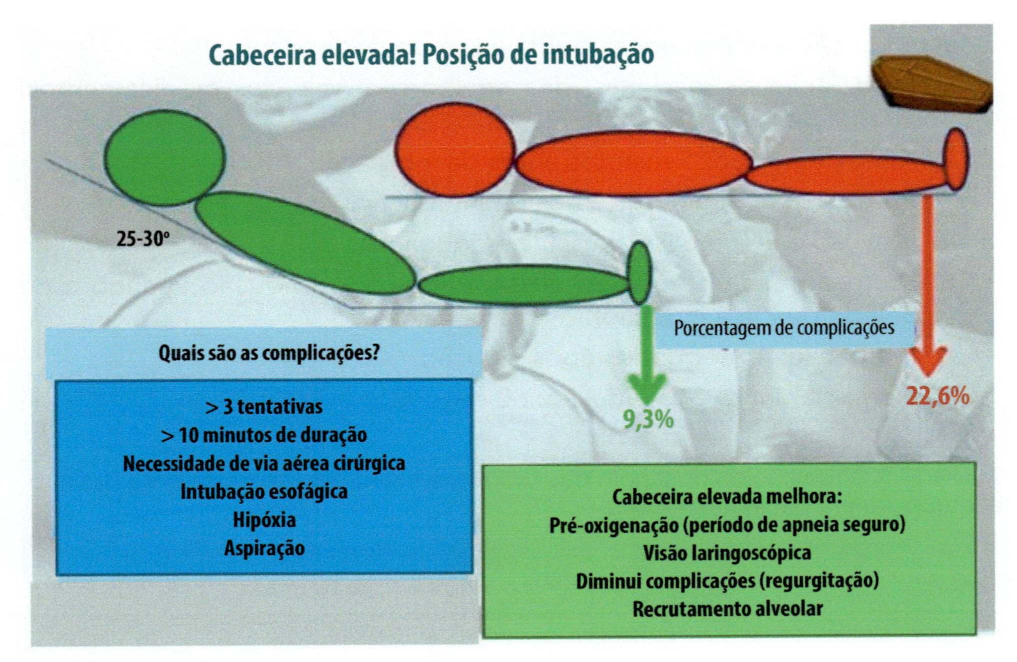

Figura 27.2. Cabeceira elevada. Posição de intubação.

Fonte: referências 20, 21 e 22.

ISR em pacientes com Obesidade Mórbida

- **Posição "em rampa"** – melhor que posição "farejadora"
- **Posição *Trendelenburg* reverso** – pode ajudar
- **Ouvido – Manúbrio esternal** – no mesmo plano horizontal (figuras A e B)
- Face do paciente paralelo ao teto

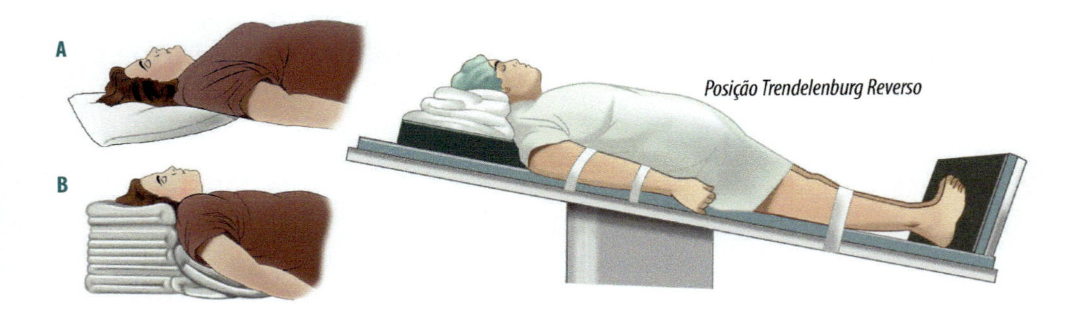

Figura 27.3. Intubação de sequência rápida (ISR).

Fonte: referências 23, 24 e 25.

A intubação em sequência rápida é tempo dependente:[26]

1. Preparação do paciente, dos equipamentos e dos medicamentos: 10 minutos antes da intubação.
2. Pré-oxigenação: 5 minutos antes da intubação.
3. Pré-indução: 3 minutos antes da intubação.
4. Indução com paralisia muscular sequencial.
5. Proteção das vias aéreas: 30 segundos após indução (manobra de Sellick, desde a indução).
6. Intubação: 45 segundos após indução.
7. Gerenciamento pós-indução: 60 segundos após indução.

Tabela 27.5. Alteração da dosagem das drogas anestésicas utilizadas para facilitar a intubação em pacientes idosos

Classe de medicamentos	Mudança da dosagem no paciente idoso
Sedativos	Redução de 50% da dose em bolus
Bloqueador neuromuscular despolarizante (succinilcolina)	Não há redução da dose
Bloqueador neuromuscular adespolarizante (Rocurônio)	Não há redução da dose
Opioides	Redução de 50% da dose em bolus

Fonte: referência: 8.

Medicamentos utilizados na intubação em sequência rápida

Tabela 27.6. Pré-indução: 3 minutos antes da ISR

Agentes	Dose	Indicação	Notas
Lidocaína	100 mg	Trauma de crânio e/ou encéfalo, PIC* elevada, mecanismos de trauma desconhecidos.	Lidocaína evita o aumento da PIC* causada pela intubação.
Fentanil	2-3 µg/kg	PIC* elevada, doenças cardiovasculares.	Fentanil ajuda a diminuir a descarga de adrenalina provocada pela intubação.

* PIC: Pressão intracraniana.

Fonte: referências: 26 a 32.

Tabela 27.7. Agentes indutores em ISR

Agentes	Dose mg/kg IV	Inécio de ação (seg)	Duração da ação (min)	Indicações	Efeitos adversos	Notas
Midazolam	0,2-0,3	60-90	15-30	Após a intubação	Apneia, depressão respiratória, agitação paradoxal	Não indicada na ISR
Etomidato	0,3	10-15	4-10	Utilizado em quase todos pacientes para ISR	Insuficiência da adrenal, atividade mioclônica. dor a injeção	Se o paciente está séptico informe a UTI que ele recebeu etomidato
Cetamina	1,5	45-60	10-20	Boa opção para paciente com vias aéreas reativas, hipovolêmico, com sangramento ativo, chocado	Aumento da frequência cardíaca, da pressão arterial, e da pressão intraocular	Não recomendado em hipertensos e/ou com doenças cardiovasculares
Propofol	1,5	15-45	5-10	Pacientes com hemodinâmica estável, doença das vias aéreas reativas, estado epilético	Hipotensão, depressão miocárdica, redução da pressão perfusão cerebral	Ação rápida, a depressão hemodinâmica é limitada a indução, dor a injeção

Fonte: referências: 26 a 32.

Tabela 27.8. Relaxante muscular despolarizante

Agente	Dose mg/kg IV	Início de ação (seg)	Duração de ação (min)	Indicação	Efeitos adversos	Notas
Succinilcolina	1,5; 2,0 na *miastenia gravis*; 4,0 IM se risco de vida	45	6-10	Todos os pacientes, exceto em hipertermia maligna, hipercalemia, e após 5 dias em queimados, lesão muscular por esmagamento, denervação, infecção severa	Hipercalemia, fasciculação muscular, elevação da pressão intraocular	Pode ocorrer bradicardia em doses repetidas, tratado com atropina

Fonte: referências: 26 a 32.

Tabela 27.9. Relaxante muscular adespolarizante

Agente	Dose mg/kg IV	Início de ação (seg)	Duração da ação (min)	Indicação	Efeitos adversos	Notas
Rocurônio	1 a 1,2	60-75	40-60	Utilizado quando a succinilcolina está contraindicada	Não apresenta alterações hemodinâmicas significativas	Apresenta reversor específico para sua ação: sugamadex

Fonte: referências: 26 a 32.

Manutenção da analgesia e sedação pós-intubação

Após realizar-se a intubação, o paciente deve ser mantido sob sedação analgésica protetora, monitorando-se continuamente o sistema neurovegetativo por meio de parâmetros hemodinâmicos, ventilatórios e neurológicos. Os medicamentos devem ser administrados continuamente, por meio de "bombas" de infusão.

Tabela 27.10.

Medicação	Apresentação	Quantidade	Diluente	Concentração	Dosagem
Fentanil	50 µg/mL (ampola com 5 mL)	2.500 µg (50 mL ou 10 amp)	Não há		Min: 25 µg/h Max: 200 µg/h
Propofol	10 mg/mL (ampola com 20 mL)	500 mg (50 mL)	Não há		Min: 25 µg/kg/min Max: 200 µg/kg/min
Tiopental	Frasco ampola de 1 g	Simples: 4 g	SG 5% 240 mL	16,66 mg/mL	Min: 1 mg/kg/h Max: 5 mg/kg/h
		Concentrado: 8 g	SG 5% 240 mL	33,33 mg/mL	
Morfina	10 mg/mL	100 mg (10 mL ou 1 amp)	SG 5% ou SF 0,9% 90 mL	1 mg/mL	Min: 0,5 mg/h Max: sem limites
Dexmedetomidina	100 µg/mL (ampola com 2 mL)	200 mcg (2 mL ou 1 amp)	SF 0,9% 48 mL		Min: 0,2 µg/kg/h Max: 1,5 µg/kg/h
Midazolam	5 mg/mL (ampola com 3 ou 10 mL)	150 mg (30 mL ou 3 amp)	SG 5% ou SF 0,9% 120 mL	1 mg/mL	Min: 0,05 mg/kg/h Max: 0,2 mg/kg/h
Cetamina	50 mg/mL (ampola de 2 mL)	50 mg	SG 5% ou SF 0,9% 100 mL		Min: 0,05 mg/kg/h Max: 0,4 mg/kg/h

Fonte: referência: 33.

Analgesia perioperatória no paciente idoso

Parte significativa dos pacientes idosos politraumatizados será submetida a intubação orotraqueal e será mantida por algum tempo no pós-operatório, por complicações ou riscos clinico-cirúrgicos diversos. No entanto, uma parcela desses pacientes será extubada em sala cirúrgica ou nas primeiras horas ou dias após o trauma inicial, sendo necessário dispensar atenção especial à dor perioperatória.[34,35]

Sabe-se que os idosos têm maior limiar de dor (menor sensibilidade à dor) quando comparado a pacientes jovens, devido ao envelhecimento e à consequente perda de sensibilidade periférica. No entanto, os idosos têm fatores de risco aumentados para dor perioperatória em relação aos pacientes mais jovens, por conta das seguintes características:

- Maior prevalência de dores nociceptivas crônicas prévias à cirurgia, como osteoartrose, dores miofaciais e outras causas de dores musculoesqueléticas;
- Maior prevalência de dores de natureza neuropática pré-operatória e maior suscetibilidade a neuropatias pós-operatórias, decorrentes do ato cirúrgico ou posicionamento;
- Maiores efeitos adversos com uso de analgésicos, o que pode levar a um subtratamento da dor no perioperatório;
- Mais contraindicações a fármacos habitualmente utilizados no serviço para o tratamento da dor aguda.[34,35]

Estratégias para avaliação de dor perioperatória em pacientes idosos

- Dor e nocicepção são conceitos diferentes: a dor não pode ser mensurada apenas pela atividade de neurônios sensitivos;
- Deve ser dado crédito ao relato de dor do paciente: a dor é sempre uma experiência pessoal, influenciada por aspectos biológicos, psicológicos e sociais;
- As pessoas podem mudar seu conceito e percepção de dor ao longo de suas vidas conforme a experimentam. Um mesmo paciente pode apresentar queixas álgicas diferentes ao longo da vida, mesmo submetido a estímulos dolorosos semelhantes;
- Sempre é possível estimar a dor do paciente: as escalas de dor mais usadas são a qualitativa (dor leve, moderada ou intensa) e a verbal numérica (dor de 0 a 10). No entanto, existem instrumentos específicos validados no Brasil para avaliar a dor em idosos com demência (p. ex., escala PAINAD) ou pacientes intubados (p. ex.,

- escala BPS).

A Escala PAINAD (*Pain Assessment in Advanced Dementia*) é utilizada para a avaliação de dor em pacientes idosos com demência ou outras reduções de nível de consciência. A escala é composta por 5 itens pontuados de 0 a 2, com resultado final entre 0 e 10 (Tabela 27.11).

Tabela 27.11.

Itens	0	1	2
Respiração independente da vocalização	Normal	Eventual dificuldade na respiração Período curto de hiperventilação	Respiração ruidosa com dificuldade Período longo de hiperventilação Respiração de Cheyenne-Stokes
Vocalização negativa	Nenhuma	Queixas ou gemidos eventuais Fala em baixo volume com qualidade negativa ou desaprovativa	Chama repetidamente de forma perturbada Queixas ou gemidos altos Grito e choro
Expressão facial	Sorri ou inexpressivo	Triste Assustado Sobrancelhas franzidas	Caretas
Linguagem corporal	Relaxado	Tenso Agitado e aflito Inquieto	Rígida Punhos cerrados Joelhos fletidos Resistência à aproximação ou ao afastamento Agressivo
Consolabilidade	Sem necessidade de consolo	Distraído ou tranquilizado pela voz ou toque	Impossível de ser consolado, distraído ou tranquilizado

Fonte: referência: 36.

AEscala BPS (*Behavior Pain Scale*/Escala Comportamental de Dor) é utilizada para a avaliação de dor em pacientes intubados. A escala é composta por 3 itens avaliados de 1 a 4. Um resultado de 6 ou mais indica alta probabilidade de dor no paciente intubado. Deve ser utilizada em conjunto com escalas de sedação para diagnóstico diferencial (Tabela 27.12).

Tabela 27.12.

Item	Descrição	Pontuação
Expressão facial	Relaxada	1
	Parcialmente contraída (p. ex., abaixamento palpebral)	2
	Completamente contraída (olhos fechados)	3
	Contorção facial	4
Movimentos dos membros superiores	Sem movimento	1
	Movimento parcial	2
	Movimentação completa com flexão dos dedos	3
	Permanentemente contraídos	4
Conforto com o ventilador mecânico	Tolerante	1
	Tosse, mas tolerante à ventilação mecânica a maior parte do tempo	2
	Brigando com o ventilador	3
	Sem controle da ventilação	4

Resultado de 6 ou mais indica alta probabilidade de dor no paciente intubado.

Fonte: Adaptada da referência: 37.

Considerações quanto ao tratamento da dor no período pós-operatório em idosos[38,39]

- A idade, por si só, não é contraindicação absoluta para a administração da maioria dos fármacos já utilizados no manejo da dor perioperatória;
- No entanto, as doses devem ser ajustadas devido à maior sensibilidade do paciente idoso aos analgésicos: recomenda-se iniciar com doses mais conservadoras e ajustá-las conforme a necessidade do paciente;
- Pacientes idosos apresentam maior propensão a disfunções orgânicas (p. ex., insuficiência renal ou hepática), o que pode contraindicar o uso de analgésicos específicos;
- A analgesia inadequada aumenta o risco de complicações clinico-cirúrgicas, eleva a chance de delirium e a incidência de cronificação da dor;
- O uso de bloqueios anestésicos no perioperatório e infusões com anestésico local podem reduzir o consumo de analgésicos sistêmicos no perioperatório, reduzindo assim os efeitos adversos em prejuízo à analgesia.

Referências Bibliográficas

1. Arslan B. Geriatric Trauma, Trauma Surgery, Ozgur Karcioglu and Hakan Topacoglu, IntechOpen, September 19th 2018, DOI: 10.5772/intechopen.77151. Disponível em: https://www.intechopen.com/chapters/61857.
2. Carpenter CR, et al. Major trauma in the older patient: Evolving trauma care beyond management of bumps and bruises. Emergency Medicine Australasia. 2017;29:450-5. DOI: 10.1111/1742-6723.12785.
3. Joyce MF, Gupta A, Azocar RJ. Acute trauma and multiple injuries in elderly population. Current Opinion Anesthesiology. 2015;28:145-50. DOI: 10.1097/ACO.0000000000000173.
4. Gioffrè-Florio M, et al. Trauma in elderly patients: a study of prevalence, comorbidities and gender diferences. G Chir. 2018 Jan-Feb;39(1):35-40.
5. Degani CD, et al. Idosos vítimas de trauma: doenças preexistentes, medicamentos em uso no domicílio e índices de trauma. Revista Brasileira de Enfermagem. 2014 set-out;67(5):759:65. http://dx.doi.org/10.1590/0034-7167.2014670513.
6. Shenvi C. Putting na Older Patient Under: Tips for Geriatric Procedural Sedation. Expert Peer Reviewed (Clinical), Geriatrics, Tox & Medications. 2013 Oct;31:5.
7. Macena WG, Hermano LO, Costa TC. Alterações Fisiológicas Decorrentes do Envelhecimento. Revista Mosaicum. 2018 Jan-Jun;27. ISSN 1980-4180.
8. Lewis MC, Abouelenin K, Paniagua. Geriatric Trauma: Special Considerations in the Anesthetic Management of the Injured Elderly Patient. Anesthesiology Clinics. 2007;25:75–90. Miami, FL 2007 Elsevier. doi:10.1016/j.atc.2006.11.002 anesthesiology.theclinics.com.
9. Brooks SE, Peetz AB. Evidence-Based Care of Geriatrics Trauma Patients. Surg Clin N Am. 2017;97:1157-74, http://dx.doi.org/10.1016/j.suc.2017.06.006.
10. Grossman MD, et al. When Is an Elder Old? Effect of Preexisting Conditions on Mortality in Geriatric Trauma. The Journal of Trauma Injury, Infection, and Critical Care. Lippincott Williams & Wilkins, Inc. 2002;52:242-6.
11. Atinga A, et al. Trauma in the elderly patient. British Institute of Radiology. 2018, 91:20170739, 10 páginas. https://doi.org/10.1259/bjr.20170739.
12. Joseph A, Trauma in the elderly: Burden or opportunity? Injury, Int. J. Care Injured. 2015;46:1701-2. http://dx.doi.org/10.1016/j.injury.2015.07.036.
13. Duvall DB, et al. Injury Severity and Comorbidities Alone Do Not Predict Futility of Care after Geriatric Trauma. Journal of Palliative Medicine. 2015;18(3):246-51. Mary Ann Liebert, Inc. doi: 10.1089/jpm.2014.0336.
14. Homfray G, et al Procedural sedation of elderly patients by emergency physicians: a safety analysis of 740 patients. British Journal of Anaesthesia. 2018;121 (6):1236e1241. doi: 10.1016/j.bja.2018.07.038.
15. Andres TM, et al. Geriatric Pharmacology – An Update. Anesthesiology Clinics. 2019;37:475-92. https://doi.org/10.1016/j.anclin.2019.04.007. anesthesiology.theclinics.com
16. Bresolin NL, Fernandes VR. Sedação, Analgesia e Bloqueio Neuromuscular. AMIB. https://www.sbp.com.br/fileadmin/user_upload/pdfs/Sedacao_Analgesia_Bloqueio_Neuromuscular.pdf.

17. Weaver CS, et al. ED procedural sedation of elderly patients: is it safe? American Journal of Emergency Medicine.2011;29:541-4. doi:10.1016/j.ajem.2009.12.017. https://pubmed.ncbi.nlm.nih.gov/20825829/. www.elsevier.com/locate/ajem.
18. Lin M. Procedural Sedation in the Elderly. https://epmonthly.com/article/procedural-sedation-in-the-elderly/.
19. Ross W, Ellard L, Baitch L. Rapid Sequence Induction. ATOTW 331. 2016, May, 24th. www.wfsahq.org. https://anaesthesiology.gr/media/File/pdf/-Rapid-Sequence-Induction.pdf.
20. https://emcrit.org/pulmcrit/pressure-rsi/.
21. Higgs A, McGrath BA, Goddard C, Rangasami J, Suntharalingam G, Gale R, et al. Guidelines for the management of tracheal intubation in critically ill adults. Editorial decision: October 25, 2017; Accepted: October 25, 2017 © 2017 British Journal of Anaesthesia. Published by Elsevier. https://aimeairway.ca/uploads/articles/110.pdf.
22. Khandelwal N, Khorsand S, Mitchell SH, Joffe AM. Head-Elevated Patient Positioning Decreases Complications of Emergent Tracheal Intubation in the Ward and Intensive Care Unit. Anesth Analg. 2016;122:1101–7.
23. https://rebelem.com/should-bed-up-head-elevated-buhe-be-the-new-standard-position-for-rsi-in-the-ed/.
24. https://www.emnote.org/emnotes/airway-management-in-obese-patients; https://mobile.twitter.com/jackcfchong.
25. Collins JS, Lemmens HJM, Brodsky JB, Brock-Utne JG, Levitan RM. Laryngoscopy and morbid obesity: a comparison of the "sniff" and "ramped" positions. Obes Surg . 2004 Oct;14(9):1171-5. PMID: 15527629. DOI: 10.1381/0960892042386869. https://pubmed.ncbi.nlm.nih.gov/15527629/.
26. Chong JCF. Rapid Sequence Intubation. 2017;5:22. jackcfchong@gmail.com. https://www.emnote.org/emnotes/rapid-sequence-intubation.
27. Nickson C. Rapid Sequence Intubation (RSI). 2020 Nov 3. https://litfl.com/rapid-sequence-intubation-rsi/.
28. Caro D. Induction agents for rapid sequence intubation in adults outside the operating room. 2021 Oct. https://www.uptodate.com/contents/induction-agents-for-rapid-sequence-intubation-in-adults-outside-the-operating-room H2.
29. Bernhard M, et al. The first Shot is Often the Best Shot: First-Pass Intubation Success in Emergency Airway Management. Anesth Analg. 2015;121(5):1389-93. PMID: 26484464.
30. El-Orbany M, Connolly LA. Rapid sequence induction and intubation: current controversy. Anesth Analg. 2010 May 1;110(5):1318-25. doi: 10.1213/ANE.0b013e3181d5ae47.Epub 2010 Mar 17. Review. PubMed PMID: 20237045. [Free Full Text].
31. Stept WJ, Safar P. Rapid induction-intubation for prevention of gastric-content aspiration. Anesth Analg. 1970 Jul-Aug;49(4):633-6. PUBMed PMID:5534675.
32. Stewart JC, Bhananker S, Ramaiah R. Rapid-sequence intubation and cricoids pressure. Int J Crit Illn Inj Sci [serial online] 2014 [cited 2014 Apr 19];4:42-9. Sisponível em: http://www.ijciis.org/text.asp?2014/4/1/42/128012.

33. Rodrigues RR, et al. Padronização de diluição de soluções endovenosas – adulto. Condutas em Anestesia – Trauma. 2. ed. Rio de Janeiro: Atheneu; 2019, Cap. 1.
34. Fong HK, Sands LP, Leung JM. The role of postoperative analgesia in delirium and cognitive decline in elderly patients: a systematic review. Anesth Analg. 2006 Apr;102(4):1255-66.
35. Schofield PA. The assessment and management of peri-operative pain in older adults. Anaesthesia. 2014 Jan;69 Suppl 1:54-60.
36. Valera GG, et al. Adaptação cultural para o Brasil da escala Pain Assessment in Advanced Dementia – PAINAD*, Rev Esc Enferm USP. 2014;48(3):462-8. www.ee.usp.br/reeusp/. DOI: 10.1590/S0080-623420140000300011.
37. Pinheiro ARPQ, Marques RMD. Behavioral Pain Scale e Critical Care Pain Observation Tool para avaliação da dor em pacientes graves intubados orotraquealmente. Revisão sistemática da literatura. Rev Bras Ter Intensiva. 2019;31(4):571-81. DOI: 10.5935/0103-507X.20190070.
38. McKeown JL. Pain Management Issues for the Geriatric Surgical Patient. Anesthesiol Clin. 2015 Sep;33(3):563-76.
39. Nordquist D, Halaszynski TM. Perioperative multimodal anesthesia using regional techniques in the aging surgical patient. Pain Res Treat. 2014;2014:902174.

28

O Idoso Traumatizado na UTI

Gabriele Veiga de Lima Barbosa
Roseny dos Reis Rodrigues

Introdução

A população idosa cresce continuamente, resultando em um grande número de pacientes geriátricos em risco para lesões por trauma.[1]

O avanço da idade é associado a piores desfechos em trauma. A idade aumentada é um preditor independente de pior desfecho, com aumento de 2,4 a 5,6 vezes no risco de óbito. Idade acima de 65 anos é fator de risco independente para mortalidade aumentada no trauma, como descrito no Injury Severity Score (ISS) – sendo essa idade comumente utilizada para definição de trauma em idosos, nos mais variados estudos. Pacientes idosos diferem significativamente dos jovens em relação a fisiologia, resposta ao choque, mecanismos e tipos de lesões ocasionadas no trauma. Conhecer essas diferenças reduz o risco de subestimar a gravidade do trauma, evitando retardo na investigação e no diagnóstico, além de diminuir morbidade e mortalidade.[2]

Há um aumento crescente na quantidade de traumas envolvendo a população geriátrica, dado o aumento da expectativa de vida, maior funcionalidade e melhora progressiva na qualidade de vida em faixas etárias mais velhas.[3]

Há risco aumentado de lesões em um subgrupo especial de idosos – os que apresentam demência. Estes, especialmente em quadros de demência moderada a grave, sãoos maiores candidatos a lesões por quedas, acidentes de trânsito, e até mesmo, maior risco de suicídio.[4]

Lesões traumáticas podem ocasionar perda importante de funcionalidade a longo prazo, especialmente nas situações de trauma grave.[5]

Em alguns estudos na área da saúde, os pacientes idosos foram subdivididos em diferentes grupos: "idoso jovem" com idade entre 65-75 anos, "idoso mais velho", entre 75 e 85 anos, e "muito idoso" para aqueles com mais de 85 anos. Estima-se que este último grupo cresça mais rapidamente do que os demais.[6-8]

Em UTIs cirúrgicas (não cardíacas/não neurológicas), há evidências de que a mortalidade seja maior entre os pacientes muito idosos – não apenas durante a permanência na UTI, mas também no ambiente intra-hospitalar.[9]

Em geral, o idoso apresenta algum grau de desnutrição e convive com doenças crônicas, dificultando o manejo cirúrgico em casos de trauma. Além disso, a polifarmácia aumenta o número de complicações na indução anestésica, agravando ainda mais o prognóstico desses doentes.[10]

O idoso vítima de trauma tem maior taxa de mortalidade tardia do que o jovem, devido a combinação da injúria com o maior número de doenças preexistentes associadas e o aparecimento de complicações após o trauma. Outro aspecto a ser considerado na população geriátrica é o de que o trauma exerce efeito adverso também na sobrevida observada a longo prazo, isto é, de 3 a 5 anos após a injúria, quando comparada a idosos que não foram vítimas de trauma. A causa desse possível efeito persistente do trauma na sobrevida a longo prazo ainda é desconhecida. A melhor maneira de reduzir a mortalidade e a morbidade do trauma entre os idosos é a prevenção.[11]

Tabela 28.1. Mudanças fisiológicas do envelhecimento

Sistema cardiovascular	Enrijecimento aórtico e artérias periféricas; resistência vascular periférica aumentada; aumento da espessura de ventrículo esquerdo; redução do débito cardíaco; anormalidades de condução; menor habilidade em aumentar a frequência cardíaca
Sistema respiratório	Diminuição de surfactante; diminuição do *clearence* mucociliar; tosse menos efetiva; aumento do trabalho respiratório; enrijecimento da parede torácica/elasticidade reduzida; atrofia dos músculos respiratórios; resposta diminuída dos quimiorreceptores; queda do volume expiratório forçado; diminuição do número de alvéolos; *mismatch* ventilação-perfusão
Sistema neurológico	Diminuição de massa encefálica; redução do funcionamento neuronal
Sistema renal	Diminuição na taxa de filtração glomerular; decréscimo no *clearence* de drogas; menor controle do equilíbrio ácido-básico; concentração e diluição ineficazes; resposta renina-angiotensina pobre
Sistema gastrintestinal	Redução na mobilidade intestinal; diminuição na absorção entérica; status nutricional pobre; índice de massa corporal reduzido
Sistema imune	Queda na resposta da imunidade humoral e da imunidade celular
Sistema musculoesquelético	Queda no índice de massa óssea e na densidade óssea; enrijecimento de ligamentos e articulações; degeneração articular e desgaste cartilaginoso; perda de volume muscular e sarcopenia; degeneração discal

Fonte: adaptada de: Atinga A, Shekkeris A, Fertleman M, Batrick N, Kashef E, and Dick E. Trauma in the elderly patient. Br J Radiol. 2018;91:20170739.

A idade avançada é relacionada com mudanças fisiológicas progressivas, conforme descrito na **Tabela 28.1**.

Há particularidades importantes no manejo do paciente idoso crítico na UTI. A gravidade do choque pode ser alterada, uma vez que o uso prévio de betabloqueadores, corticosteroides ou anticoagulantes podem alterar a resposta normal ao choque nesse perfil de pacientes. Comorbidades, como disfunção hepática, renal, cardiovascular, uso prévio de corticosteroides, neoplasias associadas, entre outras, aumentam o risco de mortalidade em até cinco vezes.

Há descrição de melhores desfechos de pacientes idosos traumatizados quando manejados em centros especializados de trauma. Ainda, o envolvimento multidisciplinar, como equipe geriátrica, pode associar-se a maiores sucessos para alta e reabilitação funcional.

Menor limiar para ativação de protocolo de trauma nessa população deve ser aceito, uma vez que, idosos "subtriados" em sua gravidade têm pior desfecho clínico.[2]

Muito se tem discutido sobre a melhor maneira de avaliar o prognóstico nos pacientes idosos em UTI. Atualmente, tem-se levado muito mais em consideração a questão da fragilidade como preditor prognóstico, do que propriamente apenas os escores referentes à gravidade das lesões ou disfunções orgânicas associadas ao trauma.

A fragilidade consiste em uma síndrome geriátrica multidimensional, no qual são avaliadas as reservas fisiológicas do paciente e o risco de desfecho adverso após agressões. O uso da *Clinical Frailty Scale* seria útil nesse contexto, especialmente considerando que os métodos atuais de

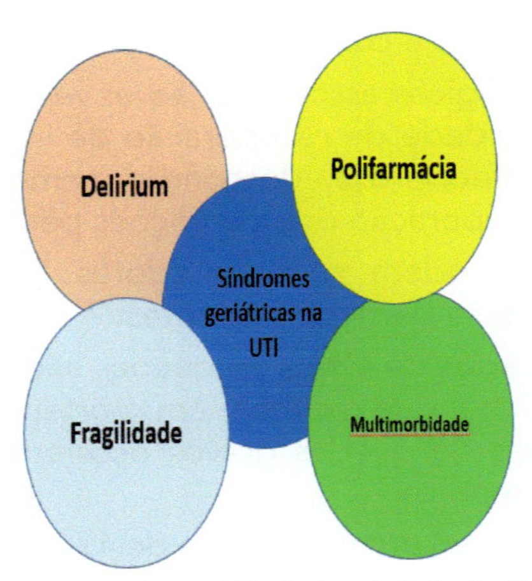

Figura 28.1. Síndromes geriátricas encontradas na UTI. *Fonte:* adaptado de: Damluji et al. Older Adults in the Cardiac Intensive Care Unit: Factoring Geriatric Syndromes in the Management, Prognosis, and Process of Care A Scientific Statement From the American Heart Association. Circulation. 2019;140:00-00.

assistência aos pacientes críticos têm ocasionado o surgimento de maior número de pacientes caracterizados como "críticos crônicos", com deterioração de sua capacidade física e cognitiva após a alta.[12]

Tabela 28.2. Desafios metodológicos comuns para avaliação de síndromes geriátricas na UTI

Síndrome geriátrica	Ferramenta de avaliação	Desafios
Delirium e deterioração cognitiva	CAM-ICU (*Intensive Care Delirium Screening Checklist*)	❑ A identificação de *delirium* implica declínio prognóstico. ❑ Prevenção de *delirium* no ambiente permanece essencial para reduzir sua incidência.
Fragilidade	Escala de fragilidade	❑ Ferramenta não ideal, dependente de avaliação clínica ou de dados oferecidos pela família.
Multimorbidade	Ferramenta não universal	❑ Escolha de comorbidades várias vezes mudam de uma instituição para a outra e podem mesmo variar de um paciente para o outro.
Polifarmácia	Ferramenta não universal	❑ Há um desafio em equilibrar terapias farmacológicas e alterações relacionadas com o envelhecimento.

Fonte: adaptada de: Damluji et al. Older Adults in the Cardiac Intensive Care Unit: Factoring Geriatric Syndromes in the Management, Prognosis, and Process of Care A Scientific Statement From the American Heart Association. Circulation. 2019;140:00–00.

Quedas

Quedas ao solo são o mecanismo de lesão mais comum na população geriátrica. Ocasionam complicações significativas, como hemorragias intracranianas e fraturas ortopédicas. Contudo, mesmo quando quedas maioressão evitadas, quedas de baixa altura podem gerar sérios eventos adversos nesses pacientes e culminar em importante piora funcional.

As mudanças fisiológicas associadas ao envelhecimento podem afetar negativamente a habilidade de recuperação de injúria traumática; fatores como osteopenia, osteoporose, descondicionamento físico, desnutrição podem dificultar a recuperação e as condições para alta da UTI.

Fraturas de face podem ser marcadores importantes de declínio funcional, também, nesse perfil de pacientes.[13]

De acordo com dados da OMS, as quedas são a segunda maior causa de injúria não intencional que resultam em mortes. A cada ano, aproximadamente 37,3 milhões de quedas graves ocorrem globalmente, necessitando de assistência médica.

Esses eventos resultam em uma perda de 17 milhões de anos ajustados à expectativa de vida. O impacto econômico também é substancial, especialmente entre os idosos, que frequentemente requerem hospitalização, cuidados de saúde a longo prazo e suporte financeiro.[14]

Na população geriátrica, quedas, mesmo de baixa energia, estão associadas a altos índices de hospitalização, internação prolongada e altas taxas de mortalidade.[15-17]

Lee et al. desenvolveram um estudo para comparar as características das lesões associadas a quedas de baixa altura e identificar fatores relacionados com a gravidade das lesões na população idosa. Nesse estudo, quedas de baixa altura foram definidas como alturas inferiores a 1 metro. A maioria dos acidentes ocorreu dentro do próprio domicílio, e o consumo de álcool foi associado a maior gravidade. Na população idosa, lesões cranianas e cervicais foram mais comuns, tanto em quadros leves, como mais graves, contudo, tais lesões são duas vezes mais comuns em quadros mais graves admitidos no Departamento de Emergência[18].

Young et al. desenvolveram um algoritmo matemático capaz de predizer com precisão a mortalidade após quedas, baseado em dados obtidos na admissão.

As principais variáveis correlacionadas com a predição de mortalidade foram, em ordem decrescente de importância: pontuação motora na escala de coma de Glasgow (GCS), pontuação verbal na GCS, frequência respiratória, *Glasgow*-P e temperatura[19].

Trauma craniano no idoso

Lesões cranianas traumáticas são lesões definidas por uma injúria que cause alguma disfunção cerebral, causadas por traumas perfurantes, contusos ou lesões por golpe e contragolpe. Alterações da função cerebral podem envolver um período de perda ou diminuição do nível de consciência, concussão ou qualquer alteração do estado mental no momento da lesão, ou ocorrência de qualquer déficit neurológico.

Trauma craniano afeta mais de 50 milhões de indivíduos a cada ano, e acredita-se que esse número esteja subestimado. Trata-se de doença de elevado impacto público, haja vista que o risco de morte é aumentado por aproximadamente 7 anos após traumas cranianos graves[20].

Com a idade, o risco de TCE aumenta com a frequência de queda por múltiplas comorbidades, deterioração física, incluindo baixa acuidade visual e hipotensão ortostática induzida por medicações[21].

O aumento da gravidade do TCE e os desfechos pobres podem ligar-se de modo significativo ao alto índice de pacientes em uso de anticoagulantes nessa faixa etária da população[22].

Estudos epidemiológicos recentes têm demonstrado um aumento na incidência de TCE em pacientes idosos (65 anos ou mais), especialmente nos países mais desenvolvidos e com aumento da expectativa de vida.

Para a avaliação do idoso com trauma craniano, deve-se recordar de que há maior permissividade em realização de exames de imagem – devendo ser feita tomografia computadorizada de crânio em qualquer paciente idoso com trauma, ainda que leve.

Cerca de 40% dos pacientes morrem na fase aguda do TCE. Há relatos de que torna-se fator de risco importante para a ocorrência de demência e doença de Parkinson, e sua mortalidade é muito maior do que na população geral.

Considerações especiais devem ser dadas aos pacientes em uso de anticoagulantes. Coagulopatia relacionada com o uso de medicações, como antagonistas de vitamina K, heparina de baixo peso molecular ou uso de novos anticoagulantes orais, são muito mais comuns na população geriátrica. Esses pacientes devem ter sua medicação imediatamente descontinuada e ter sua coagulopatia corrigida para prevenir a perpetuação do sangramento.

No caso de pacientes em uso de agentes antiplaquetários, o benefício da transfusão de plaquetas ainda permanece incerto. Uma breve revisão da farmacocinética e dos antagonistas dos anticoagulantes está apresentada na **Tabela 28.3**.

Tabela 28.3. Farmacocinética e antídotos dos anticoagulantes

Anticoagulante	Mecanismo	Excreção	Meia-vida (h)	Antídoto
Varfarina	Antagonista da vitamina K	Hepática (100%)	36-42	❑ Vitamina K ❑ Plasma fresco congelado ❑ Complexo protrombínico
HBMP (enoxaparina)	Inibidor do fator Xa	Renal (100%)	4,5 – 7	❑ Protamina ❑ Andexanet
Dabigatran	Inibidor direto do fator IIa	Renal (85%)	12-17	❑ Idarucizumabe ❑ Pode considerar: – Diálise – Complexo protrombínico
Rivaroxabana	Inibidor direto do fator Xa	Renal (66%) Hepática (33%)	9-13	❑ Andexanet ❑ Pode considerar: – Plasmaférese – Complexo protrombínico
Apixabana	Inibidor direto do fator Xa	Renal (25%) Hepática (75%)	8 – 15	❑ Andexanet ❑ Pode considerar: – Plasmaférese – Complexo protrombínico
Edoxaban	Inibidor direto do fator Xa	Renal	8-10	❑ Andexanet ❑ Pode considerar: – Plasmaférese – Complexo protrombínico

Fonte: adaptada de: Yates S, Sarode R. Reversal of anticoagulant effects in patients with intracerebral hemorrhage. Curr Neurol Neurosci Rep 2015;15(1):504; and Abo-Salem E, Becker RC. Reversal of novel oral anticoagulants. Curr Opin Pharmacol 2016;27:86–91.

O manejo da população geriátrica que sofre trauma craniano grave é semelhante aos pacientes jovens, com as principais recomendações fornecidas por *guidelines* e orientações da Brain Trauma Foundation (www.braintrauma.org).

Avaliações por equipes de Neurocirurgia e Cirurgia do Trauma devem ser consideradas precocemente, bem como outros cuidados envolvidos ao paciente com trauma craniano.[24]

Tais pacientes apresentam altas taxas de dor crônica, fadiga, transtorno depressivo maior, síndrome do estresse pós-traumático e doenças psiquiátricas, isolamento social e doenças neurodegenerativas perdurando por mais de uma década após a lesão inicial.[25]

Os mecanismos pelos quais o TCE leva à piora cognitiva, não são completamente compreendidos. Acredita-se que possa desencadear uma cascata neurodegenerativa progressiva, acelerada e estabelecer um dano permanente, ou reduzir a reserva cognitiva.[26]

Terapia de reabilitação cognitiva é outra abordagem para o tratamento do TCE. Pode ajudar pacientes a melhorar seu quadro cognitivo e obter ótima funcionalidade pós-trauma.[27]

Hemorragia subdural crônica

É uma coleção anormal de sangue localizada no espaço subdural, entre a dura-máter e a aracnoide, que pode resultar em compressão cerebral e sequelas neurológicas. É, predominantemente, uma doença de pacientes idosos, e a idade avançada é o principal fator de risco para a doença.

Sua incidência vem aumentando devido ao envelhecimento da população combinado ao uso de anticoagulantes e antiplaquetários. Habitualmente, é relacionada com traumas menores, mas uma história de trauma craniano direto está ausente em até 50% dos pacientes, e as mudanças cerebrais relacionadas com a idade – como redução de elasticidade, fragilidade dos vasos cerebrais e aumento do estresse em estruturas venosas devido à atrofia cerebral – são fatores contribuintes para esse quadro.

O HSD é um evento sentinela no idoso, considerado um marcador de outras doenças crônicas, semelhantemente à fratura de fêmur. Idosos pacientes que sofrem com HSD têm mortalidade elevada no período de um ano após a alta hospitalar, com taxas de mortalidade observada de até 32% em um estudo, o que reflete o prognóstico desfavorável nesse perfil de pacientes.[24]

Fraturas no idoso

Entre as fraturas na população idosa, uma que se apresenta, também, como evento sentinela é a fratura de fêmur/quadril. É associada a elevada mortalidade, dadas complicações associadas – como trombose e tromboembolismo pulmonar, pneumonias por perda de mobilidade e queda na funcionalidade – e cujo desfecho pobre não correlaciona-se, de modo exclusivo, com a cirurgia em si.[28]

Agudamente, pode causar sangramentos de grande magnitude, culminando com quadros graves secundários à fratura.

Além disso, ao receber o idoso traumatizado no pós-operatório de cirurgias para correção dessas fraturas, é essencial observar os seguintes pontos:

- Quadros confusionais podem ocorrer por desidratação ou anemia, secundárias ao preparo pré-operatório ou a sangramento significativo no período peroperatório.
- A depender do tipo de abordagem cirúrgica, a prática do uso de cimento ocasiona maior inflamação sistêmica, podendo evoluir com complicações como síndrome da implantação óssea do cimento – hipóxia, hipotensão, arritmias, alterações do nível de consciência e, até mesmo, parada cardiorrespiratória. Pacientes que utilizam beta-bloqueadores ou diuréticos apresentam risco aumentado para essa condição.[29]
- O evento traumático e a correção cirúrgica podem levar a um estresse significativo, eventualmente ocasionando infarto agudo do miocárdio (mesmo por aumento do consumo de oxigênio), descompensações de doenças prévias, como pneumopatias, e disfunções renais ao longo de sua recuperação. Esses pacientes, frequentemente, apresentam um manejo complexo na UTI, com diversas complicações possíveis em sua evolução pós-operatória.

Outro importante fator complicador nessa população é a presença de sarcopenia. Ela dificulta reabilitação e tem implicações em maior mortalidade.[30]

Ainda dentro deste tópico, é necessário sempre ter alto grau de suspeição para a presença de fraturas ocultas, mesmo em traumas de baixa energia, dada presença constante de osteopenia e osteoporose nessa população.

Aspectos especiais na UTI

Abordar comorbidades, uso de medicações e evolução de choque, IC, disfunção renal associada, maior risco de infecções associadas ao tempo de permanência em UTI, perda de funcionalidade, profilaxias, uso de anticoagulantes, risco de *delirium* e manejo na UTI.

Pontos-chave

- A população idosa apresenta maior risco de mortalidade *per se*, sendo a idade um fator de risco isolado
- A principal causa de trauma na população idosa são as quedas
- Complicações associadas às quedas incluem trauma cranioencefálico, hemorragia subdural e fraturas, tornando recomendável a realização de TC de crânio, mesmo em casos de trauma leve
- É importante lembrar que, em até 50% dos casos de hematoma subdural, não há história de trauma direto, exigindo alto grau de suspeição
- A evolução clínica pode ser mais grave, dada presença de comorbidades e uso de medicações, como betabloqueadores ou diuréticos
- Complicações hemorrágicas podem ser mais frequentes nessa população, dado o uso disseminado de anticoagulantes, tornando essencial a correção de coagulopatias
- A evolução para *Delirium* é frequente e implica pior prognóstico, mas pode ser prevenida no ambiente da UTI – mantendo-se euvolemia, correção de anemia, prevenção de constipação, modificação de fatores ambientais, fornecimento das próteses de uso do paciente, retirada precoce de dispositivos, como sonda vesical de demora, entre outras
- O investimento em reabilitação precoce é fundamental, dada presença de sarcopenia, desnutrição e outras condições clínicas prévias

Referências Bibliográficas

1. Kozar RA, Arbabi S, Stein DM, et al. Injury in the aged: geriatric trauma care at the crossroads. J Trauma Acute Care Surg. 2015;78(6):1197–209.
2. Atinga A, Shekkeris A, Fertleman M, Batrick N, Kashef E, Dick E. Trauma in the elderly patient. Br J Radiol. 2018;91:20170739.
3. Kuhne CA, Ruchholtz S, Kaiser GM, Nast-Kolb D. Mortality in severely injured elderly trauma patients--when does age become a risk factor? World J Surg. 2005;29(11):1476–82.
4. Chen R, et al. Analysis of the risk and risk factors for injury in people with and without dementia: a 14-year, retrospective, matched cohort study. Alzheimer's Research & Therapy.2018;10:111.
5. Hofman K, Primack A, Keusch G, Hrynkow S. Addressing the growing burden of trauma and injury in low-and middle-income countries. Am J Public Health. 2005;95(1):13–7.

6. Lee B, Na S, Park M, et al. Home return after surgery in patients aged over 85 years is associated with preoperative albumin levels, the type of surgery and APACHE II Score. World J Surg. 2017;41:919-26.
7. Conti M, Merlani P, Ricou B. Prognosis and quality of life of elderly patients after intensive care. Swiss Med Wkly. 2012;142:w13671.
8. Chelluri L, Pinsky MR, Grenvik AN. Outcome of intensive care of the "oldest--old" critically ill patients. Crit Care Med. 1992;20:757-61.
9. Silva DJN, Casimiro LGG, Oliveira MIS, et al. A população cirúrgica muito idosa em cuidados intensivos: características clínicas e desfechos. Revista Brasileira de Anestesiologia. 2020; (1):3-8.
10. Lucarelli-Antunes PS, Pivetta LGA, Parreira JG, et al. Filtros de qualidade: uma maneira de identificar pontos de atenção no atendimento ao idoso traumatizado. Rev Col Bras Cir. 2020;47:e20202533
11. Souza JAG, Iglesias ACRG. Trauma no idoso. Rev Assoc Med Bras. 2002;48(1):79-86
12. Hope AA , Hsieh SJ, Petti A, et al. Assessing the Usefulness and Validity of Frailty Markers in Critically Ill Adults. Annals ATS Volume 14 Number 6l June 2017.
13. St Hilaire C, Johnson A< Loseth C, Aliour H, Faunce N, Kaminski S, et al. Facial Fractures After Geriatric Ground-Level Falls Are a Marker of Functional Decline and Warrant Trauma Center Admission. Am Surg. 2020 Oct;86(10):1302-6..
14. World Health Organization. Falls. Disponível em: https://www.who.int/newsroom/fact-sheets/detail/falls. Acesso em: 2 de agosto de 2019.
15. Caterino JM, Valasek T, Werman HA. Identification of an age cutoff for increased mortality in patients with elderly trauma. Am J Emerg Med. 2010;28(2):151-8.
16. Bergeron E, Clement J, Lavoie A, Ratte S, Bamvita JM, Aumont F, et al. A simple fall in the elderly: not so simple. J Trauma. 2006;60(2):268-73.
17. Alamgir H, Muazzam S, Nasrullah M. Unintentional falls mortality among elderly in the United States: time for action. Injury. 2012;43(12):2065-71.
18. Lee H, Kim SH ,Lee SC, et al. J Korean Med Sci. 2018 Sep 3;33(36):e22.1
19. Young AJ, Hare A, Subramanian M et al. Using Machine Learning to Make Predictions in Patients Who Fall. J Surg Res. 2021 Jan;257:118-27.
20. Al-Dahhak R, Khoury R, Qazi E. Traumatic Brain Injury, Chronic Traumatic Encephalopathy, and Alzheimer Disease Clin Geriat Med. 2018.
21. Karibe H, Hayashi T, Narisawa A, et al. Clinical characteristics and outcome in elderly patients with traumatic brain injury: for establishment of management strategy. Neurol Med Chir (Tokyo). 2017;57(8):418–25.
22. Smith K, Weeks S. The impact of pre-injury anticoagulation therapy in the older adult patient experiencing a traumatic brain injury: a systematic review. JBI Libr Syst Rev. 2012;10(58):4610–21.
23. Yates S, Sarode R. Reversal of anticoagulant effects in patients with intracerebral hemorrhage. Curr Neurol Neurosci Rep. 2015;15(1):504; and Abo-Salem E, Becker RC. Reversal of novel oral anticoagulants. Curr Opin Pharmacol. 2016;27:86–91.

24. Nentwich LM, Grimmnitz B. Neurologic emergencies in the elderly. Emerg Med Clin N Am 34 (2016) 575–599
25. Jourdan C, Azouvi P, Genet F, et al. Disability and health consequences of traumatic brain injury: national prevalence. Am J Phys Med Rehabil 2018. https://doi.org/10.1097/PHM.0000000000000848.
26. Gardner RC, Burke JF, Nettiksimmons J, et al. Dementia risk after traumatic brain injury vs nonbrain trauma: the role of age and severity. JAMA Neurol 2014;71(12):1490–7
27. Tsaousides T, Gordon WA. Cognitive rehabilitation following traumatic brain injury: assessment to treatment. Mt Sinai J Med 2009;76(2):173–81.)
28. Åhman R, Siverhall PF, Snygg J et al. Determinants of mortality after hip fracture surgery in Sweden: a registry-based retrospective cohort study. Nature scientific reports. (2018)
29. So D, Yu C, Doane MA. Síndrome da implantação óssea do cimento. ATOTW 351 – Síndrome da implantação óssea do cimento (18 Abr 2017)
30. Inoue T, Maeda K, Nagano A et al. Undernutrition, Sarcopenia, and Frailty in Fragility Hip Fracture: Advanced Strategies for Improving Clinical Outcomes. Nutrients 2020, 12, 3743

29

Fechamento da Parede Abdominal no Idoso

Helber Vidal Gadelha Lima
Jocielle Santos de Miranda

Introdução

O uso da laparotomia como via de acesso para a cavidade abdominal ainda permanece como primeira opção em diversas situações clínicas, principalmente naqueles casos de cirurgia de urgência ou trauma. Além disso, permanece como única opção em serviços em que não existe condição técnica para realização de acessos minimamente invasivos. Apesar dos avanços na prática cirúrgica e nos materiais disponíveis para síntese da parede abdominal, o fechamento dessa estrutura ainda é realizado, frequentemente, com base na preferência pessoal do cirurgião. Essa escolha reflete, muitas vezes, a tradição e a experiência prática individual, em detrimento de fundamentos baseados em estudos e pesquisas aprofundados sobre o tema.

Diversos fatores teóricos e práticos têm sido descritos sobre a cicatrização do sítio cirúrgico, como a fisiologia da reparação tecidual da aponeurose, as propriedades físicas dos métodos de fechamento, as características dos materiais disponíveis e os fatores de risco relacionados com os pacientes, em especial os frágeis e com comorbidades, como os idosos.

A melhoria na qualidade técnica do fechamento da parede abdominal reduz a incidência de complicações precoces e tardias da ferida cirúrgica. As complicações precoces incluem deiscência, algumas vezes associada a evisceração, e infecção de sítio cirúrgico. Já as complicações tardias, incluem principalmente hérnias, formação de *sinus* e granulomas de corpo estranho, cicatrização inestética e dor crônica na região da incisão. Todas essas implicam em maior morbidade, mortalidade, aumento de custos por múltiplos procedimentos e reinternações, redução da qualidade de vida dos pacientes, novas internações e afastamento do mercado produtivo.[1]

O fechamento ideal da parede abdominal deve ser rápido, fácil de realizar, custo-efetivo e reprodutível, prevenindo complicações precoces e tardias. A uniformização e a padronização técnica, com as melhores práticas da atualidade, reduzem de forma significativa as complicações citadas, criando um ciclo virtuoso que beneficia diretamente os pacientes, provedores, administradores e executores nos sistemas de saúde, reduzindo custos e sofrimento, e ainda agregando qualidade a assistência. Uma análise cuidadosa revisão da literatura, com identificação de conclusões baseadas em evidências, mostra que existe um consenso quanto ao método mais efetivo de fechamento da parede abdominal.[1]

Como a parede abdominal cicatriza após o fechamento e quais as peculiaridades relacionadas com o idoso?

Durante o período pós-operatório inicial, a integridade da parede abdominal depende exclusivamente da força tênsil da sutura e da capacidade dos tecidos de resistirem às forças de cisalhamento provocadas pelo material de sutura, pois a cicatrização ainda não ocorreu. A cicatrização da parede tem quatro fases: hemostasia, inflamatória, proliferativa e de remodelamento tecidual, sendo mediadas pela interação de células inflamatórias e seus mediadores com a matriz extracelular. Trata-se de um sistema complexo e integrado de resposta à perda de integridade tecidual, que consiste em uma sequência contínua de eventos que se somam para restabelecer a integridade dos tecidos.[2]

Durante a fase inflamatória, as células polimorfonucleadas têm papel considerável, em função de todos os fatores que estimulam sua ação lítica (p. ex., isquemia tecidual secundária a força da sutura, infecção e lesão por diatermia)Essa atividade pode ampliar a área de proteólise em até 1 cm de cada lado da ferida, com consequente diminuição da força tênsil.

Durante a fase de fibroplasia ou proliferativa, a síntese dos colágenos tipos I e, principalmente, tipo III aumenta, sendo dependente de oxigênio, que por sua vez é determinada pela tensão parcial de oxigênio no ar inspirado e pelo fluxo sanguíneo tecidual. A força tênsil depende principalmente da proporção entre os colágenos tipo I (mais resistente) e tipo III (colágeno imaturo e com maior complacência). Sua relação é regulada por diversas colagenases, especialmente as metaloproteinases 1 (MMP-1) e 13 (MMP-13), como também por fibronectina, que desempenha papel fundamental na aderência das células à matriz extracelular. Por volta de três semanas de pós-operatório, a força tênsil estimada da ferida é apenas 15% a 20% do tecido normal. Além do aspecto estético, a aproximação precisa das bordas da ferida otimiza a contração e promove melhor remodelação de colágeno.[3]

A fase de remodelamento parece ser a principal responsável pela resistência da ferida, podendo durar em alguns casos até mais de doze meses. Estima-se que após 12 meses, a força tênsil da ferida é de aproximadamente 80% do tecido nativo[4] (Figura 29.1).

O processo de cicatrização de uma ferida pode ser considerado completo quando a função da parede abdominal estiver totalmente restabelecida. No caso de laparotomias, isso é atingido quando a resistência à pressão e a tração se assemelham ao normal. Estudos experimentais nos levam a crer que os materiais de sutura ideal para o fechamento de uma laparotomia devem manter a sua força tênsil enquanto o tecido a adquire naturalmente, ou seja, pelo menos por 120 dias após a operação.[4-6]

É reconhecido que o avançar da idade ocasiona uma lentificação no processo de cicatrização, em todas as etapas moleculares, mas não há alteração qualitativa da mesma em idosos saudáveis.

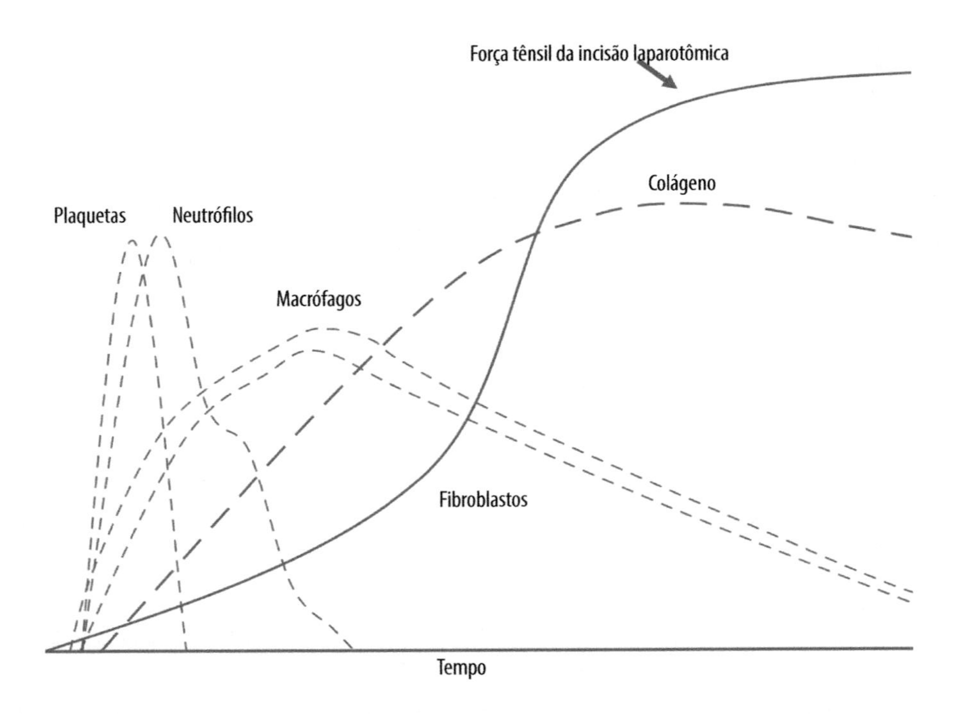

Figura 29.1. Cascata de cicatrização normal da parede abdominal, com ativação sequencial das células e dos elementos moleculares de reparo tecidual.

Fonte: adaptada de Franz MG. The biology of hernia formation. Surg Clin North Am. 2008;88(4):1-15.

Alterações hormonais relacionadas com a idade têm implicações na deterioração da cicatrização. O fato de mulheres idosas apresentarem melhor cicatrização do que homens idosos sugere que os estrógenos têm efeitos benéficos, enquanto andrógenos são deletérios.

Idade avançada é considerada um dos principais fatores de risco para deterioração da cicatrização e está presente em várias escalas de risco para ocorrência de deiscência da aponeurose (evisceração ou eventração) e hérnia incisional. Entretanto, a maior incidência dessas complicações em idosos é atribuída a diversos fatores, como comorbidades associadas, sendo considerada uma questão multifatorial.

O idoso pode apresentar diversas doenças associadas que influenciam no processo de cicatrização e na incidência de complicações da parede abdominal, sendo mais comuns hipertensão arterial sistêmica, diabetes, obesidade, anemia, tabagismo, doença pulmonar obstrutiva crônica, uso de corticoides, disfunção renal crônica, desnutrição e neoplasia maligna[7-9] (**Figura 29.2**).

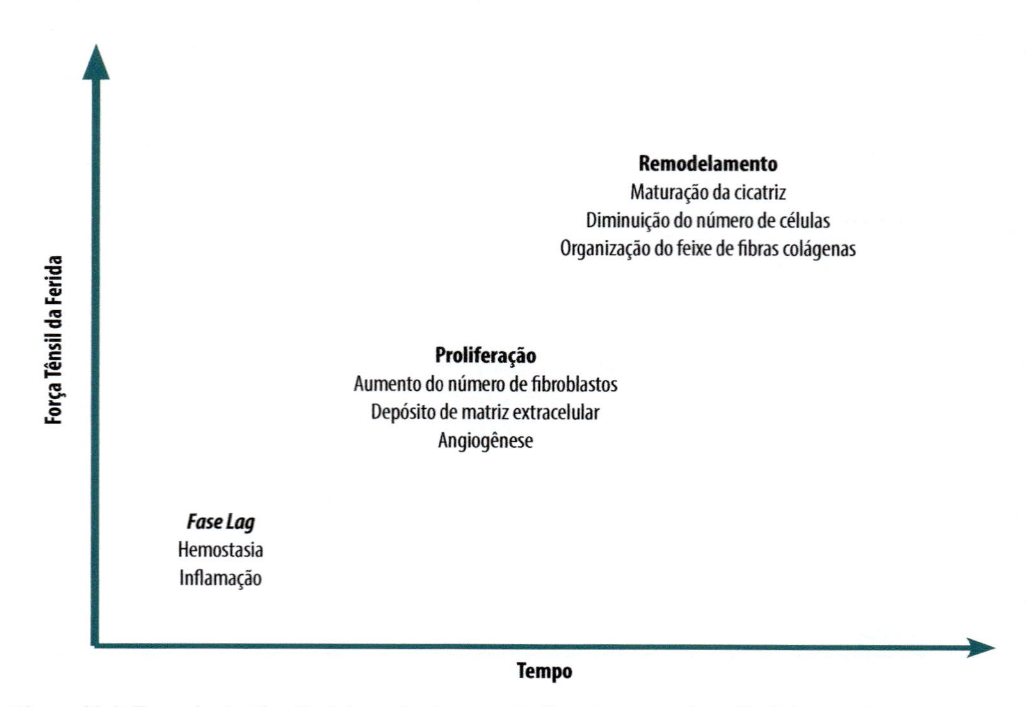

Figura 29.2. Fases da cicatrização da laparotomia e em relação ao tempo e a força tênsil do tecido[4].

Fonte: adaptada de Franz MG. The biology of hernia formation. Surg Clin North Am. 2008;88(1):1-15

O tipo de laparotomia influencia a incidência de complicações?

As laparotomias podem ser classificadas em quatro tipos: medianas, transversas, oblíquas e paramedianas. Revisões sistemáticas da literatura, comparando todos os tipos de laparotomias, mostraram que incisões medianas possuem taxas significativamente mais altas de hérnias incisional, quando comparadas com as demais. Entretanto, as taxas de evisceração não foram diferentes entre os diferentes tipos de incisões[10,11], com uma maior taxa de atrofia muscular secundária a denervação nas incisões transversas, oblíquas e paramedianas.

Qual o tipo de sutura ideal para o fechamento de uma laparotomia nos pacientes idosos?

O tipo ideal de sutura da aponeurose ainda é controverso na literatura, tanto para idosos quanto para adultos em geral. Diante de dados discordantes, em 2015, a Sociedade Europeia de Hernia propôs uma diretriz para fechamento de parede abdominal, baseada nas melhores evidências presentes na literatura.[1]

Considerando principalmente a metanálise INLINE, a sutura contínua da aponeurose foi fortemente recomendada pela Sociedade, já que foi comprovada a redução significativa da incidência de hérnia incisional quando comparada à sutura contínua (OR 0,59, IC 95% 0,43-0,82).[12]

As vantagens da sutura contínua são economia de tempo, menor quantidade de nós e distribuição de tensão por igual ao longo da aponeurose. Além disso, esse tipo de sutura permite a aplicação de outras técnicas, como *small bites* e relação de sutura menor que quatro, que serão discutidas nos tópicos a seguir. A maior desvantagem da sutura contínua é a dependência de um único fio para a integridade da sutura, entretanto, a ruptura do nó cirúrgico consiste em uma causa rara de deiscência de aponeurose[13] (**Figuras 29.3** e **29.4**).

Outra questão a ser discutida é se devemos realizada o fechamento por planos, em massa ou realizar suturas de retenção da parede.

Modo de sutura dos tecidos

Existem basicamente três modos de sutura dos tecidos no fechamento da parede abdominal:

- Fechamento por planos.
- Sutura em massa.
- Suturas de retenção da parede.

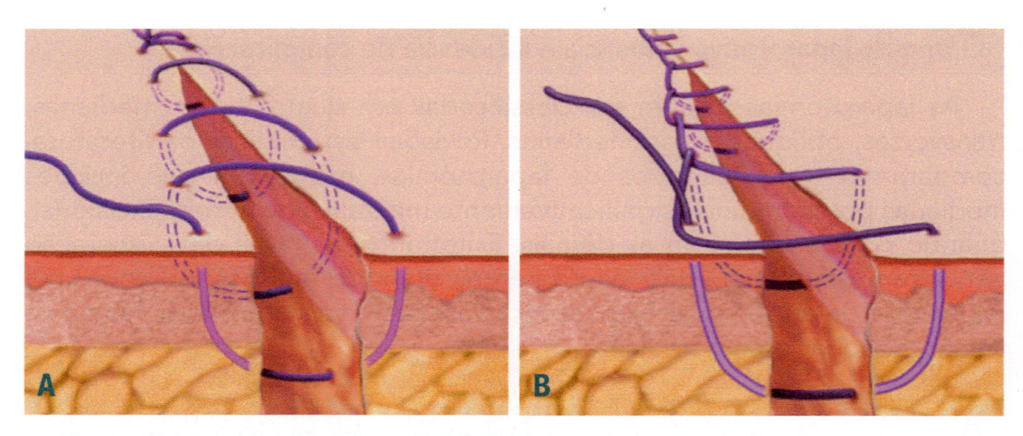

Figura 29.3. Suturas com pontos contínuos: (A) chuleio simples r (B) chuleio ancorado.

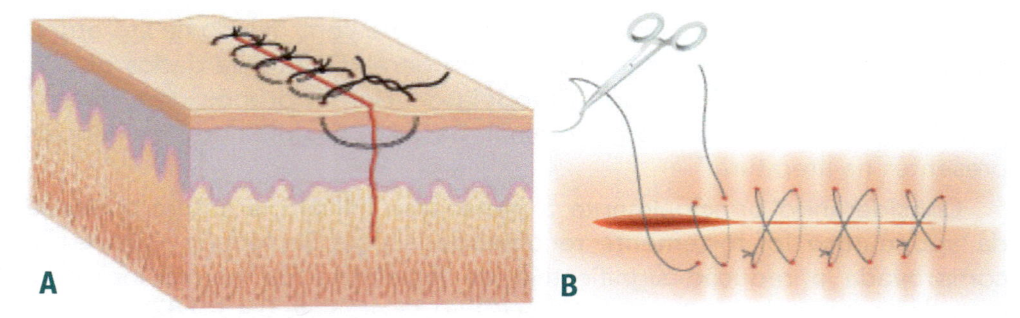

Figura 29.4. Sutura com pontos separados: (A) pontos em "X" e (B) pontos simples.

Fechamento por planos

O fechamento por planos é descrito como a síntese dos diversos componentes da parede de forma separada, especialmente o peritônio e as camadas musculoaponeuróticas .

Essa técnica é bastante associada a incisões paramedianas e incisões transversas, sendo a técnica de escolha para o fechamento da parede em incisões longitudinais no passado. Entretanto, existem poucas publicações ao seu respeito na literatura, sendo muito pouco utilizada na prática cirúrgica atual. Aqueles que propõem o fechamento de uma incisão paramediana por planos acreditam que ele implica menor incidência de aderências peritoneais, maior força tênsil na linha de sutura, menor taxa de deiscência, menor taxa de hérnias, bem como promove hemostasia.[14,15]

Sutura em massa

Foi descrita em 1941 por Thomas E. Jones[16] na Cleveland Clinic em 1941. A mesma técnica também tinha sido descrita em 1900 por Smead, sendo a chamada ''Técnica de Smead-Jones''[17] (**Figura 29.5**).

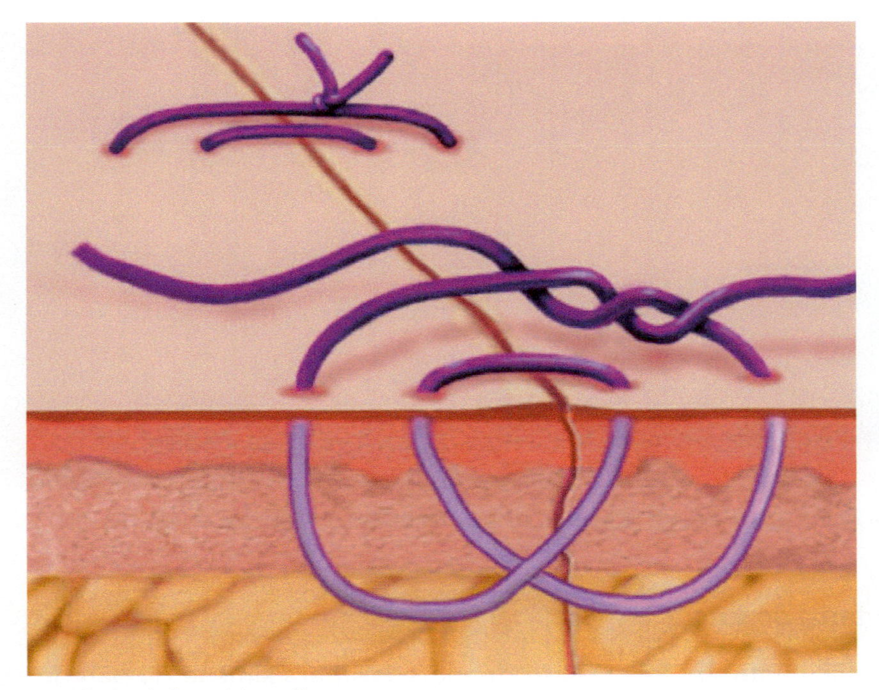

Figura 29.5. Técnica de Smead-Jones.[17]

Atualmente, deve-se evitar suturas em massa, priorizando a sutura exclusivamente da aponeurose. Estudos clínicos recentes demonstram redução da incidência de hérnia incisional e deiscência da aponeurose em pacientes submetidos a sutura em plano único, realizados exclusivamente na aponeurose, a uma distância de aproximadamente 5 a 10 mm de sua borda. Atualmente, a sutura apenas da aponeurose, evitando a sutura contendo várias camadas de tecido, é mais aceita. Com essa técnica de sutura, é possível aplicar conceitos mais modernos, como a técnica *small bites*, que será comentada a seguir.[18]

Suturas de retenção

As suturas de retenção, ou seja, aquelas que envolvem toda a espessura da parede abdominal, incluindo a pele e o tecido celular subcutâneo, foram descritas por Reid em 1933.[19,20] Também conhecidas como "pontos captonados", perderam muito de sua popularidade há mais de 20 anos, pois tem sido demonstrado que a segurança das suturas de retenção é hipotética. Essa técnica aumenta a dor pós-operatória, favorece a necrose dos tecidos musculares, subcutâneos e da pele, além de causar consequente atrofia muscular. Também dificulta a confecção de estomas na parede abdominal e não reduz a incidência de deiscência da parede abdominal.[19] Atualmente, é uma técnica proscrita na quase totalidade dos serviços de cirurgia[13] (**Figura 29.6**).

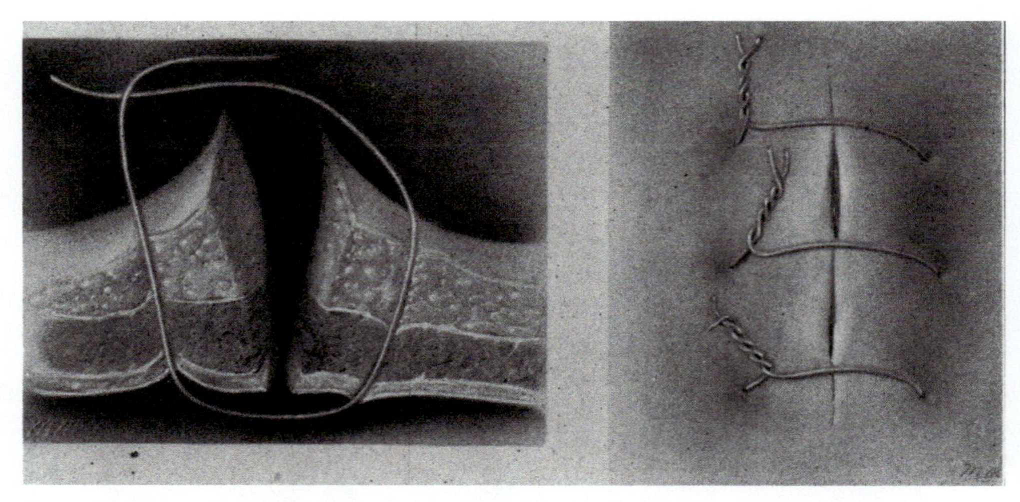

Figura 29.6. Sutura de retenção da parede abdominal com fios de aço. Modificada de Reid, 1933(20).

Material de sutura

Atualmente, há três classes de materiais para síntese da parede abdominal após uma laparotomiadisponíveis : fios não absorvíveis; absorção lenta e absorção rápida. Além disso, esses fios podem ser monofilamentares ou multifilamentares (trançados). A escolha do material a ser utilizado para o fechamento da fáscia abdominal deve ser baseada no conhecimento da cicatrização da parede e das propriedades físicas do material de sutura, por exemplo, força tênsil, durabilidade ou tempo de absorção, facilidade de manuseio (pliabilidade) e resistência a infecção. No início da década de 1950, foi demonstrado que o processo de cicatrização da fáscia abdominal é contínuo e dura entre 9 e 12 meses.[21] A fáscia também apresenta 51% a 59% de sua tensão habitual após 42 dias, 70% a 80% com 120 dias, e 73% a 93% aos 140 dias.

Materiais inabsorvíveis

Os fios de sutura inabsorvíveis têm sido usados de forma ampla em todo o mundo desde a década de 1970. Os mais comumente utilizados são o polipropileno, náilon, polietileno e poliamida. Atualmente, materiais como aço, seda e algodão são de uso bastante raro no fechamento da parede abdominal, principalmente em função de suas limitações.

Os fios de aço frequentemente desenvolvem fraturas e são de difícil manuseio, já a seda trançada é um biomaterial de degradação muito lenta, estando associada a uma rápida perda de força tênsil (similar as suturas absorvíveis), além disso, apresenta alta incidência de infecção e uma reação inflamatória muito intensa.[22,23]

O uso de suturas não absorvíveis monofilamentares tem demonstrado uma maior reatividade do que o aço, contudo menor do que as suturas absorvíveis. Além disso, apresentam maior resistência a infecção do que suturas absorvíveis, mas seu uso está associado a uma incidência não desprezível de formação de *sinus*, dor crônica e "*Button hole hernia*" (hérnia lateral a incisão principal, associada a perfuração da fáscia pela agulha e presença do fio no orifício, predispondo, em caso de esgarçamento, a formação de hérnia no local).[24] A vantagem dos fios inabsorvíveis está no fato de que eles mantêm a força tênsil da sutura enquanto o tecido desenvolve sua resistência intrínseca no processo de cicatrização da parede abdominal.[25,26]

Devido ao maior risco de *sinus* e dor crônica, atualmente recomenda-se utilizar fios de absorção lenta, em vez de fios inabsorvíveis.

Materiais absorvíveis

Os fios de sutura absorvíveis têm a função de aproximar a fáscia durante o período crítico de proliferação e início do remodelamento da ferida cirúrgica e, subsequentemente, serem absorvidos para evitar as complicações relacionadas com a formação de *sinus*, dor crônica e *Button hole hernia*. A incidência de dor crônica e formação de *sinus* é significantemente menor com uso de fios absorvíveis.[27,28]

Os materiais de sutura absorvíveis podem ser classificados em absorção rápida e lenta. Fios como Catgut®, Catgut Cromado®, acido poliglicólico, poliglatina 910 são exemplos de suturas de absorção rápida. Ácido poliglicólico (Dexon®) e poliglatina 910 (Vicryl®) são os fios de absorção rápida mais comumente utilizados pelos cirurgiões. A absorção desses materiais se dá entre 15 e 90 dias, e ocorre a perda da maior parte de sua força tênsil entre 14 e 21 dias. Tanto o fio de poliglatina 910 quanto o de ácido poliglicólico são trançados, mas são menos reativos do que a seda ou Catgut®, porque são absorvidos por hidrólise. Os fios de absorção rápida estão associados a uma taxa maior de formação de hérnias incisionais, quando comparados com fios não absorvíveis e fios de absorção lenta[25,28].

Polidioxanona (PDS®) e poligliconato (Maxon®) são os materiais de absorção lenta mais comumente utilizados pelos cirurgiões atualmente. A absorção destes ocorre em 180 dias ou 6 meses, e ocorre manutenção de aproximadamente 50% de sua força tênsil de 4 a 5 semanas. O PDS® tem 1,7 vez a força tênsil do fio de polipropileno (Prolene®). O Maxon® é o mais novo dos fios de absorção lenta, apresentando 16% mais de resistência do que o fio de poliglactina 910 (Vicryl®). Tanto o fio de polidioxanona quanto de poligliconato são absorvidos por hidrólise e não estão sujeitos à atividade enzimática bacteriana. Ambos já possuem versões revestidas com substância antibacteriana. Diversos estudos, inclusive quatro metanálises, demonstraram não haver diferença na incidência de hérnia incisional, deiscência de ferida operatória, ou infecção entre fios de absorção lenta e suturas não absorvíveis.[26,28-30] Em contraste, em estudos prospectivos, bem como em metanálises, as suturas não absorvíveis apresentaram índices estatisticamente significantes de dor crônica e formação de *sinus* em ferida operatória.[6,26,27,30,31]

Relação entre o comprimento do fio utilizado e o comprimento da incisão da aponeurose

As causas mecânicas para que ocorra deiscência da aponeurose são a ruptura do fio, abertura do nó cirúrgico e corte do tecido pelo material de sutura. Geralmente, as duas primeiras são raras, e a última é a principal causa mecânica das deiscências da parede abdominal. Quanto maior o diâmetro do material de sutura, maior será sua resistência, e materiais de diâmetros menores têm maior propensão a cortar os tecidos.

A maior parte dos estudos na literatura emprega o número "0" ou suturas mais grossas para o fechamento da fáscia. Entretanto, deve ser ressaltado que, em uma série de casos, não houve diferença entre fios grossos quando comparados com fio 2-0 para fechamento da parede abdominal.[31] O fechamento com fio duplo laçado promove maior força tênsil à sutura, pois apresenta o dobro de fio no mesmo tamanho de ferida. Em estudo randomizado, comparando sutura contínua com sutura com fio duplo laçado, não houve diferença estatisticamente significante em relação a infecção e deiscência de ferida operatória.[32] Os fios laçados mais comumente empregados são os fios de polidioxanona e o de náilon (não absorvível). A espessura do fio de sutura empregado deve ter resistência tênsil adequada, bem como elasticidade para acomodar um aumento na pressão intra-abdominal no pós-operatório (**Figura 29.7**).

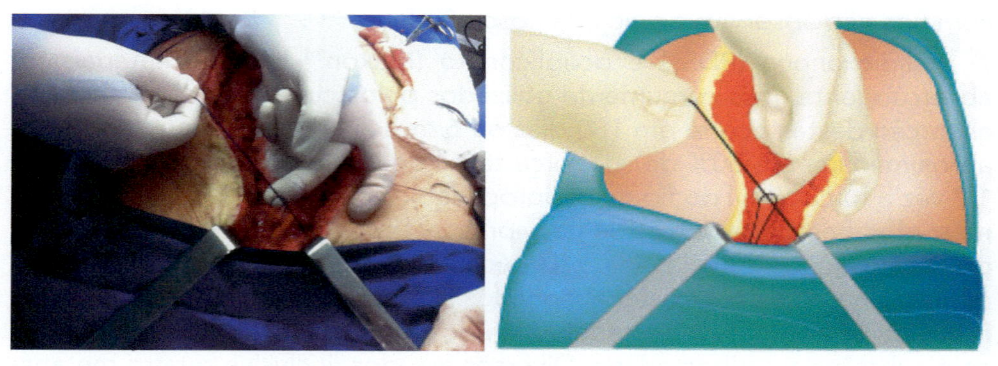

Figura 29.7. Fechamento da parede abdominal com uso de fio duplo laçado.

A relação entre o comprimento do fio utilizado e o comprimento da incisão da aponeurose envolve uma abordagem geométrica que visa evitar a deiscência e a formação de hérnia incisional. Em 1976, foi demonstrado por Jenkins que o comprimento de uma laparotomia pode aumentar em até 30% no período pós-operatório, em associação a diversos fatores que cursam com o aumento da pressão intra-abdominal.[33] Se a pegada dos tecidos na borda da ferida operatória não acomodar material de sutura suficiente para um potencial aumento do comprimento da ferida, o material de sutura pode cortar a fáscia, resultando em deiscência. Jenkins, usando os princípios da geometria e as regras que se aplicam as laterais dos triângulos, estudou a relação entre a passagem do fio nas bordas da aponeurose e a quantidade de material utilizado pelo cirurgião. Ele concluiu que a pegada de tecido necessária para ruptura do tecido pelo fio, poderia ser expressa pelo comprimento de material necessário para a incisão em questão. Nesse estudo foi determinado que uma relação entre o comprimento do fio e o tamanho da ferida operatória de 4:1 poderia impedir a ruptura tecidual, mesmo durante o aumento de comprimento máximo da ferida no período pós-operatório. Essa relação de 4:1 foi atingida por Jenkins com suturas a 1 cm das bordas com espaçamento entre pontos de 1 cm. Outros autores também demonstraram que relações maiores como 6:1, 8:1 também foram efetivas na prevenção de tal complicação[25,28,33-36] (**Figuras 29.8** e **29.9**).

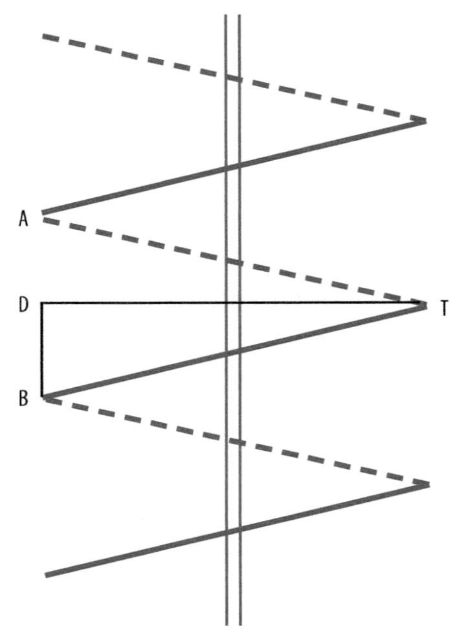

Figura 29.8. Uso geométrico de uma sutura contínua. ATB numa sutura contínua. AB é o intervalo entre cada ponto e TD a soma da passagem do fio nos dois lados da fáscia. Reproduzida de Jenkins 1976(33).

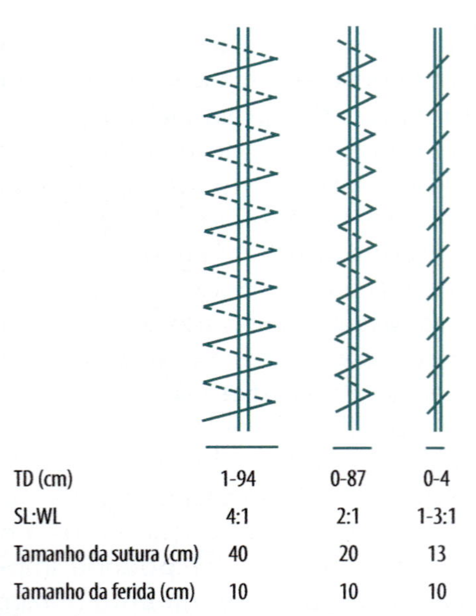

TD (cm) 1-94 0-87 0-4
SL:WL 4:1 2:1 1-3:1
Tamanho da sutura (cm) 40 20 13
Tamanho da ferida (cm) 10 10 10

Figura 29.9. Diagrama de três feridas cirúrgicas de 10 cm cada, fechadas com uma sutura contínua com uma relação entre o tamanho da sutura (SL) e o comprimento da ferida (WL) de 4:1; 2:1 e 1,3:1, com intervalos de 1 cm entre os pontos. Ao lado, as três linhas de sutura após um aumento de 30% no volume abdominal devido à distensão, resultando em um intervalo de 1,3 cm entre os pontos. Reproduzida de Jenkins 1976(33).

A **Figura 29.10** mostra a relação exponencial entre o aumento da tensão entre o fio de sutura e os tecidos quando ocorre distensão abdominal, remetendo o paciente ao risco iminente de ruptura da parede ou até mesmo do fio de sutura.[33]

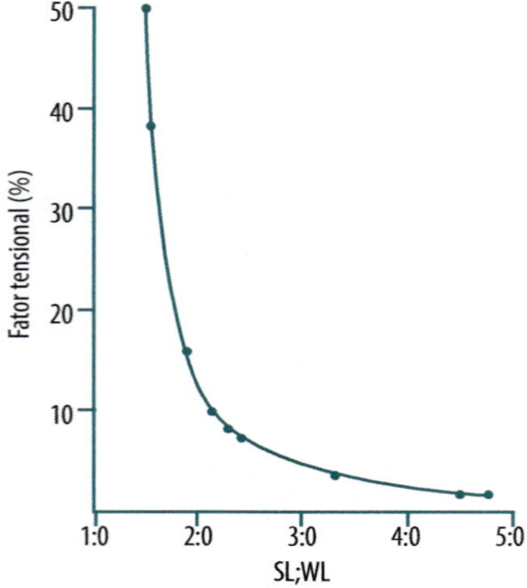

Figura 29.10. Gráfico mostrando a relação entre o aumento da tensão na sutura e no tecido, causado pelo acréscimo de 30 no tamanho da ferida e pela relação entre o comprimento da sutura (SL) e da ferida (WL). *Fonte:* reproduzida de Jenkins 1976(33).

Distância entre os pontos em uma sutura contínua

Apesar de Jenkins ter utilizado originalmente a medida de 1 cm para atingir a relação maior que quatro, outros autores demonstraram que a relação pode ser atingida passando pontos entre 3 e 8 mm da borda da aponeurose. Convencionou-se chamar de técnica *large bites* aquela em que os pontos são dados a cerca de 1 cm da borda e passados a cada 1 cm ao longo da aponeurose. Quando essas medidas são de 5 mm ou menos, chama-se técnica *small bites*.

Um ensaio clínico conduzido pela equipe do professor Israelsson[34] demonstrou que a técnica *small bites* é superior, reduzindo de 18% para 5,6% a incidência de hérnia incisional. Em 2015, um estudo multicêntrico impactante (*STITCH Trial)* corroborou com esses dados, alcançando redução de 21% para 13% na incidência de hérnia incisional.[18] Estudos posteriores demonstraram que a técnica *small bites* também reduz incidência de deiscência da aponeurose em cirurgia de emergência.[37]

Fechamento com reforço com tela profilática

Alguns autores perceberam que, apesar de todos os cuidados com a técnica operatória no momento do fechamento da parede abdominal, a incidência de hérnia incisional permanecia elevada em pacientes com muitos fatores de risco, incluindo idade avançada, podendo atingir 40%.[38]

Como a utilização de tela no tratamento de hérnia incisional já era considerado padrãoouro,[39] surgiu a ideia de utilizá-la para reforçar o fechamento primário de laparotomias a fim de reduzir a incidência de hérnia incisional.

Ao longo das duas últimas décadas, essa medida preventiva tem ganhado notoriedade na literatura e na prática cirúrgica. O conceito de tela profilática surgiu no final de década de 1990 e teve seus primeiros resultados favoráveis a partir de 2003.[40] Desde então, diversos estudos prospectivos randomizados e metanálises comprovaram sua eficácia, que corresponde a redução de 85% de risco de hérnia incisional.[41]

A composição da tela utilizada e seu posicionamento em relação a parede abdominal variam entre os estudos, mas a preferência é a utilização de tela de polipropileno nas posições *onlay* (ou pré-aponeurótica, ou seja, acima da aponeurose) e *sublay* (abaixo da aponeurose, seja pré-peritoneal ou acima da parede posterior da bainha do músculo reto abdominal).[38,42]

As duas posições são eficazes, mas a opção padrão em nosso serviço é utilização da posição *onlay*. Essa técnica apresenta aplicação tecnicamente mais fácil e reprodutível, além de posicionar a tela no tecido subcutâneo, facilitando a drenagem de secreções em caso de complicações, como seroma e infecção no sítio cirúrgico. Também é facilmente acessada, sem danos significativos à parede abdominal, caso seja necessária sua remoção. Entretanto, é necessário alertar que essa posição de tela está associada a maior incidência de seroma pós-operatório, o que na maioria das vezes é uma condição pouco mórbida. Para evitar a repercussão dessa ocorrência de sítio cirúrgico, recomenda-se a drenagem rotineira do subcutâneo com dreno tubular.[43]

A utilização de tela profilática em laparotomias eletivas é bem-aceita na literatura e não está associada à elevação do risco de infecção de sítio cirúrgico. Seu maior benefício é a prevenção de hérnia incisional, sendo superior as melhores técnicas de sutura da aponeurose.[41]

Também pode ser aplicada em cirurgias de urgência e emergência, com benefício comprovado de redução da deiscência da aponeurose (evisceração e eventração),[44] desde que respeitados alguns cuidados técnicos como utilização de tela em posição *onlay*, com rigorosa fixação na aponeurose. Em cirurgias de urgência e emergência, a utilização de tela profilática está associada a maior risco de infecção de sítio cirúrgico, porém, utilizando a posição *onlay*, essa ocorrência é tratada com drenagem à beira do leito em mais de 90% dos casos, sem maiores complicações.[43]

A indicação de tela profilática ainda é motivo de discussão na literatura. Essa medida preventiva não deve ser aplicada a todos os pacientes, mas em casos selecionados, em que os riscos de hérnia incisional ou deiscência da aponeurose são considerados elevados. Cada autor define esse risco de acordo com sua casuística; entretanto, a maioria deles considera a idade avançada um fator de risco relevante. Outros fatores de risco importantes são obesidade, desnutrição, doença pulmonar crônica, anemia, cirurgia de emergência e ressecções colorretais.[45]

Em 2010, foi desenvolvido o escore de risco de Rotterdam para prever o risco de deiscência da aponeurose após uma laparotomia.[45] A fim de padronizar a indicação de tela profilática em nosso serviço, adaptamos o escore de Rotterdam e indicamos a tela profilática em cirurgias eletivas, cirurgias de urgência ou emergência nas seguintes situações: escore de Rotterdam ≥ 4,0 ou Escore de Rotterdam entre 2,2 e 4,0 associado a obesidade, desnutrição, tabagismo ou neoplasia maligna, conforme figura a seguir (também pode ser acessado por meio do endereço eletrônico http://gg.gg/telaprofilatica).

INDICAÇÃO DE TELA PROFILÁTICA (laparotomia mediana)
Dr. Helber Vidal G. LIma – Divisão de Clínica Cirúrgica III – HCFMUSP

Indicação de tela profilática
Escore de risco ≥ 4,0 ou Escore de risco ≥ 2,2 + obesidade ou desnutrição ou neoplasia maligna ou tabagismo

- **Obesidade:** IMC ≥ 30 kg/m²
- **Desnutrição:** pelo menos 2 dos 4 critérios:
  - Albumina sérica < 3,5 g/dL
  - Contagem total de linfócitos < 2.000/mm³
  - Perda de peso não intencional ≥ 10% em 6 meses ou ≥ 5% em 1 mês
  - IMC < 18,5 kg/m²
- **Neoplasia maligna:** qualquer neoplasia malgina intra-abdominal identificada durante a operação
- **Tabagismo:** qualquer carga tabágica diária

Escore de risco	
Variável	Escore de risco
Faixa de idade (anos)	
40-49	0,4
50-59	0,9
60-69	0,9
> 70	1,1
Gênero masculino	0,7
Doença pulmonar crônica	0,7
Ascite	1,5
Icterícia	0,5
Anemia (Hb > 12 g/dL)	0,7
Cirurgia de emergência	0,6
Tipo de cirurgia/órgão operado	
Vesícula ou via biliar	0,7
Esôfago	1,5
Gastroduodenal	1,4
Intestino delgado	0,9
Colorretal	1,4
Vascular	1,3

Conclusão

O fechamento bem-feito da parede abdominal após uma laparotomia deve sempre começar com um acesso à cavidade que respeite os princípios da boa técnica cirúrgica. Diérese cuidadosa, hemostasia, exposição adequada da fáscia na abertura e fechamento, preservação da vascularização da parede, proteção com compressas umedecidas, uso de afastadores de forma a não promoverem compressão excessiva da musculatura com esgarçamento de tecidos, aproximação das bordas das fáscia com pinças de preensão, tração do fio de sutura no sentido da incisão além de anestesia com relaxamento muscular adequado, seja durante o procedimento, bem como no fechamento da parede, são medidas que diminuem a chance de ocorrer esgarçamento, deiscências da parede ou aparecimento de hérnias incisionais pós-operatório.

Quanto aos cinco componentes técnicos envolvidos no fechamento da parede abdominal, a análise da literatura sugere: (a) em relação ao tipo de fechamento, o fechamento apenas da aponeurose é superior à sutura em massa; (b) a sutura contínua simples, quando comparada com a interrompida, mostra-se mais vantajosa; (c) o uso de material de sutura absorvível monofilamentar de absorção lentaé superior aos fios não absorvíveis ou de absorção rápida; (d) uma relação de 4:1 ou superior entre o tamanho do fio de sutura e a ferida tem melhores resultados, assim como a aplicação da técnica *small bites*[1] (e) o reforço com tela profilática reduz significativamente a incidência de hérnia incisional e deiscência da aponeurose (evisceração e eventração) nos pós-operatório.[46]

O cuidado que os cirurgiões dedicam ao ato principal da operação deve ser redobrado durante o fechamento da via de acesso. A falha na escolha do melhor material disponível, como também a inobservância desses princípios técnicos, pode gerar morbimortalidade evitável nesses casos, levando o profissional a resultados indesejados e evitáveis.

Referências Bibliográficas

1. Muysoms FE, Antoniou SA, Bury K, Campanelli G, Conze J, Cuccurullo D, et al. European Hernia Society guidelines on the closure of abdominal wall incisions. Hernia. 2015;19(1):1-24.
2. Klinge U, Zheng H, Si ZY, Schumpelick V, Bhardwaj R, Klosterhalfen B. Synthesis of type I and III collagen, expression of fibronectin and matrix metalloproteinases-1 and – 13 in hernial sac of patients with inguinal hernia. Int J Surg Investig. 1999;1(3):219-27.
3. Zolin SJ, Rosen MJ. Failure of Abdominal Wall Closure: Prevention and Management. Surg Clin North Am. 2021;101(5):875-88.
4. Franz MG. The biology of hernia formation. Surg Clin North Am. 2008;88(1):1-15, vii.
5. Goldberg SR, Diegelmann RF. Wound healing primer. Surg Clin North Am. 2010;90(6):1133-46.
6. Rath A, Chevrel JP. The healing of laparotomies: review of the literature. Hernia. 1998;2:145-9.
7. Everitt H, Landau S, Little P, Bishop FL, O'Reilly G, Sibelli A, et al. Therapist telephone-delivered CBT and web-based CBT compared with treatment as usual in refractory irritable bowel syndrome: the ACTIB three-arm RCT. Health Technol Assess. 2019;23(17):1-154.
8. Caglia P, Tracia A, Borzi L, Amodeo L, Tracia L, Veroux M, et al. Incisional hernia in the elderly: risk factors and clinical considerations. Int J Surg. 2014;12 Suppl 2:S164-S9.
9. Beyene RT, Derryberry SL Jr., Barbul A. The Effect of Comorbidities on Wound Healing. Surg Clin North Am. 2020;100(4):695-705.
10. Bickenbach KA, Karanicolas PJ, Ammori JB, Jayaraman S, Winter JM, Fields RC, et al. Up and down or side to side? A systematic review and meta-analysis examining the impact of incision on outcomes after abdominal surgery. Am J Surg. 2013;206(3):400-9.
11. Brown SR, Goodfellow PB. Transverse verses midline incisions for abdominal surgery. Cochrane Database Syst Rev. 2005(4):CD005199.
12. Diener MK, Voss S, Jensen K, Buchler MW, Seiler CM. Elective midline laparotomy closure: the INLINE systematic review and meta-analysis. Ann Surg. 2010;251(5):843-56.

13. Gislason H, Viste A. Closure of burst abdomen after major gastrointestinal operations--comparison of different surgical techniques and later development of incisional hernia. Eur J Surg. 1999;165(10):958-61.
14. Brennan TG, Jones NA, Guillou PJ. Lateral paramedian incision. Br J Surg. 1987;74(8):736-7.
15. Gilbert JM, Ellis H, Foweraker S. Peritoneal closure after lateral paramedian incision. Br J Surg. 1987;74(2):113-5.
16. Jones TE. The use of an alloy steel wire in the closure of abdominal wounds. Surg Gynecol Obstet. 1941;72:1056.
17. Powell JL. The Smead-Jones closure of abdominal wounds. J Surg Educ. 2011;68(3):161.
18. Deerenberg EB, Harlaar JJ, Steyerberg EW, Lont HE, van Doorn HC, Heisterkamp J, et al. Small bites versus large bites for closure of abdominal midline incisions (STITCH): a double-blind, multicentre, randomised controlled trial. Lancet. 2015;386(10000):1254-60.
19. Wasiljew BK, Winchester DP. Experience with continuous absorbable suture in the closure of abdominal incisions. Surg Gynecol Obstet. 1982;154(3):378-80.
20. Reid MR, Zinninger MM, Merrell P. Closure of the Abdomen with Through-and--Through Silver Wire Sutures in Cases of Acute Abdominal Emergencies. Ann Surg. 1933;98(5):890-6.
21. Douglas DM. The healing of aponeurotic incisions. Br J Surg. 1952;40(159):79-84.
22. Bucknall TE. Factors influencing wound complications: a clinical and experimental study. Ann R Coll Surg Engl. 1983;65(2):71-7.
23. Sharp WV, Belden TA, King PH, Teague PC. Suture resistance to infection. Surgery. 1982;91(1):61-3.
24. Krukowski ZH, Matheson NA. 'Button hole' incisional hernia: a late complication of abdominal wound closure with continuous non-absorbable sutures. Br J Surg. 1987;74(9):824-5.
25. Ceydeli A, Rucinski J, Wise L. Finding the best abdominal closure: an evidence--based review of the literature. Curr Surg. 2005;62(2):220-5.
26. Hodgson NC, Malthaner RA, Ostbye T. The search for an ideal method of abdominal fascial closure: a meta-analysis. Ann Surg. 2000;231(3):436-42.
27. Corman ML, Veidenheimer MC, Coller JA. Controlled clinical trial of three suture materials for abdominal wall closure after bowl operations. Am J Surg. 1981;141(4):510-13.
28. Rucinski J, Margolis M, Panagopoulos G, Wise L. Closure of the abdominal midline fascia: meta-analysis delineates the optimal technique. Am Surg. 2001;67(5):421-6.
29. van't Riet M, Steyerberg EW, Nellensteyn J, Bonjer HJ, Jeekel J. Meta-analysis of techniques for closure of midline abdominal incisions. Br J Surg. 2002;89(11):1350-6.
30. Weiland DE, Bay RC, Del Sordi S. Choosing the best abdominal closure by meta-analysis. Am J Surg. 1998;176(6):666-70.
31. Larsen PN, Nielsen K, Schultz A, Mejdahl S, Larsen T, Moesgaard F. Closure of the abdominal fascia after clean and clean-contaminated laparotomy. Acta Chir Scand. 1989;155(9):461-4.

32. Niggebrugge AH, Trimbos JB, Hermans J, Steup WH, Van De Velde CJ. Influence of abdominal-wound closure technique on complications after surgery: a randomised study. Lancet. 1999;353(9164):1563-7.
33. Jenkins TP. The burst abdominal wound: a mechanical approach. Br J Surg. 1976;63(11):873-6.
34. Millbourn D, Cengiz Y, Israelsson LA. Effect of stitch length on wound complications after closure of midline incisions: a randomized controlled trial. Arch Surg. 2009;144(11):1056-9.
35. Rampaul RS, Naraynsingh V, Maharaj D. Six-fold suture: wound length ratio for abdominal closure. Ann R Coll Surg Engl. 2003;85(2):148.
36. Varshney S, Manek P, Johnson CD. Six-fold suture:wound length ratio for abdominal closure. Ann R Coll Surg Engl. 1999;81(5):333-6.
37. Tolstrup MB, Watt SK, Gogenur I. Reduced Rate of Dehiscence After Implementation of a Standardized Fascial Closure Technique in Patients Undergoing Emergency Laparotomy. Ann Surg. 2017;265(4):821-6.
38. Jairam AP, Timmermans L, Eker HH, Pierik R, van Klaveren D, Steyerberg EW, et al. Prevention of incisional hernia with prophylactic onlay and sublay mesh reinforcement versus primary suture only in midline laparotomies (PRIMA): 2-year follow-up of a multicentre, double-blind, randomised controlled trial. Lancet. 2017;390(10094):567-76.
39. Schumpelick V, Klinge U, Junge K, Stumpf M. Incisional abdominal hernia: the open mesh repair. Langenbecks Arch Surg. 2004;389(1):1-5.
40. Gutierrez de la Pena C, Medina Achirica C, Dominguez-Adame E, Medina Diez J. Primary closure of laparotomies with high risk of incisional hernia using prosthetic material: analysis of usefulness. Hernia. 2003;7(3):134-6.
41. Borab ZM, Shakir S, Lanni MA, Tecce MG, MacDonald J, Hope WW, et al. Does prophylactic mesh placement in elective, midline laparotomy reduce the incidence of incisional hernia? A systematic review and meta-analysis. Surgery. 2017;161(4):1149-63.
42. Miranda JS, Utiyama EM, Damous SH. Hérnia incisional: novas opções para velhos problemas Reparos abertos: onlay, inlay, sublay, retromuscular. In: Aquino JLBA, Martinez CAR. editor. Atualidades em Clínica Cirúrgica Intergastro 2013. Campinas: Atheneu; 2013. p. 503-14.
43. Lima HVG, Rasslan R, Novo FCF, Lima TMA, Damous SHB, Bernini CO, et al. Prevention of Fascial Dehiscence with Onlay Prophylactic Mesh in Emergency Laparotomy: A Randomized Clinical Trial. J Am Coll Surg. 2020;230(1):76-87.
44. Miranda JS. Toda evisceração deve ser tratada com prótese? In: Rasslan R, Birolini C, Utiyama EM, editors. Cirurgião Ano VI. 01. São Paulo – SP: Manole; 2012. p. 143-54.
45. van Ramshorst GH, Nieuwenhuizen J, Hop WC, Arends P, Boom J, Jeekel J, et al. Abdominal wound dehiscence in adults: development and validation of a risk model. World J Surg. 2010;34(1):20-7.
46. Lima HVG, Rasslan R, Novo FCF, Lima TMA, Damous SHB, Bernini CO, et al. Prevention of Fascial Dehiscence with Onlay Prophylactic Mesh in Emergency Laparotomy: A Randomized Clinical Trial. Journal of the American College of Surgeons. 2020;230(1):76-87.

30

Anastomose Intestinal no Idoso

Alberto Bitran
Roberto Rasslan

Introdução

Entre as urgências traumáticas, as indicações de anastomoses intestinais ocorrem mais frequentemente nos ferimentos de cólon. Como existe a opção de realizar uma ostomia, essa discussão torna-se importante e apresentou muitas alterações no decorrer das últimas décadas.

Tanto as anastomoses quanto as ostomias apresentam vantagens e desvantagens.

O cólon é o segundo órgão mais frequentemente lesado nos ferimentos penetrantes do abdome, logo após o intestino delgado. No trauma abdominal contuso o cólon raramente é lesado.[1,2]

A mortalidade e a morbidade das lesões de cólon, assim como na maior parte dos ferimentos abdominais, vai depender das lesões associadas e complicações infecciosas, que frequentemente irão acompanhar as lesões colônicas.

Histórico

Durante o século XX surgiram várias maneiras de conduzir e tratar os ferimentos penetrantes de cólon de forma que neste capítulo procuraremos definir o estado atual do tratamento dessas lesões e os problemas das ostomias.

As opções de tratamento que foram utilizadas desde a Primeira Guerra Mundial variam entre sutura primária da lesão, ressecção da lesão com derivação do trânsito fecal e exteriorização da lesão.

Certamente, o mais desejável seria a reparação primária da lesão sem a necessidade de derivação do trânsito, no entanto, os riscos associados a esse procedimento são relevantes, principalmente decorrentes de deiscências de suturas viscerais e infecções. Derivações do trânsito minimizam os riscos infecciosos mas acrescentam a necessidade de um novo procedimento cirúrgico para a reconstituição do trânsito intestinal com todos seus riscos.

Durante a Primeira Guerra Mundial, em 1916, foi publicado por Cuthbert Wallace[3], um cirurgião militar britânico, a primeira descrição detalhada do acompanhamento de 1.200 casos de ferimentos penetrantes por arma de fogo em cólon. Tratavam-se de 155 lesões isoladas de cólon, das quais 102 (66%) tratadas com sutura primária, atingindo um índice de mortalidade de 59%. Embora para nós, possa parecer um índice extremamente elevado, à época foi considerado satisfatório. É importante lembrar que, naquela época, não havia antibióticos, cirurgias intestinais não eram frequentemente realizadas na prática médica civil, infusões tanto de soluções salinas como de hemoderivados eram raramente utilizadas, as operações costumavam ocorrer mais de 6 horas após o momento do trauma e lesões isoladas de intestino delgado apresentavam mortalidade superior a 60%.

No mesmo período, outra série de 55 casos publicada por Fraser *et al.*,[4] também cirurgião militar britânico, mostrou resultados semelhantes, utilizando preferencialmente a sutura primária das lesões colônicas.

Dessa forma, ao final da Primeira Guerra Mundial, o tratamento dos ferimentos de cólon baseava-se preferencialmente na sutura primária da lesão, ainda que acompanhado de altos índices de mortalidade.

No período entre a Primeira e a Segunda Guerra Mundial surgiram poucos dados diretamente relacionados com os ferimentos de cólon. Foi nesse intervalo que se estabeleceu claramente a utilidade da laparotomia no manejo de ferimentos penetrantes do abdome.[5]

Durante a Segunda Guerra Mundial, com base no trabalho de outro cirurgião britânico, Ogilvie,[6] e nos péssimos resultados dos tratamentos anteriores, passou-se a utilizar a derivação do trânsito, na forma de colostomia, na grande maioria dos casos. A sutura primária ficou restrita a uma minoria de casos selecionados, representados por pequenas lesões isoladas com mínima contaminação da cavidade abdominal. Logo em seguida, em 1943, tornou-se norma nos Estados Unidos que os ferimentos de cólon fossem tratados com colostomia.[7]

A diminuição dos índices de mortalidade, que beiravam os 60% no início da Segunda Guerra, para cerca de 20% nos últimos anos de batalhas na Europa, fez com que a ampla utilização de colostomias se tornasse o tratamento padrão para os ferimentos penetrantes de cólon.[8-11]

A experiência com o uso rotineiro e liberal de colostomias levando a diminuição da mortalidade, causada pelos ferimentos perfurantes de cólon, foi inevitavelmente transferida para a prática médica civil, até ser questionada em 1951 por Woodhall e Ochsner, que consideravam as diferenças entre os tipos de lesões causadas por armamentos de guerra e os armamentos com projéteis de menor velocidade. Eles demonstraram mortalidade de 8,3% em uma série de 50 casos de ferimentos de cólon na prática civil, na qual 24 foram tratados com sutura primária[12].

Após esta importante publicação, a sutura primária passou a ser cada vez mais utilizada no tratamento dos ferimentos perfurantes de cólon de natureza civil, até os anos 1980, deixando as derivações do trânsito apenas para alguns casos onde a destruição do cólon foi maior, consagrando dessa forma a avaliação seletiva das lesões perfurantes de cólon[13-16].

Durante as guerras da Coreia e Vietnã o uso liberal de colostomias em ferimentos militares de cólon se manteve, prevalecendo sobre a sutura primária[17].

Em 1979, Stone e Fabian[18] publicaram a primeira série de casos avaliada de forma prospectiva e randomizada, incluindo 139 pacientes randomizados para sutura primária do ferimento perfurante de cólon ou colostomia. Foram incluídos pacientes que não apresentavam choque, apresentavam poucas lesões associadas, ausência de contaminação fecal da cavidade peritonial e tempo entre o trauma e a operação menor do que 8 horas.

Não houve mortalidade nessa série de casos e houve significativa diminuição das taxas de infecção intra-abdominal no grupo submetido a sutura primária das lesões.Desde então, a sutura primária dos ferimentos perfurantes de cólon foi se tornando cada vez de uso mais liberal[19].

Sasaki, em 1995, demonstrou em estudo randomizado que mesmo sem fatores de exclusão, como gravidade e localização das lesões, extensão da contaminação peritonial, presença de choque, necessidade de transfusão sanguínea ou tempo prolongado entre a lesão e a operação, a sutura primária teria resultados superiores à derivação com colostomia[20].

Em 1995, editorial publicado no *Journal of Trauma* cuncluiu que: "Derivação do trânsito fecal não tem função no tratamento rotineiro dos ferimentos perfurantes de cólon"[21].

Tratamento atual

Conforme discutido no histórico, acredita-se que o tratamento ideal dos ferimentos penetrantes de cólon é a sutura primária da lesão. No entanto precisamos determinar se essa conduta pode ser realizada em 100% dos casos, ou se há exceções.

No famoso estudo de Stone e Fabian de 1979[18], que é uma referência da conduta atual devido aos excelentes resultados da sutura primária, precisamos nos atentar ao fato de que 48% dos pacientes com ferimentos perfurantes de cólon foram excluídos da randomização. Os critérios de exclusão foram:

- Choque (pressão arterial no início da operação < 80 × 60 mmHg).
- Hemorragia com perda de 1.000 mL de sangue na cavidade abdominal.
- Lesão de mais de dois sistemas intra-abdominais.
- Contaminação da cavidade abdominal por fezes.
- Operação com início após mais de 8 horas da lesão.
- Ferimento no cólon extenso necessitando ressecção.
- Perda de substância da parede abdominal.

Em trabalho semelhante, Shannon e Moore[22] utilizaram outros critérios como o *Abdominal Trauma Index*, o estado hemodinâmico e o grau da lesão do cólon para estratificar o tratamento. Os resultados da sutura primária das lesões foram excelentes, porém apenas 49% dos pacientes se localizaram no grupo com indicação de sutura primária.

Em seguida, em 1990, a Associação Americana para Cirurgia do Trauma (AAST) desenvolveu uma escala de graduação das lesões de cólon a fim de tentar uniformizar os resultados de instituições diferentes.

A graduação consiste em:

- Grau 1: hematoma sem desvascularização ou laceração parietal de espessura parcial.
- Grau 2: laceração de espessura total menor que 50% da circunferência.
- Grau 3: laceração de espessura total maior que 50% da circunferência.
- Grau 4: transecção do cólon.
- Grau 5: transecção do cólon com perda de tecido.

Como até então não estava claro quais fatores de risco impediam a realização de sutura primária nos ferimentos de cólon. George *et al.* realizaram um trabalho publicado em 1989 no qual, de forma prospectiva, 95 pacientes em uma casuística de 102 (93%) foram submetidos a sutura primária em lesões de cólon (83 pacientes) e ressecções com anastomose primária (12 pacientes), sem nenhum fator de exclusão. Houve apenas uma deiscência em paciente submetido a ressecção e anastomose. Concluindo então que não haviam fatores de risco que impedissem a realização de sutura primária em ferimentos civis de cólon. No entanto, após quatro anos, o mesmo grupo concluiu que o grupo que necessita de ressecção e anastomose apresenta risco elevado de deiscência.

Podemos concluir que não há definição clara de quais fatores de risco impossibilitam a realização de sutura primária nos ferimentos perfurantes de cólon, de forma que a sutura primária deve ser considerada o tratamento ideal na vasta maioria das lesões desde que o paciente esteja em condições sistêmicas que permitam uma operação completa.

Quando há grandes destruições do cólon levando à necessidade de ressecções e anastomose, provavelmente há lugar para derivações. Entre os fatores de risco considerados mais importantes para contraindicar a sutura primária destacamos:

- Transfusão maciça.
- Cirurgia abreviada.
- Necessidade de ressecção e anastomose.
- Hipotensão severa.
- Lesões de múltiplos órgãos.

Nos últimos anos, novas experiências associadas à Guerra do Iraque têm demonstrado que há profundas diferenças entre os ferimentos civis e os ferimentos de guerra, não só nas características das lesões mas também nas características do suporte médico. Concluindo que, nesses casos, derivações aparentam ser muito úteis e de indicações mais liberais[23].

Os ferimentos traumáticos são menos frequentes em idosos, e em nenhum estudo citado avaliou-se isoladamente os resultados em cada faixa etária. Certamente, existe uma maior fragilidade nessa população, principalmente associada à reserva fisiológica tanto para manter condições hemodinâmicas adequadas no momento do trauma quanto para tolerar complicações cirúrgicas e reoperações. Sabemos que as condições hemodinâmicas adequadas são essenciais para permitir que sejam realizadas suturas e anastomoses intestinais.

Portanto, embora não esteja claramente demonstrado na literatura, acreditamos que, em idosos, a realização de suturas ou anastomoses em lesões traumáticas de cólon não deve ser realizada com a mesma liberalidade que na população geral, havendo espaço para realização de ostomias.

Problemas das ostomias

Portadores de ostomias sofrem alterações de grande impacto na rotina diária, causadas por significativa mudança fisiológica e distorção da imagem corporal, além da necessidade de habilidades e cuidados especiais em seu manuseio.[24] O odor causado pela bolsa coletora, os vazamentos, a incontinência fecal e a impossibilidade de controle sobre a eliminação de flatos causam problemas familiares e sociais.[24]

Complicações associadas às ostomias são frequentes, atingindo 93% dos casos nos primeiros seis meses.[25] As mais frequentes são as hérnias, os prolapsos e as alterações cutâneas.

Herniações paracolostômicas e paraileostômicas são complicações frequentes após a realização de colostomias e ileostomias, atingindo 28% e 48% dos casos, respectivamente[26]. Além dos riscos de encarceramento, essas hérnias costumam causar dor, desconforto e dificuldade de adaptação das bolsas coletoras de fezes[27].

Prolapsos também ocorrem frequentemente após a realização de ostomias, variando entre 7% e 20%[28]. A exposição prolongada da mucosa facilita o trauma, ocasionando ulcerações e sangramentos; além disso, o grande volume de mucosa exposta dificulta a higiene e a adaptação das bolsas coletoras de fezes, causando significativo problema estético[29].

Alterações cutâneas, como dermatites, decorrentes da inflamação da pele, também são frequentes, criando dor intensa, dificuldade de adaptação das bolsas coletoras de fezes e vazamento de seu conteúdo. Essas alterações podem estar presentes em 34% a 80% dos ostomizados e ocorrem mais frequentemente nas ileostomias do que nas colostomias[24,29]. Outras alterações cutâneas menos frequentes são infecções fúngicas e dermatites alérgicas[29].

Nem todos os pacientes submetidos à realização de ostomia temporária têm o trânsito intestinal reconstituído. As doenças que levam à realização da ostomia muitas vezes são graves, assim como as condições clínicas dos pacientes , elevando os índices de morbidade e mortalidade da reoperação para reconstituição do trânsito intestinal. David *et al.* demonstraram que dos 3.950 pacientes operados de colectomia esquerda, com colostomia terminal e sepultamento do reto, em um período de 12 meses na Inglaterra, apenas 736 (23,3%) foram submetidos à reconstituição do trânsito intestinal[30].

Vários autores mostraram resultados semelhantes, como Seetharam *et al.* que, em um período de oito anos, em uma única instituição, referiram a realização de 124 colostomias terminais com apenas 23 (18,5%) submetidos à reconstituição do trânsito intestinal[31]. Também Roig et al. acompanharam 452 pacientes por 44 meses e, nesse período, somente 159 (35,2%) tiveram o trânsito intestinal reconstituído[32].

Trauma e ostomias

Não há dúvida que na presença de lesões intestinais, em situações onde é mandatório realizar uma operação abreviada (cirurgia de controle de danos), não se deve realizar anastomoses intestinais, recorrendo-se sempre à realização de ostomias ou sepultamento temporário dos segmentos intestinais na cavidade abdominal.

O sepultamento das alças na cavidade abdominal nos obriga a realizar reoperação precoce, devido ao risco de vazamento de conteúdo intestinal, sendo muitas vezes anterior ao momento ideal, que seria depois do controle adequado da instabilidade hemodinâmica, hipotermia, acidose e coagulopatia. Por outro lado, a realização de ostomias torna mais complexo a manipulação e resolução do problema da parede abdominal.

A manipulação da parede abdominal, durante reoperações torna-se mais complexa com a presença de uma ostomia, tanto na fase aguda do trauma quanto na fase tardia, para o tratamento definitivo de pacientes submetidos a peritoniostomias.

Pacientes que necessitam de peritoniostomia frequentemente são submetidos a múltiplas reoperações. Nesses casos, a presença de uma ostomia dificulta a realização dos procedimentos. Além disso, as seguidas manipulações dificultam a cicatrização e a maturação adequadas da ostomia, aumentando o risco de complicações associadas.

Frequentemente, pacientes submetidos a peritoniostomias evoluem com grandes hérnias incisionais. As resoluções das hérnias incisionais também tornam-se mais complexa quando há a presença de ostomias.

Referências Bibliográficas

1. Abcarian H, Lowe R. Colon and rectal trauma. Surg Clin North Am. 1978;58(3):519-37.
2. Orsay CP, Merlotti G, Abcarian H, Pearl RK, Nanda M, Barrett J. Colorectal trauma. Dis Colon Rectum. 1989;32(3):188-90.
3. Wallace C. A study of 1200 cases of gunshot wounds of the abdômen. BMJ. 1916;4(679).
4. Fraser J, Drummond H. A Clinical and Experimental Study of three hundred perforating wounds of the abdomen. Br Med J. 1917;1(2932):321-30.
5. Taylor ER, Thompson JE. The early treatment, and results thereof, of injuries of the colon and rectum; with 70 additional cases. Surg Gynecol Obstet. 1948;87(2):105; passim.
6. Ogilvie WH. Abdominal wounds in the Western Desert. Bull U S Army Med Dep. 1946;6(4):435-45.
7. 1943 ÖotSGotUS. Office of the Surgeon General. Circular Letter No. 178. October 23, 1943. 1943.
8. Hurt LE. The Surgical Management of Colon and Rectal Injuries in the Forward Areas. Ann Surg. 1945;122(3):398-407.
9. Colcock BP. Perforating wounds of the colon and rectum. Am J Surg. 1946;72:343-51.

10. Poer DH. Evaluation of colostomy for present day surgery. Review of 4,939 cases of injury of the colon and rectum. AMA Arch Surg. 1950;61(6):1058-65.
11. Hamilton JE, Cattanach LM. Reconstruction of war wounds of colon and rectum. Surgery. 1946;20:237-48.
12. Woodhall JP, Ochsner A. The management of perforating injuries of the colon and rectum in civilian practice. Surgery. 1951;29(2):305-20.
13. George SM Jr., Fabian TC, Voeller GR, Kudsk KA, Mangiante EC, Britt LG. Primary repair of colon wounds. A prospective trial in nonselected patients. Ann Surg. 1989;209(6):728-334.
14. Nallathambi MN, Ivatury RR, Shah PM, Gaudino J, Stahl WM. Aggressive definitive management of penetrating colon injuries: 136 cases with 3.7 per cent mortality. J Trauma. 1984;24(6):500-5.
15. Axelrod AJ, Hanley PH. Treatment of perforating wounds of the colon and rectum: a reevaluation. South Med J. 1967;60(8):811-4.
16. Burch JM, Martin RR, Richardson RJ, Muldowny DS, Mattox KL, Jordan GL Jr. Evolution of the treatment of the injured colon in the 1980s. Arch Surg. 1991;126(8):979-83; discussion 83-4.
17. Ziperman HH. The management of large bowel injuries in the Korean campaign. U S Armed Forces Med J. 1956;7(1):85-91.
18. Stone HH, Fabian TC. Management of perforating colon trauma: randomization between primary closure and exteriorization. Ann Surg. 1979;190(4):430-6.
19. Chappuis CW, Frey DJ, Dietzen CD, Panetta TP, Buechter KJ, Cohn I Jr. Management of penetrating colon injuries. A prospective randomized trial. Ann Surg. 1991;213(5):492-7; discussion 7-8.
20. Sasaki LS, Allaben RD, Golwala R, Mittal VK. Primary repair of colon injuries: a prospective randomized study. J Trauma. 1995;39(5):895-901.
21. Nance ML, Nance FC. A stake through the heart of colostomy. J Trauma. 1995;39(5):811-2.
22. Shannon FL, Moore EE. Primary repair of the colon: when is it a safe alternative? Surgery. 1985;98(4):851-60.
23. Duncan JE, Corwin CH, Sweeney WB, Dunne JR, Denobile JW, Perdue PW, et al. Management of colorectal injuries during operation iraqi freedom: patterns of stoma usage. J Trauma. 2008;64(4):1043-7.
24. Swan E. Colostomy, management and quality of life for the patient. Br J Nurs. 2011;20(1):22, 4-8.
25. Park JJ, Del Pino A, Orsay CP, Nelson RL, Pearl RK, Cintron JR, et al. Stoma complications: the Cook County Hospital experience. Dis Colon Rectum. 1999;42(12):1575-80.
26. Carne PW, Frye JN, Robertson GM, Frizelle FA. Parastomal hernia following minimally invasive stoma formation. ANZ J Surg. 2003;73(10):843-5.
27. Cheung MT. Complications of an abdominal stoma: an analysis of 322 stomas. Aust N Z J Surg. 1995;65(11):808-11.
28. Shellito PC. Complications of abdominal stoma surgery. Dis Colon Rectum. 1998;41(12):1562-72.

29. Husain SG, Cataldo TE. Late stomal complications. Clin Colon Rectal Surg. 2008;21(1):31-40.
30. David GG, Al-Sarira AA, Willmott S, Cade D, Corless DJ, Slavin JP. Use of Hartmann's procedure in England. Colorectal Dis. 2009;11(3):308-12.
31. Seetharam S, Paige J, Horgan PG. Impact of socioeconomic deprivation and primary pathology on rate of reversal of Hartmann's procedure. Am J Surg. 2003;186(2):154-7.
32. Roig JV, Cantos M, Balciscueta Z, Uribe N, Espinosa J, Rosello V, et al. Hartmann's operation: how often is it reversed and at what cost? A multicentre study. Colorectal Dis. 2011;13(12):e396-402.

31

Reabilitação Pós-Traumatismo em Idosos

Marta Imamura
Daniela Mitiyo Odagiri Utiyama
Linamara Rizzo Battistella

Introdução

Os traumatismos em pacientes idosos constituem uma das principais causas de incapacidade funcional e institucionalização, resultando em morbidade e mortalidade.[1] A incidência dos traumatismos no idoso está em ascensão,[2] impulsionada pelo aumento da expectativa de vida e por um estilo de vida mais ativo e independente, que expõe os idosos a eventos traumáticos. Os idosos formam um grupo de indivíduos heterogêneos, complexos, com graus variados de multimorbidades, polifarmácia e redução pregressa de sua capacidade funcional, da mobilidade e cognitiva.[3] Apresentam ainda redução da capacidade fisiológica de acomodação ao estresse operatório, apresentando maiores taxas de mortalidade e morbidade.[4] De fato, comparados aos mais jovens, os idosos apresentam índices mais elevados de complicações pós-trauma.[2] Entre as dimensões potencialmente comprometidas antes do traumatismo estão o aparelho locomotor e o sistema nervoso periférico e central. Essas possíveis condições preexistentes ao traumatismo ocasionam redução da acuidade visual, menor percepção sonora, instabilidade postural, comprometimento dos reflexos, diminuição do tempo de reação, distúrbios sensório-motores, além de declínio neurocognitivo.[1,2] Além disso, muitos idosos já convivem com fragilidade e osteoporose antes do trauma, e a presença de comorbidades, combinada ao uso de medicamentos, aumenta o risco de ocorrência de traumatismos[1]. Não apenas fatores pessoais, mas também ambientais podem facilitar a ocorrência de lesões traumáticas em idosos, demandando atenção especial para sua prevenção. Os traumatismos podem ocasionar várias consequências, como fraturas, contusões, hematomas, ferimentos cutâneos, lesões viscerais, traumatismos cranianos e efeitos das quedas, como as alterações no equilíbrio estático e dinâmico, entre outros.[1] Aspectos pós-eventos traumáticos, como o imobilismo prolongado, o risco adicional de quedas, eventos secundários como a pneumonia, as úlceras de pressão, os eventos tromboembólicos e o uso de medicamentos analgésicos ou sedativos, são elementos adicionais que também impactam e podem prejudicar a funcionalidade.[1] Assim, além do traumatismo, todos esses outros fatores devem ser devidamente considerados para reduzir o custo pessoal, social, hospitalar, de institucionalização e óbito nos pacientes idosos. A elaboração das estratégias de reabilitação é sistematizada, entretanto definida de acordo com as necessidades individuais, levando em conta todos esses fatores.

As urgências de cunho traumático envolvem um espectro heterogêneo de condições clínicas e de saúde. Nas últimas décadas, observa-se um número crescente de idosos necessitando de internação de emergência para cirurgias abdominais.[5] Além disso, idosos submetidos a procedimentos operatórios abdominais de urgência apresentam maiores taxas de complicações do que idosos submetidos a procedimentos abdominais eletivos.[6] Apesar das melhores técnicas operatórias, a laparotomia de urgência continua sendo um dos procedimentos operatórios de alto risco para a população geral, com riscos ainda mais significativos para a população idosa.[7] Estima-se que os cuidados de reabilitação não estão sempre disponíveis para esse grupo de pacientes.

Fragilidade, sarcopenia e perda da função muscular

Os idosos são pacientes vulneráveis e podem apresentar a síndrome da fragilidade antes mesmo da instalação do episódio traumático que exigirá a cirurgia de urgência para o seu manejo. A fragilidade é definida como um estado de vulnerabilidade relacionado com o envelhecimento, caracterizado pela redução da reserva fisiológica capaz de se adaptar e responder a estressores agudos ao corpo, por exemplo, uma condição de saúde aguda ou traumatismo, resultando em maior dificuldade de retorno à homeostase. Pode haver um quadro de desregulação neuroendócrina, sarcopenia e disfunções imunológicas que ocasiona um fenótipo característico que inclui a perda de peso corporal, a fadiga intensa, redução do nível de atividade física, força muscular e da velocidade da deambulação.

Idosos com síndrome da fragilidade submetidos a cirurgias de urgência, de modo geral, apresentam maiores taxas de mortalidade (*odds ratio [OD]:* 1,64; IC 95% 1,60-1,68).[8] Essa associação significante ocorre tanto em procedimentos operatórios de urgência gerais de alto (OD: 1,53; IC 95%, 1,49-1,58) quanto em procedimentos de baixo risco (OD: 2,05;

quanto em procedimentos, 1,94-2,17).[8] Assim, a avaliação da fragilidade deve ser realizada em qualquer paciente submetido a cirurgias abdominais de urgência[8]. Protocolos estruturados e baseados em evidências científicas para a melhora da recuperação após laparotomias eletivas reduzem o tempo de internação hospitalar, as complicações e os custos operacionais.[7] A abordagem estruturada similar parece reduzir a mortalidade e melhorar desfechos após laparotomias de urgência.[7] Dentre as várias recomendações, há alta evidência científica com forte recomendação para a avaliação da fragilidade e do estado cognitivo em pacientes submetidos a reabilitação após laparotomias de urgência.[7]

De fato, a fragilidade está associada a maus resultados cirúrgicos em pacientes idosos, mas é difícil de mensurar em ambiente de emergência.[5] A sarcopenia é caracterizada pela perda da massa e da função muscular relacionada com a idade. Na população idosa em geral, ela atua como precursora da fragilidade física, limitação da mobilidade e morte prematura. A sarcopenia está associada ao aumento do risco de mortalidade ao longo de um ano em pacientes idosos submetidos a cirurgia abdominal de urgência.[5] Em comparação aos pacientes não sarcopênicos, os indivíduos com sarcopenia apresentam menor índice de massa corpórea (IMC), maior necessidade de cuidados intensivos e maior tempo de internação hospitalar ($p < 0,05$). A sarcopenia também está associada ao aumento na mortalidade intra-hospitalar (hazard ratio [HR]: 2,6; IC 95%, 1,6–3,7) e na mortalidade em 30 dias (*HR*: 3,7; IC 95%, 1,9–7,4), 90 dias (HR: 3,3; IC 95%, 1,8–6,0), 180 dias (HR: 2,5; IC 95%, 1,4–4,4) e 1 ano (HR: 2,4; IC 95%, 1,4–3,9).[5]

Assim, a sarcopenia, ou perda de massa muscular magra, é um substituto para a fragilidade e pode ser medida por meio de imagens ultrassonográficas transversais de músculos esqueléticos. De fato, perdas importantes de massa muscular esquelética e de sua funcionalidade ocorrem após procedimentos operatórios gastrintestinais de alta complexidade.[9] Estas perdas decorrem do insulto fisiológico decorrente da cirurgia, inatividade física e nutrição proteica inadequada no período pós-operatório.[9] As maiores perdas são observadas já na primeira semana pós-operatória. Em pacientes submetidos a ressecção colorretal, por exemplo, há redução de 6,5% da área de secção transversa do músculo quadríceps após seis dias.[9] Perdas similares de 4,8% foram relatadas após esofagectomias.[9] Perdas da massa muscular esquelética ainda mais expressivas são constatadas em pacientes admitidos em unidades de terapia intensiva cirúrgicas.[10] A baixa massa muscular na admissão às UTIs é preditora significante de desfechos adversos, como ventilação mecânica prolongada, aumento do tempo de internação na UTI e da mortalidade.[10] A ativação de vias de degradação proteica, a redução da homeostase muscular e de estímulos para o músculo esquelético são fatores que devem ser considerados.[10] Estudos já demonstraram uma redução mediana de 12,5% na secção transversa do músculo reto femoral do quadríceps durante os primeiros sete dias pós-operatórios, evoluindo para redução de 17,7% no dia 10.[11] Taxas elevadas de perda muscular pós-operatória estão associadas ao aumento do risco de complicações, maior recorrência de câncer e pior sobrevida.[10]

A perda muscular relacionada com procedimentos operatórios está associada a declínios na função muscular, essenciais para a independência funcional,[12] além de um retorno mais demorado às atividades usuais e redução na qualidade de vida.[13] Pacientes idosos recuperam a função muscular de modo mais lento e menos completo após cirurgias abdominais de alta complexidade.[12]

A fraqueza muscular adquirida na UTI pode ser prevenida pelo tratamento precoce da doença de base, terapia guiada por objetivos, uso controlado de medicamentos que interfiram na fisiologia muscular, nutrição e ventilação adequadas, reabilitação cognitiva e motora e terapia medicamentosa preventiva.[10]

Outras complicações

A hipovolemia, a hipóxia, a sepsis e a dor, de moderada a forte intensidade, são complicações frequentes nos pacientes idosos pós-trauma, e seu tratamento pós-operatório é desafiador.[14]

A dor aguda pós-operatória é complicação frequente. Estudo recente revela que cerca de 70% de 240 milhões de pacientes em pós-operatório apresentam queixas de dor de moderada a forte intensidade.[14] Esses quadros de dor aguda estão relacionados com alterações clínicas e psicossociais que podem levar a complicações, como imobilismo, redução da mobilidade respiratória, redução do aporte nutricional, infecções, trombose venosa profunda, eventos cardiovasculares, depressão, entre outros.[14]

O controle da dor pode ser obtido por meio de estratégias multimodais que resultam em melhora do desfecho operatório. A avaliação pré-operatória, a redução do estresse operatório, a rápida mobilização e a nutrição oral precoce são fatores relacionados com melhores desfechos funcionais.[14]

Reabilitação

Os programas de reabilitação intra-hospitares especificamente projetados para pacientes idosos melhoram os desfechos da funcionalidade, além de reduzirem as taxas de institucionalização e de mortalidade.[15] Os sistemas de saúde que incluem o cuidado integrado ao traumatismo reduzem a mortalidade.[16] Além dos programas educacionais de prevenção e da coordenação em todas as fases do cuidado, a reabilitação é parte integrante nesses sistemas.

Fragilidade, sarcopenia e perda da função muscular

A estimulação elétrica neuromuscular (EENM) é uma técnica que utiliza correntes elétricas para estimular os músculos e promover a contração muscular em pacientes com disfunções diversas. A EENM pode ser utilizada como uma forma de reabilitação precoce, após a cirurgia abdominal em idosos.[9] A EENM envolve a colocação de eletrodos na pele dos músculos que se deseja estimular. Esses eletrodos são conectados a um dispositivo de estimulação elétrica que fornece uma corrente elétrica controlada para os músculos. A intensidade, a frequência e a duração da corrente elétrica são ajustadas de acordo com a necessidade de cada paciente. O conhecimento do conteúdo de fibras aeróbias e anaeróbias de cada músculo esquelético a ser estimulado auxilia na elaboração dos protocolos personalizados de tratamento. Apesar de evidência científica ainda ser limitada e derivar de casos não traumáticos, a EENM reduz as perdas de massa e função muscular após cirurgias abdominais de grande porte e, como tal, pode ser uma ferramenta promissora para a recuperação pós-operatória.[9] Isso é importante na prevenção da dependência pós-operatória a longo prazo, especialmente em pacientes idosos, cada vez mais frágeis, submetidos a cirurgias abdominais de maior complexidade[9]. Estudos futuros devem estabelecer a eficácia da EENM aplicados de modo bilateral e em maior número de grupos musculares, para melhorar os desfechos centrados no paciente.[9] De modo geral, a EENM está contraindicada em pacientes com uso de marca-passo cardíaco.

A EENM pode ser usada para melhorar a força muscular, a resistência e a coordenação, além de prevenir a atrofia muscular em pacientes que não podem realizar exercícios físicos convencionais. Além disso, a EENM pode ajudar a melhorar a circulação sanguínea, reduzir a dor e melhorar a qualidade de vida dos pacientes. No entanto, é importante lembrar que a EENM deve ser utilizada apenas com a supervisão de um profissional de saúde treinado e habilitado. A técnica não é recomendada para todos os pacientes e pode ter efeitos colaterais, como dor e desconforto.

A estimulação elétrica funcional (FES, do inglês, *Functional Electrical Stimulation*) pode ser utilizada na reabilitação cardiorrespiratória para melhorar a função muscular e respiratória em pacientes com doenças cardiovasculares e pulmonares, incluindo insuficiência cardíaca, doença pulmonar obstrutiva crônica (DPOC) e pós-cirurgia cardíaca. A FES pode ser usada para estimular os músculos respiratórios, como o diafragma e os músculos intercostais, para melhorar a ventilação pulmonar e a capacidade respiratória. Além disso, a FES pode ser usada para estimular os músculos das pernas e dos braços para melhorar a força muscular e a capacidade funcional em pacientes com insuficiência cardíaca e outras doenças cardiovasculares.

A FES pode ser aplicada em conjunto com outras técnicas de reabilitação cardiorrespiratória, como exercícios aeróbicos e de resistência, para melhorar ainda mais a função cardiovascular e pulmonar. A FES também pode ser usada em pacientes que apresentam restrições para realizar exercícios convencionais, como aqueles que apresentam fraqueza muscular, fadiga ou dor.

A mobilidade em idosos é de suma importância para a manutenção da funcionalidade e do bem-estar. Para a manutenção da mobilidade é necessário a integridade dos sistemas neurológico, musculoesquelético e sensorial. Com o envelhecimento, podem ocorrer alterações nesses sistemas como: diminuição da força muscular, diminuição da flexibilidade, aumento de rigidez, diminuição da tolerância ao exercício físico, diminuição da condução nervosa além de fatores que prejudicam ainda mais a mobilidade como diminuição da acuidade visual, auditiva e vestibular. Devido a essas alterações a redução da flexibilidade é comum durante o processo do envelhecimento, evoluindo para a perda parcial ou total da independência de movimentos. Condição que pode ser minimizada com exercícios mesmo quando o paciente está restrito ao leito.

A seguir, são apresentados exemplos de exercícios de alongamento muscular que podem ser realizados por idosos durante a internação (**Figuras 31.1** a **31.5**).

Diminuição da mobilidade

O traumatismo pode levar a uma diminuição do equilíbrio e propriocepção com impacto na deambulação do idoso, o que pode exigir a utilização de tecnologias assistivas, como andadores, muletas e bengalas, assim como recursos de mobilidade devem ser estimulados já durante a internação, ultrapassando o período crítico, na etapa de preparação para a alta. É importante adaptar os programas às necessidades específicas do idoso, utilizando técnicas de fisioterapia e terapia ocupacional.

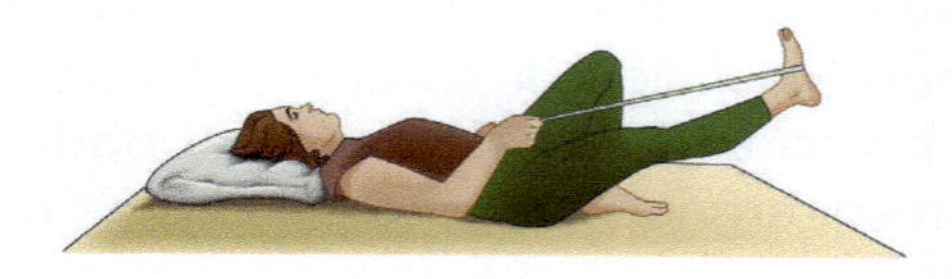

Cadeia posterior (coxa e panturrilha)

- ❑ Deite-se de costas com os joelhos dobrados
- ❑ Coloque uma faixa em um dos pés, segure-a com as duas mãos e eleve a perna esticada
- ❑ Mantenha por ___ segundos, e repita ___ vezes de cada lado

** Mantenha a respiração livre.*

Figura 31.1. Exercícios de alongamento de coxa e panturrilhas.

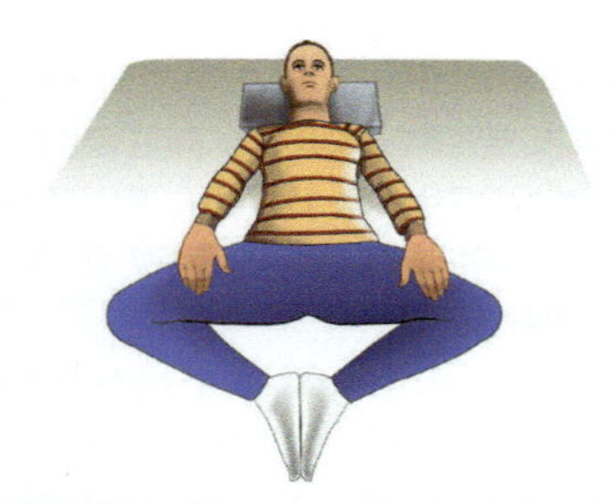

Adutores
- ❑ Deite-se de costas com os joelhos dobrados
- ❑ Afaste os joelhos, mantendo as solas dos pés unidas
- ❑ Com a mãos posicionadas na região interna das coxas empurre suavemente para baixo
- ❑ Mantenha por __ segundos, e repita __ vezes de cada lado

** Mantenha a respiração livre.*

Figura 31.2. Exercícios de alongamento de músculos adutores da coxa.

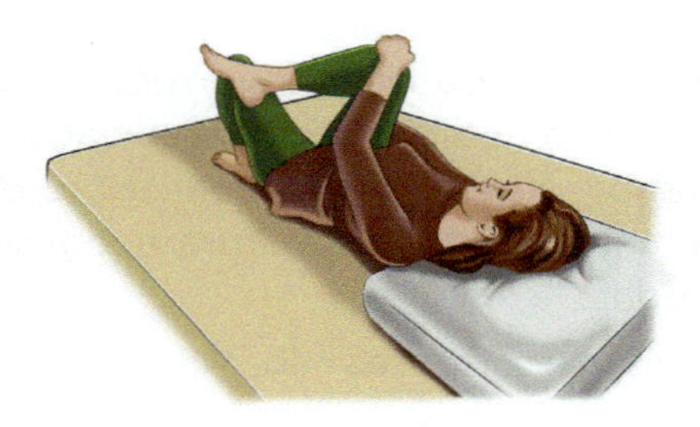

Cadeia lateral da coxa
- ❑ Deite-se de costas com os joelhos dobrados
- ❑ Posicione o calcanhar direito sobre o joelho esquerdo
- ❑ Coloque a mão direita sobre o joelho esquerdo e puxe-o em direção ao ombro esquerdo
- ❑ Mantenha por __ segundos, e repita __ vezes de cada lado

** Mantenha a respiração livre.*

Figura 31.3. Exercícios de alongamento da banda iliotibial.

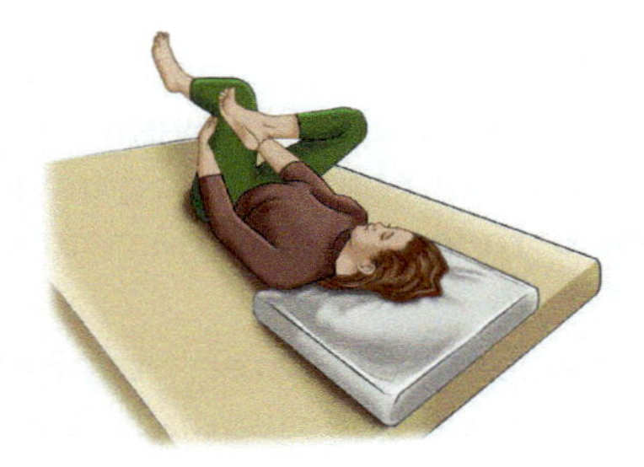

Cadeia posterior da coxa
- ❑ Mesma poscição da Figura 31.3
- ❑ Abrace a cosa esquerda e puxe-a na direção do peito
- ❑ Mantenha por __ segundos, e repita __ vezes de cada lado

** Mantenha a respiração livre.*

Figura 31.4. Exercícios de alongamento dos músculos isquiotibiais.

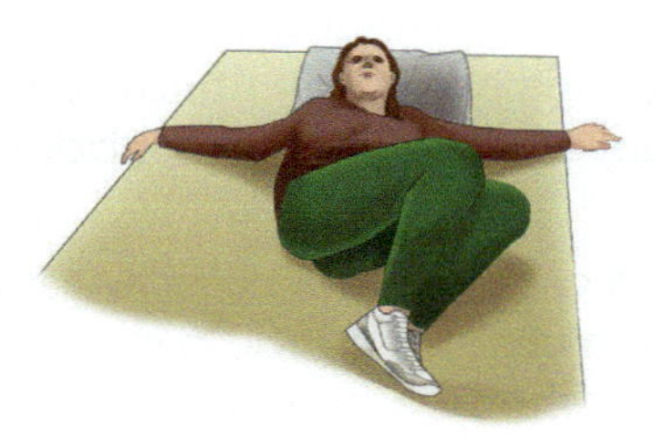

Mobilidade da cintura
- ❑ Deite-se de costas com os joelhos dobrados
- ❑ Vire as pernas e coxas para um lado tentando encostá-las no chão, mas sem tirar o apoio dos ombros
- ❑ Mantenha por __ segundos, e repita __ vezes de cada lado

** Mantenha a respiração livre.*

Figura 31.5. Exercícios de mobilidade da coluna lombar.

A capacidade de manter o corpo sob controle é fundamental para realizarmos atividades que exijam orientação e estabilidade, por exemplo, andar. Dessa forma, o grau de exigência depende da tarefa, entretanto, para qualquer ação que envolva o controle da postura, utiliza-se o sistema musculoesquelético, além de processos neurais.

A prática de atividade física tem como função melhorar a estabilidade postural e a marcha do idoso, o que poderá diminuir muito a incidência de quedas. Os efeitos do exercício físico favorecem a manutenção do alinhamento postural, ou seja, quanto mais ativo o indivíduo, menor o grau de alterações posturais e, consequentemente, a diminuição do risco de quedas. Desse modo, o aumento de desvios da coluna vertebral que frequentemente encontramos nos idosos está intimamente associado a redução do nível de atividade física. Portanto, é necessário a realização de atividades específicas para idosos para a manutenção da postura e, consequentemente, diminuição do risco de quedas.

Condições cognitivas: lesões cerebrais decorrentes do traumatismo podem afetar a capacidade cognitiva do idoso. Isso pode tornar mais desafiador o processo de reabilitação, exigindo uma abordagem individualizada e adaptada às capacidades cognitivas do idoso. Os programas envolvendo treino motor e estímulos cognitivos simultaneamente, apresentam respostas satisfatórias e devem ser iniciados precocemente.

Os exercícios respiratórios são benéficos para pacientes idosos, acamados ou não, ajudando a melhorar a função pulmonar, prevenir complicações respiratórias, além de promover uma melhor condição cognitiva. No entanto, é importante adaptar os exercícios para evitar a fadiga da musculatura intercostal.

1. **Respiração profunda:** incentive o paciente a fazer respirações profundas e lentas, enchendo todo o pulmão de ar e depois soltando o ar gradualmente. Isso ajuda a expandir os pulmões e melhorar a capacidade respiratória.
2. **Exercícios de tosse:** ensine o paciente a fazer exercícios de tosse eficazes para ajudar a limpar as vias aéreas e prevenir a acumulação de secreções. Isso pode incluir tossir com a boca aberta ou utilizar técnicas de tosse assistida, como pressionar suavemente a região abdominal enquanto tosse.
3. **Exercícios de expansão torácica:** instrua o paciente a colocar as mãos no peito e no abdome e inspirar profundamente, sentindo o movimento do ar dentro dos pulmões. Isso ajuda a melhorar a expansão torácica e a mobilidade dos músculos respiratórios.
4. **Exercícios de respiração segmentar:** peça ao paciente para inspirar profundamente e, em seguida, expirar lentamente por meio dos lábios franzidos. À medida que o paciente expira, instrua-o a contrair e relaxar

os músculos abdominais, segmentando a expiração em várias partes. Isso ajuda a esvaziar os pulmões completamente.

5. **Incentivo à movimentação:** encoraje o paciente a mudar de posição regularmente, mesmo que seja apenas a rotação na cama. A movimentação ajuda a expandir os pulmões e prevenir a acumulação de secreções.

É importante que esses exercícios sejam realizados sob a supervisão de um profissional de saúde qualificado, como um fisioterapeuta ou enfermeiro, para garantir que sejam adequados e seguros para o paciente. O profissional de saúde também pode adaptar os exercícios de acordo com a capacidade e a condição respiratória do paciente.

Dor pós-operatória

A dor pós-operatória é uma complicação frequente e, assim como a perda da massa muscular, pode ser prevenida e manejada de modo eficaz. Apesar da analgesia epidural oferecer adequado efeito analgésico, sua indicação pode estar limitada em pacientes idosos em uso de anticoagulantes. Diretrizes clínicas atuais têm recomendado o uso de bloqueios nervosos embasados na melhor relação risco/benefício.[17] Diferentemente das cirurgias torácicas, os bloqueios nervosos nos planos abdominais oferecem desafios anatômicos decorrentes do próprio procedimento cirúrgico. Os bloqueios paraespinhosos ou no plano dos músculos eretores da espinha são mais recomendados por sua facilidade de execução, segurança e baixo custo operacional. Já existe aumento progressivo das evidências científicas sobre a efetividade dos bloqueios paraespinhosos (PSB) na prevenção da dor durante as cirurgias abdominais.[17] A metanálise incluindo 1.502 pacientes em 24 ensaios clínicos concluiu que comparado ao placebo, o PSB reduz de modo significante os escores de dor em 6 (SMD −1,25; IC 95%, −1,79 a −0,71), 12 (SMD −0,85; IC 95%, −1,33 a −0,37) e 24 horas (SMD −0,84; IC 95%, −1,30 a −0,37), além de reduzir o consumo de opiáceos no pós – operatório (SMD −0,62; IC 95%, −1,19 a −0,06) e prolongar o tempo para o uso do primeiro analgésico de resgate.[17] O BPS também foi superior ao bloqueio anestésico no plano abdominal transverso.[17]

Estimulação transcraniana por corrente contínua

A estimulação transcraniana por corrente contínua (ETCC, mais comumente denominada *tDCS*, do inglês, *Transcranial Direct Current Stimulation*) utiliza corrente elétrica contínua de baixa intensidade (1-2 miliampères) aplicada sobre o couro cabeludo, utilizando eletrodos de esponjas embebidas em uma solução salina, sendo um dos polos o catodo e o outro o anodo. A tDCS é capaz de modificar a excitabilidade cortical, modulando assim a atividade cerebral e a neuroplasticidade. Está indicada no controle da dor crônica e da depressão. As principais contraindicações relativas para a tDCS são pacientes com histórico de epilepsia, implantes de metal ferromagnético próximo do local de estimulação (como clipes cirúrgicos, implante coclear, estimulação cerebral profunda), presença de lesões na pele, presença de alterações no crânio, lesões encefálicas recentes e pacientes gestantes.

Referências Bibliográficas

1. Gioffrè-Florio M, Murabito LM, Visalli C, Pergolizzi FP, Famà F. Trauma in elderly patients: a study of prevalence, comorbidities and gender differences. G Chir. 2018 Jan-Feb;39(1):35-40. doi: 10.11138/gchir/2018.39.1.035. PMID: 29549679; PMCID: PMC5902142.
2. Jiang L, Zheng Z, Zhang M. The incidence of geriatric trauma is increasing and comparison of different scoring tools for the prediction of in-hospital mortality in geriatric trauma patients. World J Emerg Surg. 2020 Oct 19;15(1):59. doi: 10.1186/s13017-020-00340-1. PMID: 33076958; PMCID: PMC7574576.
3. Vilches-Moraga A, Rowley M, Fox J, Khan H, Paracha A, Price A, et al. Emergency laparotomy in the older patient: factors predictive of 12-month mortality-Salford-POPS-GS. An observational study. Aging Clin Exp Res. 2020 Nov;32(11):2367-73. doi: 10.1007/s40520-020-01578-0. Epub 2020 May 24. PMID: 32449105; PMCID: PMC7591437.
4. Chana P, Joy M, Casey N, Chang D, Burns EM, Arora S, et al. Cohort analysis of outcomes in 69 490 emergency general surgical admissions across an international benchmarking collaborative. BMJ Open. 2017 Mar 8;7(3):e014484. doi: 10.1136/bmjopen-2016-014484. PMID: 28274969; PMCID: PMC5353261.
5. Rangel EL, Rios-Diaz AJ, Uyeda JW, Castillo-Angeles M, Cooper Z, Olufajo OA, et al. Sarcopenia increases risk of long-term mortality in elderly patients undergoing emergency abdominal surgery. J Trauma Acute Care Surg. 2017 Dec;83(6):1179-86. doi: 10.1097/TA.0000000000001657. PMID: 28777289.
6. Cooper Z, Scott JW, Rosenthal RA, Mitchell SL. Emergency Major Abdominal Surgical Procedures in Older Adults: A Systematic Review of Mortality and Functional Outcomes. J Am Geriatr Soc. 2015 Dec;63(12):2563-71. doi: 10.1111/jgs.13818. Epub 2015 Nov 23. PMID: 26592523; PMCID: PMC4827160.
7. Peden CJ, Aggarwal G, Aitken RJ, Anderson ID, Bang Foss N, Cooper Z, et al. Guidelines for Perioperative Care for Emergency Laparotomy Enhanced Recovery After Surgery (ERAS) Society Recommendations: Part 1-Preoperative: Diagnosis, Rapid Assessment and Optimization. World J Surg. 2021 May;45(5):1272-90. doi: 10.1007/s00268-021-05994-9. Epub 2021 Mar 6. PMID: 33677649; PMCID: PMC8026421.
8. Castillo-Angeles M, Cooper Z, Jarman MP, Sturgeon D, Salim A, Havens JM. Association of Frailty With Morbidity and Mortality in Emergency General Surgery by Procedural Risk Level. JAMA Surg. 2021 Jan 1;156(1):68-74. doi: 10.1001/jamasurg.2020.5397. PMID: 33237323; PMCID: PMC7689563.

9. Hardy EJ, Hatt J, Doleman B, Smart TF, Piasecki M, Lund JN, et al. Post-operative electrical muscle stimulation attenuates loss of muscle mass and function following major abdominal surgery in older adults: a split body randomised control trial. Age Ageing. 2022 Oct 6;51(10):afac234. doi: 10.1093/ageing/afac234. PMID: 36315433; PMCID: PMC9621149.
10. Farhan H, Moreno-Duarte I, Latronico N, Zafonte R, Eikermann M. Acquired Muscle Weakness in the Surgical Intensive Care Unit: Nosology, Epidemiology, Diagnosis, and Prevention. Anesthesiology. 2016 Jan;124(1):207-34. doi: 10.1097/ALN.0000000000000874. PMID: 26445385.
11. Puthucheary ZA, Rawal J, McPhail M, Connolly B, Ratnayake G, Chan P, et al. Acute skeletal muscle wasting in critical illness. JAMA. 2013 Oct 16;310(15):1591-600. doi: 10.1001/jama.2013.278481.
12. Watters JM, Clancey SM, Moulton SB, Briere KM, Zhu JM. Impaired recovery of strength in older patients after major abdominal surgery. Ann Surg. 1993 Sep;218(3):380-90; discussion 390-3. doi: 10.1097/00000658-199309000-00017. PMID: 8373279; PMCID: PMC1242984.
13. Dronkers J, Witteman B, van Meeteren N. Surgery and functional mobility: doing the right thing at the right time. Tech Coloproctol. 2016 Jun;20(6):339-41. doi: 10.1007/s10151-016-1487-6. Epub 2016 May 11. PMID: 27170281.
14. Coccolini F, Corradi F, Sartelli M, Coimbra R, Kryvoruchko IA, Leppaniemi A, et al. Postoperative pain management in non-traumatic emergency general surgery: WSES-GAIS-SIAARTI-AAST guidelines. World J Emerg Surg. 2022 Sep 21;17(1):50. doi: 10.1186/s13017-022-00455-7. PMID: 36131311; PMCID: PMC9494880.
15. Bachmann S, Finger C, Huss A, Egger M, Stuck AE, Clough-Gorr KM. Inpatient rehabilitation specifically designed for geriatric patients: systematic review and meta-analysis of randomised controlled trials. BMJ. 2010 Apr 20;340:c1718. doi: 10.1136/bmj.c1718. PMID: 20406866; PMCID: PMC2857746.
16. Alharbi RJ, Shrestha S, Lewis V, Miller C. The effectiveness of trauma care systems at different stages of development in reducing mortality: a systematic review and meta-analysis. World J Emerg Surg. 2021 Jul 13;16(1):38. doi: 10.1186/s13017-021-00381-0. PMID: 34256793; PMCID: PMC8278750.
17. Gao Y, Liu L, Cui Y, Zhang J, Wu X. Postoperative analgesia efficacy of erector spinae plane block in adult abdominal surgery: A systematic review and meta-analysis of randomized trials. Front Med (Lausanne). 2022 Oct 4;9:934866. doi: 10.3389/fmed.2022.934866. PMID: 36267624; PMCID: PMC9578553.

32

Cirurgia Minimamente Invasiva no Trauma no Idoso

Sergio Henrique Bastos Damous
Luiza de Oliveira Brizida
Philippe Braga Lima
Ana Paula Coutinho Barros de Brito
Renato Silveira Leal

Introdução

A pirâmide etária brasileira tem passado por significativas transformações ao longo dos anos, refletindo uma tendência de envelhecimento populacional acelerado. Estima-se que, até 2030, o número de idosos no país ultrapassará a marca de 45,3 milhões.[1] Essa mudança demográfica, aliada ao aumento da proporção de idosos com vida ativa, tem resultado em um crescimento exponencial de traumas na população geriátrica, levando, consequentemente, a um maior número de procedimentos cirúrgicos. O trauma no idoso está associado a piores resultados e é um preditor independente de maus resultados, com um risco de morte aumentado entre 2,4 e 5,6. [2]

A diminuição da reserva funcional biológica é esperada com o passar do tempo. Idosos, mesmo hígidos, possuem menor reserva funcional se comparados com indivíduos jovens, e, com isso, até insultos considerados pequenos podem desequilibrar um sistema que estava aparentemente muito bem compensado. Muitas vezes, o risco anestésico é maior que o cirúrgico, exigindo uma avaliação criteriosa do conjunto cirurgia-anestesia.

O idoso vítima de trauma deve ser tratado de forma rápida e agressiva. A admissão precoce, com monitorização e diagnóstico das lesões, permite o planejamento de um desfecho bem-sucedido. Para prover melhor assistência médica a esse grupo, a cirurgia minimamente invasiva no trauma vem evoluindo ao longo dos anos, partindo inicialmente de procedimentos diagnósticos simples para procedimentos terapêuticos de alta complexidade, ocupando o espaço que antes era monopolizado pela laparotomia. Existe nesse cenário a execução de dois módulos de habilidades laparoscópicas, o básico e o avançado, inseridos no atendimento do paciente traumatizado de complexidade variada, em que a tomada de decisão pode ser crítica e difícil.

Seleção do paciente idoso

O uso da laparoscopia no trauma do idoso envolve preocupações relacionadas com a seleção do paciente e o método. Dentre os desafios estão a falta de sistematização do inventário da cavidade, o efeito surpresa, as múltiplas lesões associadas (frequente no trauma), o ambiente hostil na cavidade abdominal (sangue e contaminação), a dificuldade de visualização do retroperitônio e as dificuldades no acesso de equipamentos adequados nos serviços de emergência. A seleção do idoso para a laparoscopia pode ser dificultada pelas comorbidades e uso de medicações, como betabloqueadores, anticoagulantes e esteroides, que mascaram a resposta normal ao choque.

Durante a laparoscopia, o pneumoperitônio é realizado com CO_2 para visualização e manipulação da cavidade, com isso, podemos ter alterações hemodinâmicas e ventilatórias relacionadas com o aumento da pressão intra-abdominal e a absorção do gás. Na população idosa, é fundamental identificar os pacientes vulneráveis a essas alterações no pré-operatório, para criar um plano terapêutico que envolva o anestesista e o cirurgião.

A cirurgia laparoscópica pode diminuir o débito cardíaco e essas alterações podem ser acentuadas ou atenuadas pelo posicionamento intraoperatório do paciente, estado volêmico e condições cardiovasculares. É importante incluir uma hidratação adequada, ter cuidado com o posicionamento, manter um pneumoperitônio baixo (10-12 mmHg) e um monitoramento hemodinâmico adequado. O aumento do CO_2 prejudica a afinidade da hemoglobina e o transporte de oxigênio, e em cirurgias longas pode contribuir para a isquemia miocárdica em pacientes com algum grau de cardiopatia isquêmica.[3]

O aumento da pressão intra-abdominal produz modificações na função hemodinâmica que podem alterar a função cardíaca e a perfusão de órgãos vitais. Com a elevação da pressão intra-abdominal, há uma diminuição associada no retorno venoso ao coração e taquicardia resultante, aumento da resistência vascular sistêmica e da pressão arterial média. O fluxo renal é reduzido por compressão direta dos vasos renais e o pneumoperitônio com CO_2 também pode aumentar o fluxo sanguíneo cerebral, levando ao aumento da pressão intracraniana.[3,4]

Entender as consequências hemodinâmicas e ventilatórias da cirurgia laparoscópica é essencial para identificar populações com alto risco de complicações cardiovasculares. No trauma, a seleção criteriosa dessa população, deve envolver pré-requisitos básicos como estabilidade hemodinâmica (pressão arterial sistólica > 90 mmHg), comorbidades controladas e ausência de trauma intracraniano moderado ou grave. É fundamental identificar a necessidade de laparotomia de imediato para não atrasar o tratamento cirúrgico.

Indicações

A laparoscopia diagnóstica ou terapêutica tem diversas indicações, tanto no trauma contuso como no penetrante, tais como:

1. Suspeita de lesão de víscera oca;
2. Trauma contuso com presença de líquido livre sem evidências de lesões de víscera maciça;
3. Trauma penetrante, como triagem de violação peritoneal, principalmente em ferimentos tangenciais ;
4. Ferimentos na transição toracoabdominal e trauma contuso com suspeita de lesão diafragmática;
5. Discrepância entre o exame físico e estudos de imagem, com sintomas difusos e inespecíficos.

É importante ressaltar, a necessidade da realização de tomografia de abdome com contraste endovenoso, previamente ao ato cirúrgico, mesmo que a indicação operatória esteja feita. A tomografia com contraste endovenoso permite avaliar sinais direitos ou indiretos de lesões intracavitárias, alterações do retroperitônio com lesão vascular (local este de visualização limitada pela laparoscopia), além de ser um guia para definir a estratégia operatória. O mapeamento por tomografia ajuda a trabalhar com eficiência e segurança, oferecendo um tratamento preciso ao paciente. Se a lesão foi detectada na tomografia computadorizada ainda no pré-operatório, é possível ajustar e adequar a posição do paciente e dos trocartes de acordo com a localização e o tipo de lesão.[5]

Trauma de transição toracoabdominal

O trauma de transição toracoabdominal (TTA)diz respeito às lesões da região anatômica compreendida entre o quarto espaço intercostal anterior, o sexto espaço intercostal lateral, o sétimo espaço intercostal posterior e os limites inferiores dos hipocôndrios, ou então, de maneira mais simplificada, a região compreendida entre a linha intermamilar superiormente e a linha que passa no fim do rebordo costal inferiormente. As lesões nessa região podem penetrar tanto na cavidade torácica quanto na cavidade abdominal. O aspecto mais importante nesse tipo de lesão penetrante, está relacionado com a dificuldade de excluir lesão diafragmática por exame de imagem, principalmente quando a lesão é menor que 2 cm e sem herniação do conteúdo abdominal.[6]

Devido a morbidade elevada dos pacientes que evoluem com hérnia diafragmática traumática tardia, a laparoscopia está indicada no ferimento penetrante da transição toracoabdominal para excluir lesão diafragmática (**Figura 32.1**).

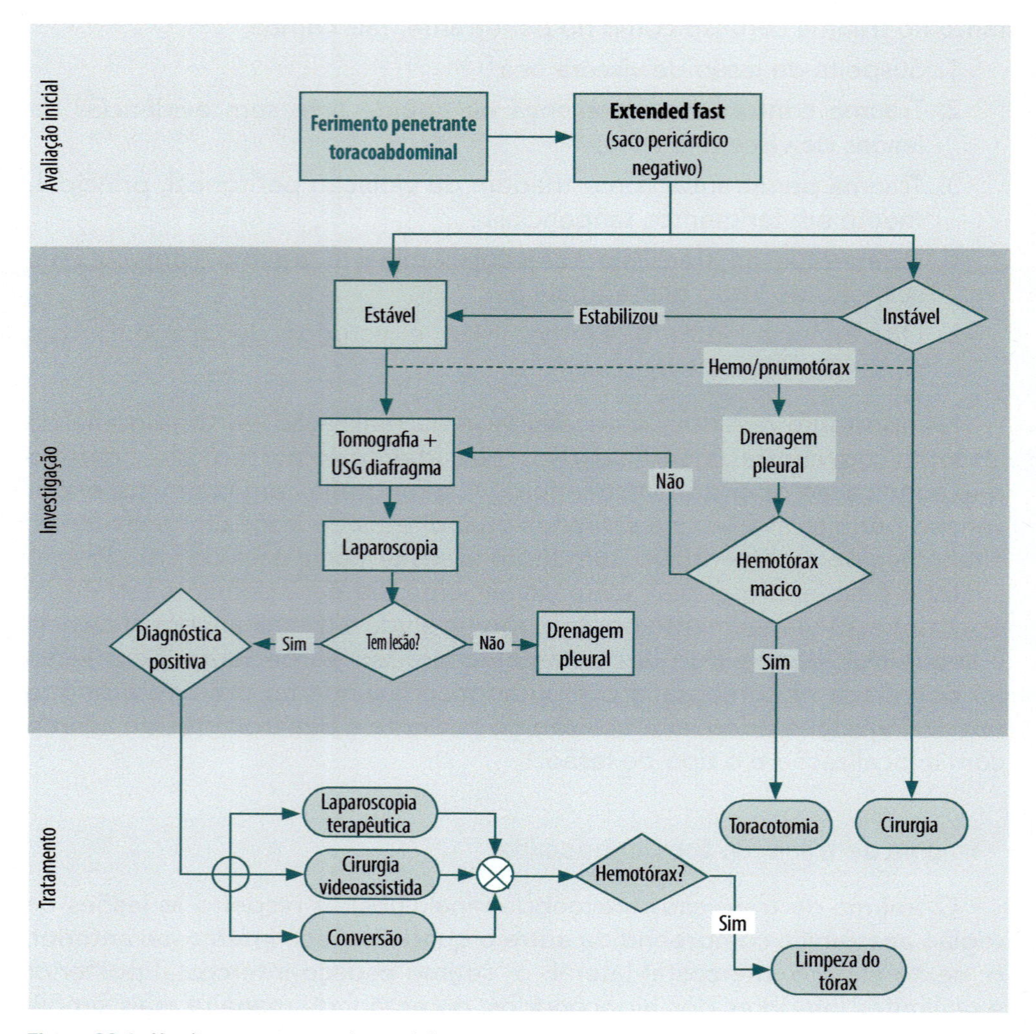

Figura 32.1. Algoritmo para trauma de transição toracoabdominal.

Trauma abdominal penetrante

Classicamente, no trauma abdominal penetrante (TAP)seria mandatória a realização de laparotomia exploradora, principalmente se o paciente apresentar instabilidade hemodinâmica, peritonite ou evisceração. Contudo, o paciente estável hemodinamicamente pode se beneficiar da laparoscopia como uma ferramenta diagnóstica inicial, para avaliar se houve violação da cavidade peritoneal e, posteriormente, tendo violação, fazer um inventário à procura de lesões. Esse manejo do TAP possibilitou uma redução de quase metade do número de laparotomias não terapêuticas (**Figura 32.2**).

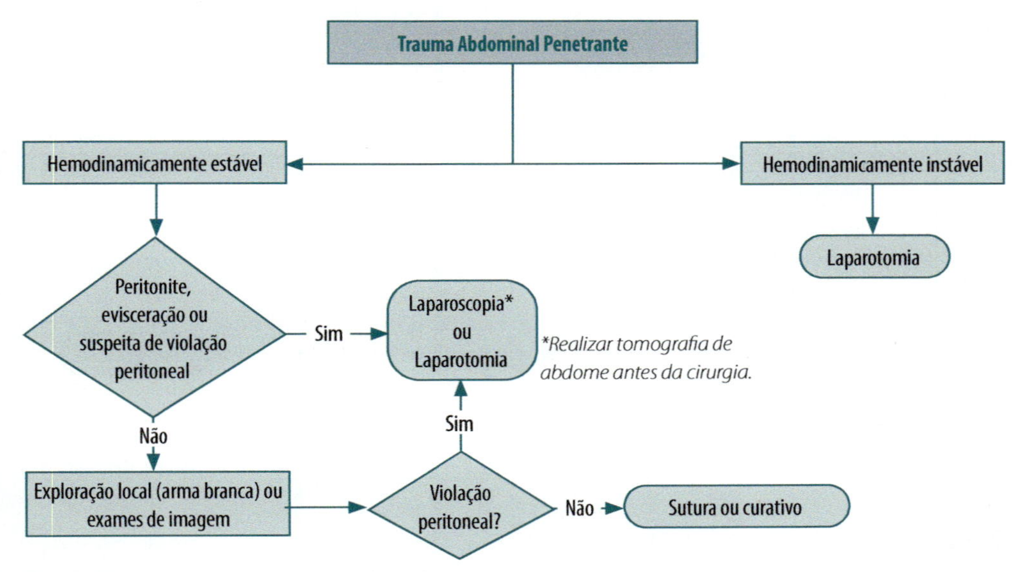

Figura 32.2. Algoritmo para trauma abdominal penetrante.

Trauma abdominal contuso

A exploração diagnóstica via laparoscópica no trauma abdominal contuso (TAC), merece atenção especial. Geralmente, esse trauma pode envolver múltiplas lesões associadas e, em alguns casos, será de tratamento não operatório. A laparoscopia será baseada nos critérios clínicos e tomográficos, associados, na maioria das vezes, a achados sugestivos de lesões específicas na tomografia de abdome. O tratamento deve ser de órgão alvo com precisão e rapidez. Em pacientes estáveis o tratamento será focado em ruptura de bexiga, sangramento de baço e mesentério, sutura do diafragma, intestino delgado ou cólon.

A laparoscopia no trauma contuso deverá ser precedida sistematicamente de método de imagem – tomografia de abdome (**Figura 32.3**).

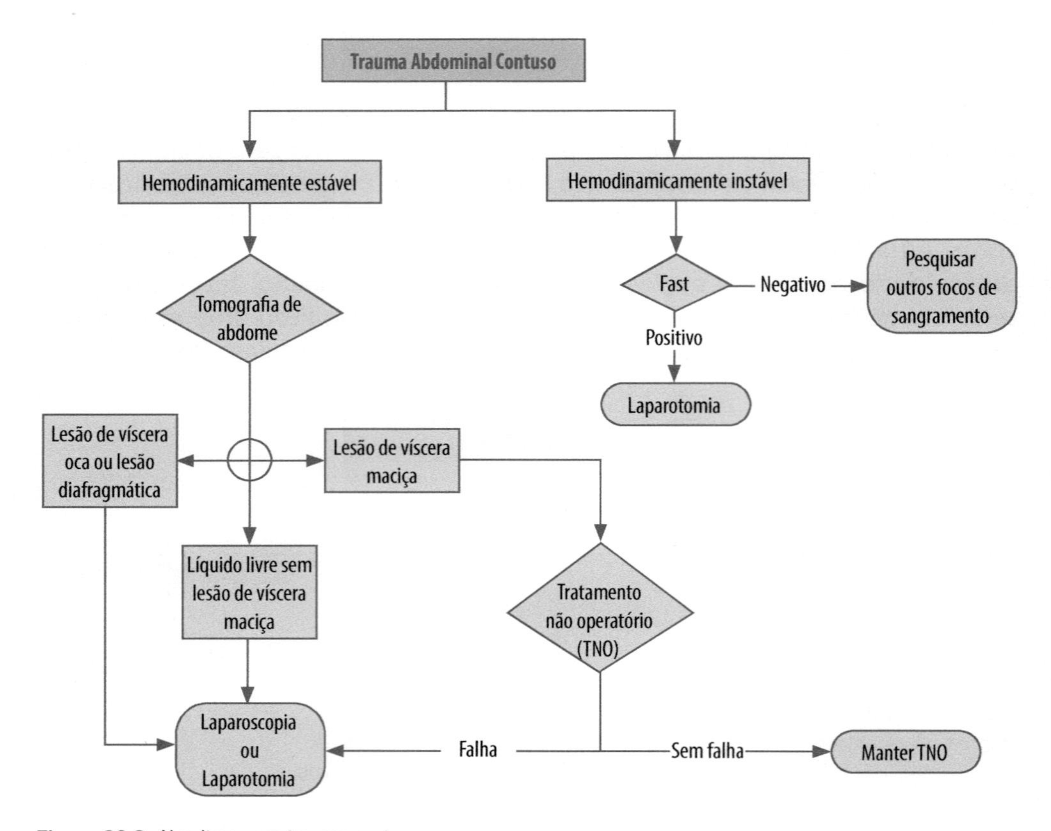

Figura 32.3. Algoritmo para trauma contuso.

Conclusão

A cirurgia minimamente invasiva ainda tem pouco espaço nos pacientes idosos vítimas de trauma. O trauma cranioencefálico e a instabilidade hemodinâmica permanecem relevantes nessa população, e, juntamente com a a necessidade de pneumoperitônio e aumento do tempo cirúrgico, contribuem para a cautela no uso dessa abordagem.

O manejo clínico deve ser realizado de forma individualizada, selecionando cuidadosamente os pacientes que mais se beneficiarão da técnica minimamente invasiva. A otimização do atendimento ao traumatizado, o aprimoramento dos exames diagnósticos e das técnicas anestésicas, o maior treinamento de cirurgiões laparoscópicos e de trauma fazem com que a cirurgia minimamente invasiva no trauma de idosos seja cada vez mais estudada e utilizada como abordagem de escolha em casos selecionados.

A laparoscopia no trauma de idosos tem como objetivo minimizar procedimentos agressivos e morbidades relacionadas com a laparotomia e diminuir o tempo de internação e os custos com a recuperação mais rápida dos pacientes. Esse método deve ser realizado por cirurgiões de urgência com treinamento e familiaridade técnica crescentes, sendo eficaz e seguro no diagnóstico e tratamento de lesões específicas, tanto em traumas penetrantes quanto contusos.

Referências Bibliográficas

1. Hajibandeh S, Hajibandeh S, Gumber AO, Wong CS, Shih HC, WenYS, et al. Laparoscopy versus laparotomy for the management of penetrating abdominal trauma: a systematic review and meta-analysis. Int J Surg. 2016;34:127-36.
2. doi: 10.1016/j.ijsu.2016.08.524.
3. Atinga A, Shekkeris A, Fertleman M, Batrick N, Kashef E, Dick E. Trauma no paciente idoso. Br J Radiol. 2018 Jul;91(1087):20170739. doi: 10.1259/bjr.20170739. Epub 2018 30 de abril. PMID: 29509505; PMCID: PMC6221775.
4. Atkinson TM, Giraud GD, Togioka BM, Jones DB, Cigarroa JE. Cardiovascular and Ventilatory Consequences of Laparoscopic Surgery. Circulation. 2017 Feb 14;135(7):700-10. doi: 10.1161/CIRCULATIONAHA.116.023262. PMID: 28193800.
5. Abe K, Hashimoto N, Taniguchi A, Yoshiya I. Middle cerebral artery blood flow velocity during laparoscopic surgery in head-down position. Surgical Laparoscopy & Endoscopy. 1998 Feb;8(1):1-4. PMID: 9488560.
6. Di Saverio S, Birindelli A, Podda M, Segalini E, Piccinini A, Coniglio C, et al. Trauma laparoscopy and the six w's: Why, where, who, when, what, and how? J TraumaAcuteCareSurg.2019;86(2):344-67.doi:10.1097/TA.0000000000002130.
7. Menegozzo CAM, Damous SHB, Alves PHF, Rocha MC, Collet e Silva FS, Baraviera T, et al. "Pop in a scope": attempt to decrease the rate of unnecessary nontherapeutic laparotomies in hemodynamically stable patients with thoracoabdominal penetrating injuries. Surg Endosc. 2020 Jan;34(1):261-7. doi: 10.1007/s00464-019-06761-7.

Índice Remissivo

Obs.: números em *itálico* indicam figuras; números em **negrito** indicam quadros e tabelas.

A

B

C

D

E

F

G

H

I

L

Q

R

S

T

U

V